건강운동 관리사

기출문제 정복하기

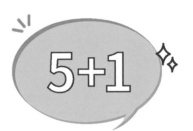

5+1

자격증 한 번에 따기

건강운동
관리사
기출문제 정복하기 [5+1]

초판 인쇄   2022년 4월 6일
초판 발행   2022년 4월 8일

편 저 자 | 황태식, 정재영
발 행 처 | ㈜서원각
등록번호 | 1999-1A-107호
주   소 | 경기도 고양시 일산서구 덕산로 88-45(가좌동)
교재주문 | 031-923-2051
팩   스 | 031-923-3815
교재문의 | 카카오톡 플러스 친구[서원각]
영상문의 | 070-4233-2505
홈페이지 | www.goseowon.com
책임편집 | 정유진
디 자 인 | 이규희

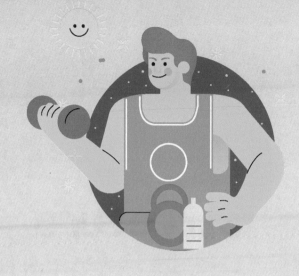

Preface

수험생 여러분, 반갑습니다. 서원각 자격증 한 번에 따기 체육지도자 시리즈로 여러분을 뵙게 된 편저자입니다.

저희 편저자들은 모두 생활스포츠지도사 및 건강운동관리사 자격을 취득하고 실제 현장에서 해당 관련 직무에 매진 중에 있습니다. 2015부터 새롭게 바뀐 자격제도로 인하여 필기가 선행되다 보니 1차 필기검정에서 낙방하는 분들이 계실 겁니다. 먼저 자격증을 취득한 경험자로서 이런 고충을 너무나 잘 알기에 본 교재를 기획하게 되었습니다.

더하여 1차 필기검정 준비가 차후 현장에 나갔을 때 느끼게 되는 지식의 필요성과 결코 분리되는 내용이 아니라는 것을 알기에 현장에 적용할 수 있는 강의 또한 준비했습니다.

고득점을 보장하기보다는 필기검정 합격을 도와 체육지도자로서의 수험생 여러분의 첫걸음을 지지하고자 하는 것이 저희 편저자들이 모인 이유입니다. 2016 ~ 2021년 기출문제를 제공하고 현장에서 필요한 실제적인 지식을 안내함으로써 본 교재가 길잡이로서의 역할을 충분히 해낼 것이라고 생각합니다.

시험을 준비하시는 많은 분들의 합격을 기원합니다.

Structure

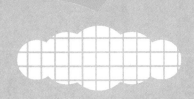

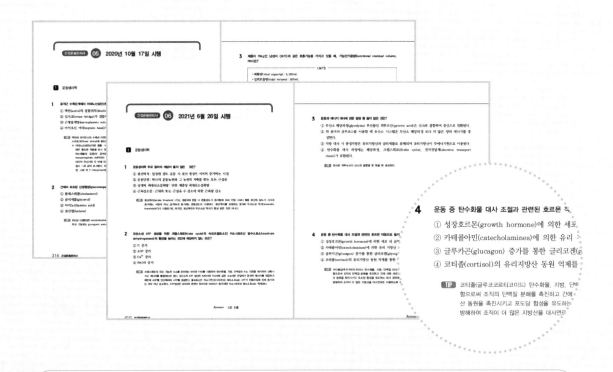

❶ 기출문제 분석

2016년부터 2021년까지 그동안 시행된 기출문제를 수록하여 출제경향을 파악할 수 있도록 하였습니다. 기출문제를 풀어봄으로써 실전에 보다 철저하게 대비할 수 있습니다.

❷ 상세한 해설

매 문제에 해당 이론과 자료 등 상세한 해설을 달아 문제풀이만으로도 학습이 가능하도록 하였습니다. 문제풀이와 함께 이론정리를 함으로써 완벽하게 학습할 수 있습니다.

Contents

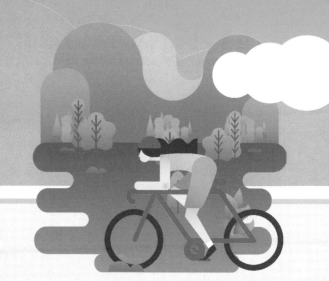

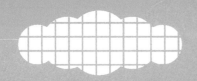

건강운동관리사
기출문제

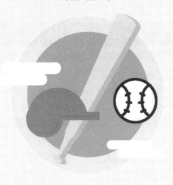

1. 자격정의 및 관련근거

① **자격정의** : "건강운동관리사"란 개인의 체력적 특성에 적합한 운동형태, 강도, 빈도 및 시간 등 운동수행 방법에 대하여 지도·관리하는 사람

> ※ 의사 또는 한의사가 의학적 검진을 통하여 건강증진 및 합병증 예방 등을 위하여 치료와 병행하여 운동이 필요하다고 인정하는 사람에 대해서는 의사 또는 한의사의 의뢰(「의료기사 등에 관한 법률 시행령」 별표 1 제3호 가목 1) 및 7)의 물리요법적 재활훈련 및 신체교정운동 의뢰는 제외한다)를 받아 운동 수행방법을 지도·관리함

② **관련근거**
   ㉠ 국민체육진흥법 제11조(체육지도자의 양성)부터 제12조(체육지도자의 자격취소)까지
   ㉡ 국민체육진흥법 시행령 제8조(체육지도자의 양성과 자질향상)부터 11조의 3(연수계획)까지
   ㉢ 국민체육진흥법 시행규칙 제4조(자격검정의 공고 등)부터 제23조(체육지도자의 자격취소)까지

2. 자격요건 및 제출서류

① **응시자격 공통사항**
   ㉠ 각 요건 중 어느 하나에 해당되는 자격 구비 및 서류 제출
   ㉡ 만 18세 이상 응시 가능

응시자격	취득절차	제출서류(인정요건)
「고등교육법」 제2조에 따른 학교에서 체육 분야에 관한 학문을 전공하고 졸업한 사람(졸업예정자 포함)이거나 법령에 따라 이와 같은 수준의 학력이 있다고 인정되는 사람 ※ 체육 분야 전문학사, 학사, 석·박사	-필기 -실기-구술 -연수(200)	체육 분야 전문학사 이상 졸업(예정)증명서, 학위(수여예정)증명서 또는 재학증명서(졸업예정자) • 전문학사 이상 : 전문학사 또는 학사, 석·박사 • 졸업예정자 재학 또는 졸업예정증명서, 학위수여예정 증명서 제출 시 제출일 기준 다음연도 2.28까지 졸업(학위)증명서 제출해야함. • 미제출 시 자격검정 및 연수 불합격처리(수수료 및 연수비 환불 불가)
문화체육관광부장관이 인정하는 「고등교육법」 제2조에 해당하는 외국의 학교(학제 또는 교육과정으로 보아 「고등교육법」 제2조에 따른 학교와 같은 수준이거나 그 이상인 학교를 말한다)에서 체육 분야에 관한 학문을 전공하고 졸업한 사람 ※ 문체부 장관 인정 외국의 체육분야 전문학사, 학사, 석·박사	-필기 -실기-구술 -연수(200)	문화체육관광부 장관 인정 외국학교 체육분야 전문학사 이상 졸업증명서 • 전문학사 이상 : 전문학사 또는 학사, 석·박사 ※ 문체부장관 인정 외국학교의 경우 학위증명서에 대한 번역공증서 제출

3. 필기시험과목(8과목)

기능해부학(운동역학 포함), 운동생리학, 스포츠심리학, 건강·체력평가, 운동처방론, 병태생리학, 운동상해, 운동부하검사

4. 실기 및 구술시험

심폐소생술(CPR)/응급처치(관련 교육이수증으로 대체/홈페이지 공지사항 참조), 건강/체력측정평가, 운동트레이닝방법, 운동손상 평가 및 재활

5. 유의사항

① 일반사항
- ㉠ 동일 자격등급에 한하여 연간 1인 1종목만 취득 가능(동·하계 중복 응시 불가)
- ㉡ 필기 및 실기·구술시험 장소는 추후 체육지도자 홈페이지에 공지 예정
- ㉢ 하계 필기시험 또는 동계 실기·구술시험에 합격한 사람에 대해 합격한 해의 다음 해에 실시되는 해당 자격검정 1회 면제
- ㉣ 필기시험에 합격한 해의 12월 31일부터 3년 이내에 연수과정을 이수하여야 함. 단, 필기시험을 면제받거나 실기구술시험을 먼저 실시하는 경우에는 실기구술시험에 합격한 해의 12월 31일부터 3년 이내에 연수과정(연수면제자는 성폭력 등 폭력예방교육)을 이수하여야 함
  - ※ 「병역법」에 따른 병역 복무를 위해 군에 입대한 경우 의무복무 기간은 불포함
  - ※ 코로나19로 인해 연수과정이 시행되지 않은 2020년 1월 1일부터 12월31일까지의 기간은 불포함
- ㉤ 나이 요건 충족 기준일은 각 자격요건별 취득절차상 첫 절차의 접수마감일 기준
  - ※ 첫 취득절차가 필기인 경우 필기시험 접수마감일 기준, 첫 취득절차가 실기인 경우 실기시험 접수마감일 기준으로 나이요건(만 18세)을 충족해야 함

② 자격검정 합격기준 및 연수 이수 기준
- ㉠ 필기시험 : 과목마다 만점의 40% 이상 득점하고 전 과목 총점 60% 이상 득점
- ㉡ 실기·구술시험 : 실기시험과 구술시험 각각 만점의 70% 이상 득점
  - ※ 실기시험에 합격한 사람에 한하여 구술시험에 응시할 수 있음을 원칙으로 하되, 자격종목 및 현장 상황 등을 고려하여 자격검정기관이 정한 바에 따라 실기 및 구술시험을 통합 시행한 후 합격 및 불합격 결정 가능(수수료는 환불하지 않음)
- ㉢ 연수 : 연수과정의 100분의 90 이상을 참여하고, 연수태도·체육 지도·현장실습에 대한 평가점수 각각 만점의 100분의 60 이상

6. 기타사항

① 학위증명서 인정범위 : 졸업증명서는 학위증명서로 제출 가능

② 체육 분야 인정범위

    ㉠ 학위(학과, 전공)명에 체육, 스포츠, 운동, 건강, 체육지도자 자격종목이 포함되면 인정

    ㉡ 복수전공은 인정하나, 부전공은 불인정

③ 기준일 및 첨부서류 등

    ㉠ 연령 및 경력, 자격, 학위 등 각종 응시자격은 각 자격별 접수 마감일 기준임

      • 법령에 별도 기준일이 있을 경우 해당 법령에 의함

    ㉡ 각종 증명서 및 확인서는 원본, 자격증은 사본 제출

7. 응시결격 사유

① 체육지도자의 결격사유

    ㉠ 피성년후견인

    ㉡ 금고 이상의 형을 선고받고 그 집행이 종료되거나 집행이 면제된 날부터 2년이 지나지 아니한 사람

    ㉢ 금고 이상의 형의 집행유예를 선고받고 그 유예기간 중에 있는 사람

    ㉣ 다음의 어느 하나에 해당하는 죄를 저지른 사람으로서 금고 이상의 형 또는 치료감호를 선고받고 그 집행이 종료되거나 집행이 유예·면제된 날부터 20년이 지나지 아니하거나 벌금형이 확정된 날부터 10년이 지나지 아니한 사람

      • 「성폭력범죄의 처벌 등에 관한 특례법」 제2조에 따른 성폭력범죄

      • 「아동·청소년의 성보호에 관한 법률」 제2조 제2호에 따른 아동·청소년대상 성범죄

    ㉤ 선수를 대상으로 「형법」 제2편 제25장 상해와 폭행의 죄를 저지른 체육지도자(자격이 취소된 사람을 포함)로서 금고 이상의 형을 선고받고 그 집행이 종료되거나 집행이 유예·면제된 날부터 10년이 지나지 아니한 사람

    ㉥ 자격이 취소되거나 자격검정이 중지 또는 무효로 된 후 3년이 경과되지 아니한 사람

② 체육지도자의 자격취소

　　㉠ 문화체육관광부장관은 체육지도자가 다음의 어느 하나에 해당하면 그 자격을 취소하거나 5년의 범위에서 자격을 정지할 수 있다. 다만, 제1호부터 제4호까지의 어느 하나에 해당하면 그 자격을 취소하여야 한다.

　　　1. 거짓이나 그 밖의 부정한 방법으로 체육지도자의 자격을 취득한 경우

　　　2. 자격정지 기간 중에 업무를 수행한 경우

　　　3. 체육지도자 자격증을 타인에게 대여한 경우

　　　4. 결격사유의 어느 하나에 해당하는 경우

　　　5. 선수의 신체에 폭행을 가하거나 상해를 입히는 행위를 한 경우

　　　6. 선수에게 성희롱 또는 성폭력에 해당하는 행위를 한 경우

　　　7. 그 밖에 직무수행 중 부정이나 비위 사실이 있는 경우

　　㉡ 자격검정을 받는 사람이 그 검정과정에서 부정행위를 한 때에는 현장에서 그 검정을 중지시키거나 무효로 한다.

　　㉢ 체육지도자 자격이 취소된 사람은 문화체육관광부령으로 정하는 바에 따라 체육지도자 자격증을 문화체육관광부장관에게 반납하여야 한다.

　　㉣ 행정처분의 세부적인 기준 및 절차는 그 사유와 위반 정도를 고려하여 문화체육관광부령으로 정한다.

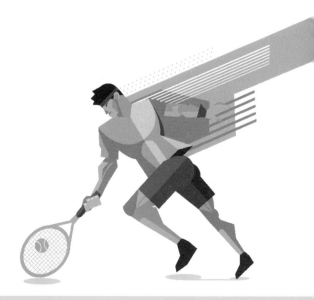

01 필기시험

(단위 : 명, %)

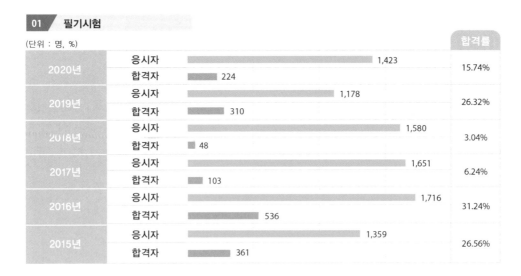

			합격률
2020년	응시자	1,423	15.74%
	합격자	224	
2019년	응시자	1,178	26.32%
	합격자	310	
2018년	응시자	1,580	3.04%
	합격자	48	
2017년	응시자	1,651	6.24%
	합격자	103	
2016년	응시자	1,716	31.24%
	합격자	536	
2015년	응시자	1,359	26.56%
	합격자	361	

02 실기/구술 시험

(단위 : 명, %)

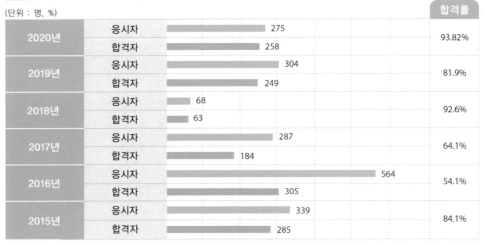

			합격률
2020년	응시자	275	93.82%
	합격자	258	
2019년	응시자	304	81.9%
	합격자	249	
2018년	응시자	68	92.6%
	합격자	63	
2017년	응시자	287	64.1%
	합격자	184	
2016년	응시자	564	54.1%
	합격자	305	
2015년	응시자	339	84.1%
	합격자	285	

03 연수

(단위 : 명, %)

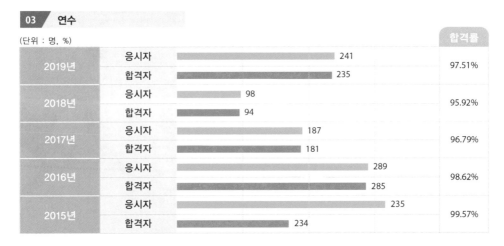

			합격률
2019년	응시자	241	97.51%
	합격자	235	
2018년	응시자	98	95.92%
	합격자	94	
2017년	응시자	187	96.79%
	합격자	181	
2016년	응시자	289	98.62%
	합격자	285	
2015년	응시자	235	99.57%
	합격자	234	

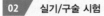

Q. 만 18세의 기준일은 언제입니까?

해당 자격요건별 취득절차상 첫 절차의 접수마감일 기준입니다. Answer

 Q. 동일 자격등급에 한하여 연간 1인 2종목 취득이 가능한가요?

동일 자격등급에서는 연간 1인 1종목만 취득 가능하며, 자격 종류가 다를 경우 자격 검정 기간이 겹치지 않는다면 동시에 응시 가능합니다. Answer

 Q. 필기시험 합격 유예기간은 어떻게 되나요?

자격검정의 필기시험에 합격한 사람은 다음 해 실시되는 자격검정의 필기시험을 1회 면제받을 수 있습니다. Answer

 Q. 필기시험 결과가 가채점 결과와 다른데 답안지(OMR 카드)를 직접 확인할 수 있나요?

필기시험 시행공고문에 명시되어 있는 답안지 열람기간 동안 신분증을 가지고 직접 방문하시면 답안지 확인이 가능합니다. Answer

 Q. 졸업예정자의 경우 응시가능한가요?

졸업예정자는 마지막 학년에 재학중인 사람에 대해 응시 가능합니다. 서류제출기간 내에 재학증명서 또는 졸업예정증명서를 제출하여야 합니다. Answer

 Q. 실기시험을 대체할 수 있나요?

특별과정 법정 면제자(국가대표, 프로스포츠 선수) 이외에는 모두 실기시험에 응시하여야합니다. Answer

 Q. 실기 합격, 구술 불합격일 경우 다음해에 구술만 보면 되나요?

실기/구술 중 하나라도 불합격일 경우 실기구술 불합격으로 봅니다. 다음 해에 실기구술시험을 다시 응시하여야합니다. Answer

 Q. 연수는 꼭 해당연도에 바로 들어야 하나요?

아닙니다. 연수는 필기시험에 합격한 해의 12월 31일부터 3년 이내 (병역 의무복무기간은 미포함)에 연수과정을 이수하시면 됩니다.

 Q. 연수를 나눠서 들을 수 있나요?

안됩니다. 자격검정을 합격하고 당해 연도에 부득이하게 연수를 들을 수 없다면 연수이수기간 내에 처음부터 다시 들으셔야 합니다.

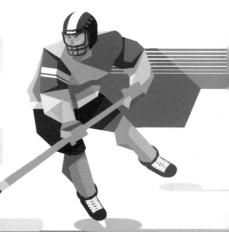

건강운동관리사
기출문제

1 운동생리학

1 운동 중 젖산대사에 대한 설명으로 옳지 않은 것은?

① 운동 중 생성된 젖산은 심장과 근육에서 에너지원으로 사용될 수 있다.

② 젖산은 골격근의 당신생과정(gluconeogenesis)을 통해 포도당으로 전환된다.

③ 혈중 젖산은 피로와 관련이 있다.

④ 근수축 시 젖산 생성은 지근 섬유(slow twitch fiber)에 비해 속근 섬유(fast twitch fiber)에서 더 높다.

> **TIP** 젖산은 피로물질로 근육의 낮은 산소량, 속근 섬유의 동원, 해당 작용의 활성화, 젖산제거비율의 감소로 인해 젖산 역치가 발생하게 되고 운동수행을 급격히 감소시킨다. 젖산은 여러 가지로 제거가 되는데 운동 중 코리 사이클을 통해 에너지를 활용한다. 코리 사이클은 혈액 – 간 – 혈액 – 근육의 순서로 이동되며 에너지로 전환된다. 즉 골격근의 당신생과정이 아니라 간에서 당신생과정이 이루어진다.

2 노화로 인한 근 손실에 대한 설명으로 옳지 않은 것은?

① 규칙적인 운동으로 예방 혹은 지연이 불가능하다.

② 주로 속근 섬유에서 발생한다.

③ 50 ~ 80세 사이에서 인생 최대치의 약 40%가 감소한다.

④ 사용저하(disuse)로 인한 근위축(atrophy)이 주요 원인으로 작용한다.

> **TIP** 규칙적인 운동은 노화로 인한 근 손실에 긍정적인 역할을 한다.

Answer 1.② 2.①

3 운동 시 혈류 재분배(blood redistribution)에 대한 옳은 설명을 〈보기〉에서 고른 것은?

─── 〈보기〉 ───

ⓘ 신장(kidney)의 혈류 재분배율은 증가한다.
ⓛ 근육의 혈류 재분배율은 증가한다.
ⓒ 뇌의 혈류 재분배율은 증가한다.
ⓔ 심장의 혈류 재분배율은 거의 변화하지 않는다.

① ⓘ, ⓛ ② ⓛ, ⓒ
③ ⓛ, ⓔ ④ ⓒ, ⓔ

> **TIP** 안정시에는 체순환하는 총혈액량의 20%만이 근육으로 보내지고, 나머지는 소화기관, 간, 심장, 뇌 등으로 보내진다. 그러나 최대 운동시에는 혈류재분배가 이루어져 활동근은 전체 혈액량의 85~90% 정도를 분배받는다. 운동시 간, 소화기관 등 비활동 부위의 조직에 분포된 혈관은 수축하여 혈류의 유입이 제한되는 대신, 골격근(활동근)에 분포된 혈관은 확장하여 혈류량을 증가시킨다. 심장은 운동시 점차 강한 수축운동을 수행함에 따라 심장근 자체의 산소수요량을 충족시키기 위해 관상동맥의 혈류는 5배까지 증가한다. 즉 심장의 혈류량은 증가하지만 안정시 5,000㎖의 혈류가 쓰이며 운동시 25,000㎖의 혈류가 사용되는데 심장은 안정시 200㎖(4%), 운동시 1,000㎖(4%)로 비슷한 비율로 분배된다. 근육은 안정시 20%(1,000㎖)인 반면 운동시 84%(21,000㎖)를 사용한다. 신장은 비율이 감소하고 뇌는 과거에는 변화가 증명되지 않았으나 최근에는 약간 증가한다는 연구가 나오고 있다. 그렇지만 저항운동시에는 감소하고 리드미컬한 운동시에는 증가한다는 연구가 지배적이다. 따라서 ⓛ과 ⓔ이 확실한 옳은 설명이다.

4 심장의 정상적인 전기적 활동에 대한 설명으로 옳지 않은 것은?

① 동방결절(sinoatrial node)은 심박조율기(pacemaker)의 역할을 수행한다.
② 동방결절의 전기적 신호는 방실결절(atrioventricular node)을 통하여 심실로 전도된다.
③ 심방의 재분극파는 심실의 탈분극파로 인해 일반적인 심전도로 관찰하기 어렵다.
④ 심전도 분석으로 심실의 1회 박출량을 정확하게 측정할 수 있다.

> **TIP** 심장의 내인성 조절인 자극 전도계는 동방결절 – 방실결절 – 히스속 – 퍼킨제 섬유의 순서로 자극이 전도된다. 이중 동방결절은 심방의 수축을 담당하는 심박조율기이다. 심전도는 P파(심방의 탈분극), QRS파(심실의 탈분극), T파(심실의 재분극), PR시간(심방의 전수축시간), QT간격(심실의 전수축시간) 등으로 파악되며 1회 박출량을 측정하지는 못한다.

Answer 3.③ 4.④

5 호흡 · 순환계의 가스 확산 원리에 대한 옳은 설명만을 〈보기〉에서 있는 대로 고른 것은?

─────── 〈보기〉 ───────

㉠ 대기 중 이산화탄소 분압은 폐포(alveoli)의 이산화탄소 분압보다 낮다.
㉡ 폐동맥의 산소 분압은 폐정맥의 산소 분압보다 낮다.
㉢ 대동맥의 산소 분압은 대정맥의 산소 분압보다 낮다.

① ㉠, ㉡   ② ㉠, ㉢
③ ㉡, ㉢   ④ ㉠, ㉡, ㉢

> **TIP** 심장에서 나온 혈액은 대동맥에서 산소 분압이 가장 높고 각 조직에서 산소가 소비되고 대정맥에서 산소 분압이 가장 낮게 된다. 따라서 대동맥의 산소 분압은 대정맥의 산소 분압보다 높다.

6 보행 시 한쪽 발바닥이 바늘에 찔렸을 때 나타나는 교차신근반사(crossed extensor reflex)에 대한 옳은 설명을 〈보기〉에서 고른 것은?

─────── 〈보기〉 ───────

㉠ 바늘에 찔린 다리의 슬관절 굽힘근(knee flexor)이 수축한다.
㉡ 바늘에 찔린 다리의 슬관절 폄근(knee extensor)이 수축한다.
㉢ 바늘에 찔린 반대 다리의 슬관절 굽힘근(knee flexor)이 수축한다.
㉣ 바늘에 찔린 반대 다리의 슬관절 폄근(knee extensor)이 수축한다.

① ㉠, ㉢   ② ㉠, ㉣
③ ㉡, ㉢   ④ ㉡, ㉣

> **TIP** 교차신근반사란 구심성 자극에 대하여 반대쪽 다리가 신전함으로써 반응하는 교차반사를 말하며, 척추동물에서 나타나는 척수반사이다. 발바닥에 바늘이 찔리게 되면 찔린 다리는 높게 들어지는 슬관절 단축이 일어나고 반대 다리는 펴지게 되는 슬관절 신전이 일어난다.

Answer   5.① 6.②

7 운동 시 발한량 증가로 인한 혈장량 감소가 심혈관계에 미치는 영향에 대한 설명으로 옳은 것은?

① 이완기말 용적(end diastolic volume)이 증가한다.
② 1회 박출량(stroke volume)이 증가한다.
③ 심박수(heart rate)가 증가한다.
④ 좌심실(left ventricle)의 압력이 증가한다.

> **TIP** 발한량의 증가로 혈장량이 감소하는데 이런 심혈관계 표류현상이 발생하게 되면 1회 박출량은 감소하고 심박수가 증가한다. 체온조절에 의한 혈액량과 혈장량의 감소는 수분을 담당하는 항이뇨호르몬, 알도스테론과 관계가 있다. 또한 폐정맥으로 환류되는 혈액량이 감소하고 일정한 심박출량을 유지하기 위해 1회 박출량이 감소되는 만큼 심박수가 증가된다.

8 저온 환경에서 장기간 훈련 시 나타나는 순응(cold acclimatization)에 대한 내용으로 적절하지 않은 것은?

① 열 발생을 위한 근 떨림(shivering)이 시작되는 평균 피부온도가 낮아진다.
② 저온 환경에 노출될 때 손과 발의 평균 온도가 높아진다.
③ 저온 환경에서의 수면의 질이 개선된다.
④ 열손상단백질(heat shock protein) 발현이 증가한다.

> **TIP** 순응은 신체의 내성이 증가되는 생리적 적응현상이며, 주로 순환계 및 체온조적의 기능이 개선되는 현상이다. 장기간 훈련으로 인한 신체가 순응된 상태에서는 열손상단백질 발현이 감소한다.

9 중강도 장시간 운동 시 시간경과에 따라 혈중 농도가 점차 감소하는 호르몬은?

① 에피네프린(epinephrine)
② 인슐린(insulin)
③ 성장호르몬(growth hormone)
④ 코르티솔(cortisol)

> **TIP** 췌장에서 분비되는 인슐린은 같은 췌장에서 분비되는 글루카곤과 길항작용을 한다. 또한 카테콜아민(에피네프린, 노르에피네프린), 성장호르몬, 코르티솔, 글루카곤은 장시간 운동 시 증가하는 반면 인슐린은 감소한다.

Answer 7.③ 8.④ 9.②

10 장기간의 훈련중단(detraining)으로 인해 발생할 수 있는 생리적 변화 중 옳은 것을 〈보기〉에서 고른 것은?

───────── 〈보기〉 ─────────

ㄱ 최대산소섭취량은 감소한다.
ㄴ 1회 박출량은 감소한다.
ㄷ 근세포 내 미토콘드리아 수는 변화하지 않는다.
ㄹ 최대심박수는 급격히 감소한다.

① ㄱ, ㄴ
② ㄱ, ㄷ
③ ㄴ, ㄷ
④ ㄷ, ㄹ

> **TIP** 유산소 운동능력이 발달되면 미토콘드리아의 수와 밀도가 증가하는 반면 운동을 중단하면 반대의 효과를 가져와 감소하게
> 된다. 또한 최대심박수는 개인이 달성할 수 있는 최대의 심박수의 1분간 값인데 사람에게 최대강도의 운동부하를 줄 때의
> 심박수를 최대심박수라 하고 있다. 연령에 따라서 달라진다.

11 〈보기〉의 기능을 담당하는 기관 혹은 조직이 순서대로 바르게 연결된 것은?

───────── 〈보기〉 ─────────

ㄱ 중추신경계의 명령을 말초기관으로 전달하는 기능
ㄴ 감각기관의 정보를 중추신경계로 전달하는 기능
ㄷ 근수축 시 근섬유의 길이 변화에 반응하여 근수축 미세조절
ㄹ 근수축 시 장력에 반응하여 과도한 장력으로 인한 근 손상 예방

① ㄱ 교감신경계 – ㄴ 부교감신경계 – ㄷ 근방추(muscle spindle) – ㄹ 골지건기관(Golgi tendon organ)
② ㄱ 감각신경섬유 – ㄴ 체성신경섬유(somatic nerve fiber) – ㄷ 추간내섬유(intrafusal fiber) – ㄹ
　골지건기관(Golgi tendon organ)
③ ㄱ 원심성 신경섬유(efferent nerve fiber) – ㄴ 구심성 신경섬유(afferent nerve fiber) – ㄷ 근방추
　(muscle spindle) – ㄹ 골지건기관(Golgi tendon organ)
④ ㄱ 감각신경섬유 – ㄴ 체성신경섬유(somatic nerve fiber) – ㄷ 골지건기관(Golgi tendon organ) –
　ㄹ 추간내섬유(intrafusal fiber)

> **TIP** ㄱ, ㄴ 안에서 밖으로 나가는 원심성 신경과 밖에서 안으로 들어오는 구심성 신경에 대한 설명이다.
> ㄷ 근방추는 근육의 신전에 관한 정보를 전달하는데 근이 신전되어 감각신경이 자극을 받으면 감각신경을 통해 중추신경
> 　계로 전달되며 중추신경계는 추외근 섬유의 알파 운동 신경을 자극해 근을 수축시킨다.
> ㄹ 골지건기관은 근의 수축에 관한 정보를 전달한다. 운동 중추는 알파 운동 신경에 억제성 자극을 가하거나 길항근을 흥
> 　분시킴으로써 지나친 수축에 의한 부상을 예방할 수 있다.

Answer 10.① 11.③

12 운동강도 증가에 따라 지방대사에서 탄수화물대사로 전환되도록 조절하는 주요 요인을 〈보기〉에서 고른 것은?

――――――――――――――― 〈보기〉 ―――――――――――――――

　　㉠ 혈중 인슐린(insulin) 증가
　　㉡ 속근 섬유(fast twitch fiber) 동원 증가
　　㉢ 혈중 유리지방산(free fatty acid) 증가
　　㉣ 혈중 에피네프린(epinephrine) 증가

① ㉠, ㉡　　　　　　　　　　　　　　　② ㉡, ㉣

③ ㉠, ㉣　　　　　　　　　　　　　　　④ ㉡, ㉢

> **TIP** 탄수화물대사로 전환된다는 것은 강도가 올라감을 뜻한다. 따라서 지근보다는 속근 섬유가 더욱 많이 쓰이고 근글리코겐의
> 분해를 가속하기 위해 혈중의 에피네프린이 증가하게 된다. 에피네프린은 지방대사에서도 증가된다.

13 탄수화물, 지방, 단백질 모두를 운동 에너지 기질(energy substrates)로 사용할 수 있는 에너지 대사과정은?

① 베타산화과정　　　　　　　　　　　　② 젖산 시스템

③ ATP-PC 시스템　　　　　　　　　　　④ 유산소성 시스템

> **TIP** 유산소성 시스템은 운동이 40 ~ 60초 이상 지속될 때 혈액으로부터 활동근으로 공급되는 산소를 이용하여 ATP를 유산소
> 적으로 합성하는 과정에 의존하게 된다. 충분한 산소공급이 이루어질 때 미토콘드리아는 탄수화물, 지방, 단백질로부터 에
> 너지를 생성할 수 있게 된다.

14 신경흥분 시 활동전위(action potential)의 탈분극(depolarization) 초기 시점에서 이온 통로(ion channels)에 대
한 설명으로 옳은 것은?

① K^+ 통로는 닫힌 상태에서, Na^+ 통로가 열린다.
② Na^+ 통로는 닫힌 상태에서, K^+ 통로가 열린다.
③ K^+ 통로는 닫힌 상태에서, Cl^- 통로가 열린다.
④ Cl^- 통로는 열린 상태에서, K^+ 통로가 닫힌다.

> **TIP** 자극에 의해 안정막전압이 역치전압에 도달하면 방아쇠구역의 나트륨 통로가 열리고, 세포 밖의 나트륨이 세포 내로 확산
> 되어 들어온다. 양이온인 나트륨이 세포 내로 대량 유입되면 세포막 안쪽은 양성이 되어 막전압이 +30mV까지 뛰어 오른
> 다. 이러한 현상을 탈분극이라고 하며, 탈분극에 의해 발생하는 막전압을 활동전압이라고 한다.

Answer　12.②　13.④　14.①

15 운동 시 혈당 항상성 유지를 위한 내분비계의 기능에 대한 옳은 설명을 〈보기〉에서 고른 것은?

─────────────────── 〈보기〉 ───────────────────

㉠ 췌장의 글루카곤(glucagon) 분비를 자극한다.
㉡ 갑상선의 칼시토닌(calcitonin) 분비를 자극한다.
㉢ 췌장의 인슐린(insulin) 분비를 억제한다.
㉣ 부신수질의 에피네프린(epinephrine) 분비를 억제한다.

① ㉠, ㉡

② ㉡, ㉢

③ ㉠, ㉢

④ ㉡, ㉣

> **TIP** 인슐린과 글루카곤은 모두 혈당을 조절하는데, 이들은 상호 길항적으로 작용한다. 인슐린은 혈당이 골격근 등 여러 조직세포의 세포막을 통해 세포 내로 유입되도록 하여 혈당 수준을 낮추는 작용을 한다. 인슐린의 기본적인 작용은 카테콜아민, 성장호르몬, 코르티솔, 글루카곤과 길항적으로 작용하는데 이들 호르몬은 인슐린과 반대로 간에서 당원분해를 촉진하여 혈당을 상승시킨다. 또한 지방조직에서 지질분해를 통해 유리지방산의 동을 자극한다.

16 운동 시 전부하(preload)의 증가를 유도하는 요인에 해당하지 않는 것은?

① 정맥혈관 수축

② 골격근의 펌프 작용

③ 호흡근의 펌프 작용

④ 대동맥 압력 증가

> **TIP** 전부하는 심실수축 전 심근의 팽창정도를 의미한다. 팽창이 커질수록 전부하가 높다고 할 수 있다. (스타일링 법칙: 심장의 심근 섬유가 늘어나면 심장은 더욱 강하게 수축) 정맥혈이 증가하면 심실의 이완기말에 혈액량이 증가하고 심실수축을 촉진하고 심실의 기능을 증가시킨다. 대동맥의 압력이 증가하면 좌심실에서 수축 시 방해요소가 된다.

17 운동 시 골격근의 혈류 증가 요인에 해당하지 않는 것은?

① 심박출량 증가

② 발한량 증가

③ 이산화탄소 분압 증가

④ 산화질소(nitric oxide) 증가

> **TIP** 유산소적 지구성 활동 중 활동근육은 휴식 시에 비해 10~20배의 속도로 산소를 소비한다. 활동근에 의한 산소수요량을 충족시키기 위해서는 심박출량이 증가될 뿐만 아니라 활동근으로의 혈류량이 크게 증가되어야만 한다. 이산화탄소 증가, pH 감소 등 화학적 변화는 내인성 인자로 작용하여 혈류 증가의 요인이 된다. 산화질소는 소동맥의 상피세포에서 생산되는데 소동맥 평활근의 이완으로 혈관을 확장시킴으로써 혈류량을 증가시키는 작용을 한다

Answer 15.③ 16.④ 17.②

18 심장주기(cardiac cycle)의 등용성수축기(isovolumic contraction time)에서 좌심실의 용적(volume)과 압력 (pressure) 변화에 대한 설명으로 옳은 것은?

① 용적과 압력이 동시에 증가한다.

② 용적과 압력이 동시에 감소한다.

③ 용적은 변화 없고, 압력은 증가한다.

④ 용적은 감소하고, 압력은 증가한다.

> **TIP** 심장은 수축기에 혈액이 계속적으로 심실 내로 유입되어 심실 내의 압력이 심방압을 초과하면 방신간의 판막(삼청판, 이첨 판)이 닫히게 되고, 심실근의 긴장이 증가되어 수축이 이뤄진다. 심실의 내압이 대동맥압을 초과하면서 대동맥판과 폐동맥 판이 열리고 혈액이 온몸과 폐로 흘러가는 심실수축기가 진행된다. 이때 심실의 용적은 변화가 없고 압력이 증가된다.

19 운동 시 열 부하(heat load)에 대한 인체의 정상적인 생리적 반응에 대한 설명으로 옳은 것은?

① 시상하부 전엽(anterior hypothalamus)이 반응하여 피부혈관 확장 및 발한을 자극한다.

② 시상하부 전엽(anterior hypothalamus)이 반응하여 피부혈관 수축 및 발한을 자극한다.

③ 시상하부 후엽(posterior hypothalamus)이 반응하여 피부혈관 확장 및 발한을 자극한다.

④ 시상하부 후엽(posterior hypothalamus)이 반응하여 피부혈관 수축 및 발한을 자극한다.

> **TIP** 뇌하수체 후엽에서 분비되는 호르몬은 그 표적기관에 직접 영향을 미치지만, 뇌하수체 전엽호르몬의 대부분은 표적기관이 다른 내분비선이어서 이 내분비선을 자극하여 제3의 호르몬인 최종호르몬을 분비케 한다. 시상하부의 신경분비세포에서 생 성되고 분비되는 호르몬 중 뇌하수체 전엽으로 이동하여 전엽호르몬의 분비를 촉진하거나 억제하는 호르몬을 시상하부 호 르몬이라고 한다. 시상하부의 체온조절중추에서 피부혈관 확장과 땀샘을 통한 발한을 조절한다.

20 최대강도 운동 시 엘리트 선수에게서 관찰될 수 있는 운동 유발성 저산소혈증(exercise-induced hypoxemia)의 원인에 대한 설명으로 가장 옳은 것은?

① 미토콘드리아의 산소 결핍(oxygen deficit)

② 운동 후 초과산소섭취량(EPOC)

③ 환기-관류 비율의 부조화(mismatched ventilation perfusion ratio)

④ 미오글로빈(myoglobin)의 산소 결핍(oxygen deficit)

> **TIP** 산소소비량은 운동강도와 비례하여 직선적인 증가양상을 보이는 데 비해, 환기량은 최대강도에 근접하는 어느 시점에서 직 선적인 증가를 벗어나 급격한 증가양상을 보인다. 젖산의 완충과정에서 에너지대사과정 이외에 추가로 발생된 CO_2의 증가 는 화학수용기를 자극하여 환기량을 증가시키도록 호흡중추에 대한 자극신호를 활성화시킨다. 환기량이 산소소비량의 증가 속도에 비해 훨씬 빠르게 증가하는 현상이 나타나는데, 이 시점은 젖산역치와 일치하거나 약간 뒤에 나타난다. 환기량이 급증하는 시점을 환기역치라고 한다. 폐환기량과 폐혈류량의 비를 환기혈류화라고 한다.

Answer   18.③ 19.① 20.③

2 건강 · 체력평가

1 건강에 대한 규칙적인 운동의 일반적인 효과로 옳지 않은 것은?

① 대장암의 발병률과 우울증을 감소시킨다.

② 근육의 산소이용 능력이 향상된다.

③ 제2형 당뇨병, 심혈관질환, 뇌졸중의 발병률을 감소시킨다.

④ 심근 산소소비량과 골격근의 모세혈관 밀도를 감소시킨다.

> **TIP** 심근 산소소비량은 단위시간 당 흡기와 호기의 산소 함량의 차를 말한다. 규칙적인 운동의 일반적인 효과로 골격근의 모세혈관 밀도 증가가 있다.

2 운동관련 심장사고에 대한 설명으로 옳지 않은 것은?

① 운동선수는 심장사고의 위험이 없기 때문에 병리적 상태에 대한 조사 혹은 건강검진을 받지 않아도 된다.

② 심혈관질환, 폐질환, 대사질환 등을 가지고 있는 사람은 고강도 운동 전 반드시 의사의 상담을 받아야 한다.

③ 운동 중 급성 심장사의 위험률은 성인의 경우 나이가 많을수록 더 높다.

④ 좌식생활습관을 가진 사람이 갑자기 운동할 때, 심장사고 위험은 규칙적으로 운동하는 사람보다 높다.

> **TIP** 고강도의 운동은 돌연사와 급성 심근경색 등의 위험을 일시적으로 증가시킬 수 있다. 단련되어 있는 운동선수라 할지라도 심장사고의 위험이 없는 것은 아니기 때문에 검진을 받아야 한다.

3 규칙적인 신체활동이 심혈관질환 위험요소에 미치는 효과로 옳지 않은 것은?

① 혈액 점성(viscosity) 감소

② 혈중 중성지방(triglycerides) 감소

③ 당 내성(glucose tolerance) 감소

④ 고밀도 지단백 콜레스테롤(HDL-C) 증가

> **TIP** 건강한 사람에게 일정량의 당을 시간을 두고 두 번 투여하면 2회째 당투여 후의 혈당치 상승은 1회째에 비하여 극히 낮아진다. 이것을 당내성이 크다고 하고 당뇨병인 사람은 크게 상승한다.

Answer 1.④ 2.① 3.③

4 신체활동의 실천 방법과 특성에 대한 설명으로 옳은 것은?

① 건강의 이점을 얻기 위해서는 고강도의 신체활동만 효과적이다.

② 장기간의 좌업생활은 심혈관질환 및 대사성질환과 관련이 없다.

③ 운동을 규칙적으로 실시하지 않는 경우 만성질환의 발생 위험이 낮아진다.

④ 운동이 부족한 경우 일상생활의 신체활동으로도 건강증진의 효과를 얻을 수 있다.

> **TIP** 저강도, 중강도, 고강도의 운동 중 운동의 목적 및 자신의 건강상태에 맞게 설정하여 운동하는 것이 효과적이다. 좌업생활은 활동량이 적다는 뜻이므로 운동량 또한 부족하여 심혈관 질환 및 대사성 질환과 매우 큰 관련이 있다. 운동을 규칙적으로 실시하지 않은 경우 만성질환의 발생위험이 높아진다.

5 최근 ACSM 지침에 따른 심혈관질환의 위험요인과 운동참여 전 위험분류에 대한 설명으로 옳은 것은?

① 수축기혈압 125mmHg, 이완기혈압 95mmHg인 경우 심혈관질환의 위험요인에 해당되지 않는다.

② 심혈관질환 위험요인이 3개인 경우, LDL-C이 기준 값보다 높다면 심혈관질환의 위험요인은 2개로 결정된다.

③ 심혈관 · 폐 · 대사성 질환의 증상이 없고, 심혈관질환 위험요인이 2개 미만이면 저위험군이다.

④ 심혈관 · 폐 · 대사성 질환을 가지고 있는 경우 중 위험군에 해당된다.

> **TIP** 수축기 혈압 140mmHg, 이완기 혈압 90mmHg 이상인 경우 위험요인에 해당된다. 그러므로 이완기 혈압 95mmHg는 위험요인에 해당된다.
> LDL-C이 아닌 HDL-C이 음성요인으로 평가되며 심혈관 · 폐 · 대사성 질환을 가지고 있는 경우 고위험군에 해당된다.

6 검사방법에 대한 옳은 설명은?

① 운동부하검사를 통해 혈당량에 대한 평가를 할 수 있다.

② 안정시 혈압은 최소한 3회 연속 측정하여 가장 높은 값을 사용한다.

③ 비정상적 폐기능 검사 결과는 사망률, 심장발작, 뇌졸중의 위험성 증가와 상관이 있다.

④ 최대운동부하검사 시 동의서에 사망 가능성에 대한 위험조항은 포함되지 않는다.

> **TIP** 혈당량에 대한 평가는 혈액검사를 통해 알 수 있다. 혈압이 높을 경우 잠시 안정을 취한 후 다시 측정하여 낮은 값을 사용한다.

Answer 4.④ 5.③ 6.③

7 운동에 참여하기 전 조사해야 하는 병력요소가 아닌 것은?

① 일시적인 언어구사능력 및 시력 상실   ② 약물복용으로 인한 알레르기

③ 선호하는 운동종목   ④ 돌연사에 대한 가족력

> **TIP** 선호하는 운동종목은 병력적 요소가 아니다.

8 〈보기〉 중 신체활동 준비 설문지(PAR-Q)에 관한 설명으로 옳은 것을 모두 고른 것은?

─────── 〈보기〉 ───────

ⓒ 노인의 기능적 능력을 평가하기 위해 개발되었다.
ⓒ 설문 결과로 의사와의 상담 필요성 여부는 알 수 없다.
ⓒ 전체 7개의 문항으로 구성되어 있다.
ⓒ 모든 항목에서 '아니오(NO)'라면 체력평가에 참가할 것을 권장한다.

① ㉠   ② ㉡, ㉢

③ ㉠, ㉡, ㉣   ④ ㉢, ㉣

> **TIP** PAR-Q는 체력검사 가능 대상자를 판별하기 위한 것이며 전체 7문항으로 되어 있고, 하나라도 Yes에 체크 된다면 의사와
> 먼저 상담할 것을 권장한다.

9 〈보기〉의 '국민체력100 노인기 건강체력검사'에 대한 설명으로 옳은 것만 모두 고른 것은?

─────── 〈보기〉 ───────

㉠ 2분제자리걷기 검사는 심폐지구력을 평가한다.
㉡ 8자보행 검사는 순발력을 평가한다.
㉢ 6분걷기 검사는 6분 동안 걷기의 총 이동거리를 측정하여 심폐지구력을 평가한다.
㉣ 악력 검사는 악력계를 손에 지속해서 쥔 시간을 측정하여 근지구력을 평가한다.

① ㉠, ㉡   ② ㉠, ㉢

③ ㉢, ㉣   ④ ㉡, ㉢, ㉣

> **TIP** 2분제자리걷기, 6분걷기는 심폐지구력, 8자보행 검사는 협응력, 악력 검사는 근력을 평가하기 위한 검사방법이다.

Answer   7.③   8.④   9.②

10 생체전기저항법(BIA)으로 신체구성 측정할 때 고려해야 할 사항이 아닌 것은?

① 검사 직전의 수분 섭취

② 측정자의 성별

③ 수분손실이 발생되는 운동 실시 여부

④ 월경주기

> **TIP** 측정자의 성별은 고려 사항이 아니다.

11 〈보기〉에서 설명하는 우리나라 국가수준의 국민체력관리 사업은?

───── 〈보기〉 ─────

국민의 체력 및 건강 증진에 목적을 두고 체력상태를 과학적 방법에 의해 측정·평가하여 운동 상담 및 처방을 해주는 국민의 체육복지 서비스입니다.

① 국민체력100 사업   ② 국민체력증진 사업

③ 국민건강체력복지 사업   ④ 국민건강체력평가 사업

> **TIP** 국민체력100 사업은 서울 7, 부산 4, 경기 5개소 등 2018년 현재 38개소 운영중이다.

12 같은 검사자가 동일 피험자를 동일시점에서 2회 반복 측정한 체지방 값 간의 낮은 일관성에 대한 해석으로 옳은 것은?

① 해당 체지방 검사는 객관도가 낮다.

② 해당 체지방 검사는 민감도가 낮다.

③ 해당 체지방 검사는 신뢰도가 낮다.

④ 해당 체지방 검사는 타당도가 낮다.

> **TIP** 신뢰도란 측정하려는 것을 얼마나 안정적으로 일관성 있게 측정하였느냐의 문제이며, 검사도구가 오차 없이 정확하게 측정한 정도를 의미한다. 측정의 오차가 적을수록 신뢰도는 높다고 본다.

Answer   10.② 11.① 12.③

13 〈보기〉의 측정결과를 활용하여 계산한 제지방량이 옳은 것은?

─────── 〈보기〉 ───────

- 이름 : 강OO
- 신장 : 165cm
- 체중 : 60kg
- 체지방률 : 25%

① 제지방량 35kg　　　　　　② 제지방량 40kg

③ 제지방량 45kg　　　　　　④ 제지방량 50kg

> **TIP** 체중＝체지방량+제지방량
> 체중 60kg중 25%인 체지방량은 15kg이다. 15kg+제지방량＝60kg이므로 제지방량은 45kg이다.

14 심폐지구력 측정을 위한 PACER 검사의 준거 타당도(criterion validity) 확보방법으로 옳은 것은?

① 마라톤 선수 집단과 역도 선수 집단 간의 PACER 결과의 차이 규명
② 최대운동부하검사의 VO₂max값과 PACER 결과 간의 상관관계 규명
③ 심폐지구력 전문가로부터 확보한 PACER 검사내용의 정당성
④ PACER 결과를 이용한 마라톤 선수의 성공가능성 예측

> **TIP** 준거 타당도는 외부에 있는 특정한 측정도구를 기준으로 사용하고자 하는 측정도구들의 관계를 비교함으로써 타당도를 평가하는 방법으로 VO₂max값과 PACER 결과 간의 상관관계를 규명할 수 있는 방법이다.

15 체력검사에 대한 설명으로 옳은 것은?

① 청소년, 노인, 장애인 등 대상의 특성에 따라 체력검사항목을 다르게 구성해야 한다.
② 앉아윗몸앞으로굽히기를 측정할 때 신체반동을 이용해서 최대능력을 발휘해야 한다.
③ 스텝테스트에서 신체효율지수(PEI)를 산출할 때 수축기혈압 값을 사용한다.
④ BMI는 역도선수의 비만도를 평가하는 가장 정확한 방법이다.

> **TIP** ② 반동을 이용한 탄성스트레칭은 수축된 근육이 제대로 이완되지 못해 스트레칭 효과가 무의미해지며 근육이 찢어지는 손상이 일어날 수도 있다.
> ③ 신체효율지수는 운동시간(초) × 100 ÷ 2 × (3회 측정맥박수의 합계)이므로 수축기혈압 값이 아닌 심박수를 사용한다.
> ④ 비만도 판정에 있어서 체지방과 근육을 구별할 수 없기 때문에 가장 정확한 측정방법이라 할 수 없다.

Answer 13.③ 14.② 15.①

16 〈보기〉의 비만판정 기준을 활용하여 인체측정 결과에 따른 비만상태를 옳게 판정한 것은? (소숫점 2자리에서 반올림한 근사값 사용)

┌─────────────────── 〈보기〉 ───────────────────┐

〈비만판정 기준〉

평가항목	비만판정기준	비만평가
WHR	0.95 이상	복부비만
BMI	25 이상	비만

〈인체측정 결과〉

신장	175cm	체중	73kg
허리둘레	97cm	엉덩이둘레	90cm

└──┘

① WHR=1.08, 복부비만; BMI=41.7, 비만
② WHR=0.93, 복부비만 아님; BMI=41.7, 비만
③ WHR=0.93, 복부비만 아님; BMI=23.9, 비만 아님
④ WHR=1.08, 복부비만; BMI=23.9, 비만 아님

TIP WHR = 허리둘레 ÷ 엉덩이둘레 = 97 ÷ 90 = 1.0777 ≒ 1.08

BMI = 체중 ÷ 신장(m^2) = 73 ÷ $\left(\dfrac{175 \times 175}{10,000} \right)$ = 23.83 ≒ 23.8

17 보그(Borg)의 운동자각도(RPE)에 대한 설명으로 옳은 것은?

① 피검사자의 운동검사 가능여부를 사전 진단하는 것이 목적이다.
② 피검사자가 주관적으로 느끼는 운동강도를 나타낸다.
③ 저항성 운동의 강도 설정을 목적으로 개발되었다.
④ RPE 12는 6에 비해서 두 배 힘들다는 것을 의미한다.

TIP 운동자각도는 운동의 가능여부 판단이 아닌 운동 중 강도를 알아보기 위함이다.
심폐지구력 강도 설정에 도움을 주고 수치에 10을 곱하면 심박수와 거의 일치한다고 보고 있다.

Answer 16.④ 17.②

18 다음 표의 체력검사 결과에 대한 해석으로 옳은 것은? (단, 정상분포를 가정)

이름 \ 항목		근력(악력, kg)	심폐지구력(PACER, 회)	유연성(좌전굴, cm)
피검사자		35	27	16
동일연령	평균	30	24	10
	표준편차	2.5	3	4

① 근력, 심폐지구력, 유연성 중에서 근력이 가장 우수하다.

② 심폐지구력이 유연성에 비해 상대적으로 더 우수하다.

③ 심폐지구력은 동일연령의 상위 10% 이내에 속한다.

④ 체력의 항목별 상대비교는 불가능하다.

> **TIP** 표준편차는 자료가 평균을 중심으로 얼마나 퍼져 있는지를 나타내는 대표적인 수치이다. 근력의 표준편차는 2.5이므로 27.5 ~32.5의 분포를 갖는데 피검사자의 악력이 35kg이므로 동일연령의 평균보다 월등하여 가장 우수한 능력이라 할 수 있다.

19 〈보기〉의 그래프에 대한 해석으로 옳지 않은 것은?

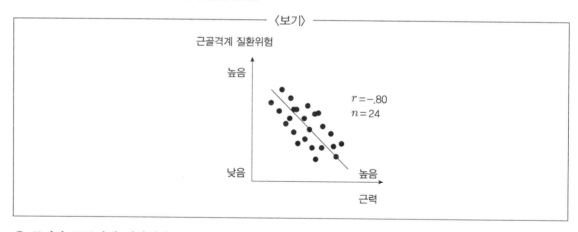

① 근력과 근골격계 질환위험은 정적상관이 있다.

② 근력이 높을수록 근골격계 질환위험은 낮다.

③ 근력과 근골격계 질환위험은 관계가 있다.

④ 24명을 대상으로 자료를 수집한 것이다.

> **TIP** 이 그래프는 부적 그래프이고 정적 그래프는 반대의 선을 그린다. $n = 24$라는 것은 24명을 대상으로 실험했다는 것을 알 수 있다. 근력이 높을수록 근골격계 질환위험은 낮다는 것을 설명하고 있다.

Answer 18.① 19.①

20 〈보기〉의 운동시간(x)과 에너지소비량(ŷ)의 관계를 바르게 나타낸 식은?

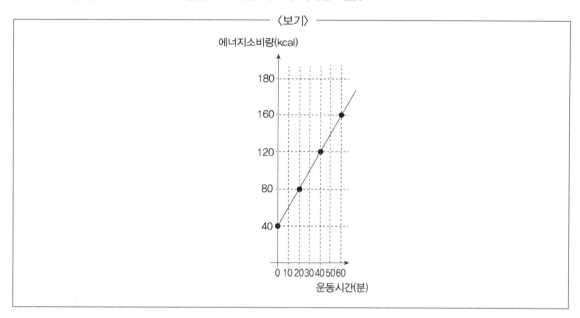

① ŷ=2x+40

② ŷ=4x+40

③ ŷ=20x+40

④ ŷ=40x+40

TIP 운동시간에 비례하여 2배의 칼로리가 소모되고 있기 때문에 기본 40kcal의 값을 더하여 ŷ=2x+40의 식을 가진다.

Answer 20.①

3 운동처방론

1 〈보기〉는 운동처방의 원리를 설명하고 있다. ㈎, ㈏, ㈐, ㈑에 들어갈 용어는?

― 〈보기〉 ―

(㈎)의 원리는 성별, 연령, 발육단계, 건강상태 등을 고려하여 각자의 체력과 알맞은 부하로 운동을 해야 운동효과를 얻을 수 있다는 것이며, (㈏)의 원리는 인체의 생리적 자극 수준을 초과해야 운동의 효과를 얻을 수 있다는 것이다. (㈐)의 원리는 인체에 주어진 자극을 점차 증가시켜야 한다는 것이며, (㈑)의 원리는 운동을 실시할 때 운동에 대한 흥미를 잃지 않도록 하기 위해 운동의 형태, 운동시간 및 환경 등의 요인들도 고려하여 배치해야 한다는 것이다.

	㈎	㈏	㈐	㈑
①	개별성	점진성	과부하	다양성
②	특이성	점진성	자극성	흥미성
③	개별성	과부하	점진성	다양성
④	특이성	과부하	점진성	흥미성

TIP 운동처방의 원리
 ㉠ 개별성의 원리 : 성별, 연령, 발육단계, 건강상태 등을 고려하여 각자의 체력과 알맞은 부하로 운동을 해야 운동 효과를 얻을 수 있다는 원리
 ㉡ 과부하의 원리 : 인체의 생리적 자극 수준을 초과해야 운동의 효과를 얻을 수 있다는 원리
 ㉢ 점진성의 원리 : 인체의 주어진 자극을 점차 증가시켜야 한다는 원리
 ㉣ 특이성의 원리 : 운동의 종목과 형태, 특성 또는 목적에 부합되거나, 운동능력의 향상과 관련 있는 훈련을 실시해야 운동의 효과를 볼 수 있다는 원리
 ㉤ 다양성의 원리 : 운동을 실시할 때 운동에 대한 흥미를 잃지 않도록 하기 위해 운동의 형태, 운동시간 및 환경 등의 요인들도 고려하여 배치해야 한다는 원리
 ㉥ 흥미성의 원리 : 운동을 꾸준히 하기 위해서는 흥미가 있는 운동을 선택해야 한다는 원리

Answer 1.③

2 운동검사 시 건강운동관리사를 위한 올바른 권고사항을 〈보기〉에서 모두 고른 것은?

─────── 〈보기〉 ───────

㉠ 건강운동관리사는 어떠한 경우에서도 고위험군 환자의 운동검사를 감독할 수 없다.
㉡ 건강운동관리사가 임상운동검사와 관련하여 특별히 훈련되어 있으면 중위험을 지닌 환자는 의사가 아닌 건강운동관리사의 감독하에 운동검사가 이루어질 수 있다.
㉢ 운동검사 동안 반드시 의사의 즉각적인 동원이 가능해야 하는지 또는 그렇지 않은지에 대해서는 지역의 정책과 상황, 환자의 건강상태 및 실험실 직원의 숙련도에 의해 좌우되기도 한다.

① ㉠, ㉡   ② ㉡, ㉢
③ ㉠, ㉢   ④ ㉠, ㉡, ㉢

TIP 건강관리전문가가 임상운동검사와 관련하여 특별하게 훈련받거나 필요시 즉각적으로 의사를 동원할 수 있다면, 고위험에 해당하는 사람들의 운동검사는 의사가 아닌 건강관리전문가에 의해 감독될 수 있다. 건강관리전문가가 임상운동검사와 관련하여 특별하게 훈련되어 있다면, 중위험을 지닌 환자 역시도 건강관리전문가의 감독 하에 운동검사가 이루어질 수 있다. 그러나 운동검사 동안 반드시 의사의 즉각적인 동원이 가능해야 하는지 또는 그렇지 않은지에 대해서는 다양한 고려사항에 의해 좌우될 것이다.

3 유산소 운동의 운동량을 나타내는 방법으로 옳지 않은 것은?

① MET   ② MET-min/day
③ MET-hr/week   ④ kcal/min

TIP 신진대사 해당치(MET : Metabolic Equivalent Task)란 휴식하고 있을 때 필요한 에너지나 몸에서 필요로 하는 산소의 양을 의미한다. 예를 들어서 설명한다면, 1MET란 휴식하고 있을 때 1분 동안 몸무게 1kg당 필요한 산소 3.5ml를 의미하며 산소 3.5ml/kg/min이라 표시한다.
MET는 강도를 나타내는 방법으로 MET 만으로는 운동량을 나타낼 수 없다.

4 최근 ACSM 지침에 따른 일반 성인의 건강증진을 위한 권장 운동량에 대한 설명으로 옳지 않은 것은?

① 중강도의 유산소 운동을 주당 150분 이상 실시한다.
② 격렬한(vigorous) 유산소 운동을 주당 75분 이상 실시한다.
③ ①과 ②에서 제시한 운동을 병행하여 주당 권장 운동량을 충족하여도 무방하다.
④ ① 또는 ②에서 권장한 운동량에 못 미치는 경우에는 효과가 없다.

TIP ① 또는 ②에서 권장한 운동량에 못 미치는 경우에도 건강은 증진될 수 있다.

Answer 2.② 3.① 4.④

5 최근 ACSM 지침에 따른 일반 성인의 건강증진을 위한 저항운동 방법으로 옳지 않은 것은?

① 격일(24 ~ 48시간 간격)로 주당 2 ~ 3일 실시한다.

② 주동근과 길항근이 모두 포함되도록 실시한다.

③ 단관절(single joint)운동을 실시한 후 다관절(multijoint)운동을 실시한다.

④ 근육군별로 세트당 8 ~ 12회 반복, 2 ~ 4세트, 세트간 휴식시간은 2 ~ 3분으로 실시한다.

> **TIP** 참여하는 관절 수에 따라 단관절 운동법과 다관절 운동법으로 구분할 수 있다. 단관절(Single-joint) 운동은 하나의 관절 혹은 하나의 대근군에 자극을 주는 운동을 의미하고 다관절(Multi-joint) 운동은 단관절 운동 이상의 관절 수와 근육군에 자극을 주는 운동을 뜻한다. 단관절운동(Leg-Extension, Leg Curl 등)은 기술이 덜 필요하고 손상의 위험성이 적은 편이고 다관절운동(Bench Press, Squat, Power clean 등)은 보다 복잡한 신경조절과 협응이 필요하기 때문에 근력과 파워를 기르기에 적합하다.
> (운동 후기에는 운동시작시기보다 집중력이 떨어지기 때문에 복잡한 신경조절과 협응을 필요로 하는 다관절운동을 집중력이 좋은 운동시작시기에 하는 것이 좋다).

6 유연성 향상을 위한 스트레칭 시 주의해야 할 내용으로 옳은 것은?

① 스트레칭은 본 운동에 쓰이는 부위만 집중적으로 실시하는 것이 좋다.

② 스트레칭의 유지 시간은 초보자의 경우 60초 이상 길게 할수록 좋다.

③ 전반적인 관절가동범위를 증가시키기 위해서는 주요 근육뿐만 아니라 다른 부위의 근육도 스트레칭한다.

④ 스트레칭은 주요 근육 외에 다른 부위 근육도 포함해서 통증을 느끼는 범위까지 실시하는 것이 효과적이다.

> **TIP** 스트레칭은 통증을 느끼지 않는 범위에서 긴장이 느껴질 정도의 강도로 20초 정도 유지하는 것을 권장한다. 6초 이하의 스트레칭은 근방추의 기능으로 인해 오히려 더 수축될 수 있고 6초 이상부터는 골지건의 작용으로 신장될 수 있기 때문에 최소 6초에서 20초 정도의 시간을 권장한다.
> ※ GTO(Golgi Tendon Organ)
> ⓐ GTO 활성화 → 긴장 감소
> ⓑ GTO 비활성화 → 긴장 증가
> ⓒ GOT 기능 : 근방추의 작용으로 긴장이 증가된 것을 GTO의 작용으로 긴장을 조절한다.

Answer   5.③ 6.③

7 비만인 사람들의 체중 감량을 위한 〈보기〉의 유산소 운동처방에 대한 설명으로 옳은 것은?

─────── 〈보기〉 ───────

ㄱ 70%HRR(여유심박수), 30min/day, 3days/week, 1,000kcal/week
ㄴ 60%HRR(여유심박수), 40min/day, 4days/week, 1,000kcal/week
ㄷ 50%HRR(여유심박수), 50min/day, 5days/week, 1,000kcal/week

① ㄱ이 가장 효과적이다.
② ㄴ이 가장 효과적이다.
③ ㄷ이 가장 효과적이다.
④ ㄱ, ㄴ, ㄷ 모두 효과가 유사하다.

TIP ㄱ 고강도 운동강도는 높으나 시간과 빈도가 적다.
ㄴ 중강도 운동강도는 중간 시간과 빈도 또한 중간이다.
ㄷ 저강도 운동강도는 낮으나 시간과 빈도가 많다.
ㄱㄴㄷ 모두 소모 칼로리는 같고, 빈도나 시간이 높으면 강도가 낮으며, 강도가 높으면 빈도나 시간이 많으므로 모두 효과는 비슷하다.

8 P씨는 50세 남성이고 체중은 80kg이다. 만일 P씨가 5METs로 1시간 동안 운동을 하였다면 에너지 소모량은 얼마인가?

① 약 250kcal
② 약 300kcal
③ 약 350kcal
④ 약 420kcal

TIP 일반 성인 남성의 산소 1L당 에너지 소모량은 약 5kcal이다.
산소섭취량 = 체중 × 시간(분) × 산소소비량
= 80 × 60 × 5 × 3.5 = 84,000ml = 84L
에너지 소모량 = 산소섭취량(L) × 5kcal
= 84 × 5 = 420kcal

Answer 7.④ 8.④

9 고혈압 환자를 위한 운동처방에 대한 설명으로 가장 적절한 것은?

① 저항운동은 과도한 혈압 상승을 유발하므로 권고하지 않는다.

② 유산소 운동의 강도는 점진적으로 증가시키는 것이 좋지만 큰 증가는 피해야 한다.

③ 간헐적 유산소 운동은 혈압 강하 효과가 없으므로 권고하지 않는다.

④ 복합운동은 과도한 혈압 상승을 유발하므로 권고하지 않는다.

> **TIP** 고혈압 환자를 위한 운동프로그램은 혈압감소 효과가 얻어지는 6 ~ 8주간 이상을 지속적으로 실시할 것을 권장한다. 고혈압 환자에게서 혈압강하 효과가 나타나려면 1,000분 정도의 운동시간이 누적되어야 한다고 주장하는 연구가 있으며, 자전거 에르고미터 운동을 약 50%VO₂max 강도로 1회 60분씩 주 3회 운동하였을 때 6주 정도가 소요됨을 제시하였다.
> 간헐적 유산소 운동은 운동 중간에 가벼운 운동을 하면서 불완전한 휴식을 취하거나 몸의 피로가 충분히 회복되기 전에 다시 운동을 실시하여 운동의 지속능력을 증가시키는 운동방법으로 근지구력, 심폐지구력을 향상시킬 수 있는 운동으로 혈압강하 효과 또한 기대할 수 있다.
> 혈류의 속도가 빨라지는 지구력 운동을 지속적으로 실시할 경우 혈관에 쌓인 찌꺼기가 정화되어 혈압이 낮아진다.
> 적절한 강도의 복합운동과 저항운동은 과도한 혈압상승을 유발하지 않는다.

10 고혈압 환자를 위한 운동처방 시 고려해야 할 사항으로 옳은 것은?

① 베타차단제(β-blocker)를 복용하는 고혈압 환자의 최대 운동능력은 감소될 수 있다.

② 칼슘채널차단제(Ca^{2+}channel blocker)를 복용하는 고혈압 환자는 운동 후 과도한 혈압 상승을 유발할 수 있다.

③ 유산소 운동의 혈압강하 효과는 즉각적으로 나타나지 않고 서서히 나타난다.

④ 허혈진단 이력이 있는 고혈압 환자는 허혈역치보다 높게 운동 강도를 설정해야 한다.

> **TIP** ② 칼슘채널차단제는 칼슘이 혈관조직으로 들어가는 통로를 차단하여 혈관이 이완되게 하여 전신혈관 저항을 떨어뜨려 혈압을 낮춘다.(저혈압, 말초부종, 치은증식증 유발)
> ③ 유산소 운동의 혈압강하 효과는 서서히 나타나기 때문에 고려사항에 해당되지 않는다.
> ④ 허혈역치보다 높게 운동 강도를 설정하면 허혈이 발생될 것이다.
> (역치란 자극에 대해 반응을 일으키기 위한 최소한의 자극의 세기를 의미한다)
> ※ 베타차단제의 운동에 대한 영향
> ㉠ 심박수와 심박출량을 감소
> ㉡ 심근의 수축력을 감소
> ㉢ 관상동맥 혈류량을 감소
> ㉣ 운동중의 조기피로 초래
> ㉤ 근육의 혈류량을 감소
> ㉥ 더운 날씨에서 운동중의 체열 소실을 감소
> ㉦ 고칼륨혈증 유발
> ㉧ 최대산소섭취량이 감소

Answer 9.② 10.①

11 당뇨병 환자의 운동처방에 대한 설명으로 옳은 것은?

① 저항운동은 혈당조절에 효과적이지 않다.

② 식사 전에 운동을 실시하는 것을 권장한다.

③ 중강도 유산소 운동이 저강도 유산소 운동보다 혈당조절에 더 효과적이다.

④ 인슐린 또는 혈당강하제는 운동 직전에 사용하는 것이 효과적이다.

> **TIP** ① 당뇨병 환자에게 있어서 저항성운동은 인슐린 활성도 개선과 함께 무산소성 글루코스 대사를 증가시킴으로써 혈당조절에 효과적이다.
> ② 식후 1∼3시간 사이에 운동하는 것을 권장한다. 그 이유는 식사를 하고 나면 혈당이 많이 올라가기 때문에 이 시기에 운동을 하면 저혈당을 예방할 수 있어 안전하면서도 운동으로 높아진 혈당을 안정화시킬 수 있기 때문이다. (식전운동은 저혈당을 유발할 수 있다.)
> ③ 당뇨환자의 경우 처음에는 낮은 강도에서 시작하여 혈당조절 및 인슐린 활성도 증가를 위하여 40∼60%RM수준의 중강도 수준의 운동까지 하는 것을 권장한다.
> ④ 혈당강하제는 식이요법이나 운동요법을 시행한 뒤에도, 혈당수치가 떨어지지 않는 경우에 보조요법으로 사용한다.

12 〈보기〉 중 최근 ACSM에서 제시하는 당뇨병 환자를 위한 운동처방 시 주의해야 할 사항들을 모두 고른 것은?

─────────── 〈보기〉 ───────────

㉠ 저혈당으로 인한 증상은 운동 후 12시간까지도 발생할 수 있다.

㉡ 혈당은 일회성 운동 후 24∼72시간 동안 감소하므로 주의해야 한다.

㉢ 2시간 정도의 힘든 등산은 혼자 해도 무방하다.

㉣ 운동전에 혈당이 상승(250∼300mg/dL)되어 있으면 일회성 운동으로 인해 혈당이 더욱 상승할 수 있다.

① ㉠, ㉡

② ㉡, ㉢

③ ㉠, ㉢, ㉣

④ ㉠, ㉡, ㉣

> **TIP** 계단 오르기나 등산은 운동을 처음 시작하는 환자나 당뇨합병증이 있는 경우 격렬한 운동이 되어 심박수와 혈압이 급격히 증가할 수 있으므로 부적합한 운동이다.

Answer 11.③ 12.④

13 〈보기〉의 환자에게 운동처방을 실시하고자 할 때 목표심박수의 범위로 옳은 것은?

─────── 〈보기〉 ───────

연령이 40세인 고지혈증 환자가 운동부하검사를 받은 결과 최대심박수 180회/분, 안정시 심박수 60회/분으로 나타났다(참고 : 고지혈증 환자를 위한 운동 강도는 40 ~ 75%이며, HRR(여유심박수)공식을 이용하시오).

① 18 ~ 20회/10초

② 108 ~ 140회/분

③ 18 ~ 25회/10초

④ 108 ~ 145회/분

> **TIP** 목표심박수 = (최대심박수 – 안정시 심박수) × 강도 + 안정시 심박수이다.
> 목표심박수 = (180 – 60) × 0.4 + 60 ~ (180 – 60) × 0.75 + 60 = 108 ~ 150회/분
> 분을 10초 단위로 나누면 18 ~ 25회/10초가 된다.

14 고지혈증 환자를 위해 가장 바람직한 식이요법은?

① 어류 등의 생선 섭취비율을 증가시킨다.

② 트랜스지방(trans fat)의 섭취비율을 증가시킨다.

③ 운동시 주에너지원인 탄수화물 섭취비율을 증가시킨다.

④ 단백질 섭취비율을 높이기 위해 육류 섭취를 증가시킨다.

> **TIP** 고지혈당을 위한 미국심장학회의 지침
> ㉠ 총칼로리섭취를 낮추고 총지방섭취량과 콜레스테롤섭취를 줄인다.
> ㉡ 콜레스테롤 섭취는 하루 300mg을 넘지 않는다.
> ㉢ 탄수화물 섭취는 총 하루 칼로리의 55 ~ 60%를 차지하도록 한다.
> ㉣ 설탕을 많이 넣지 않는다.
> ㉤ 섬유소는 하루 25 ~ 30g정도 섭취한다.
> ㉥ 단일 포화지방산인 올리브, 카놀라오일 등 식물성기름을 사용한다.
> ㉦ 과일과 야채를 많이 섭취한다.
> ㉧ 소금섭취를 하루 6g 이하로 제한한다.
> ㉨ 항산화제, 비타민 C, 베타카로틴, 비타민 E를 섭취한다.
> ㉩ 다양한 음식을 섭취한다.

Answer 13.③ 14.①

15 〈보기〉와 같이 운동을 한다면 이 환자의 운동 강도는?

━━━━━━━━━━━━━ 〈보기〉 ━━━━━━━━━━━━━

80세 고지혈증 환자가 운동부하검사를 받은 결과 최대심박수 140회/분, 안정시 심박수 80회/분으로 나타났다. 이 환자의 운동 중 심박수는 20회/10초이었다(참고 : HRR(여유심박수)공식을 이용하여 운동 강도를 산출하시오).

① 63%   ② 67%

③ 69%   ④ 71%

> **TIP** 목표심박수 = (최대심박수 − 안정시 심박수) × 강도 + 안정시 심박수이다.
> 운동 중 심박수(목표심박수) = 120회/분 = (140 − 80) × x + 80 = 20회/10초
> $60x = 120 − 80$
> $60x = 40$, $x = 0.666 = 0.67$

16 〈보기〉에 제시된 여성의 골다공증 예방을 위한 초기 운동처방으로 가장 적절한 것은?

━━━━━━━━━━━━━ 〈보기〉 ━━━━━━━━━━━━━

체중이 60kg인 여성의 레그익스텐션(leg extension) 1RM은 50kg으로 나타났다(참고 : 골다공증 예방을 위한 근력운동의 최소 강도는 1RM의 60%임).

① 30kg × 8회 × 3세트 × 주당 2 ~ 3일

② 36kg × 10회 × 3세트 × 주당 2 ~ 3일

③ 30kg × 8회 × 3세트 × 주당 4 ~ 5일

④ 36kg × 10회 × 3세트 × 주당 4 ~ 5일

> **TIP** 골다공증 예방을 위한 초기 운동처방은 가벼운 강도로 시작한다.
> 그러나 골다공증 예방을 위한 근력운동의 최소강도는 1RM의 60%이기 때문에 1RM의 (50kg)60% 강도인 30kg으로 시작한다.
> 근기능 개선을 위한 운동강도는 8RM을 주로 이용한다.(ACSM 2006b)
> 근기능 향상을 위한 운동빈도는 주 2 ~ 3회를 권장한다.(ACSM 2006b)
> 일반인의 경우 반복세트는 2 ~ 3세트가 적당하다.(Heyward 2006)

17 골다공증 환자를 위한 운동방법으로 옳지 않은 것은?

① 체중을 이용한 고강도 점핑운동을 권장한다.

② 운동 유형은 수영보다 웨이트 트레이닝이 권장된다.

③ 체력수준에 알맞은 운동이 권장되며, 경쟁적인 운동은 피한다.

④ 통증을 유발시키거나 악화시키지 않는 중강도 운동을 권장한다.

> **TIP** 골다공증 치료를 목적으로 한다면 걷기, 수중운동, 의자를 이용한 유산소운동, 고무줄을 이용한 저항운동 등이 적절하며 조깅, 점프, 에어로빅댄스, 테니스 등 충격량이 큰 운동은 골절의 위험이 있으므로 권장하지 않는다.

18 최근 ACSM 지침에 따른 어린이를 위한 운동처방에 대한 설명으로 옳은 것은?

① 골강화 운동으로 달리기, 줄넘기와 같은 놀이는 적합하지 않다.

② 중강도 유산소 운동은 매일하되 적어도 3일 이상은 격렬한 강도로 실시해야 한다.

③ 근력 강화를 위한 신체활동으로 놀이와 같은 비구조적인 방법은 적합하지 않다.

④ 저항운동은 성인들을 위한 지침과는 다르게 근피로가 유발되지 않도록 지도해야 한다.

> **TIP** ① 어린이들은 근력 및 골강화를 위해 적합한 다양한 신체활동에 참여해야 하는데 어린이들은 쉽게 지루해 하는 경향이 있어 놀이와 같은 비구조적인 방법을 사용할 수 있다.
> ② 어린이들은 중강도에서 운동을 시작해야 하며 1일 60분 정도를 수행할 수 있는 신체활동의 빈도와 시간을 점진적으로 증가시켜야 하며, 격렬한 강도의 신체활동은 최소 주당 3일 점진적으로 추가시켜야 한다.
> ④ 저항운동의 경우 8 ~ 15회 강도의 최대하 반복횟수를 실시하여 적정 근피로가 유발될 수 있도록 지도해야 한다.

19 최근 ACSM에서 권장하는 고령자를 위한 중강도 유산소 운동으로 가장 적절한 것은?

① 20 ~ 30min/day, 60 ~ 90min/week

② 20 ~ 30min/day, 100 ~ 150min/week

③ 30 ~ 60min/day, 90 ~ 180min/week

④ 30 ~ 60min/day, 150 ~ 300min/week

> **TIP** 고령자를 위한 유산소 운동처방
> ㉠ 빈도 : 중등도 강도의 신체활동은 주당 5일 이상 실시 또는 격렬한 신체활동일 경우 주당 3일 이상 또는 중등도에서 격렬한 강도의 신체활동일 경우에는 주당 3 ~ 5일 실시한다.
> ㉡ 강도 : 0 ~ 10까지 척도의 운동자각도에서 5 ~ 6은 중등도 강도, 격렬한 운동 강도는 7 ~ 8을 기준으로 설정한다.
> ㉢ 시간 : 중등도 강도로 1일 최소 30 ~ 60분(최대 효과를 위해), 한 번에 최소 10분 이상으로 주당 총 150 ~ 300, 또는 격렬한 강도로 1일 최소 20 ~ 30분으로 주당 총 75 ~ 100분, 또는 중등도 및 격렬한 운동 강도를 위해 제시한 값에 상응하는 조합으로 실시한다.
> ㉣ 형태 : 과도한 정형외과적 스트레스를 유발시키지 않는 운동, 예를 들면, 걷기는 가장 일반적인 운동 형태이다. 수중 운동이나 고정식 자전거 타기는 체중부하 활동에 제한이 있는 사람들에게 적합하다.

Answer 17.① 18.② 19.④

20 〈보기〉에서 최근 ACSM에서 권장하고 있는 임산부를 위한 안전한 운동지침으로 옳은 것을 고른 것은?

─────────── 〈보기〉 ───────────

㉠ 체질량지수(BMI)가 25kg/m² 미만인 임산부에게는 중강도의 유산소 운동을 권장한다.

㉡ 체질량지수가 25kg/m² 이상인 임산부에게는 중강도의 유산소 운동을 권장한다.

㉢ 임산부에게는 대근육을 이용한 저항운동을 권장하지 않는다.

㉣ 일반적으로 정상 분만 후 4～6주 이후부터 운동을 시작할 수 있다.

㉤ 임신과 운동으로 인해 요구되는 에너지량을 충족시키기 위해 추가적으로 300kcal/day를 섭취해야 한다.

① ㉠, ㉢, ㉤   ② ㉠, ㉣, ㉤

③ ㉡, ㉢, ㉣   ④ ㉡, ㉣, ㉤

TIP ㉢ 임산부에게 권장되지 않는 운동은 복압을 상승시킬 수 있는 고강도 운동이나, 정맥울혈을 유발할 수 있는 누워서 하는 운동이다. 대근육 운동은 해당되지 않는다.

㉣ 정상 분만 후에도 4～6주 동안은 임신말기의 몸상태가 지속되기 때문에 그 시기에는 안정을 취하는 것이 좋다.

㉤ 임산부는 태아 때문에 300kcal를 매일 더 소모하기 때문에 그만큼 더 섭취해야 한다.

※ 미국 산부인과 학회(ACOG)의 운동지침

　㉠ 하루 30분 또는 그 이상, 가능한 매일 주 5～7일 운동할 것

　㉡ 중간 강도(평균 HRR 50～60%, RPE 11～13)

　㉢ 자전거, 수영, 트레드밀, 스텝 운동 추천

　㉣ 운동 심박수 140bpm 이상 제한자는 초보자

　㉤ 운동 심박수 160bpm 이상 제한자는 운동경력자

　㉥ 저항운동 주 2～3회 1～3set 12～15회 권장

　㉦ 75% HRR 금지

　㉧ 발살바 메뉴버 금지

　㉨ 임신 3개월부터 누운 자세 금지(심박출량이 줄어들어 자궁과 태아로 가는 산소 부족)

　㉩ 150～300kcal 추가섭취

　㉪ 갑작스러운 동작 금지(venous blood pooling)

　㉫ 복부에 직접적인 자극을 주는 운동 금지

　㉬ 체온 39도 이상 금지

　㉭ 운동전 30～50g 정도의 탄수화물을 섭취해 저혈당 방지

　㉮ 스트레칭 주의(호르몬 분비로 관련 조직이 느슨한 상태이기 때문)

Answer 20.②

4 운동부하검사

1 〈보기〉는 남성 A씨의 운동부하검사 전 의학검사 결과이다. A씨의 운동 참여 전 운동부하검사 실시에 대한 설명으로 옳은 것은?

─────── 〈보기〉 ───────

- 나이 : 48세
- BMI : 24kg/m^2
- HDL-C : 45mg/dL
- LDL-C : 128mg/dL
- TC : 182mg/dL
- 가족력 : 아버지가 58세에 심장마비로 사망
- 공복혈당 : 94mg/dL
- 혈압 : 124/85mmHg

① 저위험군으로 중강도 운동 참여시 운동부하검사를 해야 한다.
② 저위험군으로 고강도 운동 참여시 운동부하검사를 하지 않아도 된다.
③ 중위험군으로 중강도 운동 참여시 운동부하검사를 해야 한다.
④ 중위험군으로 고강도 운동 참여시 운동부하검사를 하지 않아도 된다.

TIP A씨는 보기 내용으로 보아 위험군이 하나도 없는 상태이다.

2 최대 운동부하검사 종료 기준으로 활용되는 변인을 〈보기〉에서 고른 것은?

─────── 〈보기〉 ───────

㉠ 산소섭취량	㉡ 호흡교환율(RER)
㉢ 무산소성 역치	㉣ 운동자각도(RPE)
㉤ 이산화탄소 생성량	

① ㉠, ㉡, ㉣　　　　　　　　　　② ㉠, ㉡, ㉢
③ ㉡, ㉢, ㉣　　　　　　　　　　④ ㉡, ㉣, ㉤

TIP 종료 기준으로 사용되는 변인으로는 산소섭취량, 호흡교환률, 운동자각도가 있다.

Answer 1.② 2.①

3 〈보기〉가 설명하는 운동부하검사의 프로토콜은?

─────────────── 〈보기〉 ───────────────

- 심혈관질환자나 고령자에게 적합하다.
- 시작 속도는 1mph로 2분이고, 그 이후는 2mph로 고정한다.
- 경사도는 4분까지 0%이고, 4분 이후부터 2분마다 3.5%씩 증가한다.

① 브루스 프로토콜(Bruce protocol)
② 램프 프로토콜(Ramp protocol)
③ 노턴 프로토콜(Naughton protocol)
④ 수정된 브루스 프로토콜(Modified Bruce protocol)

> **TIP** 노턴 프로토콜에 대한 내용이며, 브루스 프로토콜과 변형된 브루스 프로토콜은 대표적 검사방법으로 많이 제시되어지고 있는 방법이다.
> 램프 프로토콜을 살펴보면 전통적인 운동부하검사 프로토콜에서는 부하의 증가 단계가 2~3분마다 증가하게 되는데, 이러한 방법은 체력이 약하거나 다음 단계보다는 약하지만, 현 단계보다는 좋은 체력을 가진 사람들에게는 최대의 능력을 이끌어내기 어렵다. 따라서 단계별 시간을 짧게 하고, 속도와 경사도 증가량을 감소시킴으로써 점증적으로 부하를 증가시키는 것이 램프 프로토콜이다. 일반적으로 Bruce 프로토콜은 기본으로 각 단계의 증가를 3분마다 갑작스럽게 증가시키는 것이 아니라 20초마다 경사도는 1.2% 정도씩, 속도는 0.1mph씩 증가시키는 방법이다.

4 운동부하검사시 급성 심근경색이 의심되는 부위의 심전도상 변화로써 옳은 것만을 〈보기〉에서 있는대로 고른 것은?

─────────────── 〈보기〉 ───────────────

| ㉠ ST분절의 2mm 이상 상승 | ㉡ PR 간격의 연장 |
| ㉢ Q파의 발생 | ㉣ T파의 역위 |

① ㉠, ㉢, ㉣
② ㉠, ㉡, ㉢
③ ㉡, ㉢, ㉣
④ ㉠, ㉡, ㉢, ㉣

> **TIP** PR 간격의 연장은 급성 심근경색보다는 맥박이 약했을 때 나타날 수 있는 현상 또는 안정시에 나타나는 현상으로 볼 수 있다. 급성 심근경색이 나타난다면 PR 간격의 단축이 일어난다.

Answer 3.③ 4.①

5 〈보기〉는 체중 75kg인 A씨의 YMCA 프로토콜을 이용하여 얻은 검사결과이다. 〈보기〉에 제시된 공식을 이용하여 산출된 최대산소섭취량은 얼마인가?

〈보기〉

- 1단계 : 89회/분
- 2단계 : 110회/분
- 3단계 : 140회/분
- 4단계 : 160회/분
- 최대심박수 : 180회/분

※ $VO_2(ml \cdot kg^{-1} \cdot min^{-1})$ = 1.8 × (운동부하)/(체중) + 7

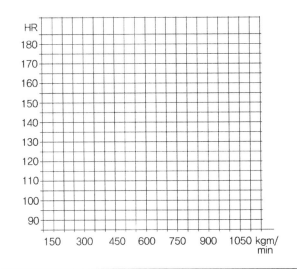

---

① $35.8ml \cdot kg^{-1} \cdot min^{-1}$

② $32.2ml \cdot kg^{-1} \cdot min^{-1}$

③ $28.6ml \cdot kg^{-1} \cdot min^{-1}$

④ $25.0ml \cdot kg^{-1} \cdot min^{-1}$

TIP VO_2 = 1.8 × (운동부하) / (체중) + 7
= 1.8 × (1,050) / (75) + 7
= 32.2ml · kg^{-1}/min^{-1}

Answer 5.②

6 운동부하검사 시 다음과 같은 심전도 파형이 나타났다. 이 파형이 의미하는 것은?

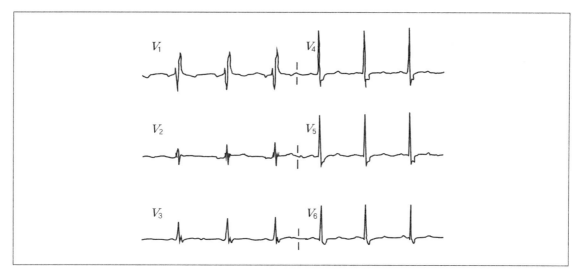

① 정상파　　　　　　　　　　　② 방실차단

③ 좌각차단　　　　　　　　　　④ 우각차단

> **TIP**　V_1 유도에서 QRS파가 양성으로 끝나면 우각차단, 음성으로 끝나면 좌각차단이다.
> V_2 파형의 Q파가 미비하고 불안정함으로 보아 우각차단 현상으로 볼 수 있다.
> 우각차단의 다른 상황들을 살펴보면 $V_5 - V_6$ 유도 I 에서 넓은 S파가 생긴다.

7 운동부하검사 시 운동을 종료하고 자동제세동기를 적용해야 하는 심전도 파형으로 옳은 것만을 〈보기〉에서 모두 고른 것은?

────────────── 〈보기〉 ──────────────
　㉠ 심실 빈맥　　　　　　　　　㉡ 심실 조동
　㉢ 심방 세동　　　　　　　　　㉣ 심정지
──────────────────────────────────

① ㉠, ㉡, ㉢　　　　　　　　　② ㉠, ㉡, ㉣

③ ㉠, ㉢, ㉣　　　　　　　　　④ ㉠, ㉡, ㉢, ㉣

> **TIP**　심방 세동은 관상동맥질환, 고혈압, 류마티스성 심질환, 갑상선기능항진증 등으로도 발생할 수 있으며 심실 빈맥, 심실 조동, 심정지 시에는 운동을 종료하고 자동제세동기를 적용한다.

Answer　6.④　7.②

8 운동부하검사 시 운동부하가 증가함에도 측정값이 일정하거나 약간 감소하는 것은?

① 환기당량(V_E/VO_2)

② 산소섭취량($VO_2/Watt$)

③ 이산화탄소 생성량($VCO_2/Watt$)

④ 호기말 이산화탄소 분압($P_{ET}CO_2/Watt$)

> **TIP** 호기말 이산화탄소의 분압이 약간 감소하는 이유는 검사 진행으로 인해 운동부하가 증가됨에 따라 산소섭취량이 늘어나 호기말 이산화탄소의 충분한 배출보다는 흡기를 통한 산소섭취가 우선시 되어 호기말 분압이 약간 감소하는 현상이 나타난 것으로 본다. 이러한 상황이 지속되면 무산소성 역치점에 다다르게 되고 이로 인한 검사의 중단이 나타날 수 있다.

9 심장이식환자의 운동부하검사 반응에 대한 설명으로 옳지 않은 것은?

① 정상인에 비해 안정시 심박수가 높다.

② 운동 종료 후 심박수는 안정시로의 회복이 느리다.

③ 정상인에 비해 최대심박수와 최고산소섭취량이 낮다.

④ 정상인에 비해 동정맥산소차가 작다.

> **TIP** 심장이식환자는 감염증상이 있을 수 있는데 이러한 현상으로 각 말초대사가 증가되어 산소소비량이 증가한다. 그러므로 동정맥산소차이는 더 크게 나타난다.

10 운동부하검사 시 심박수에 영향이 가장 큰 약물은?

① 아테놀롤(Atenolol) – 베타차단제

② 부데소니드(Budesonide) – 흡입용 코르티코스테로이드

③ 케토프릴(Captopril) – ACE 억제제

④ 디곡신(Digoxin) – 강심제

> **TIP** 베타차단제를 복용하게 되면 심박출량이 감소하게 되는데 이는 운동부하검사에서 매우 위험한 상황이 발생할 수 있고 심박수에도 큰 영향을 끼치는 약물이다.
> 부데소니드는 천식치료약의 일종이며, 케토프릴은 혈관확장을 도와주어 혈압을 낮춰주는 기능이 있고 디곡신은 혈압을 상승시켜주며 심장근육활동을 활발하게 해주는 기능이 있다.
> 심박수 영향이 가장 큰 약물은 운동부하검사에서 심박출량을 비롯한 심박수가 상승해야 하는데 아테놀롤은 반대 작용을 하므로 가장 영향이 크다고 할 수 있다.

Answer 8.④ 9.④ 10.①

11 다음 그림은 브루스(Bruce) 프로토콜을 이용한 운동부하검사 시 운동부하와 산소섭취량의 관계를 나타낸 것이다. 산소 이용의 효율성이 가장 높은 사람은?

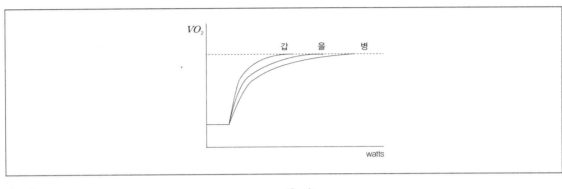

① 갑
② 을
③ 병
④ 모두 같다.

> **TIP** "병"이 같은 산소섭취량에 비해 가장 많은 힘을 발현했으므로 효율성이 높은 사람이라고 할 수 있다.

12 만성폐쇄성폐질환(COPD)을 예측하는데 사용되는 호흡가스 변인으로 옳은 것만을 〈보기〉에서 모두 고른 것은?

〈보기〉

〈보기〉

㉠ 환기당량(V_E/VO_2)
㉡ 환기예비량지수(V_E/MVV)
㉢ 환기량에 대한 1회 호흡량(V_T/V_E)
㉣ 생리적사강 비율(V_D/V_T)

① ㉠, ㉡
② ㉠, ㉢, ㉣
③ ㉠, ㉡, ㉣
④ ㉠, ㉡, ㉢, ㉣

> **TIP** 만성폐쇄성폐질환(COPD) … 유해한 입자나 가스의 흡입에 의해 발생하는 폐의 비정상적인 염증반응과 이와 동반되어 완전히 가역적이지 않으며 점차 진행하는 기류 제한을 보이는 호흡기 질환이다. 기관지 끝에 달려있는 허파꽈리가 염증에 의해 파괴되면서 고무풍선처럼 부풀어 올라 공기 소통이 잘 되지 않으면서 숨찬 증상이 나타난다.
> 보기에서 제시되어져 있는 내용들에 대한 변인들을 모두 비교해보아야지만 COPD를 예측하는데 도움이 되어진다.
> • 환기당량 : 정량의 산소섭취 또는 이산화탄소를 배출하는데 필요한 폐환기량을 말한다.
> • 환기예비량지수 : 최대운동수준에서 환기능력에 제한이 없는지 확인한다.
> • 환기량에 대한 1회 호흡량 : 일회 호흡으로 팽창 또는 수축되는 폐용적이다.
> • 생리적사강 비율 : 가스교환과 관계가 없는 기능적 공간의 용적이다.

Answer 11.③ 12.④

13 특별한 증상이 없는 사람의 운동부하검사 시 측정 변인에 대한 설명으로 옳지 않은 것은?

① 심박수는 운동부하검사 전, 중, 후에 측정한다.

② 운동의 힘든 정도를 주관적으로 평가하기 위해 가슴통증척도(angina scale)를 사용한다.

③ 운동 시 심장의 이상을 알아보기 위해 12유도 심전도를 측정한다.

④ 심폐운동능력을 알아보기 위해 최대산소섭취량을 측정한다.

> **TIP** 운동의 힘든 정도를 주관적으로 평가하기 위해 사용하는 것은 자각인지도이다.

14 운동부하검사 도중 급성 심근경색 발생 시 조치를 순서대로 가장 바르게 연결한 것은?

─────────── 〈보기〉 ───────────

ㄱ 검사 중단   ㄴ 응급센터 연락
ㄷ 심전도 모니터링   ㄹ 심박수 및 혈압 측정
ㅁ 혈관확장제 등 응급약 투여

① ㄱ → ㄴ → ㄹ → ㅁ → ㄷ   ② ㄴ → ㄷ → ㄱ → ㄹ → ㅁ

③ ㄱ → ㄴ → ㅁ → ㄷ → ㄹ   ④ ㄴ → ㄷ → ㅁ → ㄱ → ㄹ

> **TIP** 응급상황 발생 시 위급한 상황을 빠르게 해결하고 신고를 하는 것이 우선이다.

15 임상 운동부하검사에 대한 설명으로 옳지 않은 것은?

① 폐동맥고혈압 환자의 운동부하검사는 수술적 치료나 약물적 치료의 효과를 결정하는데는 도움을 주지 않는다.

② 급성심근경색 후 실시하는 퇴원 전 최대하운동검사는 급성심근경색 후 4 ~ 6일이 경과한 후 실시할 것을 권장한다.

③ 전형적인 협심증 환자의 운동부하검사는 진단 목적 보다는 잔존하는 심근허혈이나 예후에 대한 평가를 위해서 실시한다.

④ 최대 혹은 증상제한(sign/symptom limited) 운동검사는 환자의 의학적 관리나 수술을 결정하는데 광범위하게 활용된다.

> **TIP** 폐동맥고혈압 환자의 경우는 운동부하검사를 통해 수술 및 약물 치료의 기준을 선정하는 중요한 검사방법으로 추천된다. 폐동맥고혈압의 대표적 증상이 폐동맥 압력의 증가인데 이런 현상으로 인해 산소섭취량의 감소로 이어질 수 있고 이러한 현상은 운동부하검사를 통해 확인할 수 있기 때문이다.

Answer 13.② 14.③ 15.①

16 운동부하 검사 시 심전도 이외의 영상의학검사가 추가적으로 필요한 경우는?

① 프래밍험 위험도(Framingham risk)가 10년 내에 20%를 초과할 때, 유의한 관상동맥질환에 대한 관찰이 필요할 경우

② 나이, 성별, 증상 등에 따른 중위험군으로 가슴의 불편감이 있는 경우

③ 좌각차단(Left bundle branch block)이 있으면서 강심제를 복용하는 경우

④ 관상동맥질환, 심부전 환자의 예후를 파악하고, 심장재활프로그램을 시작하고자 할 경우

TIP 좌각차단이 있는 상태이면서 강심제를 복용한 것은 좌각차단 자체의 문제인지 또 다른 문제가 있는 것인지 확인해 볼 수 있는 방법으로 영상의학검사를 통해 명확한 확인이 가능하다. 강심제는 심장근육이 활발하게 움직일 수 있도록 강화시켜주는 약물로 좌각차단을 유발하는 심장근육의 정확한 위치와 정도를 영상을 통해 확인하면 정확하게 파악이 가능하기 때문이다.

17 운동부하검사의 상대적 금기사항을 〈보기〉에서 모두 고른 것은?

─────〈보기〉─────

㉠ 점액수종(myxedema)

㉡ 박리성 동맥류 의증(suspected dissecting aneurysm)

㉢ 3도 방실차단

㉣ 안정시 수축기혈압 220mmHg, 이완기혈압 115mmHg

① ㉠, ㉡   ② ㉡, ㉢

③ ㉠, ㉢, ㉣   ④ ㉠, ㉡, ㉢, ㉣

TIP 박리성 동맥류 의증은 절대적 금기사항으로 동맥류의 절개가 의심되는 상황이므로 위급상황이다.

18 자전거 에르고미터를 이용한 운동부하검사에 대한 설명으로 옳지 않은 것은?

① 혈압과 심전도 측정이 용이하다.

② 운동량의 증가폭을 세밀하게 조절할 수 있다.

③ 국소피로로 인해 최대산소섭취량이 과소평가될 수 있다.

④ 뇌졸중 등의 신경학적 손상으로 균형감각의 이상 또는 보행이 어려운 환자에게 부적절하다.

TIP 자전거 에르고미터의 장점은 보행이 어려운 환자에게서 가장 활발한 전신운동이 가능한 운동으로 보행이 어려운 환자에게 적절한 운동방법이다.

Answer 16.③ 17.③ 18.④

19 운동부하검사 장비와 관련된 설명으로 옳지 않은 것은?

① 트레드밀의 손잡이를 잡고 검사할 경우, 심전도 기록의 질과 운동능력평가의 정확성이 감소되므로 손잡이 사용은 권장되지 않는다.

② 자전거 에르고미터의 안장 높이는 다리를 최대로 신전시켰을 때, 약 35도 이상으로 굴곡되도록 조절해야 한다.

③ 고정식 자전거 에르고미터 검사를 통해 얻은 최대/최고산소섭취량은 트레드밀검사에 비해 약 5 ~ 25% 정도 낮게 측정된다.

④ 암(arm) 에르고미터 검사를 통해 얻은 최대/최고산소섭취량은 트레드밀검사에 비해 약 20 ~ 30% 정도 낮게 측정된다.

> **TIP** 최대 신전상태일 때 굴곡이 되어지면 이는 안장 높이가 너무 낮은 것으로 최대 신전시에는 다리가 곧게 펴지거나 약간의 굴곡만 있는 것이 적당하다.

20 특정 질환자의 운동부하검사에 대한 설명으로 옳은 것은?

① 중증 이상의 만성폐쇄성폐질환자의 운동부하검사는 10 ~ 12분의 시간이 소요되는 프로토콜을 권장한다.

② 천식환자의 운동부하검사에서 동맥혈산소포화도(SaO_2)가 80% 이하인 경우, 상대적 중단사유에 해당한다.

③ 혈액투석환자의 최대심박수는 연령으로 예측된 최대심박수의 90% 수준이며, 운동강도를 설정하는데 심박수를 사용하는 것이 적절하다.

④ 다운증후군 환자의 최대심박수 예측공식은 일반적으로 '220-연령'을 사용한다.

> **TIP** 중증 이상의 만성폐쇄성폐질환자의 운동부하검사는 일반인 보다 짧은 5~9분의 프로토콜 사용을 권장하며 혈액투석환자의 최대심박수는 연령으로 예측된 최대심박수의 75%이다. 다운증후군 환자의 최대심박수는 210-0.56(나이)-15.5 공식을 사용한다.

Answer 19.② 20.②

5 운동상해

1 경기 전 검사(preparticipation examination)에 대한 설명으로 옳지 않은 것은?

① 팀의 코치가 실시하는 것이 원칙이다.

② 검사 결과는 경기 참여를 제한하는 정당한 이유가 된다.

③ 검사의 주목적은 경기 중 발생 가능한 위험요소를 확인하는 것이다.

④ 경기전 검사는 심혈관 검사를 포함한다.

> **TIP** 경기 전 검사(preparticipation examination)는 팀 닥터가 하는 것이 원칙이고 사전검사의 목적은 다음과 같다.
>   ㉠ 일차적 목적
>   • 선수가 특정 스포츠에서 위험에 처하거나 또는 그 상해의 기회가 증가될 수 있는 어떤 결점이나 상태가 있는지를 결정
>   • 특정 선수 활동을 시작하기 전에 어떤 약점이나 불균형이 고쳐지도록 선수가 주의를 기울이도록 하는 것
>   • 눈에 띄는 문제를 갖고 있음에도 불구하고 선수가 안전하게 경기에 참가할 수 있는지를 결정하는 것
>   ㉡ 이차적 목적
>   • 건강을 해칠 수 있는 생활습관을 평가하고, 상담하는 것
>   • 체력 수준과 운동수행 능력을 평가하는 것

2 〈보기〉가 설명하는 고지대 손상은?

―――――――― 〈보기〉 ――――――――

축구선수가 해수면에서 2,400m(약 8,000 피트)의 고지대로 이동한 후 뇌의 조직 이상과 무기질의 불균형으로 인하여 3일간 두통과 구역질 증상을 겪었다.

① 급성 고산병(acute mountain sickness)

② 겸상세포형질(sickle-cell trait reaction)

③ 고지 뇌부종(high altitude cerebral edema)

④ 고지 폐수종(high altitude pulmonary edema)

> **TIP** ① 급성 고산병 증상: 2,400m 이상의 고지대로 빠르게 이동할 때 두통, 식욕부진, 구토, 불면, 판단저하, 호흡곤란 등 3일간 지속
>   ② 겸상세포형질 증상: 겸상적혈구는 유전병으로, 혈액 내 산소농도가 낮아질 때 적혈구가 겸상형으로 된다. 증상은 심한 빈혈증, 황달, 고통스러운 조직파괴 등이 있다.
>   ③ 고지 뇌부종 증상: 심한 두통, 행동이상, 운동실조, 환각, 뇌신경마비, 의식장애
>   ④ 고지 폐수종 증상: 안정시 호흡곤란, 기침, 치아노제, 1~2일 이후 증상발생

Answer 1.① 2.①

3 헬멧의 기능 또는 사용법으로 옳지 않은 것은?

① 헬멧을 사용할 때 턱끈을 항상 조여야 한다.

② 헬멧을 주기적으로 점검하여 사용해야 한다.

③ 헬멧은 머리 부위의 모든 상해를 예방할 수 있다.

④ 헬멧에 있는 패드를 선수의 턱에 알맞게 조정하여 사용한다.

> **TIP** 헬멧이 충격을 완화해주는 것은 사실이지만 모든 충격을 흡수하는 것은 아니다.

4 아킬레스 건 좌상(strain) 후 처치하는 테이핑의 주 목적은?

① 안쪽번짐(내번, inversion) 을 제한한다.

② 가쪽번짐(외번, eversion)을 제한한다.

③ 발등쪽굽힘(배측굴곡, dorsiflexion)을 제한한다.

④ 발바닥쪽굽힘(저측굴곡, plantarflexion)을 제한한다.

> **TIP** 좌상은 근섬유가 찢어진 것을 의미한다. 좌상의 손상기전은 과신장, 과부하, 압궤이기 때문에 추가적 손상을 예방하기 위해서 부하, 신장, 압궤를 피해야 한다.
> 아킬레스건이 신장되는 자세인 배측굴곡은 추가손상을 유발하기 때문에 이 동작을 제한해야 한다.

5 관문조절이론(gate control theory) 관점에서 볼 때, 통증을 완화시키는데 효과적인 치료방법으로 옳지 않은 것은?

① 침치료   ② 냉치료

③ 열치료   ④ 휴식치료

> **TIP** 관문조절이란 중추신경계로 가는 감각자극이 들어갈 때 한 번에 들어갈 수 있는 용량이 정해져있는 관문이 있다는 이론이다. 예를 들면, 중추신경계에 들어갈 수 있는 관문이 10의 용량만큼의 감각을 수용할 수 있다고 가정할 때, 10용량의 통증을 보내면 매우 통증이 심하지만, 통증이 아닌 다른 감각을 보내면 통증은 감소된다는 것이다.
> 휴식치료는 새로운 감각을 보내는 것이 아니기 때문에 해당되지 않는다.

Answer   3.③ 4.③ 5.④

6 **〈보기〉에서 설명하는 연부조직의 치유과정 단계는?**

────────────── 〈보기〉 ──────────────

이 단계에서 피부의 발적, 체온 상승, 부종, 통증, 그리고 기능 상실이 동반된다. 동시에 국소혈관의 수축이
일어나며, 이어서 혈관이 확장된다.

① 재형성 단계(remodeling phase)
② 성숙기 단계(maturation phase)
③ 염증반응 단계(inflammatory phase)
④ 세포분열증식 단계(proliferative phase)

TIP 연부조직의 치유단계
　　㉠ 염증반응 단계
　　　• 일단 조직은 손상을 받으면 치유과정은 바로 시작한다.
　　　• 세포손상은 대사를 변화시켜 염증반응을 일으키는 화학물질을 분비하게 되고 특징적인 증상은 통증, 종창(부기,
　　　　swelling), 발열, 기능 소실이 있다.
　　　• 염증반응이 예정대로 완료되지 않거나 누그러지지 않는다면 정상치유는 일어나지 못한다.
　　㉡ 섬유모세포(섬유아세포) 회복 단계
　　　• 손상조직에 반흔조직(scar tissue)과 회복이 이루어지는 단계(4～6주 동안 지속)이다.
　　　• 반흔조직 형성 후 점차 통증이 감소한다.
　　　• 혈류량 증가와 함께 손상 부위로 전달되는 산소의 양도 증가한다.
　　　• 섬유아세포는 상처가 난지 3～5일 후 많은 수가 관찰되는데 이러한 증가된 수는 상처가 염증에서 증식으로 전이하고
　　　　있다는 것을 의미한다.
　　　• 섬세한 결합조직의 육아조직 형성(섬유아세포, 콜라겐, 모세혈관으로 구성)
　　㉢ 성숙–재형성 단계
　　　• 치유의 성숙–재형성 단계는 비교적 긴 시간을 필요로 한다.
　　　• 조직은 점차 정상적인 외관과 기능을 갖추게 되고 거의 3주가 지나면 단단하고 강한, 그리고 질긴 상처조직이 남게 된다.
　　　• 재형성 단계가 시작되면 ROM(운동범위, Range Of Motion) 및 근력운동이 활발하게 늘어나야 조직 재형성과 재배열이
　　　　이루어진다.
　　　• 이때 통증은 진행률을 나타내는 척도가 될 수 있다.
　　　• 이 단계의 궁극적 목표는 손상 전 신체 활동으로 복귀하는 것이다.

Answer 6.③

7 말초신경 손상에 대한 설명으로 옳은 것은?

① 손상된 신경과 연결된 피부분절(dermatome) 검사 시 이상 증상이 나타나지 않는다.
② 손상 부위의 신경외막이 손상되면 대부분의 신경 회복이 느리며 불완전하다.
③ 면봉이나 손톱으로 손상된 신경과 연결된 근육을 자극했을 때 전달되는 느낌이 평소와 같다.
④ 손상된 신경과 연결된 근육분절(myotome) 검사 시 10초 이상 강한 근육수축을 할 수 있다.

> **TIP** 근절(단일신경뿌리에 의해 지배되는 근육군)을 검사할 때, 약증을 명백하게 확인하려면 수축은 최소 5초를 유지해야 한다. 단일신경뿌리의 손상은 대개 침범된 신경뿌리에 의해 지배되어지는 근절의 불완전마비(paresis)를 일으키기 때문이다.

8 경기 도중 심한 충격을 받아 쓰러져 움직이지 않는 부상선수를 평가할 때 가장 우선적인 평가 요인은?

① 출혈 유무
② 척추 손상 여부
③ 의식과 호흡 유무
④ 근골격계 상해 여부

> **TIP** 경기장에서의 응급평가 과정
> • 머리와 척추를 안정시킨다(대상자를 옮기지 않는다.).
> • 대상자에게 말을 시켜서 의식수준을 결정해야 한다.
> • 호흡과 심장에 위험이 있는 경우에만 대상자를 옮긴다.
> • 기도검사 또는 유지
> • 심박수 검사
> • 출혈, 쇼크, 뇌척수액검사
> • 대상자의 자세유지
> • 머리손상검사
> • 열 손상 평가
> • 동작(움직임)평가

Answer 7.② 8.③

9 〈보기〉의 부상선수를 처치하는 방법으로 가장 옳은 것은?

> 〈보기〉
> 축구선수가 경기 중 헤딩 상황에서 상대 선수와 머리가 부딪힌 후 바닥에 쓰러졌다. 이 부상선수는 의식을 잃지 않았으나, 경추 부분에 심한 통증과 경련을 느껴 목뼈의 손상이 의심되고, 팔과 다리에 감각이 없어서 척추손상이 의심된다.

① 부상선수를 일으켜 세워 병원으로 후송한다.
② 부상선수를 부축하여 경기장 밖으로 옮긴다.
③ 부상선수를 들것(stretcher)을 이용하여 옮긴다.
④ 부상선수의 목을 고정하고, 척추보드(spine board)를 이용하여 옮긴다.

> **TIP** 경추손상시 처치방법(의식이 있는 경추손상환자의 경우)
> • 검사자는 안정성유지를 위해 경추에 약 4.5kg의 당김을 실시하고 대상자를 안심시킨다.
> • 통나무 옮기듯이 들것 위에 옮기는데 보조자 3명 이상이 필요하다.
>   보조자들은 대상자 옆에 무릎을 꿇고 대상자의 어깨, 고관절(엉덩관절, coxal articulation), 슬관절(무릎관절, knee joint)을 잡는다.
> • 검사자는 대상자의 머리를 고정하고 대상자가 들것 위에 바로 누울 때까지 보조자들은 대상자를 보조자들 앞으로 굴리고, 검사자는 대상자의 머리를 안정시킨다.
> • 대상자를 보조자들 쪽으로 반쯤 굴리고, 다른 보조자가 대상자 가까이에 들것을 밀어넣는다.
> • 대상자를 누웠던 자세 그대로(엎드려 누워 있었다면 엎드려 누운 자세로, 바로 누워 있었다면 바로 누운 자세로) 들것에 직접 옮긴다.
> • 이들 각 경우에서 검사자는 머리를 조절하고 당기면서 지시를 내린다.
> • 대상자의 머리를 안정시키고, 머리고정기, 삼각붕대 등으로 머리를 고정시키고 들것에 벨트를 이용하여 묶어서 옮긴다.

10 HOPS의 기본 원칙에 근거하여 볼 때 경기장에서 부상선수를 평가하는 방법으로 옳지 않은 것은?

① 촉진
② 관찰
③ 과거 동료가 경험한 상해와 비교
④ 손상 시 발생된 소리나 주요 증상 파악

> **TIP** HOPS
> • H : History(대상자의 병력)
> • O : Observation(관찰)
> • P : Palpation(촉진)
> • S : Special test(특수검사)
> 과거 동료는 대상자의 병력이 아니기 때문에 History(대상자의 병력)에 속하지 않는다.

Answer 9.④ 10.③

11 오른쪽 좌골신경(sciatic nerve)의 눌림(compression)에 의하여 나타날 수 있는 증상으로 옳은 것은?

① 왼쪽 허리부터 위쪽으로 통증이 있다.

② 왼쪽 사타구니(서혜부)부터 아래쪽으로 통증이 있다.

③ 오른쪽 사타구니(서혜부)부터 위쪽으로 통증이 있다.

④ 오른쪽 허벅지의 뒤쪽 가운데부터 아래쪽으로 통증이 있다.

> **TIP** 좌골신경은 L4 ~ S3까지 신경뿌리가 분포된다.
> • L4는 궁둥이 안쪽, 넓적다리(대퇴, thigh) 외측, 다리안쪽, 발등, 엄지발가락에 통증이 유발될 수 있다.
> • L5는 궁둥이, 넓적다리 가쪽, 뒤쪽, 다리의 가쪽면, 발등, 발바닥의 안쪽 절반, 첫째, 둘째, 셋째 발가락에 통증이 유발될 수 있다.
> • S1은 궁둥이, 넓적다리, 그리고 다리의 뒷면에 통증이 유발될 수 있다.
> • S2는 S1과 동일하다.
> • S3는 샅굴부위(inguinal region) 넓적다리 안쪽에서 무릎까지 통증이 유발될 수 있다.
> • 오른쪽 좌골신경이기 때문에 오른쪽에 증상이 나타나게 된다.

12 위팔어깨관절(상완관절, glenohumeral joint)의 탈구에 대한 설명으로 옳은 것은?

① 위팔어깨관절은 주로 뒤쪽으로 탈구된다.

② 탈구가 심한 경우 골절과 과다 출혈 등이 나타난다.

③ 위팔어깨관절 전방탈구의 비율은 5% 미만으로 매우 낮다.

④ 앞쪽 관절 테두리(관절순, labrum)의 손상은 힐색(Hill-Sachs) 병변이고, 탈구 후 나타나는 뒤쪽 바깥쪽 손상은 밴카트(Bankart) 병변이다.

> **TIP** GH(Glenohemeral joint)는 주로 앞쪽으로 탈구되며, Hill sachs 병변은 위팔을 벌리고 가쪽으로 돌릴 때 관절오목과 연결되는 부위의 병변이고, 위팔뼈머리(상완골두, humeral head)의 뒤안쪽 부위의 입박골절과 관련되어 있다.
> SLAP 병변은 10 ~ 2시 방향 관절테두리가 손상되어 있다. 손상은 FOOSH(낙상)으로부터 일어나거나, 던지기를 할 때 감속할 때 일어나거나 상완이두근장두(long head of biceps brachii muscle)의 갑작스러운 견인에 의해 유발된다. Bankart 병변은 3 ~ 7시 방향에 관절테두리가 손상되어 있다. 이 손상은 앞쪽불안정성을 일으키는 외상성 앞쪽 탈구에 의해 가장 흔히 유발된다.

Answer 11.④ 12.②

13 팔꿈관절(주관절, elbow joint)의 안쪽위관절융기염(내측상과염, medial epicondylitis)에 대한 설명으로 옳은 것은?

① 손목 굽힘근(굴곡근, flexor)을 과다하게 사용할 때 발생한다.
② 팔꿈관절 폄근(신전근, extensor)의 지속적인 미세 손상으로 발생한다.
③ 테니스의 한손 백핸드 스트로크를 장기간 반복하는 것이 주된 원인이다.
④ 대표적인 증상은 손가락이나 손목을 뒤로 젖힐 때 통증이 발생하는 것이다.

> **TIP** 내측상과에는 손목 굽힘근과 아래팔엎침근이 기시하고 있다. 내측상과염은 손목 굽힘근과 엎침근의 과다사용이나 과신장에 의해 발생된다. 통증은 아래팔에 발생하고, 손목까지 퍼질 수 있다. 능동운동은 굴곡 시에 경미한 통증이 발생하고, 수동운동은 팔꿈치와 손목을 펼 때 발생할 수 있다.

14 손목굴증후군(carpal tunnel syndrome)의 주요 원인으로 옳은 것은?

① 손목이 뒤로 젖혀지거나 비틀리는 동작을 통해 발생한다.
② 손목에 가해지는 반복적인 충격에 의한 정중신경의 압박에 의하여 발생한다.
③ 손목이 젖혀지면서 넘어질 때 받는 외부 충격에 의하여 발생한다.
④ 노쪽(radial) 편위동작을 반복할 때 짧은엄지편근(abductor pollicis brevis) 힘줄에 발생한다.

> **TIP** 손목굴증후군은 손목굴을 지나가는 정중신경이 압박되면서 나타나는 증상을 의미한다. 가장 흔한 원인은 수근관(carpal tunnel)을 덮고 있는 인대가 두꺼워지면서 정중신경(median nerve)을 압박하면서 생긴다. 증상은 손목통증과 함께 정중신경의 지배부위인 엄지, 검지, 중지 및 손바닥 부위의 저림, 이상감각, 통증, 타는 듯한 느낌이 밤에 심해지는 것이다.

15 무릎관절(슬관절, knee joint) 손상에 대한 설명으로 옳지 않은 것은?

① 가쪽곁인대(외측측부인대, lateral collateral ligament) 손상은 무릎 가쪽에서 외반력(valgus stress)이 가해졌을 때 주로 발생한다.
② 뒤십자인대(후방십자인대, posterior cruciate ligament) 손상은 무릎이 과하게 굽혀진 상태에서 바닥에 부딪혔을 때 발생한다.
③ 안쪽곁인대(내측측부인대, medial collateral ligament) 손상은 가쪽곁인대(외측측부인대, lateral collateral ligament) 손상에 비하여 발생 빈도가 높다.
④ 앞십자인대(전방십자인대, anterior cruciate ligament) 손상은 발이 바닥에 고정된 상태에서 정강뼈(경골, tibia)의 가쪽돌림(외회전, external rotation)에 의하여 발생된다.

> **TIP** 외측측부인대는 무릎 내측에서 내반력이 가해졌을 때 손상되며, 무릎 외측에서 외반력이 가해지면 내측측부인대가 손상된다.

Answer 13.① 14.② 15.①

16 〈보기〉에서 설명하고 있는 손상 평가 방법은?

───────── 〈보기〉 ─────────

• 부상선수를 테이블에 눕게 한다.
• 검사자의 한 손으로 부상선수의 종아리뼈(경골, fibula) 머리를 잡고, 다른 한 손으로 발목을 잡아 고정한다.
• 검사자가 종아리뼈 머리를 잡은 손으로 힘을 주어 부상선수의 무릎에 외반력(valgus stress)을 가한다.

① 라크만 검사(Lachman drawer test)　　② 앞당김 검사(Anterior drawer test)
③ 피봇 시프트 검사(Pivot-shift test)　　④ 애플리 검사(Apley test)

> **TIP** 〈보기〉는 라크만 검사(Lachman drawer test)이다.
> 이 검사는 전방십자인대와 뒤가쪽띠 손상을 가장 확실하게 평가할 수 있는 검사법이다.

17 족저근막염(plantar fasciitis)에 대한 설명으로 옳지 않은 것은?

① 아킬레스건을 스트레칭 하는 것이 통증을 완화하는 데 효과적이다.
② 지속적인 장거리 달리기 등 발의 과사용으로 인하여 주로 발생한다.
③ 발생 즉시 휴식, 냉치료, 항염증제 사용 등의 급성 치료를 시작한다.
④ 아침에 걷기 시작할 때는 통증이 없다가 걸을수록 통증이 점차 심해지는 증상을 보인다.

> **TIP** 족저근막염 원인 … 긴장성 과부하
> • 아킬레스건의 긴장
> • 족저방형근(발바닥네모근, quadratus plantae muscle)의 긴장
> • 과다한 보행, 런닝
> • 엎침(회내, pronation)을 동반한 편평족(편평발, talipes planus)
> • 높은 곳에서 뛰어내릴 때

18 뇌진탕(concussion)에 대한 설명으로 옳지 않은 것은?

① 의식 상실을 항상 동반한다.
② 뇌기능에 이상이 발생된 상태이다.
③ 기억 상실은 뇌진탕의 주요 증상 중 하나이다.
④ 머리에 직접 타격을 받지 않아도 발생될 수 있다.

> **TIP** 의식 상실을 항상 동반하는 것은 아니다.

Answer　16.③　17.④　18.①

19 재활운동 프로그램의 구성요소에 해당되지 않는 것은?

① 균형능력의 회복

② 통증과 부종의 감소

③ 경기력 향상과 체중의 감소

④ 스포츠 기능과 관절가동범위의 회복

> **TIP** 재활운동 프로그램의 단계
> ㉠ 급성 재활 단계
> ㉡ 회복 재활 단계(통증 – 부종 감소)
> ㉢ 관절가동범위 증진
> ㉣ 근력의 증진
> ㉤ 근력강화운동
> ㉥ 근지구력 증진
> ㉦ 심폐기능 유지
> ㉧ 스포츠기술 특화 훈련
> 체중의 감소는 해당되지 않는다.

20 선수가 재활과정을 마치고 실전 경기로 복귀하는 시점으로 옳은 것은?

① 부상 부위의 근력과 근지구력이 상해 이전의 70% 수준으로 회복되었다.

② 플라이오매트릭스 훈련을 실시한 후 부상 부위에 부종이 발생되지 않는다.

③ 체력훈련 시 통증이 없지만 특정 스포츠 기술을 발휘할 때 통증이 유발된다.

④ 부상관절의 관절가동범위가 완전히 회복되었으나, 균형능력은 상해 이전보다 낮다.

> 스포츠 활동 복귀의 참고 기준
> ㉠ 연부조직 치유에 필요한 충분한 시간
> ㉡ 통증 없는 완전한 관절 운동범위
> ㉢ 지속적인 종창이 없음
> ㉣ 적절한 근력, 지구력
> ㉤ 좋은 유연성
> ㉥ 좋은 고유감각
> ㉦ 적절한 심혈관계 유지
> ㉧ 숙련도 회복
> ㉨ 지속적인 생체역학적 이상이 없음
> ㉩ 심리적 안정
> ※ 스포츠 경기 복귀 불가 사항
> ㉠ 지속적으로 재발되는 종창이 있는 경우
> ㉡ 관절이 불안정한 경우
> ㉢ 관절 운동 범위 상실된 경우
> ㉣ 근력이 완전히 회복되지 않은 경우
> 부상 부위의 근력이 75% 이상일 때 근력 증진재활을 진행시킨다.

Answer 19.③ 20.②

6 기능해부학(운동역학 포함)

1 중심으로부터 가까운 부위(근위, proximal)와 먼 부위(원위, distal)의 순서로 바르게 연결된 것은?

① 오금근(슬와근, popliteus)과 두덩근(치골근, pectineus)
② 손배뼈(주상골, scaphoid)와 작은마름뼈(소능형골, trapezoid)
③ 발목관절(족관절, ankle joint)과 무릎관절(슬관절, knee joint)
④ 앞목발종아리인대(전거비인대, anterior talofibular ligament)와 앞십자인대(전방십자인대, anterior cruciate ligament)

TIP 해부학적 자세를 중심으로 생각해보아야 한다. 그림을 참고하면 쉽게 이해할 수 있다.

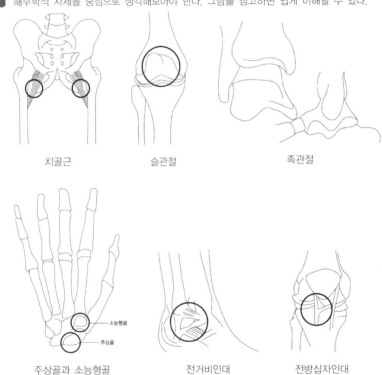

치골근   슬관절   족관절

주상골과 소능형골   전거비인대   전방십자인대

Answer 1.②

2 〈보기〉의 움직임을 모두 유발하는 근육은?

─────────〈보기〉─────────

ⓐ 엉덩관절(고관절, hip joint)의 폄(신전, extension)
ⓑ 엉덩관절의 벌림(외전, abduction)
ⓒ 엉덩관절의 가쪽돌림(외회전, external rotation)

① 큰볼기근(대둔근, gluteus maximus)
② 중볼기근(중둔근, gluteus medius)
③ 소볼기근(소둔근, gluteus minimus)
④ 궁둥구멍근(이상근, piriformis)

> **TIP** 큰볼기근(대둔근, gleteus maximus)/중볼기근(중둔근, gleteus medius)은 주동근과 협응근의 관계로 문제에서 제시된 움직임에 모두 유발되는 근육이다.

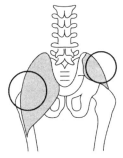

대둔근, 중둔근

3 세포막의 구조와 특성에 대한 설명으로 옳지 않은 것은?

① 세포막의 인지질 이중층(phospholipid bilayer)은 주위의 세포 바깥액(extracellular fluid)으로부터 세포의 내부를 보호한다.
② 세포막은 이온과 영양물질의 진입과 노폐물의 제거에 관여한다.
③ 수용성 분자들은 세포막의 인지질 이중층을 직접 통과한다.
④ 세포막은 특정 분자를 인식하고 반응하는 다양한 수용기를 포함하고 있다.

> **TIP** 수용성 분자들은 수용성 통로(단백질로 이루어진 통로)를 통해서만 투과가 가능하다.

Answer 2.①② 3.③

4 닿는곳(정지점, insertion)이 부리돌기(오훼돌기, coracoid process)인 근육을 〈보기〉에서 고른 것은?

〈보기〉

ⓐ 어깨세모근(삼각근, deltoid)
ⓑ 작은가슴근(소흉근, pectoralis minor)
ⓒ 위팔노근(상완요골근, brachioradialis)
ⓓ 부리위팔근(오훼완근, coracobrachialis)

① ㉠, ㉡   ② ㉡, ㉣

③ ㉡, ㉢   ④ ㉢, ㉣

> **TIP** 닿는곳(정지점, insertion)
> ㉠ 어깨세모근(삼각근, deltoid) : 상완골 삼각근 조면(Deltoid Tuberosity of humerus)
> ㉡ 작은가슴근(소흉근, pectoralis minor) : 견갑골 오훼돌기 · 어깨뼈 부리돌기(coracoid process of scapula)
> ㉢ 위팔노근(상완요골근, brachioradialis) : 요골(radius)
> ㉣ 부리위팔근(오훼완근, coracobrachialis) : 위팔뼈의 중간 1/3 지점(Upper one third of the frontal humerus)
> 지문에 정답이 없어서 모두 정답처리 되었다.

5 관절의 형태와 그에 해당하는 예로 옳지 않은 것은?

① 경첩관절(hinge joint) : 팔굽관절(주관절, elbow joint), 발목관절(족관절, ankle joint)
② 절구관절(ball and socket joint) : 어깨관절(견관절, shoulder joint), 엉덩관절(고관절, hip joint)
③ 활주관절(gliding joint) : 봉우리빗장관절(견봉쇄골관절, acromioclavicular joint), 손목뼈사이관절(수근골간관절, intercarpal joint)
④ 타원관절(condyloid joint) : 손가락뼈사이관절(지절간관절, interphalangeal joint), 손허리손가락관절(중수지절관절, metacarpophalangeal joint)

> **TIP** 손가락뼈사이관절(지절간관절, interphalangeal joint)은 윤활관절에 속한다.

Answer 4.①②③④ 5.④

6 시각(vision)에 관여하는 뇌신경(cranial nerve)은?

① 미주신경(vagus nerve)

② 후각신경(olfactory nerve)

③ 활차신경(trochlear nerve)

④ 전정와우신경(vestibulocochlear nerve)

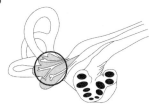

전장와우신경

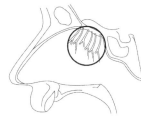

후각신경

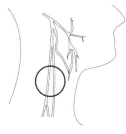

미주신경

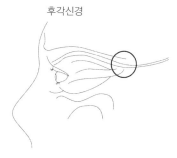

활차신경

7 〈보기〉 동작에 관여하는 어깨 근육군의 경우, 일반적으로 발휘되는 최대 토크(N · m)를 큰 것부터 순서대로 나열한 것은?

─────── 〈보기〉 ───────

㉠ 폄(신전, extension) ㉡ 굽힘(굴곡, flexion)

㉢ 벌림(외전, abduction) ㉣ 모음(내전, adduction)

① ㉠ > ㉣ > ㉡ > ㉢

② ㉡ > ㉣ > ㉠ > ㉢

③ ㉢ > ㉣ > ㉡ > ㉠

④ ㉣ > ㉡ > ㉠ > ㉢

TIP 어깨 근육의 주동근을 먼저 살펴보면 신전과 내전에는 "광배근"이며, 굴곡과 외전에는 "삼각근"이다. 여러 길항근과 협력근들이 있지만 비교를 위해 대표적 근육군 2개만을 본다.

토크 공식을 생각해 보면 $T(토크) = F(편심력) \times d(모멘트팔)$ 이다.

이 공식에 대입해보면 어깨의 신전과 내전동작을 생각해보면 주동근인 광배근의 힘은 그대로이지만 중심에서의 모멘트팔의 길이는 신전을 할 때 가장 거리가 멀리 있게 된다. 그래서 신전이 내전보다 큰 토크를 발생시키며, 굴곡과 외전도 같은 맥락에서 비교하면 ①이 정답이 된다.

Answer 6.③ 7.①

8 다음 중 정중신경(median nerve)에 의해 수축되는 근육으로 옳은 것은?

① 팔꿈치근(주근, anconeus)

② 위팔노근(완요골근, brachioradialis)

③ 위팔세갈래근(상완삼두근, triceps brachii)

④ 네모엎침근(방형회내근, pronator quadratus)

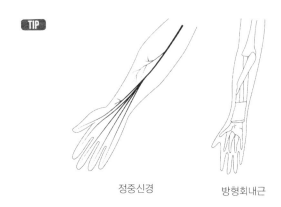

정중신경   방형회내근

9 공중에서 물체를 자유낙하 시켜 3초 후에 지면에 닿았다. 이때 물체가 떨어진 높이(s)와 땅에 닿기 직전 물체의 속도(v)는?

① s=14.7m, v=9.8m/s^2

② s=44.1m, v=29.4m/s^2

③ s=44.1m, v=29.4m/s

④ s=14.7m, v=9.8m/s

> **TIP** 속도$(v) = $ 중력$(g) \cdot$ 시간(t)
>
> 높이$(s) = \dfrac{1}{2} \cdot$ 중력$(g) \cdot$ 시간$^2 (t^2)$
>
> $s = \dfrac{1}{2} \times 9.8 \times 3^2 = 44.1\text{m}$
>
> $v = 9.8 \times 3 = 29.4\text{m/s}$

Answer 8.④ 9.③

10 역학적으로 일이 행해졌다고 할 수 있는 것은?

① 턱걸이를 하는 행위

② 힘을 작용시켜 움직이지 않는 벽을 미는 경우

③ 힘과 물체의 이동 방향이 수직이 되는 경우

④ 마찰이나 저항이 없는 곳에서 관성에 의해 운동이 행해지는 경우

> **TIP** 역학에서 일이 행해졌다고 하는 것은 움직인 거리가 있었다는 것을 의미한다. 변위값을 기준으로 하기 때문에 제자리로 돌아온 것은 일을 한 것이 아니다.

11 ㈎와 ㈏에 들어갈 용어로 옳은 것은?

─────────── 〈보기〉 ───────────

대퇴골두 전념(전경, femoral anteversion)은 (㈎)에서 일어나며 14° 이상이 되면 골격 부정렬(malalignment)로 인식된다. 이때 환자는 서 있는 자세에서 발이 (㈏) 된 형태로 보여질 수 있다.

	㈎	㈏
①	전두면(frontal plane)	내회전(toe in)
②	시상면(sagittal plane)	외회전(toe out)
③	전두면(frontal plane)	외회전(toe out)
④	수평면(horizontal plane)	내회전(toe in)

TIP

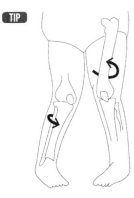

대퇴골두 전경

12 숙련된 우 타자가 배트로 공을 친 후, 두 손으로 스윙을 완료하는 동안 일어나는 움직임에 대한 설명으로 옳지 않은 것은?

① 몸통(체간, trunk) : 좌회전(rotation to left)

② 왼쪽 날개뼈(견갑골, scapular) : 들임(후인, retraction)

③ 오른쪽 어깨관절 : 수평모음(수평내전, horizontal adduction)

④ 왼쪽 손목관절(수관절, wrist joint) : 엎침(회내, pronation)

> **TIP** ④ "왼쪽 손목관절"이 아닌 "오른쪽 손목관절"로 변경되어야 한다. 또는 왼쪽 손목관절의 "회내"가 아닌 "회외"로 변경되어야 한다.

13 위팔자관절(상완척골관절, humeroulnar joint)을 닫힌 상태(close-packed position)로 만드는 옳은 동작을 〈보기〉에서 고른 것은?

─── 〈보기〉 ───

ⓘ 팔꿉관절(주관절, elbow joint)의 폄(신전, extension)
ⓛ 팔꿉관절의 굽힘(굴곡, flexion)
ⓒ 손목관절(수관절, wrist joint)의 뒤침(회외, supination)
ⓔ 손목관절의 엎침(회내, pronation)

① ㉠, ㉢

② ㉡, ㉢

③ ㉠, ㉣

④ ㉡, ㉣

> **TIP** 닫힌 상태는 부가적 움직임이 최소인 것으로 서 있는 동안을 예로 들 수 있다.

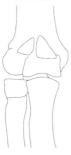

상완척골

Answer 12.④ 13.①

14 무릎관절(슬관절, knee joint)의 스크류 홈 회전(screw home rotation)을 유발하는 요소가 아닌 것은?

① 무릎뼈(슬개골, patella)

② 넙다리네갈래근(대퇴사두근, quadriceps)

③ 앞십자인대(anterior cruciate ligament)

④ 넙다리안쪽관절융기(대퇴내측과, medial femoral condyle)

> **TIP** 슬개골은 유발하는 요소가 아닌 유발로 인한 부상 및 위험요인이 발생하는 지점이라고 볼 수 있다.

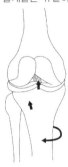

스크류 홈 회전

15 발의 엎침(회내, pronation)에 대한 설명으로 옳은 것은?

① 가쪽번짐(외번, eversion)과 동일한 뜻으로 쓰인다.

② 밑목말관절(거골하관절, subtalar joint)에서 일어난다.

③ 뒤정강근(후경골근, tibialis posterior)에 의해 일어난다.

④ 발의 엎침(회내, pronation)은 보행의 발뒤꿈치 닿기(heel strike) 시 일어난다.

> **TIP**

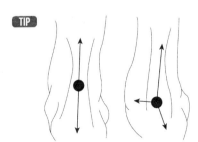

발의 엎침

③ "앞정강근(전경골근, tibialis anterior)"에 의해 일어난다.

④ "회외(supination)"로 수정하면 옳은 표현이 된다.

Answer 14.① 15.②

16 봉우리밑 공간(견봉하 공간, subacromial space)에서 일어나는 어깨 충돌 증후군(shoulder impingement syndrome)을 유발하는 신체부위는?

① 큰원근(대원근, teres major)

② 가시위근(극상근, supraspinatus)

③ 어깨올림근(견갑거근, levator scapula)

④ 위팔두갈래근(상완이두근, biceps tendon)의 작은 머리(short head)

> **TIP** 가시위근(극상근, supraspinatus)의 기시점 공간에 속한다고 볼 수 있다.

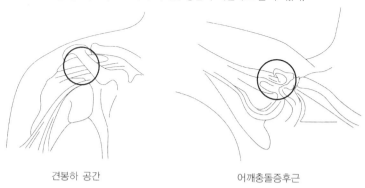

견봉하 공간   어깨충돌증후근

17 척추뼈에 대한 설명으로 옳지 않은 것은?

① 목뼈(경추, cervical vertebrae) 1번(atlas)은 가시돌기(극돌기, spinous process)가 없다.

② 등뼈(흉추, thoracic vertebrae)는 12개로 이루어져 있다.

③ 허리뼈(요추, lumber vertebrae)에서 가장 큰 움직임은 좌우 회전이다.

④ 엉치뼈(천골, sacral vertebrae)는 몸통(체간, trunk)이 굽힘(굴곡, flexion)하는 동안 폄(신전, extension) 한다.

> **TIP** 허리뼈(요추, lumber vertebrae)의 가장 큰 움직임은 전후(굴곡, 신전) 움직임이다.

Answer 16.② 17.③

18 ㈎와 ㈏에 들어갈 용어로 옳은 것은?

―――――〈보기〉―――――

달리기는 걷기와 다르게 (㈎)가 없으며, 속도의 증가를 위해 뒷다리의 빠른 리커버리(recovery)가 이루어 져야 한다. 이를 위해서 다리의 (㈏)을/를 최소로 해야 한다.

	㈎	㈏
①	한발 지지기	충격량
②	한발 지지기	관성모멘트
③	두발 지지기	충격량
④	두발 지지기	관성모멘트

> **TIP** 달리기는 두발 지지기가 없이 속도를 증가시키며 관성모멘트를 최소화하고 각가속도를 빠르게 한다. 달리기 위한 다리의 운동은 토크를 크게 하는 것과 동일하다. 신체특성상 질량과 반지름의 길이가 일정하므로 속도를 증가시키는 방법은 각가 속도를 증가시키는 방법뿐이다.
> $T(토크) = I(관성모멘트) \cdot \alpha(각가속도)$
> $I = m \cdot r^2$

19 엉덩관절 굽힘(고관절 굴곡, hip joint flexion)에 가장 크게 기여하는 근육은?

① 엉덩허리근(장요근, iliopsoas)
② 넙다리빗근(봉공근, sartorius)
③ 넙다리곧은근(대퇴직근, rectus femoris)
④ 넙다리근막긴장근(대퇴근막장근, tensor fascia latae)

> **TIP** 엉덩허리근(장요근, iliopsoas)의 대표적 기능적 움직임은 고관절의 굴곡이다. 고관절의 외회전과 외전을 보조해주는 역할도 한다.

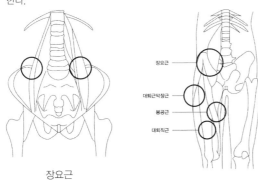

장요근

20 축구에서 킥을 할 때 공이 휘어져 날아가는 현상에 적용되는 개념은?

① 뉴턴의 법칙(Newton's law)

② 마구누스 효과(Magnus effect)

③ 베르누이 원리(Bernoulli's principle)

④ 아르키메데스 원리(Archimedes principle)

> **TIP** 마구누스 효과는 공의 회전방향에 따라 좌우 공기의 압력이 달라지는 현상이다. 압력은 높은 곳에서 낮은 곳으로 진행되는데 이에 의해 공기흐름의 영향을 받는 물체(축구공)가 압력이 높은 곳에서 낮은 곳으로 함께 이동하는데 이것이 시각적으로 휘어져 날아가게 보인다.

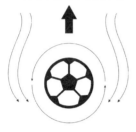

마그누스 효과

Answer 20.②

1 세포손상의 유형에 대한 설명으로 옳은 것은?

① 괴사(necrosis)는 자기방어의 세포자살기전이다.

② 화생(metaplasia)은 세포성분의 비정상적인 성장과 성숙이다.

③ 증식(hyperplasia)은 기관 또는 조직의 세포 수 증가이다.

④ 이형성(dysplasia)은 분화된 세포 형태의 다른 형태로의 전환이다.

> **TIP** 세포는 지속적인 자극(스트레스)을 받게 되면 가역적, 비가역적 세포손상으로 환경에 적응하려고 한다.
> ㉠ 세포사멸(＝세포자살, apoptosis) : 생리학적 세포손상으로, 다양한 세포 내외의 자극으로 인해 일어날 수 있도록 미리 계획된 손상.
> ㉡ 괴사(necrosis) : 병리적 세포손상으로, 자극(**예** 허혈, 화상, 독소)이 주어질 때 세포의 구조나 소기관(**예** 세포막, 미토콘드리아 등)을 비가역적으로 공격하여 세포의 원형이 보존되지 못함
> ㉢ 화생(metaplasia) : 분화된 세포의 형태가 다른 형태로 전환되는 것으로 대개 가역적
>   **예** 산성의 위 내용물이 식도 하부로 역류하면 식도의 상피세포의 형태가 바뀜
>   * 분화(differentiation) : 주변의 세포들끼리 형태가 비슷하게 되어 가는 것
> ㉣ 증식(＝과다증식, hyperplasia) : 세포분열이 자극되어 세포의 수가 증가하는 것
>   * 비대(hypertrophy) : 기능적 요구 및 호르몬에 대한 신호를 만족시키기 위해 세포의 크기가 증가하는 것
> ㉤ 이형성(dysplasia) : 세포 구성성분의 비정상적인 성장으로 세포 배열이 흐트러지거나 불규칙적으로 변하는 것. 암으로 갈 가능성이 있음

2 악성종양의 일반적 증상 및 징후에 대한 설명으로 옳지 않은 것은?

① 국소적 증상으로 심한 통증이 초기에 나타난다.

② 국소적 증상으로 관이나 통로를 압박하여 막힘(폐쇄, obstruction)이 발생한다.

③ 전신적 증상으로 혈관 침식 및 조직 궤양을 일으켜 출혈이 발생한다.

④ 전신적 증상으로 여러 악성종양에서 체중감소와 악액질(cachexia)이 나타난다.

> **TIP** ㉠ 국소적 증상
> • 통증 : 암으로 인한 통증은 약하게 시작되어 점점 커지게 됨
> • 폐쇄 : 암은 세포주기 조절 실패로 인해 비정상적 세포분열이 일어나는 것이므로 종종 관(duct)이나 통로를 막아 정상적인 흐름을 방해함
> ㉡ 전신적 증상 : 암의 종양 침윤이나 전이에 의한 것이 아니라 종양세포가 만드는 화학물질에 의해 전신적으로도 증상이 유발되고 이를 신생물딸림증후군(paraneoplastic syndrome ＝ 부종양증후군)이라 함
> • 열 : 종양의 성장으로 인해 발열원(pyrogen)이 유리되어 발생하고 치료 후 사라짐
> • 식욕부진, 체중감소 : 다양한 시토카인의 생성으로 인해 식욕부진, 악액질(지방세포, 골격근이 사라짐)이 나타남
> • 내분비증후군 : 악성종양은 많은 펩타이드계 호르몬을 생산하고 정상적인 조절이 불가능하게 함

Answer 1.③ 2.①

3 부정맥에 대한 설명으로 옳지 않은 것은?

① 빈맥성 부정맥은 안정시 심박수가 100회/분 이상인 경우를 의미한다.

② 서맥성 부정맥은 경동맥동(carotid sinus) 압박으로 증상 완화가 가능하다.

③ 빈맥성 부정맥은 자동능(automaticity)의 이상 또는 격발활동(triggered activity)으로 유발될 수 있다.

④ 서맥성 부정맥은 동성 기능부전(sinus dysfunction) 또는 방실 전도장애(AV conduction disorder)로 유발될 수 있다.

> **TIP** ② 경동맥동을 압박하게 되면 경동맥동의 압력 수용체가 혈압이 높다고 판단하여 전체적으로 혈압을 낮추기 위해 심박수를 낮추게 되므로 서맥성 부정맥 치료가 아니라 빈맥성 부정맥의 치료로 적절함

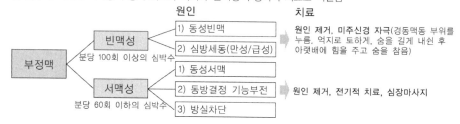

4 고혈압의 혈역학적 징후에 대한 설명으로 옳지 않은 것은?

① 평균혈압의 상승은 혈관저항과 심박출량의 증가에 의해 발생할 수 있다.

② 일반적으로 초기에는 소정맥 혈관저항 증가에 의해 발생하고 이후에는 심박출량 증가에 의해 발생한다.

③ 혈관수축 증가에 따라 말초 저항을 증가시키고 혈관 용적을 감소시켜 이완기 혈압 및 후부하(afterload)를 증가시킨다.

④ 레닌-앤지오텐신계(renin-angiotensin system)가 활성화되면 혈관수축과 말초혈관 저항이 상승하여 발생한다.

> **TIP** ① 혈압(blood pressure) = 심박출량 × 총말초저항 = 심박수 × 1회박출량 × 총말초저항
> ② 고혈압은 동맥의 말초혈관 저항으로 인해 발생한다.
> ③ 신장질환이나 부신종양 같은 질환에 의해 교감신경 전달물질인 에피네프린이 증가하게 되면 말초 혈관이 수축하게 되는데 이는 총 말초 저항을 증가시킨다. $\left(저항 \propto \dfrac{1}{단면적}\right)$ 이로 인해 혈관의 용적이 감소하고, 수축기와 이완기 혈압이 모두 증가할 뿐 아니라 후부하(afterload : 심실에 의해 박출되는 혈액을 막아내는 힘으로, 후부하 증가시 1회 박출량이 감소)도 증가한다.
> ④ 레닌-안지오텐신-알도스테론계(renin-angiotensin-aldosterone system)가 활성화되면 말초혈관이 수축되고, 단면적이 감소하여 저항이 증가하게 된다.

Answer 3.② 4.②

5 〈보기〉의 증상 및 징후가 모두 나타나는 심부전의 유형으로 가장 적절한 것은?

───────────────── 〈보기〉 ─────────────────
- 간 및 복부 장기의 부종
- 구역질, 복부통증, 복부팽만
- 정맥압의 증가로 인한 목 정맥의 확장과 뇌부종
──

① 폐울혈 심부전   ② 전신울혈 심부전
③ 좌심실 심부전   ④ 우심실 심부전

> **TIP** 위의 보기들은 모두 정맥과 연관되어 나타나는 증상이다. 따라서 우심실 심부전이 일어나면 정맥환류가 제대로 되지 않으므로 다음과 같은 증상을 유발할 수 있다.
> - 간 및 복부 장기의 부종 : 간과 복부에서 연결되는 혈관은 대정맥과 연결되어 있으므로 이 부분의 혈류가 제대로 흐르지 않을 경우 혈액이 정체되어 부종을 유발하게 된다.
> - 구역질, 복부통증, 복부팽만 : 복부에서 연결되는 혈관은 대정맥으로 흐르므로 이 부분의 혈류에 문제가 생길 경우 주변의 신경을 자극해 구역질이나 통증을 유발하거나, 복부팽만을 일으킬 수 있다.
> - 정맥압의 증가로 인한 목정맥의 확장과 뇌부종 : 머리와 연결되어 있는 혈관은 목정맥을 거쳐 심장으로 들어오게 되는데, 우심실부전으로 인해 혈액이 제대로 흐르지 못할 경우 정맥압이 증가하여 목정맥이 확장되고 뇌부종이 유발된다.

6 운동 유발성 천식에 대한 설명으로 옳지 않은 것은?

① 기도 저항이 증가하고 호흡곤란, 기침, 천명이 나타난다.
② 일반적으로 운동 시작 5 ~ 10분 이상 경과한 후 증상이 나타난다.
③ 온도나 습도의 변화에 민감하며 덥고 습한 환경에서 가장 잘 유발된다.
④ 단거리 달리기, 골프에 비해 축구, 농구, 스키 종목에서 더 유발될 수 있다.

> **TIP** 운동 유발성 천식은 운동 중에 기체 교환을 원활히 하기 위해 확장되어있던 기관지가 운동이 끝난 후 반동적으로 수축하면서 발생한다. 기관지가 수축하며 기도 저항이 증가하고, 천식의 공통적인 증상인 호흡곤란, 기침, 천명이 나타난다. 건조한 환경이나 저온인 환경에서 운동할 경우 기관지 수축이 더 심해질 수 있으며 기관지 확장이 더 많이 일어나는 축구, 농구에서 더 많이 유발될 수 있다.

Answer   5.④ 6.③

7 〈보기〉의 증상 및 징후가 나타나는 대표적인 폐질환의 유형과 그에 대한 약물처방으로 가장 적절한 것은?

〈보기〉

- $FEV_{1.0}$(1초 강제 호기량) 50% 이상, 80% 미만
- $FEV_{1.0}$/FVC(강제 폐활량) 70% 미만
- 기침과 가래의 동반
- 곤봉형 손가락

	유형	약물처방
①	천식	베타차단제(beta-blocker)
②	만성폐쇄성폐질환	베타차단제
③	천식	베타2-아드레날린수용체(beta2-adrenergic receptor) 자극제
④	만성폐쇄성폐질환	베타2-아드레날린수용체 자극제

TIP *$FEV_{1.0}$(1초 간 강제호기량): 총폐활량 측정에서 처음 1초 동안에 나간 공기의 양
*$FEV_{1.0}$/FVC(강제 폐활량): 총 내뱉을 수 있는 공기 중에 초반에 잘 빠져나가는 공기 비율
$FEV \geq 80\%$ / 경증 COPD
$50\% \leq FEV < 80\%$ / 중등도 COPD
$30\% \leq FEV < 50\%$ / 증증 COPD
COPD의 경우 만성증상인 기침과 가래를 동반하게 되며, 곤봉형 손가락과 호흡곤란이 나타나게 된다.
베타-1 아드레날린 수용체 자극제는 주로 심장에 작용하여 심박수를 높이고 심근수축력을 증가시키는 역할을 하지만, 베타-2 아드레날린 수용체 자극제는 주로 기관지 평활근에 작용하여 기관지 평활근을 확장시키는 역할을 한다. 반대로, 베타-2 아드레날린 수용체 차단제를 사용하게 되면 오히려 기관지 평활근이 수축하여 COPD가 더 심해질 수 있다.

8 공기가슴증(기흉, pneumothorax)에 대한 설명으로 옳은 것은?

① 긴장성 기흉은 호흡곤란, 청색증 및 저혈압이 나타난다.
② 외상성 기흉은 키가 크고 마른 체형의 젊은 층에서 잘 나타난다.
③ 일차성 자연기흉은 결핵, 폐기종, 폐암 등의 폐질환을 기존에 가지고 있는 사람에게서 나타난다.
④ 자연기흉은 흉곽에 외상이 있는 상태에서 호흡을 할 때 상처를 통해 공기가 흉강 내로 진입하는 경우에 나타난다.

TIP 자연기흉은 흉막 하 소기포가 터지거나, 폐렴, 폐농양, 백일해와 같은 폐질환시에 발생할 수 있으며 주로 키가 크고 마른 체형의 젊은 남성에게서 나타난다. 그 중에서도 1차성 기흉은 폐질환이 없는 상태에서 발생하는 것으로 흉막하소기포가 터지면서 일어나는 것을 말하며, 2차성 기흉은 폐질환을 동반한 기흉을 의미한다.
외상성 기흉은 외상에 의해 개방된 상처가 있는 사람에게 발생하는 개방성 기흉과, 흉강으로의 공기 유입은 쉽지만 공기의 배출이 어려운 긴장성 기흉으로 나눌 수 있다. 긴장성 기흉의 경우 기흉이 발생한 쪽의 폐가 쪼그라들 뿐 아니라 반대편에 있는 심장도 눌러 호흡곤란, 청색증, 저혈압을 유발하게 된다.

Answer　7.④　8.①

9 추간판탈출증에 대한 옳은 설명을 〈보기〉에서 고른 것은?

〈보기〉

㉠ 형태학적으로 추체(body of vertebra)의 위치에 따라 돌출형(protrusion), 탈출형(extrusion), 격리형 (sequestration)으로 구분한다.

㉡ 허리척추원반(lumbosacral disc)에서 흔하게 발생하고 L4와 L5 사이 혹은 L5와 S1 사이에서 나타난다.

㉢ 섬유테(annulus fibrosus)가 앞쪽보다 뒤쪽 부위에 많기 때문에 수핵(nucleus pulposus)이 섬유테의 뒤쪽으로 돌출되어 발생한다.

㉣ 하지방사통은 뒤쪽으로 돌출된 수핵의 기계적 신경압박 또는 화학적 염증반응이 주요 기전이다.

---

① ㉠, ㉢   ② ㉡, ㉣

③ ㉠, ㉣   ④ ㉡, ㉢

TIP ㉠ 추간판탈출증의 정도에 따라 추간판 탈충증을 분류하면 돌출 추간판(Protruded disc), 탈출 추간판(extruded disc), 격리된 추간판(segues trated disc)으로 분류하고 있다.

㉢ 섬유테는 섬유연골로 이루어져 있는데 이 연골은 척추뼈몸통과 척추의 앞세로인대 및 뒤세로인대에 단단히 부착되어 있다.

10 요부 추간판탈출증의 치료 또는 예방에 대한 설명으로 옳지 않은 것은?

① 견인치료는 추간판성 통증 완화에 도움이 된다.

② 요통과 하지방사통에는 누운 자세가 서있는 자세보다 허리부담 완화에 더 도움이 된다.

③ 초기에는 전·후·좌·우의 등장성 운동을 통해 근력을 강화시키고 점차 등척성 운동을 실시하는 것이 도움이 된다.

④ 증상 초기에 누운 자세에서 무릎 밑에 베개를 놓고 약간 무릎이 굽혀지도록 하여 안정을 취하는 것이 통증 완화에 도움이 된다.

TIP 초기에는 무리가 가지 않는 등척성 운동을 실시하고 이후에 등장성 근력강화운동으로 진행해야 한다.

Answer 9.② 10.③

11 요통 치료에 대한 설명으로 옳은 것은?

① 통증 초기에 적극적인 신체활동을 실시하는 것이 증상 회복을 촉진시켜 준다.

② 디스크 팽륜(bulging)이 원인일 경우 통증이 없는 범위 내에서의 척추가동성 운동으로 시작할 것이 권장된다.

③ 근육의 긴장과 경직으로 통증이 심할 때에는 진통제나 근육이완제를 복용하면서 조기에 운동을 실시해야 한다.

④ 요통의 원인과 상관없이 심부 근육의 근육강화 운동을 우선적으로 실시한다.

> **TIP** ① 초기에는 적극적인 신체활동은 증상을 악화시킬 수 있다.
> ③ 통증이 심할 때 조기에 운동을 실시하는 것은 증상을 악화시킬 수 있다.
> ④ 요통의 원인과 증상 등을 파악한 후 진행하여야 한다.

12 특발성(idiopathic) 척추옆굽음증(척추측만증, scoliosis)에 대한 옳은 설명을 〈보기〉에서 고른 것은?

〈보기〉
ⓞ 척추측만증의 유형 중에서 발생 비율이 가장 높다.
ⓛ 주로 유소년기에 발병한다.
ⓒ 여성 보다 남성이 더 많이 발병한다.
ⓔ 다리 길이 차이나 골반 경사에 의해 발생한다.
ⓜ 콥스 각도가 20도 미만일 경우 보조기를 착용하여 교정을 실시하면 된다.

① ㉠, ㉡
② ㉡, ㉢
③ ㉢, ㉣
④ ㉣, ㉤

> **TIP** ㉢ 여성이 남성에 비해 더 많이 발병한다.
> ㉣ 비구조성 척추측만증에 해당한다.
> ㉤ 20~40도, 성장이 적어도 2년 이상 남아있는 환자에게 효과적이다.

Answer 11.② 12.①

13 일차성(원발성, primary) 골다공증의 치료 또는 예방에 대한 설명으로 옳지 않은 것은?

① 동물성 단백질을 많이 섭취할수록 칼슘 형성에 유익하다.

② 담배를 피우는 것은 최대 골량 형성을 억제한다.

③ 호르몬 치료를 받지 않는 폐경 여성은 하루에 칼슘 1,500mg 이상 섭취하도록 권장하고 있다.

④ 뼈의 파괴를 감소시켜주는 에스트로겐(estrogen), 칼시토닌(calcitonin) 등이 치료제로 사용된다.

> **TIP** 동물성 단백질을 과다섭취하는 경우 칼슘을 뇨로 배출해 골다공증의 증상이 더 심해지게 한다. 칼슘섭취가 부족하거나 운동부족, 과음, 흡연 시 골 형성량이 감소하고, 폐경 여성의 경우 칼슘 흡수를 도와주는 에스트로겐의 양이 감소하므로 골 흡수(=골 파괴)가 증가하여 골다공증의 위험이 증가한다. 따라서 일일 1,500 ~ 1,800mg의 칼슘의 섭취가 필요하고, 골 흡수(=골 파괴)를 억제시키는 에스트로겐, 칼시토닌, 비스포스포네이트를 골다공증의 치료제로 사용한다.

14 뼈관절염(퇴행성관절염, osteoarthritis)에 대한 설명으로 옳지 않은 것은?

① 원발성은 노화와 관련되며, 속발성은 손상이나 과다한 사용으로 나타난다.

② 가쪽 손가락뼈사이관절(원위지절간관절, distal interphalangeal joint) 부위에 골증식체(Herberden 결절)가 생긴다.

③ 전신 질환이 아니기 때문에 혈청의 변화나 전신적 징후가 없다.

④ 손가락과 같은 작은 관절의 침범으로 시작된 후, 다른 관절의 염증과 파괴가 이어진다.

> **TIP** 퇴행성 관절염은 관절을 보호하는 연골의 손상이나 퇴행으로 인해 염증과 통증이 일어나는 것이다. 일차성 골관절염은 나이, 성별, 유전적 요소 등으로 인해 일어나며, 속발성 골관절염은 연골에 손상을 주는 활동을 할 경우 발병하기 쉽다. 또한 류마티스성 관절염이 proximal interphalangeal joint, metacarpophalangeal joint, metatarsophalangeal joint가 손상되는 것에 비해 골관절염은 distal interphalangeal joint의 손상이 일어나고, 열감과 피로감과 같은 전신적 증상이 일어나지 않는다.

15 동맥혈관이 점진적으로 좁아져서 발생하는 뇌졸중의 가장 흔한 원인은?

① 색전(embolism)　　　　　　　② 혈전(thrombosis)

③ 출혈(hemorrhage)　　　　　　④ 충혈(hyperemia)

> **TIP** 뇌졸중에는 혈전으로 인해 뇌에 혈액을 공급하는 혈관이 막혀서 생긴 허혈성 뇌졸중과 뇌로 가는 혈관이 터져서 생기는 출혈성 뇌졸중이 있다. 허혈성 뇌졸중의 발생 비율이 높으며, 원인의 대부분을 차지하는 것은 혈전이다.

Answer 13.① 14.④ 15.②

16 〈보기〉가 설명하는 당뇨 합병증은?

─────────── 〈보기〉 ───────────

- 잘못된 용량의 인슐린 투여, 과다한 음식 또는 알코올 섭취로 발생할 수 있다.
- 인슐린 요구가 증가하거나 감염이나 스트레스에 의해 시작될 수 있다.
- 인슐린 부족으로 인한 고혈당과 지질 분해로 인해 발생한다.
- 증상과 징후는 탈수, 대사성 산증, 전해질 불균형과 관련이 있다.

① 부정맥   ② 저혈당증
③ 인슐린 쇼크   ④ 당뇨병성 케톤산증

> **TIP** 우리 몸은 인슐린 부족으로 인해 근육세포나 뇌세포가 이용할 수 있는 포도당의 양이 감소할 때, 포도당 대신 지질을 분해
> 하여 지방산의 형태로 만들어 에너지를 낸다. 이 때 케톤산이 만들어지므로 체내 pH가 낮아져 대사성 산증이 유발되고, 이
> 를 당뇨병성 케톤산증이라고 한다. 된다. 이는 제1형 당뇨에서 합병증으로 많이 나타나며, 2형에서는 나타나지 않는다.

17 콜레스테롤에 대한 설명으로 옳지 않은 것은?

① 소화액인 담즙을 만드는데 사용된다.
② 스테로이드계 호르몬의 주요 성분이다.
③ 물과 친한 성질을 가지고 있어 혈액에 쉽게 용해된다.
④ 혈액 내에 과다하게 증가하면 동맥벽에 침착되어 염증을 일으킬 수 있다.

> **TIP** 담즙(=쓸개즙)은 담즙산염, 빌리루빈, 콜레스테롤, 레시틴으로 구성되어 있다.
> - 콜레스테롤은 에스트로겐, 프로게스테론, 코르티솔, 알도스테론 같은 스테로이드계 호르몬을 구성하는 주된 성분이다.
> - 콜레스테롤은 소수성이라 물에 잘 녹지 않으므로 혈액에서 단백질과 결합한 형태로 운반된다.
> - 콜레스테롤의 양이 증가하면(특히 LDL 콜레스테롤) 혈관벽에 침착되어 염증반응을 유발하며 플라그를 형성하고 결국엔
>   동맥경화를 유발하게 된다.

Answer 16.④ 17.③

18 대사증후군에 대한 설명으로 옳은 것은?

① 나이와 체질량지수는 직접적인 관련이 없다.

② 혈압의 증가가 가장 주요한 위험요인이다.

③ 혈압의 진단 기준은 130/85mmHg 이상일 경우이다.

④ 저밀도지단백콜레스테롤의 진단 기준은 남자 140mg/dL, 여자 150mg/dL 이상일 경우이다.

> **TIP** 다음 내용 중 3가지 이상 해당되면 대사증후군으로 진단하게 된다.
> - 복부비만 허리둘레 : 남자 90cm, 여자 85cm 이상
> - 고중성지방혈증 : 중성지방 150mg/dL 이상
> - 낮은 HDL 콜레스테롤혈증 : 남자 40mg/dL, 여자 50mg/dL 이하
> - 높은 혈압 : 130/85mmHg 이상
> - 혈당 장애 : 공복혈당 100mg/dL 이상 또는 당뇨병 과거력, 또는 약물복용
> - 대사증후군은 유전적 요인과 환경적 인자로 인해 발생하고 지방조직의 증가가 주된 원인이다.

19 파킨슨병에 대한 설명으로 옳은 것은?

① 휴식 시나 수의적 운동 시 항상 진전(tremor)이 나타난다.

② Hoehn과 Yahr의 척도는 증상의 중증도에 따라 5단계로 구분한다.

③ 운동 시 가급적 움직임이 작고 강도를 약하게 하는 것이 효과적이다.

④ 운동기능장애의 개선을 위해 도파민을 투여한다.

> **TIP** • 파킨슨의 주된 증상으로 안정 시 떨림, 강직, 운동 완서, 자세 불안정이 나타날 수 있다. 파킨슨 환자가 운동할 때에는 강직을 감소시키고 유연성을 증가시키기 위해 회전운동을 시행하며 관절운동과 스트레칭을 서서히 강도를 높여가며 해주는 것이 중요하다.
> • Hoehn-Yahr 척도에 따르면 stage 1은 일측성 침범, stage 2는 자세균형 이상이 나타나지 않는 양측성 침범, stage 3은 경미한 자세균형이 나타나는 양측성 침범, stage 4는 자세불균형이 나타나는 양측성 침범, stage 5는 중증이라고 나눌 수 있다.
> • 운동기능장애를 개선시키기 위해서는 항콜린 약물을 사용하여 진전과 강직을 완화시킬 수 있다.

Answer 18.③ 19.②

20 (가), (나), (다), (라)에 들어갈 용어로 옳은 것은?

─────────── 〈보기〉 ───────────

치매는 ((가))의 기능이 감소되는 진행성 만성질환으로, 운동조정기능뿐만 아니라 언어 및 인지기능이 손상된다. 기억은 주로 ((나)) 기억 상실로 시작되고, 행동변화와 성격변화가 나타난다. ((다)) 치매는 치매의 절반 이상을 차지하는 가장 큰 원인으로, 뇌조직이 퇴행되고 위축이 일어난다. 치매 진단법 가운데 가장 보편적인 인지기능검사로 ((라))을/를 활용하고 있다.

	(가)	(나)	(다)	(라)
①	해마	단기	혈관성	DSM−Ⅳ(Diagnostic and Statistical Manual of Mental Disorders Ⅳ)
②	대뇌피질	장기	혈관성	MMPI(Minnesota Multiphasic Personality Inventory
③	해마	장기	알츠하이머	MMPI(Minnesota Multiphasic Personality Inventory
④	대뇌피질	단기	알츠하이머	DSM−Ⅳ(Diagnostic and Statistical Manual of Mental Disorders Ⅳ)

TIP 치매는 대뇌피질의 기능이 감소하여 정상적인 고등기관으로서의 기능을 하지 못하는 질환을 말한다. 주로 단기 기억이 상실되고, 치매의 가장 중요한 원인 질환인 알츠하이머병, 혈관성 치매, 루이체 치매 중 전체의 50%를 차지하는 것이 알츠하이머 치매이다. DSM−Ⅳ(정신장애의 진단 및 통계편람)을 이용한 인지기능검사로 진단한다.

Answer 20.④

1 운동학습의 단계구분에 대한 설명으로 옳은 것은?

① 젠타일(A. Gentile, 1972)은 인지, 연합, 자동화 단계로 구분했다.
② 피츠와 포스너(P. Fitts & M. Posner, 1967)는 협응, 제어 단계로 구분했다.
③ 뉴웰(K. Newell, 1985)은 움직임의 개념 습득, 고정화, 다양화 단계로 구분했다.
④ 번스타인(N. Bernstein, 1967)은 자유도의 고정, 풀림, 반작용 단계로 구분했다.

> **TIP** 피츠와 포스너는 인지 – 연합 – 자동화 단계, 젠타일은 움직임의 개념 습득 – 고정화 및 다양화 단계, 뉴웰은 협응 – 제어 – 기술 단계로 운동학습의 단계를 설명하였다.

2 연습의 구성에 대한 설명으로 옳지 않은 것은?

① 연습계획을 구성할 때 연습의 가변성을 고려한다.
② 과제의 단위수준을 고려하여 전습법과 분습법을 실시한다.
③ 무선연습을 통해서 맥락간섭 효과를 감소시키는 것이 중요하다.
④ 연습과 휴식의 상대적인 시간을 고려하여 집중연습과 분산연습을 실시한다.

> **TIP** 맥락간섭 효과는 운동기술을 연습할 때에 다양한 요소들 간의 간섭 현상이 일어나는 것이다. 학습해야 하는 자료와 학습 시간 중간에 개입된 사건이나 경험 사이에 발생하는 갈등으로 인하여 학습이나 기억에 방해를 받는 것을 말한다. 즉 과제를 무선적으로 제시하여 맥락간섭 효과를 증대시키면 실제 시합상황과 유사한 연습이 된다.

3 운동학습의 연습기법 중 가이던스(guidance) 기법에 대한 설명으로 옳은 것은?

① 수행오류를 줄여주는 목적을 가지고 있다.
② 부상치료나 재활의 후기단계에서 적용한다.
③ 신체활동을 하지 않는 상태에서 정신연습으로 진행된다.
④ 가이던스 기법을 제거해도 수행 능력은 효과적으로 유지된다.

> **TIP** 가이던스(guidance)는 신체적, 언어적 또는 시각적인 방법을 사용하여 학습자의 운동수행에 직접적으로 도움을 제공하는 과정을 말한다. 이런 가이던스는 학습자의 수행오류를 줄여줄 수 있고 학습자의 두려움을 줄이며 상해예방에 도움을 준다.

Answer 1.④ 2.③ 3.①

4 아동의 운동발달 원리에 대한 설명으로 옳은 것은?

① 운동발달은 개인차가 없다.
② 운동발달은 정해진 방향이 없다.
③ 운동발달은 속도가 일정하게 진행된다.
④ 운동발달은 성숙과 학습에 의해서 진행된다.

> **TIP** 인간은 일정한 순서로 발달한다.(예 걷기에 앞서 뛸 수 없는 것). 인간의 발달에는 방향성이 있다. 머리→발쪽, 중심→말초방향으로 발달하며 큰 움직임→세분화된 특수화된 움직임으로 발달된다. 또한 발달은 연속적 과정이지만 그 속도는 일정하지 않다. 발달은 성숙과 학습에 의존하고 개인차가 있다. 마지막으로 발달의 각 측면은 서로 밀접한 관계가 있다.

5 건강 운동참가자와 지도자 사이의 관계변화 촉진 전략으로 옳지 않은 것은?

① 적극적 경청
② 폐쇄형 질문
③ 운동 계획-결정 공유
④ 비밀 유지

> **TIP** 폐쇄형 질문은 미리 준비된 선택지들이나 항목에서 답을 선택하는 것이다. 또는 제한된 수만큼의 단어로 답하도록 구성된 질문이다. 반면 개방형 질문은 답을 일정한 양으로 제한하지 않고 응답자가 자신의 견해나 태도를 자유롭게 표현할 수 있도록 구성된 질문이다.

6 〈보기〉의 ㈎, ㈏의 내용에 해당하는 데시와 라이언(L. Deci & R. Ryan, 1985)의 동기 규제(motivation regulation) 유형은?

〈보기〉
㈎ 김○○은 건강을 증진하고 외모를 개선시키고 싶어서 운동을 한다.
㈏ 박○○은 운동 그 자체가 주는 즐거움 때문에 운동을 한다.

	㈎	㈏		㈎	㈏
①	외적규제	확인규제	②	확인규제	외적규제
③	외적규제	의무규제	④	확인규제	내적규제

> **TIP** 동기와 관련하여 무동기-외적동기-내적동기의 순서로 자결성이 결정된다. 이중 외적동기는 확인규제, 의무감규제, 외적규제로 구분되는데 확인규제가 개인적으로 설정한 목표 때문에 행동을 실천하는 것을 말하며, 확인규제가 운동의 동기라면 순수한 즐거움이 아니라 건강증진, 외모 개선 등과 같은 운동 외적 결과를 목표로 한다.

Answer 4.④ 5.② 6.④

7 다음은 농구경기의 상황과 니드퍼(R. Nideffer, 1976)의 주의집중 유형을 각각 제시한 것이다. ㈎, ㈏의 농구 경기 상황에 맞는 주의집중 유형은?

〈농구경기 상황〉

㈎ **신속하게 패스할 곳을 찾는** 포인트 가드
㈏ **자유투 동작에 대한 이미지를 그리는** 포워드

〈주의집중 유형〉

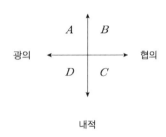

	㈎	㈏			㈎	㈏
①	A	C		②	B	D
③	B	C		④	A	D

TIP 광의 – 내적은 과거의 경험과 현재의 상황을 총체적으로 파악하여 마음속으로 미래에 대한 계획을 세우고자 할 때, 요구되는 주의 형태이고 광의 – 외적은 다양하게 변화하는 환경적 상황에 신속하게 대처하고자 할 때, 주로 요구되는 주의 형태이다. 협의 – 내적은 선수들이 운동을 하기 전에 자신의 동작을 미리 마음속으로 그려보고자 할 때, 주로 요구되는 주의 형태이며 협의 – 외적은 외적인 환경적 상황에 반응하려고 할 때, 요구되는 주의 형태이다. ㈎는 광의 – 외적을 뜻하고 ㈏는 협의 – 내적을 뜻한다.

Answer 7.①

8 와이너(B. Weiner, 1972)의 귀인 모형과 관련된 설명으로 옳지 않은 것은?

① 귀인의 인과소재는 능력, 노력, 운의 3가지로 구성된다.

② 인과소재는 통제소재, 안정성, 통제가능성의 3차원으로 분류된다.

③ 성공 결과에 대한 노력 귀인은 긍정 정서와 자기효능감을 향상시킨다.

④ 반복되는 실패 결과에 대해 능력 귀인을 하면 학습된 무기력이 발생된다.

TIP 귀인의 인과소재는 능력, 노력, 과제 난이도, 운의 4가지로 구성된다.

9 심상(imagery)에 관한 설명으로 옳지 않은 것은?

① 모든 감각을 활용하여 마음속으로 경험을 재현하고 창조한다.

② 내적 심상이 외적 심상보다 자세 교정에 유리하다.

③ 시합과 관련된 자신감 향상, 동기 유발, 목표 확인 및 부상 재활에 효과적이다.

④ 근육의 움직임이 발생하지 않지만 뇌와 근육에서는 실제 움직임이 일어날 때와 유사한 자극이 나타난다.

TIP 운동감각을 느끼는 데는 내적 심상이 효과적이며 수행 자세를 교정하는 것은 외부의 관찰자 시점에서 보는 외적 심상이 효과적이다.

10 운동 심리기술 중 루틴(routine)에 대한 설명으로 가장 적절한 것은?

① 운동수행 전에 실시하는 루틴만 효과가 있다.

② 루틴은 운동의 규칙과 관계없이 길고 구체적인 것이 좋다.

③ 심호흡, 장비 정리, 유니폼 및 자세정렬 등은 인지적 루틴에 해당한다.

④ 바람직한 운동수행을 발휘하기 위한 개인의 고유하고 독특한 일련의 행동절차를 의미한다.

TIP 선수들의 습관적인 행동 절차를 '루틴'이라고 말한다. 루틴은 사전적 의미로 '특정한 작업을 실행하기 위한 일련의 명령'을 뜻하고, 스포츠심리학에선 운동선수들이 '최상의 운동능력을 발휘하는데 필요한 이상적인 몸 상태를 갖추기 위해 실행하는 자신만의 고유한 동작이나 절차'를 말한다. 운동수행 전, 중, 후에 효과가 있고 일련의 순서에 따라 진행되며 심호흡, 장비 정리, 유니폼 및 자세정렬은 행동적 루틴에 해당된다.

Answer 8.① 9.② 10.④

11 위드마이어(W. Widmeyer, 1985)의 집단 응집력 모형에 대한 설명으로 옳지 않은 것은?

① 집단 응집력은 집단통합 수준과 관계가 있다.
② 집단 응집력은 팀에 대한 믿음, 인식과 관계가 있다.
③ 집단 응집력은 개인의 직업, 연령과 관계가 있다.
④ 집단 응집력은 구성원이 집단에 대해 느끼는 매력과 관계가 있다.

> **TIP** 집단 응집력은 과제측면과 사회측면, 그리고 집단에 대한 개인매력과 집단통합으로 구분한 4가지 요인으로 구성된다.

12 〈보기〉가 설명하는 리더십 접근 방법은?

───── 〈보기〉 ─────

성공적인 리더는 집단을 효율적으로 이끄는 보편적인 행동특성을 가지고 있어서 이러한 특성을 찾아내어 가르치면 누구나 훌륭한 리더가 될 수 있다고 보는 관점이다.

① 특성적 접근   ② 행동적 접근
③ 상황적 접근   ④ 다차원적 접근

> **TIP** 행동적 접근에 대한 설명이다. 행동적 접근이 가진 한계점은 연구자들이 모든 상황에서 일관되게 효과적인 리더행동을 결코 찾아낼 수 없었다는 것이다. 이것은 모든 상황에서 효과적인 보편적 리더 행동이 없다는 것을 의미한다. 오히려 리더로부터 요구되는 행동은 상황에 따라 달라진다는 것이다. 이러한 관점으로 상황적 접근 리더십이 주장되었다.

13 스포츠에서의 경쟁과 협동에 대한 설명으로 옳은 것은?

① 협동은 집단 구성원이 개인적 보상을 추구할 때 나타난다.
② 경쟁은 집단의 공동과제나 목표에 대한 명확한 인식에서 나타난다.
③ 집단 내 협동, 집단 내 경쟁, 집단 간 경쟁이 나타난다.
④ 집단 간에는 협동이 중시되고, 집단 내에서는 경쟁이 중시된다.

> **TIP** 경쟁은 집단 구성원이 개인적 보상을 추구할 때 나타나며, 협동은 집단의 공동과제나 목표에 대한 명확한 인식에서 나타난다. 집단 내에는 협동이 중시되고 집단 간에는 경쟁이 중시된다.
> 종목에 따라서 같은 포지션에 속한 선수들끼리는 집단 내 경쟁도 발생한다.

Answer　11.③　12.②　13.③

14 손스트롬과 모건(R. Sonstroem & W. Morgan, 1989)의 모형에 근거하여 규칙적인 운동과 자기 개념의 관계를 설명한 내용으로 옳은 것은?

① 규칙적인 운동은 신체 능력을 향상시켜 특성불안을 향상시킨다.
② 규칙적인 운동은 신체 이미지를 향상시켜 자기존중감을 감소시킨다.
③ 규칙적인 운동은 신체적 유능감을 향상시켜 자기존중감을 향상시킨다.
④ 규칙적인 운동은 특성불안을 감소시켜 신체적 유능감을 향상시킨다.

> **TIP** 규칙적인 운동은 신체적 유능감인 일종의 자신감을 향상시켜 자기존중감을 향상시킨다.

15 〈보기〉에서 설명하는 운동심리 이론은?

〈보기〉

• 의사결정 측면에서 행동을 예측한다.
• 특정행동의 실천 결과에 대한 신념을 포함한다.
• 타인의 기대에 대한 인식을 포함한다.
• 본래 투표참가를 설명하기 위한 목적으로 개발되었다.

---

① 계획행동 이론(theory of planned behavior)　② 건강신념 모형(health belief model)
③ 합리적 행동 이론(theory of reasoned action)　④ 통합 이론(transtheoretical model)

> **TIP** 합리적행동 이론은 원래 투표참가를 설명하기 위한 목적으로 개발된 것으로 개인의 의사결정 측면에서 행동을 예측하는 이론이다. 여기에 행동통제인식이라는 개념이 추가된 것이 계획행동 이론이다.

16 변화단계모형(J. Prochaska & C. Declemente, 1983)에 근거한 운동의 혜택(pros)과 손실(cons)을 적용한 내용으로 가장 적절한 것은?

① 무관심단계에서는 운동의 혜택을 손실보다 높게 지각한다.
② 준비단계에서는 운동의 혜택을 손실보다 낮게 지각한다.
③ 실천단계에서는 운동의 혜택을 손실보다 낮게 지각한다.
④ 유지단계에서는 운동의 혜택을 손실보다 높게 지각한다.

> **TIP** 무관심 단계는 혜택보다는 손실이 크다고 생각하고 관심 단계는 혜택과 손실을 동등하게 본다. 준비, 실천. 유지 단계는 혜택을 손실보다 크다고 생각한다.

Answer　14.③　15.③　16.④

17 운동실천에 영향을 미칠 수 있는 심리적 변인으로 바르게 묶은 것은?

① 직업, 자기효능감 ② 태도와 의도, 재미

③ 신체이미지, 연령 ④ 건강상태, 운동에 대한 지식

> **TIP** 운동실천의 심리적 요인은 운동 방해요인, 자기 효능감, 태도와 의도, 재미, 신체 이미지, 운동에 대한 지식이다.

18 반두라(E. Bandura, 1977)의 자기효능감 모형에 근거한 운동실천 전략 중 언어적 설득에 해당하는 것은?

① 긍정적인 격려와 지지

② 수행이 비슷한 동료 관찰

③ 엘리베이터를 타는 대신 계단 이용

④ 긍정적인 정서 상태 유지

> **TIP** ② 대리경험, ③ 과거의 성공경험, ④ 생리 정서적 각성에 대한 설명이다.

19 운동참여자들의 운동동기를 촉진하는 전략으로 옳지 않은 것은?

① 출석 상황 게시

② 운동의 효과 설명

③ 운동일지 작성

④ 어려운 것부터 점진적으로 지도

> **TIP** 어려운 것부터 점진적으로 지도하면 동기를 상실하게 된다. 수행 가능한 것부터 시작하는 것이 동기를 향상시킨다.

20 스포츠심리상담에서 적용하는 인지재구성 프로그램의 설명으로 적절하지 않은 것은?

① ABCDE 단계를 포함한다.

② 인지정서행동치료를 기반으로 한다.

③ 합리적 신념을 비합리적 신념으로 바꾸는 과정을 거친다.

④ 인간의 신념이 정서와 행동에 영향을 미친다는 점을 강조한다.

> **TIP** 비합리적 신념을 합리적 신념으로 바꾸는 과정을 거쳐야 한다.

Answer 17.② 18.① 19.④ 20.③

1 운동생리학

1 인체에서 사용되는 주요 에너지원에 대한 설명으로 옳은 것은?

① 탄수화물은 단당류, 이당류, 다당류를 포함한 무기물질이며, 단당류가 체내에 가장 잘 흡수된다.

② 포도당(glucose)은 대사작용에 중요한 지방의 한 형태이며, 뇌의 유일한 에너지원이다.

③ 중성지방은 글리세롤(glycerol) 1분자와 지방산 4분자로 구성되며, 지방산은 포화지방산과 불포화 지방산으로 구분된다.

④ 단백질은 주로 근육, 장기(organ), 호르몬 등을 만드는 재료로 사용되며, 필수 아미노산과 비필수 아미노산으로 구성된다.

> **TIP** ① 탄수화물은 유기물이다. 유기물은 탄수화물, 지질, 단백질, 핵산 등이 있으며 무기물은 물, 산소, 이산화탄소, 무기염 등이 있다.
> ② 포도당은 대사작용에 중요한 지방의 형태가 아니라 탄수화물(단당류)에 해당된다.
> ③ 중성지방은 글리세롤 1분자와 지방산 3분자로 구성된다.

2 장기간 유산소 트레이닝 후 나타나는 적응 현상이 아닌 것은?

① 최대하운동 시 호흡교환율의 증가

② 최대하운동 시 지방대사 능력의 증가

③ 점증부하 운동 시 환기역치 시점의 지연

④ 최대산소섭취량의 증가

> **TIP** 호흡교환율은 분당 소비된 산소량에 대해 분당 배출된 이산화탄소량의 비율을 뜻한다. 탄수화물, 지방, 단백질마다 산소소비에 따른 이산화탄소의 생성량의 비율은 다르게 된다. 탄수화물과 지방, 그리고 단백질의 호흡교환율은 1.00, 0.70, 0.82이다. 즉 운동강도가 올라가면 지방에서 탄수화물로 에너지를 사용하여 호흡교환율은 올라가나 최대하운동시 적응된 상태라면 호흡교환율은 증가되지 않는다.

Answer 1.④ 2.①

3 〈보기〉의 괄호 안에 들어갈 용어로 가장 적절한 것은?

┌─────────────────── 〈보기〉 ───────────────────┐
- (   )(이)란 화학반응을 시작하는 활성화 에너지(activation energy)를 낮추는 역할을 한다.
- (   )의 활성도 증가는 에너지 생성을 위한 화학적 대사반응을 촉진시킨다.
- 준비운동을 통한 체온의 상승은 (   )의 활성도를 증가시킨다.
└──┘

① 펩타이드(peptide)
② 스테로이드(steroid)
③ 효소(enzyme)
④ 기질(substrate)

> **TIP** 빈칸의 들어갈 말은 '효소'이다. 효소란 생체 내에서 촉매로 작용하는 물질분자이다. 펩타이드는 단백질의 일종이며, 보통 스테로이드라고 할 때는 코르티솔의 부신 겉질 호르몬제, 즉 당질 대사를 하고 의료에 사용되고 있는 호르몬제를 가리킨다. 기질이란 효소가 촉매시키는 특정한 반응 분자나 분자 그룹을 말한다. 소화작용은 인간의 몸속에서 일어나는 효소와 기질의 반응과 관련된 대표적인 예이다.

4 점증부하 운동 시 혈중젖산이 증가하는 주요 요인으로 옳지 않은 것은?

① 젖산 생성 후 제거율 감소
② 해당과정(glycolysis)의 가속화
③ 속근섬유(fast-twitch fiber)의 동원율 증가
④ 근육 세포의 미세한 손상에 대한 보상(compensation)

> **TIP** 점증부하 운동은 시간에 따라 젖산의 쌓이는 속도를 가속화한다. 따라서 산소를 받아들이는 능력이 떨어지고 제거율 또한 감소하게 된다. 젖산의 제거율이 감소되면 탄수화물 및 ATP-PC같은 무산소해당과정을 가속화시키고 그에 따라 지근보다는 속근섬유를 동원시킨다. 근육 세포의 미세한 손상은 운동에 의한 자극을 통해 이뤄지며 그에 대한 보상은 휴식 시에 일어난다.

Answer   3.③ 4.④

5 전자전달계(electron transport chain)에 대한 설명으로 옳지 않은 것은?

① 유산소성 에너지 시스템 과정 중 하나이다.

② 미토콘드리아의 내막(inner membrane)에 있는 단백질 복합체들로 이루어진다.

③ 미토콘드리아의 기질(matrix)에서 막사이(inter-membrane)공간으로 Na^+을 퍼내는 펌프(pump)를 이용한다.

④ 기질(matrix)보다 막사이 공간에서 H^+의 농도가 높아지면 H^+가 ATP 합성효소(synthase)를 통해 기질로 들어온다.

> **TIP** 미토콘드리아의 기질에서 막사이 공간으로 H^+을 퍼내는 펌프가 3개가 있다. H^+가 이러한 통로를 통해서 미토콘드리아 내막을 통과할 때, Pi가 ADP와 결합하여 ATP가 형성된다. 미토콘드리아 내막을 가로지르는 H^+의 이동이 촉매반응을 책임지는 ATP 합성효소를 활성화시키기 때문이다.

6 뉴런(neuron)의 전기적 활동에 대한 설명으로 옳은 것은?

① 안정 시 세포내부의 전하는 양성(+)을 나타낸다.

② 신경섬유마디(node of Ranvier)에서 탈분극을 일으키고 빠르게 이동하는 전도양상을 시간가중(temporal summation)이라 한다.

③ 신경자극의 전달은 실무율(all-or-none)의 법칙에 의해 이루어진다.

④ K^+의 세포내 유입으로 탈분극이 되면 활동전위(action potential)가 발생된다.

> **TIP** 안정 시 세포내부는 음성(-)을 띄고 있고, 마디에서 마디로 점프하듯이 전달되는 것을 도약전도라고 한다. 또한 Na^+의 세포 안으로 들어오면 탈분극이 일어난다.

7 〈보기〉의 괄호에 들어갈 용어는?

〈보기〉
- 혈중 Ca^{2+} 농도가 낮을 경우 (   )이 분비된다.
- 이것은 비타민 D를 활성화 시키고, 신장(kidney)에서 Ca^{2+}의 재흡수를 높여 혈중 Ca^{2+} 농도를 조절한다.

① 부갑상샘 호르몬(parathyroid hormone)　　② 레닌(renin)

③ 칼시토닌(calcitonin)　　④ 안드로겐(androgen)

> **TIP** 부갑상샘 호르몬은 갑상샘 호르몬에서 칼시토닌과 길항작용을 한다. 칼시토닌은 혈중의 칼슘농도를 감소시키는 작용을 하며 혈중의 칼슘농도가 낮게 되면 뼈에서 칼슘을 뽑아 혈류로 방출하는 역할을 부갑상샘 호르몬이 하게 된다.

Answer　5.③　6.③　7.①

8 뇌(brain)와 운동에 대한 설명으로 옳지 않은 것은?

① 대뇌(cerebrum)는 복잡한 움직임을 조직화하고, 학습된 경험을 저장하며, 감각정보를 처리한다.

② 운동은 학습능력과 기억력 향상에는 효과가 없지만 우울증 개선에는 효과가 있다.

③ 운동의 조절은 척수 조율(spinal tuning)이 중요한 역할을 하며, 많은 뇌 영역의 협력이 필요하다.

④ 소뇌(cerebellum)는 균형과 자세조절, 운동타이밍조절, 운동명령을 수정하는 과정을 통해 운동 시 조화로운 움직임을 돕는다.

> **TIP** 운동을 하게 되면 신경계가 발달하는데 근신경의 발달은 기억력과 학습능력에 효과가 있다. 이는 뇌신경 시냅스의 가소성을 증가시킨다. 뇌 가소성이란 뇌가 평생에 걸쳐 변화한다는 것이고 환경에 따라 유연하게 변한다는 것을 의미한다. 운동은 뇌의 가소성에 중요한 역할을 하게 된다.

9 〈보기〉의 가스 교환에 대한 옳은 설명을 모두 고른 것은?

───── 〈보기〉 ─────

ㄱ 산소는 혈액 속에서 주로 헤모글로빈과 결합하여 운반된다.

ㄴ 산소분압(PO_2)이 감소하면 헤모글로빈의 산소포화도가 낮아진다.

ㄷ 체온이 증가되면 헤모글로빈의 산소포화도가 높아진다.

ㄹ 이산화탄소는 혈액 내에서 주로 중탄산염(bicarbonate)의 형태로 운반된다.

ㅁ 카르바미노(carbamino) 화합물은 폐에서 이산화탄소 제거를 억제한다.

① ㄱ, ㄴ, ㄹ

② ㄱ, ㄷ, ㅁ

③ ㄴ, ㄷ, ㄹ

④ ㄴ, ㄷ, ㅁ

> **TIP** ㄷ 운동강도의 증가로 체온이 증가하면 무산소성대사를 이용하게 되고 헤모글로빈의 산소포화도는 떨어지게 된다.
> ㅁ 카르바미노는 헤모글로빈과 이산화탄소가 반응하여 생기는 화합물이다. 산소와 결합하지 않은 헤모글로빈은 산소헤모글로빈보다도 카르바미노헤모글로빈을 만들기 쉬워서 일반적으로 정맥혈이 동맥혈보다 많은 이산화탄소를 포함할 수 있고 이산화탄소 운반에도 유용하다.

Answer 8.② 9.①

10 〈보기〉의 괄호 안에 들어갈 용어로 가장 적절한 것은?

─────────〈보기〉─────────

• 활동전위가 근세포막을 따라 가로세관(T-tubules)을 통과하면 저장된 (㉠)이 근형질세망 (sarcoplasmic reticulum)에서 분비된다.
• (㉠)이 (㉡)과 결합하면 (㉢)의 위치 변화에 의해 액틴의 활성부위(active site)가 노출되어 마이오신 머리와 액틴이 결합된다.

	㉠	㉡	㉢
①	Ca^{2+}	트로포닌(troponin)	트로포마이오신(tropomyosin)
②	K^+	트로포닌	트로포마이오신
③	Ca^{2+}	트로포마이오신	트로포닌
④	K^+	트로포마이오신	트로포닌

TIP 근육의 수축과정인 근세사활주설에 대한 설명이다.

※ 근세사활주설
  ㉠ 안정
   • 충전되지 않은 ATP 십자형교가 신전되어 있다.
   • 액틴과 미오신은 결합되지 않는다.
   • 칼슘은 근형질세망에 많은 양이 저장되어 있다.
  ㉡ 자극·결합 단계
   • 신경 자극이 발생하면 근신경연접에서 아세틸콜린이 분비된다.
   • 근형질세망의 소포에서 칼슘이 방출된다.
   • 트로포닌에 칼슘 부착, 트로포미오신 위치를 변화시킨다.
   • 액틴과 미오신이 결합하여 액토미오신이 형성된다.
  ㉢ 수축 단계
   • ATP가 ATPase에 의해 분해되면서 에너지 발생
   • 에너지에 의한 십자형교의 회전
   • 근육의 단축 : 액틴이 미오신 쪽으로 미끄러져 들어간다.
   • 힘(장력)의 생성
  ㉣ 재충전 단계
   • ATP 재합성(재충전)
   • 액토미오신이 액틴과 미오신으로 분해
   • 액틴과 미오신의 재순환

Answer 10.①

11 제시된 용어의 설명으로 옳지 않은 것은?

① 흡기량(inspiratory capacity) : 1회 호흡량(tidal volume)과 잔기량(residual volume)의 합

② 폐활량(vital capacity) : 호기예비용적(expiratory reserve volume)과 흡기량의 합

③ 기능적 잔기량(functional residual capacity) : 잔기량과 호기예비용적의 합

④ 총폐용량(total lung capacity) : 흡기량과 기능적 잔기량의 합

> **TIP** 흡기량은 정상 호흡에서 최대한 흡입할 수 있는 양을 말한다. 1회 호흡량(TV)과 흡기예비용적(IRV)의 합이다.

12 장시간 운동 시 다음 〈표〉에 대한 설명으로 옳지 않은 것은?

㉠	• 운동시작 2 ~ 3시간 전 약 500 ~ 600ml의 수분을 섭취한다. • 운동시작 10 ~ 15분 전 약 200 ~ 300ml의 수분을 추가로 섭취한다. • 운동 중 1시간 마다 약 400 ~ 1,200ml의 수분을 섭취한다.
㉡	• 스포츠음료를 섭취한다. • 수분보충 시 Na^+을 첨가하면 갈증해소와 혈장량 유지에 도움이 된다. • 감귤류나 바나나 섭취로 K^+을 보충할 수 있다.

① ㉠의 방법은 체액 균형을 유지하는 역할을 하지만 과도하게 되면 저나트륨혈증(hyponatremia)을 유발한다.

② ㉠과 ㉡의 방법은 심박수, 심부온도, 운동자각도 등의 반응들을 상대적으로 감소시킨다.

③ ㉠의 방법은 전해질 불균형을 해소시킴으로써 고체온증(hyperthermia)과 탈수증(dehydration)으로 인한 부작용을 줄인다.

④ ㉡의 방법은 수분 보유율을 높이고, 소변 배출을 줄여서 손실된 혈장량을 더 빨리 회복시킨다.

> **TIP** ③ ㉡에 관한 설명이다.

13 자율신경계의 특성으로 옳지 않은 것은?

① 대부분의 인체 기관은 교감신경계와 부교감신경계의 자극을 동시에 받는다.

② 평활근, 심장근, 내분비샘 등의 효과기(effector)와 연결되어 항상성(homeostasis)을 조절 한다.

③ 신경절이전(preganglionic) 신경섬유와 신경절이후(postganglionic) 신경섬유 사이의 신경전달 물질은 아세틸콜린(acetylcholine)이다.

④ 부교감신경 말단에서 분비되는 신경전달물질은 노르에피네프린(norepinephrine)이다.

> **TIP** 부교감신경의 신경절이전신경과 신경절이후신경, 교감신경의 신경절이전신경은 끝부분에서 신경전달물질로서 아세틸콜린을 분비한다. 이들 신경섬유를 콜린작동성 섬유라고 한다. 그러나 대부분의 교감신경의 신경절이후신경은 노르에피네프린을 분비하므로 아드레날린작동성 섬유라고 한다.

14 〈보기〉에서 괄호 안에 들어갈 용어는?

― 〈보기〉 ―
- (　　　)는 근육의 성장과 회복에 중요한 역할을 한다.
- (　　　)는 근력 훈련 후 발생한 미세한 손상 부위를 치유하는 과정에서 근섬유 속 핵을 분열시켜, 핵의 수를 늘리고 근육의 성장을 돕는 단백질 합성을 촉진한다.

① 성상세포(astrocyte)

② 슈반세포(Schwann cell)

③ 위성세포(satellite cell)

④ 신경아교세포(neuroglial cell)

> **TIP** ① 성상세포는 신경교세포의 일종이다. 모세혈관과 신경세포의 사이를 가득 채우고, 물질대사에 관계하며, 또한 염증같은 손상된 조직을 원래상태로 되돌리는 역할을 한다.
> ② 슈반세포는 신경계의 기능적 단위는 신경원이며, 해부학적으로 세포체, 수상돌기, 축색 등의 세 가지 영역으로 나뉜다. 골격근을 자극하는 신경섬유처럼 근신경섬유의 축색은 슈반체포(Schwann cell)라 불리는 세포의 절연층으로 쌓여있다. 슈반세포의 막은 미엘린소초를 가지고 있으며 축색 외부를 불연속적으로 덮는다.
> ③ 근섬유 안에 근세포를 둘러싸고 있는 근초 위에 위치하고 있는 그룹을 위성세포라 한다. 위성세포는 분화하지 않은 세포로서 근육의 성장과 근손상부위 치유에 중요한 역할을 한다. 근육이 손상되었을 때 위성세포는 분열하여 근육의 재생을 가능하게 한다.
> ④ 신경아교세포는 신경세포를 지지하고 보호한다. 신경아교세포 안에는 위에서 언급된 성상세포, 슈반세포 뿐만 아니라 미세아교세포, 희소돌기아교세포들이 존재한다.

Answer 13.④ 14.③

15 〈보기〉에 근육의 수축력 및 파워에 영향을 미치는 요인으로 옳은 것을 모두 고른 것은?

─────────── 〈보기〉 ───────────

ⓐ 액틴과 마이오신 십자교(cross-bridge)의 수
ⓑ 수축 전 근육의 적정 길이(optimal length)
ⓒ 근섬유로 전달되는 신경자극의 크기와 빈도
ⓓ 마이오신 ATPase의 활성도
ⓔ 근섬유의 높은 효율성(efficiency)

① ㉠, ㉡, ㉢

② ㉢, ㉣, ㉤

③ ㉠, ㉡, ㉢, ㉣

④ ㉠, ㉡, ㉢, ㉣, ㉤

> **TIP** 보기에 제시된 내용 모두 근육의 수축력 및 파워에 해당되는 내용이다. 추가적으로 근육의 크기(근비대의 정도)와 관절의 각도, 근육의 운동 속도에도 영향을 미친다.

16 심박출량을 증가시키는 요인으로 옳지 않은 것은?

① 심실 수축력의 증가

② 교감신경계의 활성화

③ 평균동맥압(mean arterial pressure)의 증가

④ 이완기말 용적(end-diastolic volume)의 증가

> **TIP** 심박출량은 1회 박출량에 심박수를 곱한 값이다. 운동강도에 따라 비례하여 증가하게 되는데, 심박출량이 높을수록 최대 유산소 능력도 높으며, 최대 유산소 능력이 높을수록 심박출량도 높다. 심실 수축력은 1회 박출량에 영향을 주며, 교감신경 의 활성화는 심박수에 영향을 준다. 또한 이완기말 용적이 늘어나면 더 많은 혈액을 내보낼 수 있다. 평균동맥이 증가하면 심박출량을 감소시키는 요인이다.

17 〈보기〉가 설명하는 용어로 적절한 것은?

〈보기〉

• 심전도 검사에서 R-R시간 인터벌로 측정한다.
• 교감신경계와 부교감신경계 간의 균형을 알아보는 좋은 지표이다.
• 심혈관질환자의 비침습적(non-invasive) 검사로 사용된다.

① 맥압(pulse pressure)
② 심박수 변이도(heart rate variability)
③ 심장의 우축편위(right axis deviation)
④ 좌심실 확장기말 압력(left ventricular end-diastolic pressure)

TIP 운동강도의 증가에 따라 심박수는 비례해 증가한다. 따라서 운동강도가 증가하면 산소섭취량이 비례적으로 증가한다. 산소섭취량의 증가에 비례하여 심박수가 증가한다. 운동강도에 따른 심박수의 증가는 교감신경 충격의 증가에 의해 이루어지며, 트레이닝 후 이전에 비해 동일한 운동강도에서 심박수가 감소하는 것은 교감신경 충격의 감소에 의해 이루어진다. 비침습적 검사란 인체에 고통을 주지 않고 실시하는 x-ray, 심전도 같은 검사를 말한다.

18 일시적인 추위 스트레스(cold stress)에 노출 시 나타나는 생리적인 변화로 옳지 않은 것은?

① 불수의적인 떨림(shivering)의 발생
② 피부의 혈관 수축(vasoconstriction)
③ 티록신(thyroxine) 분비로 세포 내 열생성 증가
④ 항이뇨호르몬(antidiuretic hormone) 분비로 세포 내 열생성 증가

TIP 뇌하수체 후엽에서 분비되는 항이뇨호르몬은 신장 집합관의 수분 투과성을 높임으로써 인체 수분 보유를 증가시킨다. 그 결과 소변으로 배출되는 물의 양이 감소한다. 따라서 많은 양의 땀과 활발한 신체 활동으로 나타날 수 있는 인체 수분 부족(탈수)의 위험을 감소시켜 준다.

Answer 17.② 18.④

19 〈보기〉의 혈압 수치를 이용하여 평균동맥압(mean arterial blood pressure)을 구하시오.

─────────────── 〈보기〉 ───────────────

• 수축기 혈압 : 126mmHg
• 이완기 혈압 : 90mmHg

① 약 96mmHg

② 약 102mmHg

③ 약 108mmHg

④ 약 114mmHg

> **TIP** 이완기 혈압에 맥압의 1/3을 더한 값이 평균동맥압이다. 맥압이란 수축기에서 이완기 혈압을 뺀 값으로 126mmHg－90mmHg ＝ 36mmHg이며 36의 1/3은 12mmHg이다. 이때 이완기 혈압 90mmHg이므로 12mmHg을 더하면 102mmHg이 된다.

20 점증부하 운동 시 땀 손실에 의한 체액 및 혈장량이 감소할 때 뇌하수체에서 분비되는 호르몬은?

① 성장 호르몬(growth hormone)

② 바소프레신(vasopressin)

③ 갑상샘자극 호르몬(thyroid stimulating hormone)

④ 부신겉질자극 호르몬(adrenocorticotrophic hormone)

> **TIP** 바소프레신은 항이뇨호르몬이다. 시상하부에서 만들어지고 뇌하수체 후엽에서 저장, 분비되는 펩티드호르몬이다. 신장에서 물을 재흡수하거나 혈관을 수축시키는 기능을 한다. 신장에서 물의 재흡수를 촉진시켜 농도가 높은 소변을 만들거나, 혈관을 수축시켜 혈압을 높이는 기능을 하는 호르몬이다. 몸의 항상성 유지에 관여하는 시상하부에서 만들어지고 뇌하수체 후엽에 저장되었다가 분비된다.

2 건강 · 체력평가

1 규칙적인 신체활동 또는 운동을 통한 생리적 적응현상으로 옳은 것은?

① 최대하운동 시 심근 산소소비량의 증가

② 점증적 최대운동 시 혈중 무기인산염 축적의 시연

③ 저강도운동 시 지방산화 활성에 의한 글리코겐 보존(glycogen sparing) 효과 억제

④ 최대하운동 시 비단백질호흡률(non-protein RQ)의 증가

> **TIP** 규칙적인 운동에 의한 생리적 적응현상으로 최대하운동 시 심근 산소소비량이 감소하고, 저강도 운동시 글리코겐 보존 효과는 증가하며, 최대하운동 시 비단백질호흡률은 감소한다.

2 〈보기〉에서 규칙적인 운동으로 발생하는 혈압 감소의 원인에 대한 설명을 모두 고른 것은?

─── 〈보기〉 ───

㉠ 교감신경 활성 증가 및 부교감신경 활성 감소

㉡ 혈중 카테콜라민(catecholamine) 증가

㉢ 레닌-안지오텐신 시스템(renin-angiotensin system) 활성 감소

㉣ 향상된 신장 기능으로 인해 Na^+ 체외 배출 증가

① ㉠, ㉡   ② ㉡, ㉢

③ ㉢, ㉣   ④ ㉠, ㉣

> **TIP** 교감신경성 호르몬인 카테콜아민은 빠른 심박동과 혈압 상승을 일으키기 때문에 혈압 감소의 원인과는 거리가 멀다.

Answer 1.② 2.③

3 〈보기〉는 ACSM에서 관상동맥질환자에게 권장하는 운동방법이다. 괄호 안의 용어가 바르게 묶인 것은?

─────── 〈보기〉 ───────

• 유산소 운동은 VO₂max의 (㉠)% 강도에서 하루 (㉡)분 동안 지속적으로 수행하는 대근육 운동을 권장한다.
• 저항성 운동은 (㉢)의 운동형태로 (㉣)회의 반복을 수행할 수 있는 운동 강도를 권장한다.

	㉠	㉡	㉢	㉣
①	40 ~ 85	20 ~ 40	인터벌 트레이닝	5 ~ 6
②	20 ~ 35	10 ~ 30	서킷 트레이닝	5 ~ 6
③	40 ~ 85	20 ~ 40	서킷 트레이닝	12 ~ 15
④	20 ~ 35	10 ~ 30	인터벌 트레이닝	12 ~ 15

TIP ACSM에서 관상동맥질환자에게 권장하는 운동방법은 VO₂max의 40 ~ 85%의 강도에서 하루 20 ~ 40분 지속적인 대근육운동과 저항성운동으로 서킷 트레이닝의 형태로 12 ~ 15회 반복할 수 있는 강도를 권장하고 있다.

4 대사성질환자에게 적용한 운동의 효과에 대한 설명으로 가장 옳은 것은?

① 규칙적인 운동은 고혈압 환자의 수축기 혈압은 감소시키지만, 이완기 혈압은 변화시키지 못한다.
② 제2형 당뇨병 환자가 저항성 운동을 매일 수행한 경우 인슐린 저항성이 증가한다.
③ 고콜레스테롤혈증 환자는 지구성 운동에 의해 고밀도지단백콜레스테롤(HDL-C) 수치가 낮아진다.
④ 고혈압 환자가 장기간 동안 매일 최소 30분의 유산소운동을 수행한 경우, 수축기 혈압이 약 10mmHg 정도 감소한다.

TIP 규칙적인 운동으로 이완기 혈압은 유지되거나 약간 감소하게 된다. 제2형 당뇨병 환자의 지속적 운동의 효과로 인슐린 저항성이 감소하게 되고, 고콜레스테롤혈증 환자는 지구성 운동에 의해 저밀도지단백콜레스테롤 수치가 낮아진다.

Answer 3.③ 4.④

5 ACSM에서 제시한 당뇨병 환자의 운동참여 전 운동검사 실시여부를 결정하는 권고기준으로 옳은 것은?

① 제1형 당뇨병 진단 후 10년 경과

② 제2형 당뇨병 진단 후 5년 경과

③ 총콜레스테롤 수치가 200mg/dl 이하

④ 60세 미만의 직계에서 관상동맥질환의 가족력 보유

> **TIP** ① 제1형 당뇨병 진단 후 15년 경과
> ② 제2형 당뇨병 진단 후 10년 경과
> ③ 총콜레스테롤 수치가 200mg/dl 이상

6 심혈관질환자를 위한 위험분류 기준 중 '고위험군'에 대한 설명이다. 〈보기〉에서 괄호 안의 수치가 바르게 묶인 것은?

────── 〈보기〉 ──────

• (㉠)MET 미만의 운동 또는 회복 시 비정상적인 호흡곤란, 가벼운 어지럼증, 현기증이 발생한다.
• 운동부하검사 중 또는 휴식 시 기준선으로부터 (㉡)mm 이상의 ST분절 하강을 보인다.

	㉠	㉡			㉠	㉡
①	7	2		②	6	1
③	5	2		④	4	1

> **TIP** 5METs 미만의 운동으로도 문제가 나타나고 휴식 시 심전도상 ST 분절 2mm 이상의 하강을 보인다면 고위험군에 속한다.

7 1RM측정 시 검사자가 숙지해야 하는 기본 절차로 옳지 않은 것은?

① 스쿼트 1RM 측정 시 15회 이상의 반복횟수를 수행하면 최대 5kg의 중량을 올려 다음 세트를 진행한다.

② 피검자가 자각할 수 있는 능력 내에서 최초 무게를 정한다.

③ 측정 사이에 3 ~ 5분간의 휴식을 두고, 5회 이내의 시도에서 1RM을 결정한다.

④ 측정 사이의 동일성을 위하여 같은 속도의 동작과 관절가동범위로 수행한다.

> **TIP** 1RM 직접 측정시 먼저 가벼운 무게로 6 ~ 10회로 예비실시를 한 후 충분한 휴식을 취하고 3 ~ 4회 정도 들 수 있는 무게를 파악하여 5kg(상황에 따라 다소 낮게 선정)씩 증가시키면서 반복하여 측정한다.

Answer 5.④ 6.③ 7.①③

8 운동 전 평가로 실시하는 이학적 검사 요소를 〈보기〉에서 모두 고른 것은?

─────────────── 〈보기〉 ───────────────

    ㉠ 체중   ㉡ 압통평가

    ㉢ 심장청진   ㉣ 안정 시 혈압

    ㉤ 신경학적 기능 검사   ㉥ 피부시진

① ㉠, ㉡, ㉢

② ㉠, ㉢, ㉤, ㉥

③ ㉠, ㉢, ㉣, ㉤, ㉥

④ ㉠, ㉡, ㉢, ㉣, ㉤, ㉥

> **TIP** • 이학적 검사 : 시진, 촉진, 타진, 청진 등으로 대상자의 이상 유무를 조사하는 검사법
> • 의학적 검사 : 이학적 검사로는 얻을 수 없는 정보를 혈액검사, 소변검사, 심전도, 초음파검사 등으로 얻는 것

9 국제당뇨병연맹(IDF)에서 제시한 대사증후군의 위험지표에 관한 기준을 바르게 묶은 것은?

항목	IDF 기준
허리둘레(cm)	남: (> ㉠), 여: (> ㉡)
고밀도지단백콜레스테롤 (HDL-C, mg/dl)	남: (< ㉢), 여: (< ㉣)
중성지방(TG, mg/dl)	(≥ ㉤)

	㉠	㉡	㉢	㉣	㉤
①	94	80	40	50	150
②	90	85	35	39	150
③	94	80	50	40	100
④	85	90	39	30	100

> **TIP** 국제당뇨병연맹 기준
> ㉠ 허리둘레 : 남 94 초과, 여 80 초과
> ㉡ 고밀도지단백콜레스테롤 : 남 40 미만, 여 50 미만
> ㉢ 중성지방 : 150 이상

Answer 8.④ 9.①

10 〈보기〉에서 골관절염(osteoarthritis)의 주요 특징을 바르게 묶은 것은?

─────〈보기〉─────

㉠ 관절연골(articular cartilage)의 파괴
㉡ 아침경직(morning stiffness)이 최소한 1시간 이상 지속
㉢ 골극(osteophyte)의 형성
㉣ 좌우 양측의 같은 관절에서 동시 발병

① ㉠, ㉡

② ㉠, ㉢

③ ㉡, ㉢

④ ㉡, ㉣

TIP 아침경직은 류마티스관절염의 대표적인 증상이며 골관절염은 관절염이 발생한 부위에 국소적인 통증이 있다.

11 〈보기〉는 A집단과 B집단의 1,600m 오래달리기 기록(초)과 최대산소섭취량(VO₂max)의 관계를 나타낸 산점도(scatter plot)이다. 산점도와 관련된 설명으로 옳은 것은?

─────〈보기〉─────

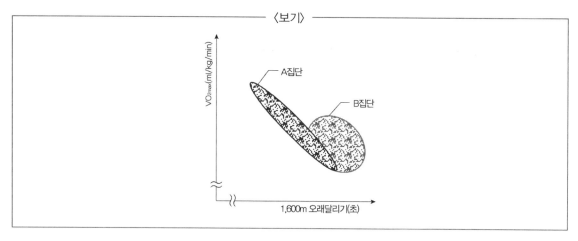

① B집단이 A집단보다 심폐지구력이 평균적으로 더 우수하다.

② B집단이 A집단보다 1,600m 오래달리기 기록의 분산도(variability)가 더 크다.

③ A집단이 B집단보다 최대산소섭취량 추정식의 결정계수(R^2)가 더 크다.

④ A집단이 B집단보다 최대산소섭취량 추정치의 신뢰구간(confidence interval)이 더 크다.

TIP A집단의 심폐지구력이 평균적으로 더 우수하며 값이 퍼져있기 때문에 분산도가 더 크고, 최대산소량 추정치의 정확도도 더 크다. 결정계수는 회귀식의 적합도를 재는 척도로 값이 1에 가까울수록 회귀식의 적합도는 높아진다.

Answer 10.② 11.③

12 건강 관련 체력검사의 결과 활용으로 바르게 묶인 것은?

─────────────── 〈보기〉 ───────────────

ⓐ 체력의 향상도 평가를 위한 기초자료로 활용한다.
ⓑ 달성 가능한 건강체력 목표를 설정하는데 활용한다.
ⓒ 규준(norm)지향기준과 비교하여 신체활동 동기를 유발한다.
ⓓ 준거(criterion)지향기준과 비교하여 체력의 상대적 위치를 확인한다.

① ㉠, ㉡, ㉢
② ㉠, ㉡, ㉣
③ ㉡, ㉢, ㉣
④ ㉠, ㉡, ㉢, ㉣

TIP 규준지향기준과 준거지향기준
　　ⓐ 규준지향기준 : 속해 있는 집단에 비해 상대적인 위치를 밝혀보는 평가방법이라 하며, 상대비교평가라고 부른다.
　　ⓑ 준거지향기준 : 성취기준이나 행동 목표의 도달 정도를 알아보기 위한 평가방법이며 절대비교 평가라고 부른다.

13 다음 〈표〉는 성인 남자 표본 100명의 체력검사 결과를 모집단과 비교하여 나타낸 것이다. 표본집단의 체력검사 결과에 대한 해석으로 옳은 것은? (단, 모집단의 결과는 정규분포를 가정함)

체력(검사)	근지구력 (윗몸일으키기, 회/분)	심폐지구력 (1,600m 오래달리기, 초)	유연성 (앉아윗몸앞으로 굽히기, cm)
표본 평균	40	540	13
모집단 평균	35	520	10
Z-점수	1.8	1.0	0.8

① 표본의 심폐지구력은 모집단보다 평균적으로 더 우수하다.
② 표본의 유연성은 모집단보다 평균적으로 우수하지 않다.
③ 표본의 심폐지구력은 유연성보다 상대적으로 더 우수하다.
④ 표본의 근지구력 평균은 모집단의 상위 5%에 속한다.

TIP 표본의 심폐지구력은 모집단보다 평균적으로 더 우수하지 않으며, 표본의 유연성은 모집단보다 평균적으로 우수하다. 표본의 심폐지구력은 유연성보다 상대적으로 더 우수하지 않다.

Answer 12.① 13.④

14 피하지방두께를 이용한 체지방률(% body fat) 추정식의 예측타당도(predictive validity)를 검증하는 과정을 순서 대로 나열한 것은?

───────────────── 〈보기〉 ─────────────────

ⓐ 준거검사의 타당도 확인
ⓑ 교차타당도 검증
ⓒ 동일한 피검자에게 피하지방두께 측정과 준거 검사 실시
ⓓ 체지방률 추정식 산출

① ㉠→㉡→㉢→㉣   ② ㉠→㉢→㉣→㉡

③ ㉡→㉠→㉢→㉣   ④ ㉢→㉠→㉣→㉡

TIP 예측타당도는 검사결과가 미래의 행동을 정확하게 예측할 수 있는 정도를 나타내는 준거 관련 타당도 지수이다. 타당도확인 – 검사 – 산출 – 검증의 순서를 거쳐 검증한다.

15 유연성 검사에 대한 설명으로 옳지 않은 것은?

① '앉아서 윗몸 앞으로 굽히기'는 측정 시 피검자가 무릎을 굽히거나 반동을 주면 재측정 한다.
② 'Back-Saver 앉아서 윗몸 앞으로 굽히기'는 윗몸을 굽힐 때 척추 부분의 불편함을 해소하기 위해 한쪽 다리만 편 상태에서 측정한다.
③ '수정된 Back-Saver 앉아서 윗몸 앞으로 굽히기'는 팔다리 길이 차이를 고려하여 상대적 0점을 이용해서 측정한다.
④ '의자앉아 윗몸 앞으로 굽히기'는 노인의 기능적 제한을 고려하여 의자에 앉아 한쪽 다리만 편 상태에서 측정한다.

TIP 수정된 Back-Saver 앉아서 윗몸 앞으로 굽히기는 측정하고 있지 않는 다리의 불편함을 완화하기 위하여 벤치같은 곳에 앉아 반대다리를 내리고 측정하는 방법이다.

Answer 14.② 15.③

16 심폐지구력 검사에 대한 설명으로 옳은 것은?

① 6분 걷기와 2분 제자리 걷기는 노인에게 적절한 검사이다.

② 15m 왕복오래달리기는 성인 여성에게 적절한 검사이다.

③ 스텝검사에서 회복심박수의 합이 높을수록 신체효율성지수(Physical Efficiency Index, PEI)가 높다.

④ 왕복오래달리기는 피검자가 신호음이 울리기 전에 반대쪽 라인에 1회 도달하지 못할 경우 측정은 종료된다.

> **TIP** 국민체력100에서 측정하는 6분 걷기, 2분 제자리 걷기는 만 65세 이상 노인의 심폐지구력을 측정하는 검사이다.

17 등속성 근기능 검사장비에 대한 설명을 바르게 묶은 것은?

─────────── 〈보기〉 ───────────

ㄱ 단축성수축(concentric contraction) 운동은 가능하지만 신장성수축(eccentric contraction) 운동은 불가능하다.

ㄴ 관성의 영향 없이 관절가동범위 내에서 최대 근수축을 유도한다.

ㄷ 다른 근기능 검사 장비보다 비교적 검사 시간이 짧게 소요된다.

ㄹ 각속도 조절이 가능하므로 적합한 속도를 부과하여 측정할 수 있다.

① ㄱ, ㄴ

② ㄱ, ㄹ

③ ㄴ, ㄷ

④ ㄴ, ㄹ

> **TIP** 등속성 근기능 검사장비로 단축성수축 운동 및 신장성수축 운동 모두 가능하며, 다른 검사 장비보다 시간이 오래 걸리고 고가인 단점이 있다.

18 건강 관련 체력검사의 신뢰도와 타당도에 대한 설명으로 옳지 않은 것은?

① 변별력이 높은 체력검사는 타당도가 높다.

② 여러 번 측정해도 검사 결과가 비슷한 검사는 신뢰도가 높다.

③ 신뢰도가 높은 검사라도 타당도는 낮을 수 있다.

④ 추정표준오차(Standard Error Estimate, SEE)는 준거검사의 신뢰도를 나타낸다.

> **TIP** 추정표준오차는 회귀선에 대해 측정된 값들의 표준편차에 대한 표현을 말한다.

Answer 16.① 17.④ 18.④

19 ACSM 질병위험분류 기준에 따른 고혈압, 대사증후군, 뇌졸중 등의 건강관련 문제가 발생할 가능성이 가장 높은 대상자로 적절한 것은?

① 체질량지수 33kg/m²이면서 허리둘레가 90cm인 성인 여성

② 체질량지수 33kg/m²이면서 허리둘레가 98cm인 성인 남성

③ 체질량지수 34kg/m²이면서 허리둘레가 85cm인 성인 여성

④ 체질량지수 34kg/m²이면서 허리둘레가 95cm인 성인 남성

> **TIP** 위험분류 기준
> ㉠ 체질량지수 : 30kg/m² 이상
> ㉡ 허리둘레 : 남성 102cm 이상, 여성 88cm 이상

20 국민체력100의 국민체력인증제에 대한 설명으로 옳지 않은 것은?

① 체력 수준을 과학적으로 평가한다.

② 절대평가 기준에 의하여 체력을 인증하여 수상한다.

③ 맞춤형 운동처방 및 체력관리를 무료로 제공한다.

④ 생애주기별로 건강체력의 기준을 제시한다.

> **TIP** 동일 연령대에서 평가하며 악력이나 심폐기능은 개인차를 고려하여 평가한다.

Answer 19.① 20.②

3 운동처방론

1 〈보기〉에서 운동부하검사 시 검사자가 고려해야 할 내용으로 옳은 것은?

〈보기〉

ㄱ 검사 직전까지 음식 섭취를 허용한다.
ㄴ 검사 중 초래되는 증상과 흔치 않은 느낌을 신속히 알리도록 한다.
ㄷ 처방되지 않은 약물을 제외한 복용 약물은 정확하게 밝히도록 한다.
ㄹ 원활한 검사를 위해 모든 질문은 자제하도록 한다.
ㅁ 피검자가 불편함이나 피로감을 느끼는 경우 운동부하검사의 중단을 요청할 수 있도록 한다.

① ㄱ, ㄴ   ② ㄴ, ㄷ
③ ㄴ, ㅁ   ④ ㄷ, ㅁ

TIP 검사 중에는 각종 상황에 대해 흔치 않은 증상을 느끼면 바로 저치할 수 있도록 해야 하며 피검자가 검사 중 불편함을 호소할 경우 즉시 중단을 할 수 있도록 해야 한다.

2 심폐지구력 향상을 위한 트레이닝에 대한 설명으로 옳지 않은 것은?

① 운동강도와 시간은 상호 정비례 관계를 통해서 총 칼로리 소비량을 결정한다.
② 운동형태는 율동적이고 동적으로 대근육군을 사용하도록 하며 필요할 경우 교차훈련을 할 수 있다.
③ 운동시간은 20 ~ 60분간의 지속적인 혹은 간헐적인 활동을 포함한다.
④ 주당 3 ~ 5일의 빈도를 통해서 향상되지만 그 향상 정도는 점차 고원화(plateau) 된다.

TIP 일반적 심폐지구력 운동에서는 강도와 시간은 상호 반비례 관계가 형성된다.

Answer 1.③ 2.①

3 〈보기〉에서 저항성 트레이닝의 효과에 관한 설명으로 바르게 묶인 것은?

〈보기〉

㉠ 근비대를 통해서 안정 시 대사율이 감소한다.
㉡ 성별, 연령, 운동종목에 상관없이 많은 사람들에게 도움이 된다.
㉢ 근비대는 주로 근섬유 횡단면적의 증가로 이루어진다.
㉣ 운동강도, 반복횟수 및 세트수 설정에 따라 근지구력, 근파워, 근비대의 효과가 다르게 나타난다.
㉤ 운동강도가 유지되더라도 운동빈도를 줄이면 즉각적으로 트레이닝 효과가 감소한다.

① ㉠, ㉡, ㉢
② ㉠, ㉣, ㉤
③ ㉡, ㉢, ㉣
④ ㉡, ㉣, ㉤

TIP 트레이닝 후에는 안정시 기초 대사율이 증가하며, 운동빈도를 줄이더라도 즉각적 변화보다는 유지 및 점차적 감소가 된다.

4 〈보기〉에서 심폐지구력 향상을 위한 트레이닝의 효과로 바르게 묶인 것은?

〈보기〉

㉠ 안정 시 심박수가 감소한다.
㉡ 근육량이 현저하게 증가한다.
㉢ 동일한 강도의 최대하운동 시 1회 박출량이 증가한다.
㉣ 동일한 강도의 최대하운동 시 심박수가 감소한다.
㉤ 동일한 강도의 최대하운동 시 심근산소 소비량이 증가한다.

① ㉠, ㉢, ㉣
② ㉠, ㉣, ㉤
③ ㉡, ㉢, ㉤
④ ㉢, ㉣, ㉤

TIP 동일 강도의 최대하 운동이므로 심근산소 소비량은 줄어든다.

Answer 3.③ 4.①

5 고혈압 환자를 위한 운동 내용으로 옳지 않은 것은?

① 혈압 조절이 되지 않는 고혈압 환자는 먼저 의사에게 의학적 평가를 받고 혈압강하제를 처방받은 후 운동에 참가해야 한다.

② 저항운동 중 발살바 조작(Valsalva maneuver)이 발생하는 형태의 근육운동을 하도록 한다.

③ 대부분의 유산소운동은 가급적 매일 실시하고, 저항운동은 주당 2 ~ 3회 실시한다.

④ 운동프로그램은 대근육군을 이용하는 8 ~ 10가지의 서로 다른 운동으로 구성한다.

> **TIP** 발살바 조작 호흡은 혈압을 상승시켜 고혈압 환자는 절대 지양해야 할 호흡 방법이다.

6 당뇨병 환자에게 운동처방 시 특별히 고려해야 할 사항 중 가장 옳은 것은?

① 운동에 대한 심박수 반응이 둔화될 수 있기 때문에 운동자각도(RPE)로 운동강도를 평가할 수 있다.

② 발의 상처확인을 위해서 가급적 맨발로 운동하도록 한다.

③ 망막병증을 동반한 환자의 운동프로그램에는 고강도 유산소운동을 포함한다.

④ 제1형 당뇨병 환자의 경우는 운동 전과 후에 인슐린을 투여하여 혈당을 조절하도록 한다.

> **TIP** 당뇨질환으로 인한 원활한 대사활동이 이루어지지 않음으로 과부하 현상에 대한 외형적 측정이 늦어질 수 있으므로 본인의 직접적 경험에 대한 반응을 살피는 것이 좋다.

7 〈보기〉의 ACSM에서 제시한 어린이를 위한 운동처방 시 FITT-VP 권고사항으로 바르게 묶인 것은?

――――――― 〈보기〉 ―――――――

㉠ 체격에 맞춰 부하를 결정하도록 한다.

㉡ 달리기, 줄넘기, 근력운동 등을 포함한 뼈 강화 활동을 주당 3일 이상 실시한다.

㉢ 어린이들은 어른들보다 더 적은 양의 신체활동을 해야 한다.

㉣ 유산소운동은 중강도 이상으로 실시하며, 주당 3일은 격렬한 강도의 운동이 포함되도록 한다.

① ㉠, ㉢   ② ㉠, ㉣

③ ㉡, ㉢   ④ ㉡, ㉣

> **TIP** 체격만을 맞춘다면 성급한 일반화가 우려되며, 어린이들은 성인보다 많은 신체활동을 하도록 권장한다.

Answer 5.② 6.① 7.④

8 ACSM이 최근에 제시하는 과체중과 비만 환자를 위한 체중감량 프로그램 권고사항으로 옳지 않은 것은?

① 유산소운동의 강도는 VO$_2$R의 35% 이하로 제한한다.

② 유산소운동과 함께 저항운동과 유연성운동을 병행한다.

③ 적당한 신체활동량을 위하여 운동빈도는 주당 5～7일로 한다.

④ 한 번에 최소 10분씩 간헐적으로 운동하여 하루 운동 권장량을 채우는 것이 가능하다.

TIP 운동강도에 대해 증가를 권고하지만 여유산소소비량에 대한 수준에 대해 제한하는 것은 옳지 않다.

9 〈보기〉에서 고령자의 운동부하검사에 대한 내용으로 바르게 묶인 것은?

―――――――――――――― 〈보기〉 ――――――――――――――

㉠ 낮은 운동능력이 예상되면 초기강도를 3MET 이하로 설정한다.
㉡ 단계를 올릴 때 트레드밀의 경사보다는 속도를 증가시킨다.
㉢ 단계별 운동의 증가량은 2MET로 설정하는 것이 안전하다.
㉣ 트레드밀 검사의 대체검사방법으로 자전거 에르고미터 또는 6분 걷기검사를 실시할 수 있다.

① ㉠, ㉡　　　　　　　　　　　　　② ㉠, ㉣
③ ㉡, ㉢　　　　　　　　　　　　　④ ㉡, ㉣

TIP 저강도의 3MET 이하로 설정하고 걷기가 힘들 수 있으므로, 자전거 및 암 에르고미터 등을 통해 측정할 수 있도록 하는 것이 좋다.

10 대퇴골 경부 골밀도 T점수가 −3.0이며 일상생활에 문제가 없는 53세 남성을 위한 운동처방 내용으로 가장 옳은 것은?

① 코어근육 발달을 위하여 저항운동으로 동적 복근운동과 몸통 회전운동을 실시한다.

② 동기유발을 위해 동료와 함께하는 팀 스포츠인 야구, 축구를 실시한다.

③ 근육과 뼈에 자극을 주기위해서 탄성스트레칭으로 준비운동을 실시한다.

④ 중강도 유산소 운동(HRR의 40～60%)과 계단 오르내리기 운동을 실시한다.

TIP 정답을 제외한 지문에서 몸통 회전운동의 위험성과 동기유발만을 위한 과부하적인 운동 참여의 위험성과 탄성 스트레칭의 골밀도 점수와 연관성이 부족하며 적절하지 못한 처방이다.

Answer 8.① 9.② 10.④

11 〈보기〉와 같은 순(net) 칼로리 소비가 목표일 경우 하루 몇 분간 운동하는 것이 적절한가?(소수점 이하 첫째자리에서 반올림)

〈보기〉

목표칼로리 소비 : 1,200kcal/주

(산소소비량 1L당 5kcal의 칼로리 소비를 기준)

- 성별 : 남성
- 연령 : 45세
- 체중 : 70kg
- 운동강도 : 6MET
- 운동빈도 : 4일/주

① 약 42분   ② 약 45분

③ 약 49분   ④ 약 55분

TIP 목표 순(net) 칼로리 소비를 위한 운동시간 공식

- 순(net) 칼로리 소비 = 총 소비량 − 안정시 소비량

- 분당 에너지 소비량 $= \dfrac{METs \times 체중 \times 3.5}{200}$

$$= \dfrac{6 \times 70 \times 3.5}{200} = \dfrac{1,470}{200} = 7.35$$

- 안정시 소비량 $= \dfrac{1 \times 70 \times 3.5}{200} = \dfrac{245}{200} = 1.225$(소수점을 맞추기 위해 반올림 1.23 사용)

- $7.35 - 1.23 = 6.12$

- 1,200kcal은 일주일 총량이며 주 4일 운동을 하므로 하루에는 300kcal을 대입한다.

$6.12 \times \chi = 300$

$\chi = 49.01$(소수점 첫째자리 반올림하면 49)

12 〈보기〉에서 A씨가 VO₂R의 60% 강도로 운동을 실시할 때 산출된 산소섭취량으로 옳은 것은?

〈보기〉

　　A씨는 36세의 남성으로 체중은 70kg, 신장은 165cm이고 체지방률은 28%이다. 안정 시 혈압은 115/80mmHg
이고, 심박수는 68회/분이었다. 최대산소섭취량은 41ml/kg/min이었다.

① 1.72L/min

② 1.82L/min

③ 1.97L/min

④ 2.46L/min

> **TIP** 운동 강도에 따른 산소섭취량 공식
>
> 1METs = 3.5ml/kg/min
>
> 안정시 산소섭취량 = 1METs = 3.5ml/kg/min
>
> 목표산소섭취량 = [운동강도(%) × (최대산소섭취량 − 안정시 산소섭취량)] + 안정시 섭취량
>
> 　　　　　　　　= [0.6 × (41 − 3.5)] + 3.5
>
> 　　　　　　　　= 26ml/kg/min
>
> 26ml/kg/min × 70kg = 1,820ml/min
>
> 지문의 단위는 L/min이므로 변환하면 1.82가 된다.

13 〈보기〉의 내용을 읽고 중강도의 유산소운동을 처방할 경우 여유심박수(HRR)법을 활용한 목표심박수 범위로 옳은 것은?

〈보기〉

목표심박수 : HRR의 40 ~ 60%

- 성별 : 여성
- 신장 : 158cm
- 안정 시 심박수 : 70회/분
- 최대산소섭취량 : 28ml/kg/min

- 연령 : 40세
- 체중 : 70kg
- 최대심박수 : 170회/분

① 88 ~ 132회/분

② 110 ~ 130회/분

③ 112 ~ 168회/분

④ 114 ~ 135회/분

> **TIP** 여유심박수 = 최대심박수 − 안정시 심박수
>
> 목표심박수 = (여유심박수 × 운동강도) + 안정시 심박수
>
> ※ 최대심박수가 보기에서 주어진 것을 활용해야 한다.
>
> 　　카보넨 공식 사용 (최대심박수 = 220 − 나이)을 유의해야 한다.
>
> 　　170 − 70 = 100
>
> 　　(100 × 0.4) + 70 = 110
>
> 　　(100 × 0.6) + 70 = 130

Answer　12.② 13.②

14 근력 향상을 위한 운동 유형별 설명으로 옳지 않은 것은?

① 등속성(isokinetic)운동은 근육에 장력을 발생시키고 근육의 수축 시 근육 길이가 변하며 각속도는 동일하다.

② 신장성(eccentric)운동은 근파워 향상에 효과적이지만, 근육 손상의 발생 위험성이 높기 때문에 수행 시 주의해야 한다.

③ 등척성(isometric)운동은 근육의 수축 시 관절각도가 변하지 않기 때문에 근 수축시간 변화를 통해 효과를 조절할 수 있다.

④ 등장성(isotonic)운동은 관절각도에 따른 근력 발휘 정도가 동일하게 발생하기 때문에 동적스포츠활동과 유사한 동작이다.

TIP 등속성 운동에 대한 내용이다.

15 ACSM이 제시하는 임산부를 위한 운동처방 내용으로 옳지 않은 것은?

① 운동강도는 BMI가 $25kg/m^2$ 미만인 여성에게는 중강도 운동을, $25kg/m^2$ 이상인 여성에게는 저강도 운동을 권고한다.

② 유산소운동형태로 하루 15 ~ 30분정도로 실시하고, 저항성 운동은 저강도로 실시한다.

③ 임신 3개월 후 태아의 정맥폐색이 발생하지 않도록 누운 자세에서의 운동은 피한다.

④ 운동강도 설정 시 정확성을 위해 최대산소섭취량을 측정하거나 여유심박수(HRR)법으로 설정한다

TIP 임산부의 특수 상황대상자에게 최대산소섭취량 측정을 위한 운동부하검사는 적절하지 못한 사전 검사이다.

16 대사성질환자의 운동처방을 위한 내용으로 옳지 않은 것은?

① 이상지질혈증 환자는 운동부하검사 시 심혈관질환에 노출될 수 있기 때문에 유의해야 한다.

② 운동 중 허혈진단 병력이 있는 고혈압 환자의 운동 강도는 허혈역치보다 분당 심박수가 10회 이상 낮게 설정되어야 한다.

③ 골다공증 환자는 골밀도가 낮기 때문에 점프운동은 실시하지 못하도록 제한한다.

④ 제1형 당뇨병 환자는 소변을 통해 측정된 케톤이 일정 수준 이상일 경우에는 운동을 취소한다

TIP 골다공증 환자에게 적절한 부하운동으로 자극을 주는 것이 도움이 되며, 완전 제한하는 방법은 처방 내용으로 적절하지 못하다.

Answer 14.④ 15.④ 16.③

17 〈보기〉의 괄호 안에 들어갈 용어로 가장 적절한 것은?

─────〈보기〉─────

일반적으로 ROM을 향상시키기 위해 사용되는 스트레칭 방법 중 (㉠)은 목표부위를 신장시키기 위해 반동하는 움직임을 사용하는 방법이고, (㉡)은 주동근과 길항근의 최대/최대하 수축 후 목표부위를 스트레칭하는 방법이며, (㉢)은 에너지소비 효율성과 실용성이 우수한 방법이다.

	㉠	㉡	㉢
①	동적 스트레칭	고유감각 신경근촉진법(PNF)	정적 스트레칭
②	정적 스트레칭	고유감각 신경근촉진법(PNF)	동적 스트레칭
③	동적 스트레칭	정적 스트레칭	고유감각 신경근촉진법(PNF)
④	고유감각 신경근촉진법(PNF)	동적 스트레칭	정적 스트레칭

TIP 스트레칭 방법의 정의적 영역에 대한 설명이다.
㉠ 동적 스트레칭: 신체에 반동을 주어 관절의 가동범위 이상까지 스트레칭하는 것으로, 몸의 반동에 의한 움직임을 이용한다.
㉡ 고유감각 신경근촉진법: 관절가동범위를 증가시켜 유연성을 확보하는 것으로 전문가 또는 파트너의 조력이 필요하며 극히 제한적이다.
㉢ 정적 스트레칭: 자신이 할 수 있는 지점까지 근육을 늘린 후 그대로 고정해서 유지하는 것으로 반사적 수축을 줄여주고, 근육을 이완시켜 더 많이 늘어날 수 있다.

Answer 17.①

18 〈보기〉에서 괄호 안에 들어갈 용어로 가장 적절한 것은?

〈보기〉

운동프로그램 설계를 위한 기본 원리 중 (㉠)는 수행된 운동형태와 동원된 근육군에 국한해서 트레이닝 효과가 나타남을 의미하며, (㉡)는 운동 기능을 향상시키기 위해서 평상시보다 더 큰 자극에 노출되어야 한다는 것을 의미한다. (㉢)는 적절한 적응과 운동참여를 지속하게 하고 운동 중 근골격 손상 및 심장마비 등의 위험요인들을 감소시킬 수 있다.

	㉠	㉡	㉢
①	특이성의 원리	과부하의 원리	가역성의 원리
②	개별성의 원리	점진성의 원리	가역성의 원리
③	특이성의 원리	과부하의 원리	점진성의 원리
④	개별성의 원리	특이성의 원리	점진성의 원리

TIP ㉠ 특이성 : 운동 자극에 대한 인체 생리·대사적 반응과 적응은 행해지는 운동 형태와 근육군에 따라 달라진다는 사실에 근거하고 있다.
㉡ 과부하 : 일상에서 요구되는 것보다 더 큰 강도를 인체에 부과하는 것을 말한다.
㉢ 점진성 : 운동 효과가 지속적으로 나타나도록 하기 위해 자극을 운동 기간 동안 계속 증가시켜줌을 의미한다.

19 만성질환자를 위한 일반적인 운동처방 원리로 옳은 것은?

① 관절염 환자의 기능적인 활동은 주 1회만 수행하도록 한다.
② 당뇨병 환자의 저혈당 예방을 위해 운동 후 필수 아미노산을 섭취하고 5분 후에 혈당을 측정한다.
③ 이상지질혈증 환자의 주된 운동형태는 대근육군을 사용하는 유산소운동을 수행한다.
④ 고혈압 환자의 수축기 혈압이 200mmHg를 초과할 경우 중강도 유산소운동을 수행한다.

TIP 질환의 주 원인이 비만 및 당뇨 등의 지방 과다 형태이기에 유산소 운동 권장이 적절하다.

Answer 18.③ 19.③

20 〈보기〉에서 운동프로그램 참여 시 위험성을 낮추기 위한 고려사항으로 바르게 묶인 것은?

─────────〈보기〉─────────

⊙ 심혈관계가 정상적인 사람은 운동에 의한 심장사고 발생률이 매우 낮다.
ⓒ 과도한 고강도 신체활동은 돌연사와 급성 심근경색의 위험을 일시적으로 낮추어 준다.
ⓒ 진단되거나 잠재된 심장질환자는 운동 시 심장사고를 유발할 가능성이 높다.
ⓔ 급성 심근염 또는 불안정성 협심증 환자는 운동부하검사가 필수적이다
ⓜ 집단의 심장질환 유병률은 운동의 위험성에 영향을 미칠 가능성이 높다.

① ⊙, ⓒ, ⓒ   ② ⊙, ⓒ, ⓜ
③ ⓒ, ⓒ, ⓔ   ④ ⓒ, ⓔ, ⓜ

TIP 고강도 운동의 위험성이며 운동부하검사의 위험군으로 협심증환자나 심근염 대상자는 지양해야 할 검사 방법이다.

Answer 20.②

1 운동부하검사의 목적으로 옳지 않은 것은?

① 심혈관질환자를 위한 안전하고 효과적인 운동 프로그램 처방
② 심근허혈, 부정맥 등의 잠재적 위험요인 발견
③ 특정 질환의 치료적 운동처방 및 적용
④ 운동 시 나타나는 인슐린 민감도 평가

> **TIP** 운동부하검사의 목적은 크게 진단, 예후, 치료, 운동처방 및 상담에의 활용 등이 있다.

2 운동 전 안전성평가에서 혈중 지질 관련 변인의 ATPⅢ 분류기준으로 옳지 않은 것은?

(단위 : mg/dl)

	총 콜레스테롤(TC)	저밀도지단백 콜레스테롤(LDL–C)	중성지방(TG)
적정(optimal)	< ㉠	< ㉡	< ㉢
적정상위(near optimal)	–	㉡ ~ 129	–
경계(borderline high)	㉠ ~ 239	130 ~ 159	㉢ ~ 199
높음(high)	≥ 240	160 ~ 189	200 ~ 499
매우높음(very high)	–	≥ 190	≥ 500

	$\underline{㉠}$	$\underline{㉡}$	$\underline{㉢}$		$\underline{㉠}$	$\underline{㉡}$	$\underline{㉢}$
①	200	100	150	②	220	120	150
③	200	120	160	④	220	100	160

> **TIP** • TC : < 240mg/dl
> • HDL : 남 35 ~ 55, 여 45 ~ 65
> • LDL : 0 ~ 130
> • TG : 0 ~ 200

3 〈보기〉에서 고혈압 환자의 운동부하검사에 대한 설명으로 바르게 묶인 것은?

─────────────── 〈보기〉 ───────────────

⊙ 안정 시 수축기 혈압 200mmHg 이상은 검사의 상대적 금기사항이다.
ⓒ 베타차단제 복용은 심박수 증가를 억제한다.
ⓒ 검사 중 이완기 혈압이 증가하는 것은 정상적인 반응이다.
ⓔ 이뇨제 복용 후 검사 시 위양성(FP) 결과가 나올 수 있다.

① ⓒ, ⓔ   ② ⊙, ⓒ, ⓒ
③ ⊙, ⓒ, ⓔ   ④ ⊙, ⓒ, ⓒ, ⓔ

TIP 운동부하검사시 혈압의 정상 반응은 수축기 혈압의 점진적인 증가, 이완기 혈압의 유지 혹은 감소이다.

4 〈보기〉에서 운동부하검사 중 절대적 중단 기준에 관한 설명으로 바르게 묶인 것은?

─────────────── 〈보기〉 ───────────────

⊙ 피검자의 중단요청
ⓒ 지속적 심실성 빈맥이 나타날 때
ⓒ 좌심실 빈맥과 구분될 수 없는 좌각차단(left bundle branch block)이 나타날 때
ⓔ 청색증이 나타날 때

① ⊙, ⓒ, ⓒ   ② ⓒ, ⓒ, ⓔ
③ ⊙, ⓒ, ⓔ   ④ ⊙, ⓒ, ⓔ

TIP 좌심실 빈맥과 구분될 수 없는 좌각차단이 나타나는 것은 상대적 중단 기준이다.

Answer 3.③ 4.③

5 운동부하검사 후 회복 시에 대한 설명으로 옳지 않은 것은?

① 심혈관계 질환 진단의 민감도를 높이기 위해, 바로 눕힌 자세에서 회복 시 상태를 관찰할 수 있다.

② 심하게 호흡곤란이 있는 경우, 운동 직후 앉으면 호흡이 더 힘들어지기 때문에 바로 눕힌 자세로 회복시킨다.

③ 검사가 심혈관계 질환 진단의 목적이라면 회복 시 천천히 걷거나 최소한의 저항을 주는 활동적 회복이 적절하다.

④ 회복 시 측정은 회복방법(능동적 및 수동적)과 상관없이 적어도 운동 후 5분 이상 실시한다.

> **TIP** 가벼운 걷기와 같은 동적 휴식이 효과적이며 눕는 것보다 앉아있는 것이 더 효과적이다.

6 운동부하검사 시 심전도와 혈압을 반드시 측정해야 하는 시점을 모두 고른 것은?

항목 \ 시점	운동부하 검사 전	운동부하 검사 중	운동부하 검사 후(회복기)
심전도	㉠	측정	㉡
혈압	측정	측정	㉢

① ㉠

② ㉠, ㉢

③ ㉡, ㉢

④ ㉠, ㉡, ㉢

> **TIP** 심전도와 혈압은 검사 전, 중, 후 모두 측정해야 한다.

7 최대하 운동부하검사 중 YMCA 자전거 에르고미터 프로토콜에 대한 설명으로 옳지 않은 것은?

① 1단계 운동량은 150kgm/min으로 설정한다.

② 1단계 3분 시점의 심박수가 80회/분 미만인 경우 2단계 운동량은 900kgm/min으로 설정한다.

③ 1단계 3분 시점의 심박수가 80 ~ 89회/분 경우 2단계 운동량은 600kgm/min으로 설정한다.

④ 1단계 3분 시점의 심박수가 101회/분 이상인 경우 2단계 운동량은 300kgm/min으로 설정한다.

> **TIP** 1단계 3분 시점의 심박수가 80회/분 미만인 경우 2단계 운동량은 750kgm/min으로 설정한다.

Answer 5.② 6.④ 7.②

8 최대하 운동부하검사에서 측정된 심박수를 이용하여 최대 산소섭취량을 추정할 때 사용되는 이론적 가정으로 옳지 않은 것은?

① 기계적 효율은 모든 사람에게서 동일하지 않다.
② 심박수와 운동량은 선형(linear)적인 상관관계를 가진다.
③ 항정상태 심박수는 각 운동부하량을 통해 얻어진다.
④ 심박수를 변화시키는 약물복용과 카페인 섭취를 피한다.

> **TIP** 이론적 가정
> • 항정상태 심박수는 각 운동부하량을 통해 얻어진다.
> • 심박수와 운동량은 선형적인 상관관계를 갖는다.
> • 최대심박수의 실측치와 예측치 간의 차이를 최소화 한다.
> • 기계적 효율은 모든 사람이 동일하다.
> • 심박수를 변화시키는 약물복용, 다량의 카페인, 스트레스 상태, 질병, 고온 환경에서는 하지 않는다.

9 〈보기〉에서 운동부하검사 프로토콜에 대한 옳은 설명을 모두 고른 것은?

> ─── 〈보기〉 ───
> ㉠ 운동량 증가율이 높은 프로토콜은 브루스(Bruce)와 엘리스타드(Ellestad)이며, 주로 젊거나 활동적인 사람에게 적합하다.
> ㉡ 운동량 증가율이 낮은 프로토콜은 노튼(Naughton)과 발케(Balke)이며, 만성질환자 또는 운동부족인 사람에게 적당하다.
> ㉢ 발케 프로토콜은 속도를 3.4mph로 고정하고, 1분마다 경사도를 1%씩 증가시킨다.
> ㉣ 수정된 브루스(modified Bruce) 프로토콜의 첫 단계를 제외한 나머지 단계는 표준 브루스 프로토콜과 유사하다.
> ㉤ 램프(Ramp) 프로토콜은 좌업생활자, 외관상 건강한 사람들의 기능적 심폐능력을 평가하기 위해 개발되었다.

① ㉠, ㉡, ㉢   ② ㉡, ㉣, ㉤
③ ㉢, ㉣, ㉤   ④ ㉠, ㉡, ㉤

> **TIP** 브루스 프로토콜은 3분마다 2% 증가하고, 수정된 브루스 프로토콜은 9분까지는 3분마다 5%씩 증가하고 이후 3분마다 2%씩 증가하므로 서로 유사하지 않다.
> 발케 프로토콜은 1분마다 경사도를 2%씩 증가시킨다.

Answer   8.① 9.④

10 〈보기〉에서 운동부하검사의 절대적 금기사항에 해당하는 질환을 바르게 묶은 것은?

---〈보기〉---

ㄱ 특별한 활동이 없는 안정 시에도 협심 증상이 발생하는 질환
ㄴ 대동맥의 일부가 좁아져, 하반신으로 혈류순환이 제한되고, 동시에 호흡곤란, 식욕부진, 고혈압(상체) 등을 동반하는 질환
ㄷ 심각하게 심장 근육조직에 혈류 공급이 되지 않는 질환 또는 최근 2일 이내에 심장 근육의 조직이나 세포가 괴사되는 질환이 발생한 경우
ㄹ 심장의 판막 중 일부에 염증 등의 이유로 판막이 손상되어 혈액의 흐름이 다소 줄어든 경우

① ㄱ, ㄴ, ㄷ

② ㄴ, ㄷ, ㄹ

③ ㄱ, ㄷ, ㄹ

④ ㄱ, ㄴ, ㄷ, ㄹ

TIP 심장의 판막 중 일부에 염증 등의 이유로 판막이 손상되어 혈액의 흐름이 다소 줄어든 경우는 상대적 금기사항에 속한다.

11 51세, 흡연, 체지방율 24%인 남성이 주 3회 이상 규칙적인 운동에 참여하고자 한다. ACSM의 최근 위험도 분류에 근거한 의학검사와 운동부하검사의 권고여부(○, ×)에 대하여 옳은 것은?

① 중강도 운동 전 의학검사권고(○), 운동부하검사는 권고(×)

② 고강도 운동 전 의학검사는 권고(○), 운동부하검사는 권고(×)

③ 중강도 운동 전 의학검사는 권고(×), 운동부하검사는 권고(○)

④ 고강도 운동 전 의학검사와 운동부하검사 모두권고(○)

TIP 남자의 나이가 45세 이상이고 흡연을 하므로 위험요인 두 가지를 갖게 된다. 따라서 중등도 위험군에 속해 운동부하검사는 필요가 없다.

Answer 10.① 11.②

12 진단을 목적으로 하는 운동부하검사의 일반적인 지침에 관한 내용으로 옳은 것은?

① 심각한 동맥경화성 심혈관질환의 발병 가능성이 있는 환자들은 진단적 운동부하검사를 실시하지 않는다.
② 만성심부전, 폐동맥고혈압, 만성폐쇄성폐질환의 질환정도를 판단하기 위하여 검사를 실시한다.
③ 진단 목적 운동부하검사 결과의 정확성은 남성과 여성 간에 차이가 없다.
④ 가슴통증으로 내원한 저위험 환자의 경우 필요한 조치 후 퇴원 선에 진단 목적의 운동부하검사를 실시할 수 있다.

> **TIP** 만성심부전증 등과 같은 질환을 판단하기 위해 혈액검사와 같은 이학적 검사로 판단을 하고, 진단 목적 운동부하검사 결과의 정확성은 여성이 위양성 결과가 더 많이 나온다.

13 운동부하검사 전 피검자와 검사자가 준수해야 할 내용으로 옳지 않은 것은?

① 진단 목적인 경우, 피검자가 베타차단제를 복용 중이라면 검사자는 검사 전에 복용을 중단하도록 요청할 수 있다.
② 운동처방 목적인 경우, 평소 복용 중인 약물의 복용을 중단하게 해서는 안 된다.
③ 피검자는 복용하는 약의 약품명뿐만 아니라, 복용량도 검사자에게 알려주어야 한다.
④ 피검자는 검사 24시간 전부터 충분한 물을 마셔 정상 수분 상태를 유지한다.

> **TIP** 진단 목적인 경우 베타차단제 복용을 중단하지 않는다.

14 운동부하검사를 통한 기능적 능력(functional capacity) 결과의 해석으로 옳지 않은 것은?

① 신체활동 조언, 운동처방, 장애정도를 평가하고 예후를 예측하는 데 도움이 된다.
② 유산소 능력이 요구되는 직업을 가진 심장질환자의 경우에는 직장복귀를 위한 평가도구로 가치가 있다.
③ 심부전 환자의 심장 이식수술의 기준이 되는 최대산소섭취량은 20ml/kg/min 이다.
④ 예측 유산소 능력을 통해 심혈관 질환 환자의 예후를 살필 수 있다.

> **TIP** 심부전 환자의 심장 이식수술의 기준은 14ml/kg/min이다.

Answer 12.④ 13.① 14.①

15 유산소 능력에 대한 일반적인 설명으로 옳지 않은 것은?

① 고혈압, 고지혈증, 당뇨병과 비교하여 사망률 예측에 더 효과적인 지표가 될 수 있다.

② 간질성폐질환 환자의 예후를 파악하는 유용한 지표이다.

③ 폐암 수술과 위우회술 환자들의 수술 후 합병증 위험과 관련 있다.

④ 회귀방정식에 의해 추정된 최대산소섭취량(VO_2max)으로 심부전 환자의 예후를 평가할 수 없다.

> **TIP** 유산소 능력을 평가하기 위해 운동부하검사를 실시할 수 있고 회귀방정식에 의해 추정된 최대산소섭취량으로 심부전 환자의 예후를 평가할 수 있다.

16 운동부하검사 시 심박수에 관한 설명으로 옳지 않은 것은?

① 운동강도가 증가함에 따라 심박수가 직선적으로 증가하는 것은 정상적인 반응이다.

② 검사 시 측정된 최대심박수가 예측된 최대심박수보다 1SD(표준편차) 이상 낮게 나타나면 심박수 변동부전(chronotropic incompetence)으로 판단한다.

③ 심박변동지수(CI)는 임의의 운동강도에서 여유대사량의 백분율에 대한 여유심박수의 백분율의 비로 계산한다.

④ 운동부하검사 종료 후 활동적 휴식(회복 시 걷기) 시 심박수 감소가 초기 1분 동안 12회 이하인 것은 비정상 반응이다.

> **TIP** 2SD(표준편차) 미만으로 나타나게 되면 심박수 변동부전으로 판단한다.

Answer 15.④ 16.②

17 〈보기〉의 괄호에 들어갈 값으로 바르게 묶인 것은?

〈보기〉

운동부하검사에서 운동강도가 1MET 증가함에 따라, 수축기혈압은 일반적으로 약 (㉠)mmHg 증가한다. 운동 중 수축기 혈압이 (㉡)mmHg 이상 증가하면 운동을 즉시 중단한다. 운동 검사 중 최대 수축기 혈압이 (㉢)mmHg 이하인 경우는 좋지 않은 예후이다.

㉠	㉡	㉢
① 10±2	220	160
② 10±2	250	140
③ 12±2	250	160
④ 12±2	220	140

TIP 수축기 혈압은 일반적으로 10±2mmHg 증가하며, 운동 중 수축기 혈압이 250mmHg 이상 증가하면 운동을 즉시 중단하고, 검사 중 최대 수축기 혈압이 140mmHg 이하인 경우는 좋지 않은 예후이다.

18 운동부하검사 시 〈보기〉의 심전도 파형에서 ST분절 변화에 대한 설명으로 옳지 않은 것은?

〈보기〉

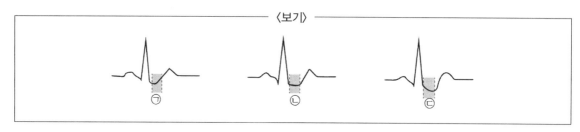

① ㉠은 상향적 ST분절 하강, ㉡은 수평적 ST분절 하강, ㉢은 하향적 ST분절 하강을 의미한다.
② ㉠과 비교하여, ㉡과 ㉢은 확실한 심근 허혈의 지표이다.
③ ㉠, ㉡, ㉢은 각각 다른 부위에서 허혈이 나타났음을 의미한다.
④ ㉠, ㉡, ㉢은 모두 가장 흔한 운동 유발성 심근허혈의 지표이다.

TIP ST 분절 하강의 모양으로 각기 다른 질환이 있음을 알 수 있다.

Answer 17.② 18.③

19 〈보기〉에서 운동부하검사를 통한 진단과 관련된 설명으로 옳은 것은?

〈보기〉

⊙ 심혈관 질환을 가진 환자가 음성 검사 결과를 얻을 백분율은 민감도를 의미한다.
⊙ ST분절이 1.0mm 이상 하강하는 현상이 나타난 진양성(TP) 결과는 피검자가 관상동맥 질환이 있음을 의미한다.
⊙ 비정상적인 심기능이 나타나기 전에 근골격계 문제로 운동을 하지 못한 경우 진음성(TN) 검사 결과가 발생한다.
⊙ 초음파 등의 영상 검사들과 운동부하검사를 병행하여 심혈관질환 진단의 정확성을 높인다.

---

① ⊙, ⊙   ② ⊙, ⊙
③ ⊙, ⊙   ④ ⊙, ⊙

TIP ⊙ 심혈관 질환을 가진 환자가 양성 검사 결과를 얻을 백분율은 민감도를 의미한다.
⊙ 진음성은 질환이 없는 것으로 알려진 환축에서 음성결과가 나타날 가능성이다.

20 40세 남성이 운동부하검사를 통해 최대산소섭취량 35ml/kg/min, 운동 중 ST분절 편차 3mm의 결과를 얻었으며, 운동 중 협심증은 느껴졌으나 검사를 제한할 정도는 아니었다면, 〈보기〉의 Duke노모그램을 이용하여 5년 생존율과 1년 평균 사망률을 가장 가깝게 추정한 것은?

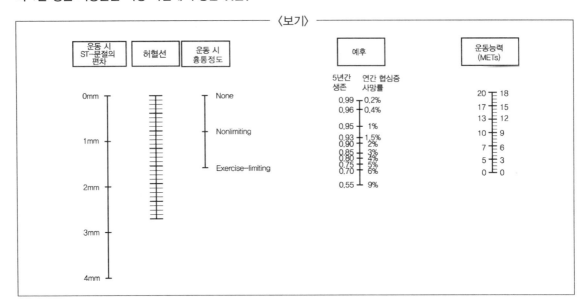

① 5년 생존율 90%, 1년 평균 사망률 2%

② 5년 생존율 85%, 1년 평균 사망률 3%

③ 5년 생존율 80%, 1년 평균 사망률 4%

④ 5년 생존율 70%, 1년 평균 사망률 6%

TIP 순서

ㄱ ST분절 하강수치를 ST분절 선상의 눈금에 표시한다.

ㄴ 협심증 정도를 표시한다.

ㄷ 1과 2번을 이어 허혈선과 만나는 지점을 표시한다.

ㄹ 운동능력을 표시한다.(1MET=3.5ml/kg/min)

ㅁ 3번과 4번을 잇는다.

Answer 20.③

5 운동상해

1 안쪽곁인대(내측측부인대, medial collateral ligament)와 관련된 무릎의 이학적 검사로 옳은 것은?

① 가드프리(Godfrey) 검사
② 애플리압박(Apley's compression) 검사
③ 피봇-쉬프트(pivot-shift) 검사
④ 슬로컴(Slocum) 검사

> **TIP** ① 가드프리(Godfrey) 검사는 양와위 상태에서 고관절 90도, 무릎 90도 굴곡시켜 경골 높이의 변화를 보고 후방십자인대 손상을 파악하는 검사
> ② 애플리압박(Apley's compression) 검사는 복와위 상태로 무릎을 90도 굴곡시켜 반월상 연골을 압박한 상태에서 경골을 외회전, 내회전시킴으로써 내측반월상연골, 외측반월상연골 손상을 파악하는 검사
> ③ 피봇-쉬프트(pivot-shift) 검사는 양와위 상태에서 신전되어 있는 슬관절 내회전 상태에서 슬관절 굴곡시 무릎의 덜컹거림, 클락음 발생시 전방십자인대 손상을 파악하는 검사
> ④ 슬로컴(Slocum) 검사는 양와위 상태에서 고관절 45도, 슬관절 90도 굴곡, 경골 15~20도 내회전 상태에서 전방내측 회전의 불안정성을 확인하기 위한 검사로 전방 내회전 양성반응 시 ACL, 내측측부인대, 후면 관절낭 인대, 후내측 관절낭의 손상을 파악하는 검사

2 열사병(heat stroke)에 대한 설명으로 옳은 것은?

① 과도한 열 전도(conduction)에 의한 체온 증가가 주된 원인이고 정상적인 증발(evaporation)이 이루어지지 않을 때 발생한다.
② 다한증(excessive sweating), 구토 및 빠르고 약한 맥박을 보인다.
③ 중추신경계(central nervous system)의 손상을 유발할 수 있으며, 수축기혈압이 100mmHg 이하, 직장온도 섭씨 40도, 그리고 심박수 100(회/분) 이상일 경우 응급상황일 수 있다.
④ 습도는 열사병의 중요한 요인이고 체온 상승의 원인이 되지만 저칼륨혈증(hypokalemia)과 직접적인 관련은 없다.

> **TIP** 열사병
> ⊙ 고온에 장시간 노출되어 발생하는 열사병은 더운 물체와 접촉하는 전도(conduction)가 아닌 공기가 피부보다 고온일 경우 열을 전달하는 대류가 원인이다.
> ⓛ 사람에 따라서 나타나기도 하고 나타나지 않기도 하며, 40도 이상의 체온과 중추신경계 기능 이상 조건을 충족한다면 땀이 나지 않는 증상 무한증이 발생한다.
> ⓒ 열사병 주요 증상은 40도까지의 심부온도 상승, 맥박이 빠르고 약함, 혈압의 급속하강과 뇌와 간의 ATP를 소모하여 뇌 기능 이상이 먼저 나타난다(특히 열기에 민감한 소뇌가 먼저).
> ⓔ 열사병은 탈수 증상으로 저칼륨혈증을 유발할 수 있기 때문에 정맥주사, 포도당 치료는 도움이 된다.

Answer 1.④ 2.③

3 재활운동프로그램 구성 시 고려사항으로 옳지 않은 것은?

① 손상부위가 부종을 수반하고 있을 때 통증과 동작 제한의 원인이 될 수 있으므로 부종을 조절하는 데 초점을 둔다.

② 섬유아재생 단계(fibroblastic repair phase)에서의 재활운동 중 약물요법(medication)은 금지한다.

③ 고유감각기능(proprioceptive function) 훈련은 신경근(neuromuscular)조절 능력 회복을 위해 재활 운동 프로그램에 포함해야 한다.

④ 재활 초기 관절이 부동화(immobilization) 되었을 때 등척성(isometric) 운동을 실시하여 근력 감소를 최소화할 수 있다.

> **TIP** 섬유아재생 단계(fibroblastic repair phase)에서 화학적 매개 물질들은 섬유모세포의 활동을 자극하여 세포의 재생을 돕고 상처 부위의 교원질 섬유가 성숙되어 장력이 강해지면서 상처조직이 더욱 성장하여 치밀한 구조를 갖게 됨으로 약물요법 은 금지하지 않는다.

4 발목 안쪽번짐(내번, inversion) 염좌가 발생한 환자를 평가할 때 흔히 볼 수 있는 복합손상들과 그 원인에 대한 옳은 설명을 〈보기〉에서 모두 고른 것은?

―――――――――――――――― 〈보기〉 ―――――――――――――――

㉠ 가쪽복사(외과, lateralmalleolus) 뒤쪽(후방, posterior)의 통증 : 긴종아리근(장비골근, peroneus longus)과 짧은 종아리근(단비골근, peroneus brevis)의 과신장 및 비정상적인 수축

㉡ 다섯째 발허리뼈 바닥(base of 5th metatarsal)의 통증 : 과도하게 안쪽번짐되면서 발생하는 타박상

㉢ 안쪽복사(내과, medial malleolus)의 골절 : 과도한 안쪽번짐으로 인한 골절

㉣ 목말받침돌기(재거돌기, sustentaculum tali) 위쪽의 통증 : 압박(compression)으로 인한 안쪽복사와 목 말받침돌기 사이 연조직의 자통(pinch)

① ㉠, ㉡, ㉢   ② ㉠, ㉢, ㉣

③ ㉠, ㉡, ㉣   ④ ㉡, ㉢, ㉣

> **TIP** ㉠ 장·단비골근이 이완된 경우, 외번된 발을 좀 더 능동 외번시키면 발목 외과의 위나 뒤에 통증 및 압통이 생긴다.
> ㉡ 소지외전근 압통점
> ㉢ 장비골근, 단비골근 손상은 발목의 힘이 약해져서 족관절 염좌 또는 족관절 골절이 잘생기며, 통증이 없더라도 족관절 의 약화와 발바닥 굳은살이 보인다.

Answer 3.② 4.②

5 앞(전방)십자인대(anterior cruciate ligament)의 이는 곳(기시점, origin)과 닿는 곳(부착점, insertion)의 위치를 근거로 전방십자인대의 장력을 증가시켜 손상을 유발하게 되는 기전을 〈보기〉에서 모두 고른 것은?

─────────── 〈보기〉 ───────────

- ㉠ 대략 20~30도 무릎굴곡에서의 과도한 넙다리 곧은근(대퇴직근, rectus femoris)의 수축
- ㉡ 대략 30도 이상의 무릎 굴곡에서의 과도한 넙다리 곧은근의 수축
- ㉢ 정강뼈(경골, tibia)의 과도한 안쪽 돌림(내측회전, medial rotation)
- ㉣ 정강뼈의 과도한 가쪽 돌림(외측회전, lateral rotation)
- ㉤ 무릎관절의 가쪽 굽음(내반, valgus)
- ㉥ 무릎관절의 안쪽 굽음(외반, varus)

① ㉠, ㉢, ㉤

② ㉠, ㉣, ㉥

③ ㉡, ㉢, ㉤

④ ㉡, ㉣, ㉤

> **TIP** 전방십자인대는 무릎을 펴거나 내측회전 시 장력이 커지며 특히 20~30도 지점에서 수축 시 스트레스가 커진다. 또한 무릎관절의 내반시 전방십자인대에 가하는 부하가 커진다.
> 원래는 ①번이 정답이었어야 했는데 내반와 외반의 원어를 잘못 표기하여 전원 정답처리 된 문제

6 무릎관절의 굽힘(굴곡, flexion) 동작범위의 제한이 발생한 환자에게 관절가동술(joint mobilization)을 적용하려고 할 때 ㉠ 고정되는 신체 부위, ㉡ 움직이는 신체 부위, 그리고 ㉢ 관절가동술의 주 방향이 순서대로 나열된 것은?

	㉠	㉡	㉢
①	넙다리뼈(대퇴골, femur)	정강뼈(경골, tibia)	앞쪽
②	정강뼈	종아리뼈(비골, fibula)	뒤쪽
③	정강뼈	넙다리뼈	앞쪽
④	정강뼈	넙다리뼈	뒤쪽

> **TIP** 넙다리뼈가 고정일 경우에는 정강뼈는 뒤쪽이고, 정강뼈가 고정일 경우에는 넙다리뼈는 앞쪽이다. 정강뼈가 고정일 경우 대퇴골이 움직일 때 대퇴골이 경골에 대해 굽혀지는 반대 방향이 앞쪽이다.

Answer 5.①②③④ 6.③

7 어깨와 팔의 이학적 검사와 관련된 근육으로 옳지 않은 것은?

이학적 검사	관련된 근육
① 스피드(speed)	위팔두갈래근(상완이두근, biceps brachii)
② 니어(Neer)	가시위근(극상근, supraspinatus)
③ 드롭암(drop arm)	가시위근(극상근, supraspinatus)
④ 오브라이언(O'Brien)	가시위근(극상근, supraspinatus)

TIP 오브라이언(O'Brien) 검사는 SLAP병변을 확인하기 위한 검사다.

8 관절반달봉합(반월상연골봉합, meniscus repair)을 실시한 환자의 재활 시 고려해야 할 사항으로 옳지 않은 것은?

① 관절반달(반월상연골, meniscus)은 혈액 공급이 잘 이루어져 조직의 치유가 빠르게 진행되므로 조기에 저항성 운동을 실시할 필요가 있다.

② 체중 지지를 하게 될 경우 재손상의 우려가 있으므로 초기의 체중지지 운동은 피하는 게 바람직하다.

③ 재활 초기 일정기간 부동화(immobilization)를 하게 되므로 근력은 개방운동(open kinetic chain)을 실시하여 강화할 필요가 있다.

④ 체중지지가 가능하게 되면 반드시 무릎관절의 안정성을 유지하면서 체중지지 운동을 실시할 필요가 있다.

TIP ① 반월판은 혈액 공급이 잘 이루어지지 않는다.

Answer 7.④ 8.①

9 뇌진탕이 의심되어 뇌신경(cranial nerve) 평가를 실시하였다. 〈표〉에서 뇌신경 이름, 종류와 기능을 바르게 연결한 것을 모두 고른 것은?

	이름	종류	기능
㉠	Ⅲ 눈돌림신경(동안신경, oculomotor)	혼합	시각, 동공반응, 눈동자 모으기
㉡	Ⅳ 도르래신경(활차신경, trochlear)	운동	눈동자 위로 올리기
㉢	Ⅷ 속귀신경(전정신경, vestibulocochlear)	감각	균형, 청각
㉣	Ⅻ 혀밑신경(설하신경, hypoglossal)	혼합	입운동, 미각

① ㉠, ㉡ ② ㉠, ㉢
③ ㉡, ㉢ ④ ㉡, ㉣

TIP 뇌신경 평가

기시	뇌신경 이름	구분	주요 기능
대뇌	Ⅰ 후각신경 (Olfactory nerve)	특수감각	코의 후각 상피에 연결, 냄새 감각
간뇌	Ⅱ 시신경 (Optic nerve)	특수감각	눈의 망막에 연결, 시각 감각
중뇌	Ⅲ 동안신경 (Oculomotor nerve	운동	눈의 상, 하, 내직근, 하사근, 안검거근에 연결, 위/옆으로의 눈 움직임과 모양체/홍채의 초점조절, 동공수축조절
	Ⅳ 활차신경 (Trochlear nerve)	운동	눈의 상사근에 연결, 아래로 응시
뇌교	Ⅴ 삼차신경 (Trigeminal nerve)	일반감각	얼굴의 피부, 턱, 혀에 분포, 턱과 혀 등의 안면감각과 저작운동
	Ⅵ 외전신경 (Abducens nerve)	운동	눈의 외직근에 연결, 바깥쪽으로 보기
	Ⅶ 안면신경 (Facial nerve)	혼합	얼굴의 표정운동, 누선, 하악선 분비, 혀의 2/3 전방의 맛 감각
	Ⅷ 전정신경 (Vestibulocochlear nerve)	특수감각	달팽이관-청각, 전정기관-평형감각
연수	Ⅸ 설인신경 (Glossopharyngeal nerve)	혼합	귀밑샘의 신경분포, 혀의 1/3후방 맛 감각, 인두 감각
	Ⅹ 미주신경 (Vagus nerve)	혼합	연구개, 후두, 인두, 연하운동, 부교감 신경계의 흉복부장기, 심근의 신경분포
	Ⅺ 부신경 (Acessory nerve)	운동	인두/후두 운동, 어깨/목 운동, 흉쇄유돌근과 승모근운동
	Ⅻ 혀밑신경 (설하신경, hypoglossal)	운동	혀/혀의 근육에 연결, 혀의 구음 운동 및 혀의 위치 감각

Answer 9.③

10 손상조직의 치유과정에서 염증반응 단계(inflammatory response phase)의 내용으로 옳지 않은 것은?

① 혈액응고(coagulation)

② 혈관수축(vasoconstriction)

③ 섬유증식(fibroplasia)

④ 가장자리화(margination)

> **TIP** ① 혈액응고(coagulation) = 염증반응 단계
> ② 혈관수축(vasoconstriction) = 염증반응 단계
> ③ 섬유 증식(fibroplasia) = 증식 단계
> ④ 가장자리화(margination) = 염증반응 단계

11 통증(pain)에 대한 설명으로 옳은 것은?

① 관문조절이론(gate control theory)에 의한 통증조절 효과는 다른 이론에 비해 긴 시간 지속된다.

② 날신경(원심성신경, efferent nerve)은 통각수용기(nociceptor)를 포함한 감각수용기의 정보를 척수로 전달한다.

③ 통증유발점(trigger points)은 주로 근육 또는 근막(myofascia)에 존재한다.

④ 통증은 객관적이기 때문에 평가와 정량화가 용이하다.

> **TIP** ① 관문조절이론에 의한 통증 조절 효과가 다른 이론에 비해 긴 시간 지속된다고 보기는 힘들다.
> ② 원심성신경이 아닌 구심성신경이 통각수용기를 포함한 감각수용기의 정보를 척수로 전달하는 것이다.
> ④ 통증은 주관적이다.

12 찰과상(abrasion)과 같은 피부 손상이나 척추전방 전위증(spondylolisthesis)을 야기할 수 있는 조직 부하(tissue stress) 유형으로 적절한 것은?

① 장력(tension)

② 전단력(shearing)

③ 압축(compression)

④ 비틀림(torsion)

> **TIP** 척추전방 전위증(spondylolisthesis)은 전단력에 의해 발생할 수 있다.

Answer 10.③ 11.③ 12.②

13 경기장 내에서의 손상평가에 대한 설명으로 옳지 않은 것은?

① 생명에 지장(life-threatening) 또는 파국적(catastrophic) 손상이 있는지 판단하는 것이 제일 중요하다.

② 충분한 시간을 갖고 자세한 정보 수집을 통해 정확한 진단이 이루어져야 한다.

③ 선수의 상태를 파악하여 신속한 후속조치와 선수 이동 방법을 결정해야 한다.

④ 쓰러진 선수가 목의 통증을 호소할 경우, 경추 손상으로 인한 전신마비의 가능성에 대비한 처치가 필요하다.

> **TIP** 경기장 내에서의 손상평가는 긴급한 상황이므로 충분한 시간을 갖고 자세한 정보를 수집하는 것보다는 적절한 조치를 최대한 빠르게 취하는 것이 우선이다.

14 유형별 골절(fracture)에 대한 설명으로 옳지 않은 것은?

① 반충(contrecoup)골절 : 충격 부위의 볼록한 뼈 표면에 주로 발생한다.

② 생나무(greenstick)골절 : 청소년기에 주로 발생하고, 골화되지 않은 뼈에서 발생한다.

③ 함몰(depressed)골절 : 머리뼈(두개골)와 같은 편평한 뼈에서 주로 발생한다.

④ 분쇄(comminuted)골절 : 3개 이상의 조각으로 골절이 발생하며, 뼈조각이 이탈되면 치료를 더욱 어렵게 한다.

> **TIP** ① 반충골절은 충격 부위의 반대편에 발생하는 골절을 의미한다.

15 재활운동프로그램의 각 단계별 고려 사항으로 옳은 것은?

① 수술 전 단계의 재활운동은 수술 후의 회복에 방해되므로 가급적 실시하지 않는다.

② 염증반응 단계(inflammatory response phase)에는 플라이오메트릭(plyometrics) 운동으로 근파워와 순발력을 향상시킨다.

③ 섬유아재생 단계(fibroblastic repair phase) 동안 재활의 일차적 초점은 부종 조절, 휴식, 얼음찜질, 압박, 거상을 실시하는데 있다.

④ 성숙-재형성 단계(maturation-remodeling phase)에는 스포츠 특정 기술(sports-specific function)을 다시 습득하는 것을 포함해야 한다.

> **TIP** ① 수술 전 단계의 재활운동 또한 수술 후의 회복에 도움이 된다.
> ② 염증반응 단계에서는 적절한 강도의 유산소 운동과 다치지 않은 사지의 저항성 운동을 하는 게 적절하다.
> ③ 섬유아재생 단계가 아닌 염증반응 단계일 때의 초점이 부종 조절, 휴식, 얼음찜질, 압박, 거상을 실시하는 것이다.

Answer 13.② 14.① 15.④

16 어깨 충돌증후군(impingement syndrome)에 대한 설명으로 옳지 않은 것은?

① 어깨근육의 피로, 과사용, 약화 및 어깨뼈 운동 이상(scapular dyskinesia)은 위험인자이다.

② 어깨뼈봉우리(견봉, acromion)의 형태적 변형이 원인이 될 수 있다.

③ 돌림근띠(회전근개, rotator cuff)와 봉우리밑주머니(견봉하윤활낭, subacromial bursa)에 염증과 지속적인 마찰이 발생한다.

④ 어깨세모근(삼각근, deltoid)의 약화는 위쪽으로 전단력을 증가시키는 원인이 되어 충돌증후군을 발생시킨다.

TIP ④ 삼각근의 약화는 아래쪽으로 전단력을 증가시키는 원인이 된다.

17 해부학코담배갑(anatomical snuff box)에서 빈번히 골절이 발생하는 뼈의 명칭과 가쪽(lateral) 및 안쪽(medial) 경계를 형성하는 근육의 명칭으로 올바른 것은?

골절뼈	가쪽	안쪽
① 큰마름뼈	긴엄지벌림근, 짧은엄지폄근	긴엄지폄근
② 손배뼈	긴엄지벌림근, 짧은엄지폄근	긴엄지폄근
③ 큰마름뼈	긴엄지폄근, 긴엄지벌림근	짧은엄지폄근
④ 손배뼈	짧은엄지폄근, 긴엄지벌림근	긴엄지벌림근

• 긴엄지폄근(장수무지신근, extensor pollicis longus)
• 긴엄지벌림근(장무지외전근, abductor pollicis longus)
• 짧은엄지폄근(단무지신근, extensor pollicis brevis)
• 큰마름뼈(대능형골, trapezium)
• 손배뼈(주상골, scaphoid)

TIP ㉠ 해부학코담배갑(anatomical snuff box)에서 빈번히 골절이 발생하는 뼈의 명칭 : 손배뼈
㉡ 가쪽(lateral) 및 안쪽(medial) 경계를 형성하는 근육의 명칭
• 가쪽 : 긴엄지벌림근, 짧은엄지폄근
• 안쪽 : 긴엄지폄근

Answer 16.④ 17.②④

18 〈보기〉에서 설명하는 손상으로 옳은 것은?

〈보기〉

동일한 근육에 압박 혹은 타격이 반복적으로 가해지면 작은 칼슘 침전물들이 근육에 형성되어 근육의 기능을 제한하는 손상

① 골화근염(myositis ossificans)　　　② 근경직(muscle spasm)
③ 근육염좌(muscle strain)　　　　　　④ 반상출혈(ecchymosis)

> **TIP** ① 골화근염(myositis ossificans) : 동일한 근육에 압박 혹은 타격이 반복적으로 가해지면 작은 칼슘 침전물들이 근육에 형성되어 근육의 기능을 제한하는 손상
> ② 근경직(muscle spasm) : 만성 또는 급성 외상, 과도한 긴장, 또는 장기 질환에 의해 발생하는 근육의 불수의적인 수축을 의미
> ③ 근육염좌(muscle strain) : 가용 범위를 넘어서 늘어나거나 일부분 찢어지는 경우를 의미
> ④ 반상출혈(ecchymosis) : 피부 표면에 있는 모세혈관에서 일어나는 출혈이 연속적으로, 지속적으로 발생(점상출혈) 해서 모세혈관보다는 정맥으로부터 만들어진 멍을 의미 즉, 점상출혈이 반복돼서 생기는 게 반상출혈이다.

19 시합 전 신체검사(pre-participation examination)의 특성에 대한 설명으로 옳지 않은 것은?

① 시즌이 시작하기 전이나 시합 전에 검사하는 것을 원칙으로 한다.
② 질병이나 손상에 대한 모든 병력 및 건강정보를 포함한다.
③ 결과에 따라서 선수의 시즌 시합 참여 여부를 결정할 수 있다.
④ 검사 결과들은 개인정보이므로 의사와 선수만이 공유할 수 있다.

> **TIP** 본격적인 운동 시즌이 시작되기 전에 선수의 신체에 대한 이상 유무를 검사하고 의사의 소견서와 함께 협회에 제출한 다음 경기에 참가하게 하는 것을 '경기 참가 전 신체검사(preparticipation physical examination)'라 하는데 이 검사 결과는 의사와 선수만이 공유할 수 있는 것은 아니다.

20 환자의 평가를 위한 SOAP 노트작성 시 객관적(objective) 기록에 해당하는 것은?

① 활력징후(vital sign)　　　　　　　② 병력(medical history)
③ 통증(pain)　　　　　　　　　　　　④ 운동습관(exercise habit)

> **TIP** SOAP 노트
> • Subject : 환자가 말한 내용(주관적 평가)
> • Objective : 치료기간에 행한 것들을 기록(객관적 평가)
> • Assessment : 평가 동안 문제와 치료기간 중 반응 해석
> • Plan : 치료 계획
> 즉, 활력징후(Vital sign)는 SOAP 중 O에 해당한다.

Answer 18.① 19.④ 20.①

6 기능해부학(운동역학 포함)

1 스포츠활동 시 무게중심에 대한 설명으로 옳지 않은 것은?

① 투사각도 및 투사속도가 같을 경우, 멀리뛰기의 도약(take off) 시 신체 무게중심이 높을수록 멀리 뛸 수 있다.

② 동작에 따라 무게중심은 신체 외부에도 존재할 수 있다.

③ 같은 무게중심 높이에서 무게중심선이 기저면의 중앙에 가까울수록 정적안정성이 높아진다.

④ 쇼트트랙 코너링 시 신체 무게중심을 최대한 복부에 고정시키는 것이 더 빠르고 안정하게 돌 수 있는 방법이다.

TIP 무게중심을 신체 외부에 두고 기울여 원심력을 최소화 하여 효율적 경기가 되도록 한다.

2 보행관련 용어 및 특성에 관한 설명으로 옳지 않은 것은?

① 걸음보(step length)는 한쪽 발뒤꿈치 접지 지점에서 반대측 발뒤꿈치 접지 지점까지의 거리이다.

② 정상보행 시 걸음주기는 입각기(디딤기, stance phase)가 40%, 유각기(흔듦기, swing phase)는 60%를 차지한다.

③ 정상보행 시 발뒤꿈치가 지면에 닿은 직후 입각기 전반부에 발의 엎침(회내, pronation)운동이 발생한다.

④ 보행 입각기 후반구간에서의 지면반력은 추진력으로 활용된다.

TIP 입각기와 유각기의 비율을 바꾸어 생각하는 것이 옳다.

3 토크(torque)와 관련된 설명으로 옳지 않은 것은?

① 힘의 작용선이 물체의 중심을 관통하여 작용되었을 때 토크는 발생하지 않는다.

② 인체지레 중 2종지레는 힘점의 모멘트 암이 저항점의 모멘트 암보다 길기 때문에 효율적인 힘의 활용 예이다.

③ 런닝(running) 시 안굽이엉덩관절(coxa vara)은 밖굽이엉덩관절(coxa valga)보다 엉덩관절(고관절, hip joint)을 축으로 큰 토크를 발생시킨다.

④ 골프공 타격 시 관성모멘트가 정중앙에 위치한 골프채 일수록 볼을 멀리 보내는데 유리하다.

TIP 관성모멘트가 중앙에 가까울수록 반지름의 길이가 짧아지는 의미이므로 타당하지 않은 설명이다.

Answer 1.④ 2.② 3.④

4 〈보기〉에서 설명하는 병적보행으로 옳은 것은?

─────〈보기〉─────

- 정상보행보다 활보장(stride length)과 속도가 감소한다.
- 정상보행보다 상지의 흔들림(swing)이 작다.
- 대부분의 환자가 몸통과 골반이 반대쪽으로 비틀리지 않고 같은 방향으로 회전한다.
- 걸음을 시작하거나 걷다가 정지하기 어렵다.
- 보행초기 발을 지면에 끌며 걷는 현상을 보이기도 한다.

① 첨족(talipes equinus)보행

② 진통(antalgic)보행

③ 트렌델렌버그(Trendelenburg)보행

④ 파킨슨(Parkinson)보행

> **TIP** ① 첨족보행 : 까치발 보행(뒤꿈치 들림)
> ② 진통보행 : 아픈쪽에 체중이 실리지 않게 보행
> ③ 트렌델렌버그 보행 : 오리걸음형태의 보행

5 형태항력(form drag)을 줄이는 방법에 대한 설명으로 옳지 않은 것은?

① 사이클 시합 중 앞 선수를 뒤따르면서 드래프팅(drafting)한다.

② 골프공과 같이 표면에 표면요철(dimple)을 구성한다.

③ 물체를 비대칭으로 만들어 비행 시 그 물체를 따라 흐르는 경계층의 속도차이로 인한 상대적인 압력 차이를 발생시킨다.

④ 진행하는 방향에서 본 물체의 단면적을 최대한 줄인다.

> **TIP** 바람개비의 형태와 원리를 이해하면 쉽다. 상대적 압력 차이를 크게 하여 저항력을 이용하는 방법으로 형태항력을 줄이는 내용과는 상반된다.

Answer 4.④ 5.③

6 수영 종목(자유형)의 경기력 향상과 관련된 설명으로 옳지 않은 것은?

① 수영 시 물속에서 무게중심과 부력중심의 수평선상 위치 차이가 큰 선수가 유리하다.

② 부피가 같은 경우, 몸무게가 가벼운 선수가 유리하다.

③ 허파속의 공기의 양 조절을 잘 할 수 있는 선수가 유리하다.

④ 머리를 드는 것 보다 최대한 물속에 잠긴 상태로 수영하는 것이 유리하다.

> **TIP** 신체가 수중 위에 나와 있는 상황으로 조파항력 등의 저항력이 더 많이 작용하여 경기력 향상에 좋지 않은 수영방법이다.

7 자세와 관련한 용어의 설명으로 옳은 것은?

① 밖굽이팔꿈치(cubitus valgus) : 여성에게 15°, 남성에게 20° 이상 아래팔이 가쪽(lateral)으로 기울어진 상태

② 척주옆굽음증(척추측만증, scoliosis) : 척주(vertebral column), 척주 주위 물렁조직, 척추 사이원반(추간판, intervertebral disc) 등의 이상으로 가슴과 엉치뼈(천골, sacrum) 부위가 정상범위보다 뒤쪽으로 많이 돌출된 상태

③ 이마면(전두면, frontal plane)의 정렬선 : 양쪽 복장 빗장관절(흉쇄관절, sternoclavicular joint)의 중심 지점, 두덩결합(symphysis pubis), 양쪽 무릎관절의 중심지점, 양쪽 발목관절의 중심지점을 수직으로 연결하는 선이 중앙에 위치된 상태

④ 척주뒤굽음증(척추후만증, kyphosis) : 위앞엉덩뼈가시(전상장골극, anterior superior iliac spine)가 두덩 결합보다 앞부분에 위치한 상태

> **TIP** ① 남자는 8.5° 여자는 12.5°
> ② 척추후만증에 관한 내용이다.
> ④ 척추전만증에 관한 내용이다.

8 어깨의 네모공간(quadriangular space of shoulder)이 좁아져 이곳을 통과하는 신경의 신경전달에 문제가 생겼을 때 약화될 수 있는 근육으로 옳은 것은?

① 가시위근(극상근, supraspinatus) 　② 어깨세모근(삼각근, deltoid)

③ 큰원근(대원근, teres major) 　④ 등세모근(승모근, trapezius)

> **TIP** 어깨세모근은 네모공간으로 통과되므로 신경전달 과정에서 압박을 받으며 약화될 가능성이 높다.

Answer 6.① 7.③ 8.②

9 각운동량 보존과 관련하여 스포츠에 적용된 예시 중 옳지 않은 것은?

① 10m 다이빙 시 $3\frac{1}{2}$ 바퀴 공중돌기 동작 수행을 위하여 최대한 몸을 움추려 회전을 빨리하도록 노력하는 방법

② 멀리뛰기 시 공중가위뛰기(hitch kick) 동작을 통하여 도약거리를 증가시키는 방법

③ 피겨 스케이트 선수가 공중회전 시 두 팔을 몸 안으로 모음으로써 더 빠르게 회전하는 방법

④ 골프 다운스윙 시 코킹동작을 최대한 늦게까지 유지함으로써 몸통과 골프채의 회전속도를 빠르게 한다.

> **TIP** 몸통의 회전속도 증가가 아닌 골프채의 회전속도(각가속도) 증가를 위한 것이다.

10 목빗근(흉쇄유돌근, sternocleidomastoid)에 대한 설명으로 옳지 않은 것은?

① 운동은 더부신경(부신경, accessory n.), 통증과 고유감각은 둘째와 셋째 목신경(경추신경, cervical n.)의 지배를 받는다.

② 이는 곳(기시부, origin)은 관자뼈(측두골, temporal)의 꼭지돌기(유양돌기, mastoid process)가 포함된다.

③ 머리를 기울이고 얼굴을 반대쪽으로 돌리며, 턱을 복장뼈(흉골, sternum)에 붙이고 입꼬리를 아래로 당긴다.

④ 목빗근의 복장부분(흉골두, sternal head)은 복장뼈자루(흉골병, manubrium)에 붙고, 빗장부분(쇄골두, clavicular head)은 빗장뼈 안쪽 $\frac{1}{3}$ 윗면에 붙는다.

> **TIP** ② 이는 곳(Origin)이 아닌 닿는 곳(Insertion)을 말하고 있다.
> ③ 얼굴의 반대쪽이라 함은 명확한 방향제시가 되지 않아 혼란을 줄 수 있다.

Answer 9.④ 10.②③

11 해부학적 용어에 대한 설명으로 옳지 않은 것은?

① 정중면(median plane)은 몸을 좌우 대칭으로 나뉘게 길이방향으로 자르는 수직면이고 정중면에 평행하게 지나는 면이 시상면(sagittal plane)이다.

② 해부학적 자세(anatomical position)는 머리, 눈과 발끝이 정면을 향하고 팔은 몸통 옆으로 내려 손바닥이 앞을 향한 자세이다.

③ 안쪽(내측, medial)은 해부학적 자세에서 정중면에 가까운 쪽을 의미하으로 새끼손가락은 엄지손가락보다 안쪽이다.

④ 벌림(외전, abduction)은 이마면(frontal plane)에서 정중선(median line)으로부터 멀어지는 운동으로, 손·발가락에서는 각 중립의 위치인 셋째손가락과 셋째발가락에서부터 벌어지는 운동이다.

> **TIP** 셋째손가락·발가락이 절대적 기준이 되는 것이 아니고 중심선에서 멀어지는 운동을 의미한다.

12 능동적 아래팔뒤침(전완회외, supination for forearm)이 되지 않는 사람에게서 예측가능한 상황이 아닌 것은?

① 손목과 손가락의 폄 동작은 가능하나, 손바닥의 감각이상이 생길 수 있다.

② 노신경(요골신경, radial nerve)의 손상이 의심되며, 손가락의 맞섬(대립, opposition) 동작은 가능하다.

③ 팔꿉관절(주관절, elbow joint) 굽힘 동작은 가능하나, 손등 일부분에 감각 이상이 생길 수 있다.

④ 주먹을 쥐는 동작은 가능하며, 새끼손가락의 감각에는 이상이 없다.

> **TIP** 손목과 손가락의 폄 동작이 쉽지 않다.

13 엉덩관절(고관절, hip joint)의 모음(내전, adduction)에 작용하는 근육으로 옳지 않은 것은?

① 긴모음근(장내전근, adductor longus)

② 넙다리빗근(봉공근, sartorius)

③ 바깥폐쇄근(외폐쇄근, obturator externus)

④ 두덩정강근(박근, gracilis)

> **TIP** ② sartorius는 고관절의 굴곡, 외전에 관여한다.
> ③ obturator externus는 바깥회전에 관여한다. 내전근육군과 가까이 위치하여 혼동되므로 유의하도록 한다.

Answer 11.④ 12.① 13.②③

14 〈보기〉에서 무릎관절(슬관절, knee joint)의 안쪽돌림(내회전, medial rotation)에 작용하는 근육으로 바르게 짝지어진 것은?

───────────────── 〈보기〉 ─────────────────

⊙ 반힘줄근(반건상근, semitendinosus)

ⓒ 안쪽넓은근(내측광근, vastus medialis)

ⓒ 넙다리두갈래근(대퇴이두근, biceps femoris)

ⓔ 반막근(반막양근, semimembranosus)

ⓜ 두덩근(치골근, pectineus)

ⓗ 오금근(슬와근, popliteus)

──

① ⊙, ⓔ, ⓜ   ② ⊙, ⓔ, ⓗ

③ ⊙, ⓜ, ⓗ   ④ ⓒ, ⓔ, ⓜ

> **TIP** ⊙ 반힘줄근(Semitendinosus)
> - 이는 곳(origin) : 궁둥뼈 결절
> - 닿는 곳(insertion) : 정강뼈 위, 안쪽면
> - 작용 : 엉덩관절 폄과 무릎관절 굽힘, 무릎관절 안쪽돌림
>
> ⓔ 반막근(Semimembranosus)
> - 이는 곳(origin) : 궁둥뼈 결절
> - 닿는 곳(insertion) : 정강뼈 안쪽관절융기 뒷면
> - 작용 : 엉덩관절 폄과 무릎관절 굽힘
>
> ⓗ 오금근(Popliteus)
> - 이는 곳(origin) : 넙다리뼈 바깥쪽관절융기
> - 닿는 곳(insertion) : 정강뼈 안쪽관절융기 뒷면
> - 작용 : 무릎관절 굽힘

Answer 14.②

15 발목관절(족관절, ankle joint)의 ㉠ 안쪽번짐(내번, inversion)에 작용하는 근육과 ㉡ 그 근육의 지배신경으로 바르게 연결된 것은?

	㉠	㉡
①	뒤정강근(후경골근, tibialis posterior)	정강신경(경골신경, tibial n.)
②	뒤정강근	오금신경(슬와 신경, popliteal n.)
③	앞정강근(전경골근, tibialis anterior)	정강신경
④	앞정강근	오금신경

> **TIP** • 기시 : 경골(정강뼈)과 비골(종아리뼈)의 후면 – 골간막(뼈 사이막)
> • 정지 : 주상골(발배뼈) – 족근골(발목뼈)Tarsal bone에 인접한 중족골(발허리뼈) Metararsal bone의 저측면
> • 작용 : 족근골(발목뼈)Tarsal bone의 내번, 족관절 저측굴곡 보조(발바닥 굽힘 보조)
> • 신경지배 : 경골신경(정강신경)

16 〈보기〉에서 호흡 시 들숨(흡기, inspiration)에 관여하는 근육들을 모두 고른 것은?

> ―――――――― 〈보기〉 ――――――――
> ㉠ 가로막(횡격막, diaphragm)
> ㉡ 아래뒤톱니근(하후거근, serratus posterior inferior)
> ㉢ 갈비밑근(늑골하근, subcostalis)
> ㉣ 가슴가로근(흉횡근, transversus thoracis)
> ㉤ 위뒤톱니근(상후거근, serratus posterior superior)
> ㉥ 바깥갈비사이근(외늑간근, external intercostalis)

① ㉠, ㉢, ㉤　　　　　　② ㉠, ㉡, ㉥

③ ㉠, ㉣, ㉤　　　　　　④ ㉠, ㉤, ㉥

> **TIP** 흡기에 작용하는 주요 근육들은 가로막(횡격막, diaphragm), 목갈비근(사각근, scalenus), 갈비사이근(늑간근, intercostales), 앞뒤톱니근(상후거근, serratus posterior superior)이다.
> 호기는 정적 호기와 강제적 호기로 구분되어지며 배근육(복근, abdominal muscles), 가슴가로근(흉횡근, transverse thoracis), 속갈비사이근(내늑간근, intercostal interni)이 포함된다.

Answer 15.① 16.④

17 근육피부신경(근피신경, musculocutaneous n.)의 손상에 영향을 받는 동작으로 가장 적절한 것은?

① 팔꿈관절(주관절, elbow joint) 굽힘(굴곡, flexion)

② 손목관절(수근관절, wrist joint) 굽힘

③ 팔꿈관절 폄(신전, extension)

④ 손목관절 폄

> **TIP** 주관절의 굴곡은 피부의 겹쳐짐이 발생하여 손상에 영향을 준다.

18 〈보기〉의 괄호 안에 들어갈 명칭으로 옳은 것은?

─────〈보기〉─────

A : 척추사이원반(추간판, intervertebral disc)
B : 속질핵(수핵, nucleus pulposus)
C : (   )

① 섬유인대(섬유인대, annulus ligament)

② 섬유액(섬유액, annulus fluid)

③ 섬유테(섬유륜, annulus fibrosus)

④ 섬유막(섬유막, annulus membrane)

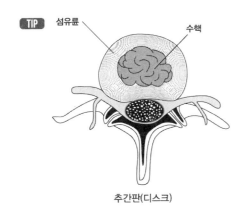

> **TIP** 섬유륜   수핵

추간판(디스크)

Answer   17.①   18.③

19 척추뼈(vertebra)에 대한 설명으로 옳은 것은?

① 첫째목뼈(제1경추, 1st cervical vertebra)를 중쇠뼈(축추, axis)라고 한다.

② 일곱째목뼈에는 가로구멍(횡공, transverse foramen)이 없다.

③ 모든 갈비뼈(늑골, rib)는 등뼈(흉추, thoracic vertebra)와 관절한다.

④ 각각의 허리뼈(요추, lumbar vertebra)에는 7개의 돌기(process)가 있다.

> **TIP** ① 1경추를 환추라 한다.
> ② 7경추에는 횡돌기가 존재한다.
> ④ 요추는 5개의 추골로 이루어져 있다.

20 몸통뼈대(체간골격, axial skeleton)로 옳지 않은 것은?

① 허리뼈(요추, lumbar)

② 빗장뼈(쇄골, clavicle)

③ 복장뼈(흉골, sternum)

④ 머리뼈(두개골, skull)

> **TIP** 빗장뼈는 체지(사지)골격에 속한다.

Answer 19.③ 20.②

1 〈보기〉에서 설명하는 세포적응 형태로 가장 옳은 것은?

―――――――――――――― 〈보기〉 ――――――――――――――

• 장기적인 염증이나 만성적인 물리적 손상에 의해 유발된다.
• 세포의 수가 증가하여 조직의 질량이 증대한다.
• 티눈(corn) 혹은 굳은 살(callus)이 대표적인 예이다.

① 이형성(dysplasia)
② 과형성(hyperplasia)
③ 신생물(neoplasm)
④ 비대(hypertrophy)

> **TIP** 세포는 지속적인 자극(스트레스)을 받게 되면 가역적, 비가역적 세포손상으로 환경에 적응하려고 한다. 염증이나 물리적 손상에 저항하기 위해 세포는 수를 늘려 방어하려고 하며, 이를 과형성(hyperplasia)이라고 한다. 비대(hypertrophy)는 세포크기가 증가하는 것을 의미(예 운동 시 근육세포의 크기 증가)한다면, 과형성(hyperplasia)은 세포 수의 증가가 핵심이다.
> ㉠ 세포사멸(=세포자살, apoptosis) : 생리학적 세포손상으로, 다양한 세포 내외의 자극으로 인해 일어날 수 있도록 미리 계획된 손상
> ㉡ 괴사(necrosis) : 병리적 세포손상으로, 자극(예 허혈, 화상, 독소)이 주어질 때 세포의 구조나 소기관(예 세포막, 미토콘드리아 등)을 비가역적으로 공격하여 세포의 원형이 보존되지 못함
> ㉢ 화생(metaplasia) : 분화된 세포의 형태가 다른 형태로 전환되는 것으로 대개 가역적
> 　예 산성의 위 내용물이 식도 하부로 역류하면 식도의 상피세포의 형태가 바뀜
> 　※ 분화(differentiation) : 주변의 세포들끼리 형태가 비슷하게 되어 가는 것
> ㉣ 증식(=과다증식, hyperplasia) : 세포분열이 자극되어 세포의 수가 증가하는 것
> 　※ 비대(hypertrophy) … 기능적 요구 및 호르몬에 대한 신호를 만족시키기 위해 세포의 크기가 증가하는 것
> ㉤ 이형성(dysplasia) : 세포 구성성분의 비정상적인 성장으로 세포 배열이 흐트러지거나 불규칙적으로 변하는 것. 암으로 갈 가능성이 있음

Answer 1.②

2 인체의 감염경로 및 생화학적 진단에 관한 설명으로 옳지 않은 것은?

① 인체 기생충 감염에서 특징적인 호중구 증가(neutrophilia)가 나타난다.

② 결핵이 의심되는 경우 확진을 위해 환자의 가래(sputum)를 검체로 사용한다.

③ 감염에 의한 염증반응 시 혈청 C-반응성 단백질과 적혈구 침강속도는 각각 증가한다.

④ 인플루엔자(influenza)는 상·하부 호흡기 감염을 모두 유발한다.

> **TIP** ① 기생충 감염에 의해 반응하는 것은 호산구이다. 호염구와 대식세포는 알레르기반응, 호중구는 세균이나 바이러스 침입 시 식균작용을 담당한다.
> ② 결핵은 결핵균인 Mycobacterium tuberculosis의 감염에 의해 일어나며 주로 호흡기를 통해 감염된다. X-ray, 가래(=객담) 도말검사, 튜베르쿨린 피부반응검사 등을 통해 진단하게 된다.
> ③ C-반응성 단백질(C-reactive protein)은 염증성 변화나 암 등으로 조직 파괴가 일어난 경우에 혈청 중에 나타나는 단백질로 급성 염증반응 시 증가한다. 적혈구 침강속도(Erythrocyte Sedimentation Rate)는 항응고제를 넣은 정맥혈 속에서 적혈구가 얼마나 빨리 가라앉았는지를 보는 것으로, 염증이 심할수록 ESR은 빨라진다.
> ④ 인플루엔자는 인플루엔자 바이러스에 의한 급성 호흡기 질환으로, 상부 호흡기계(코, 목)나 하부 호흡기계(폐)를 침범하며 고열, 두통, 근육통, 전신 쇠약감과 같은 전신증상을 유발한다.

3 좌심실비대(left ventricular hypertrophy)에 대한 설명으로 옳지 않은 것은?

① V_1에서 큰 S파, V_5에서 큰 R파가 보인다.

② V_1의 S파와 V_5에서의 R파의 진폭 합이 35mm 이상인 경우이다.

③ 폐동맥 판막부전과 폐고혈압 환자에게 특징적으로 발생한다.

④ 만성고혈압 환자에게 발생하며 초음파 검사를 통해 확인한다.

> **TIP** ① 좌심실 비대에서는 전체적으로 폭이 증가하여 QRS파가 연장되고, R파의 크기가 커진다.
> ② 좌심실 비대의 심전도 기준은 S_1(V_1의 S파) + $R_{5\sim6}$($V_{5\sim6}$의 R파)의 진폭 합이 35mm 이상인 경우이다. 단, 우심실 비대의 경우 V_1에서 R파가 크게 나타나며, 우심방 확장의 경우 유도 II III에서 크고 뾰족한 P파가 나타난다.
> ③ 폐동맥 판막부전과 폐고혈압 모두 폐의 높은 압력으로 인해 혈액이 심장에서 폐로 원활하게 흐르지 못한다. 따라서 폐로 혈액을 공급하는 우심실 비대가 일어나게 된다.
> ④ 만성고혈압 환자의 경우 말초의 혈압이 높으므로 좌심실에서 더 큰 압력을 줘야 혈액이 원활하게 흐르게 할 수 있다. 따라서 고혈압 환자의 경우 좌심실 비대가 일어난다.

Answer 2.① 3.③

4 암의 유발인자 및 위험인자에 관한 설명 중 옳은 것은?

① 바이러스는 숙주세포의 단백질 변성을 유발한다.

② 초경 지연과 조기 폐경은 유방암의 위험요인이다.

③ BRCA1은 위장관 암의 대표적인 종양유전자이다.

④ 폐암은 흡연과 연관되며 유방암보다 가족력이 강하다.

> **TIP** ① 바이러스는 숙주에 침투해 숙주세포의 유전자 사이에 자신의 유전물질을 삽입하여 자신이 필요한 단백질을 만들거나, 숙주의 유전물질을 변형시켜 단백질 변성을 유발한다.
> ② 에스트로겐은 유방암의 발생과 성장을 직접, 간접적으로 자극한다. 이른 초경과 늦은 폐경은 에스트로겐에 노출된 시간을 늘려주므로 유방암의 발생률이 높다.
> ③ BRACA1, BRACA2는 종양억제유전자로, 이 유전자에 돌연변이가 일어나게 되면 유방암 및 난소암에 걸릴 확률이 증가한다.
> ④ 폐암은 흡연과 같은 환경적인 요인이 영향을 많이 미치며, 유방암은 BRCA와 같은 종양유전자의 유전으로 인해 많이 발생한다.

5 종양의 특성에 관한 설명으로 옳지 않은 것은?

① 섬유조직의 섬유육종(fibrosarcoma)은 양성종양이다.

② 악성종양은 단백질을 파괴하는 콜라겐분해효소를 종종 분비한다.

③ 피막이 존재하고 성장속도가 상대적으로 느리면 대부분 양성종양이다.

④ 악성종양은 서로간의 결합력이 약하기 때문에 인접한 조직에 침윤(infiltration)한다.

> **TIP**

	양성종양(Benign)	악성종양(Malignant)
특징	원래 발생한 곳에서 국소적으로 과성장한 종양으로, -oma를 붙임	인근조직에 침투, 혈관 or 림프관 통해 전이하는 종양으로, -carcinoma, -sarcoma 를 붙임
예	상피종, 샘종, 용종, 기형종	연골육종(chondrosarcoma), 위샘암(adenocarcinoma)
분화상태	잘 분화되어 있음	분화가 잘 되어있지 않음
성장 속도	천천히 성장함	빠르게 성장함
조직침투	피막으로 둘러싸여 있어서 주변조직으로 침투하지 않음	콜라겐 분해효소가 있으므로, 주변의 정상조직으로 침투
전이	거의 없음	암세포간 결합력이 약해 기존부위로부터 자주 벗어나므로 전이가 자주 일어남
재발여부	제거 시 거의 없음	재발 가능함
예후	좋음	종양의 크기, 림프절 침범여부, 전이유무에 따라 달라짐

Answer 4.① 5.①

6 〈보기〉의 심전도 소견이 설명하는 것으로 옳은 것은?

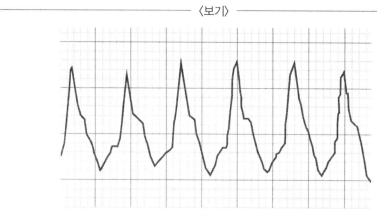

〈보기〉

〈사지유도 Ⅱ〉

- QRS파 : 넓음(≥ 0.20초)
- 심박수 : 150 ~ 250회/분
- 심실조기수축 : 3개 이상 지속
- 자동심장충격기(AED) 처치 : 즉시 요함

① 심방조동(atrial flutter)　　　　② 심실빈맥(ventricular tachycardia)
③ 심방세동(atrial fibrillation)　　　④ 심실세동(ventricular fibrillation)

TIP

빈맥성 부정맥		
심실상성	동성빈맥	심전도 모양은 정상이지만, 맥박수만 빨라짐 원인 : 여러 가지 생리적(운동, 흥분 등) 또는 병적(고열, 갑상선기능항진증, 빈혈) 상태 치료 : 발생원인 제거
심방성 : P파 비정상	심방조동	Atrial flutter : 규칙적인 톱니같은 P파 원인 : 개복수술, 심부전 치료 : 전기적 심율동전환, 전극도자절제술
	심방세동	Atrial fibrillation : 심방 내 여러 부위가 불규칙하게 흥분하여 수축하는 상태로, 뚜렷한 P파를 찾을 수 없음 원인 : 심방의 섬유화, 심방전기전도 이상 치료 : 자동심장충격기(AED)로 심율동전환
심실성 : QRS의 비정상적 횟수 및 파형	심실빈맥	심장의 구조이상(허혈성심질환)으로 인해 발생하며, 넓은 QRS군이 나타남 치료 : 자동심장충격기(AED)
	심실세동	Ventricular fibrillation : 심실의 여러 부위가 불규칙하게 수축 및 확장하여 심박출량이 없는 상태로, QRS군과 T파를 감별할 수 없는 불규칙한 진동파로 나타남 치료 : 심폐소생술, 자동심장충격기(AED)

Answer　6.②

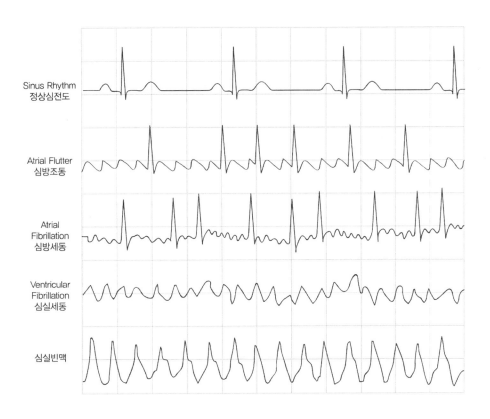

Sinus Rhythm
정상심전도

Atrial Flutter
심방조동

Atrial
Fibrillation
심방세동

Ventricular
Fibrillation
심실세동

심실빈맥

7 〈보기〉에서 죽상경화증(atherosclerosis)의 발생과정을 순서대로 나열한 것은?

───── 〈보기〉 ─────

ⓐ 섬유성 플라크(plaque) 형성
ⓑ 혈관 내피세포의 손상
ⓒ 혈관벽 내 지방선조(fatty streak) 형성
ⓓ 혈구세포의 동맥 내막 하 축적

① ⓑ→ⓒ→ⓓ→ⓐ   ② ⓒ→ⓐ→ⓓ→ⓑ

③ ⓑ→ⓓ→ⓒ→ⓐ   ④ ⓒ→ⓓ→ⓐ→ⓑ

TIP ⓑ (혈관 내피세포 손상) → ⓓ (혈구세포의 동맥 내막 하 축적) → ⓒ (혈관벽 내 지방선조 형성) → ⓐ (섬유성 플라크 형성)
혈관벽손상 → 혈관 내막층에 LDL 축적 및 산화 → 단핵구이동 → 대식세포로 분화 → 대식세포에 의해 거품세포 형성 → 혈관
내막층에 침착지방반(fatty streak) 형성 → 플라크로 인한 석회화 → 혈관경화

Answer   7.③

8 울혈성 심장기능부전(Congestive Heart Failure ; CHF) 환자에게 나타나는 병태생리학적 특징으로 옳지 않은 것은?

① 관상동맥질환은 CHF의 주된 원인이다.

② 조직으로 공급되는 혈액량 감소로 운동 시 호흡 곤란이 심하다.

③ 좌·우심실 구분없이 양쪽 모두에서 심박출량 감소가 나타난다.

④ 본태성고혈압은 우심실 기능부전, 폐질환은 좌심실 기능부전이 특징이다.

> **TIP** 심부전이란 심장의 펌프기능 장애로 전신 정맥계에 울혈을 일으키는 심장질환을 말한다. 주로 심장질환(심근경색, 협심증, 부정맥)이나 COPD와 같은 폐질환에 의해 나타나며, 죽상경화증, 당뇨, 고지혈증에 의해서도 나타날 수 있다. 전체적으로 혈액 흐름에 정체가 발생하고 심장의 펌프량이 감소하므로 좌우 모두에서 심박출량 감소가 보인다.
> 본태성고혈압은 혈액이 전신으로 잘 이동하지 못하게 하므로 좌심실 기능부전을 일으키고, 폐질환은 우심실에서 폐로 혈액이 잘 이동하지 못하게 하므로 우심실 기능부전을 유발한다.

9 천식에 관한 설명으로 옳지 않은 것은?

① 급성 천식의 발작 횟수는 감기와는 무관하게 심장의 구조적 문제를 가져온다.

② 반복적인 급성 천식 발작은 폐에 비가역적인 손상을 일으켜 만성천식으로 진행한다.

③ 내인성 천식(intrinsic asthma)은 알레르기 반응에 의한 것이 아니며 35세 이후에 주로 발병한다.

④ 운동유발성 천식(exercise-induced asthma)은 천식 환자가 찬 공기를 마시며 달리는 경우 기관지 수축에 의해 종종 발생한다.

> **TIP** ① 급성 천식 발작은 감기, 과로, 스트레스로 인해 발생한다. 또한 천식환자는 감기약에 대한 알레르기가 동반된 경우가 흔하므로, 감기약으로 인해 알레르기반응이 심해지기도 한다.
> ② 천식 발작이 반복적으로 일어나면 기관지 평활근 세포의 변형과 비가역적 손상이 발생하여 만성천식으로 진행되게 된다.
> ③ 외인성 천식은 알레르기성이고, 내인성 천식은 감염성 천식이라고도 하며 유전적 요인에 의한 경우가 많고 35세 이후 주로 발병한다.
> ④ 운동유발성 천식은 운동 중 기관지 확장이 되어있다가, 운동 후 반동적으로 기관지 수축이 일어나며 발생하는 것으로, 저온에서 운동할 때 기관지 수축이 심하게 일어난다.

Answer 8.④ 9.①

10 공기가슴증(기흉, pneumothorax)에 대한 설명으로 옳은 것은?

① 공기가슴증 발생부위에 호흡음이 감소한다.

② 흉부악성종양이나 손상에 의해서 발생하지 않는다.

③ 폐쇄성 공기가슴증에서 발생부위 반대편으로 기관 편위(deviation)가 일어난다.

④ 공기가슴증의 정도와 종류를 결정하기 위해서는 흉부 X-ray가 아닌 CT를 촬영해야 한다.

> **TIP** 기흉은 자연적으로 발생하거나 흉부 손상, 외상으로 인해 발생한다. 기흉이 발생하게 되면 정상인에 비해 호흡음이 많이 감소한다. 소기포를 확인하기 위해 CT를 촬영하기도 하지만, 대부분 X-ray를 통해 종류 구분과 진단이 가능하다. 긴장성 기흉에서는 공기가 흉감속으로 유입되지만 배출되지 못하여 기흉 발생부위 반대편으로 기관이나 심장의 편위가 일어난다.

11 〈보기〉에서 요추 추간판에 가해지는 압력이 낮은 자세에서 높은 자세 순서로 나열한 것은?

─── 〈보기〉 ───

ⓒ 똑바로 서 있는 자세

ⓒ 똑바로 누워 있는 자세

ⓒ 등받이 의자에 허리를 기대고 앉은 자세

ⓒ 등받이 없는 의자에 상체를 앞으로 숙이고 앉은 자세

① ⓒ→ⓒ→ⓒ→ⓒ

② ⓒ→ⓒ→ⓒ→ⓒ

③ ⓒ→ⓒ→ⓒ→ⓒ

④ ⓒ→ⓒ→ⓒ→ⓒ

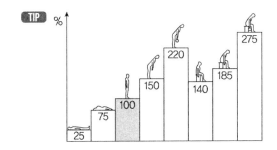

TIP

12 요추 추간판탈출증에 대한 설명으로 옳은 것은?

① 50대 이상의 고령층에서 주로 발생한다.

② 추간판의 전위 정도가 심해도 증상이 없을 수 있다.

③ 수핵 내의 풍부한 감각신경지배 때문에 요통을 느끼기 쉽다.

④ 추간판의 퇴행성 변화는 수핵 내의 콜라겐 함량 감소가 주된 원인이다.

> **TIP** 디스크성 통증의 원인은 신경근의 화학적 염증이 주 원인이다.
> 추간판의 전위 정도가 심해도 외부 형태는 유지되고 신경근의 압박은 존재하지 않을 때 증상이 나타나지 않을 수 있다.

13 척주옆굽음증(척추측만증, scoliosis)에 대한 설명으로 옳은 것은?

① 유소년기의 여자보다 남자에서 많이 발병한다.

② 신경근육성 질환과 연관된 형태로 가장 흔히 발생한다.

③ 콥스 각(Cobb's angle) 40° 이상의 만곡(curve)에서는 수술치료를 권장한다.

④ 청소년기에 발병한 경우 성장이 모두 끝난 20~30대에 만곡의 변화가 가장 심하다.

> **TIP** 척추측만증
> ㉠ 관찰기 : 콥스 각(Cobb's angle) 20°를 넘어 악화의 가능성이 있을 때 정기적으로 추적 관찰, 특별한 치료는 하지 않고 4~6개월 간격으로 엑스레이를 찍어 확인
> ㉡ 보조기 : 콥스 각(Cobb's angle) 25° 이상일 때 보조기 착용이 필요. 만약 성장판이 닫혀있다면 보조기 치료는 의미가 없다.
> ㉢ 수술 : 콥스 각(Cobb's angle) 40°~50° 이상이 되면 성장이 멈춘 나이라도 1년에 1~2°씩 나빠질 수 있기 때문에 이 경우 수술의 대상이 된다.(80° 이상 넘어가면 심각한 증상들이 발생할 수 있기 때문)

14 동일 운동량을 실시할 경우 골다공증의 예방을 위한 효과가 상대적으로 가장 적은 운동은?

① 걷기　　　　　　　　　　② 수영

③ 역도　　　　　　　　　　④ 배드민턴

> **TIP** 골다공증을 예방·치료하기 위해서는 규칙적인 체중부하운동과 근력강화운동이 필요하다. 다른 운동에 비해 수영은 부력으로 인해 상대적으로 체중부하가 적다.

Answer 12.② 13.③ 14.②

15 관절염과 그 병인(etiology)의 연결로 옳지 않은 것은?

① 골관절염(osteoarthritis)−유전 요인(genetic factor)

② 류마티스(rheumatoid) 관절염−흡연(smoking)

③ 통풍성(gouty) 관절염−세포 재생(turn-over) 감소

④ 반응성(reactive) 관절염−성병 감염(venereal infection)

> **TIP** 관절염의 종류
> ㉠ 골관절염 : 퇴행성관절염이라고도 하며, 노화, 과도한 운동, 유전적 요인, 염증 등에 의해 연골이 손상되어 발생한다. 관절통증, 강직감, 관절마찰음이 주 증상이며, 관절을 쓸수록 통증이 심해지므로 저녁에 통증이 심하다. 손가락 끝마디와 무릎에서 발생한다.
> ㉡ 류마티스성관절염 : 면역체계의 불균형으로 관절이 붓고 물이 차게 된다. 골관절염보다 유전적 소인이 큰 영향을 미치며, 환경적 요인(흡연, 운동 저하)에 의해서도 나타날 수 있다. 열감 및 피로감 같은 전신 증상이 나타난다. 아침에 관절이 뻣뻣함을 느낀다.
> ㉢ 통풍성 관절염 : 통풍은 요산(uric acid) 생산이 과잉되거나, 요산 배설이 저하되어 발생한다. DNA와 RNA를 구성하고 있는 purine(adenosine, guanosine)이 대사되어 uric acid가 생기므로, 세포의 교체(turn-over)가 증가하면 통풍이 일어날 가능성이 높아진다. 다른 원인으로는 고혈압, 에스트로겐 감소, 단백질 과량 섭취, 알코올 등이 있다.
> ㉣ 반응성 관절염 : 비뇨생식기나 위장관 감염 후에 생기는 염증성 관절염으로, 라이터(Reiter)증후군이라고도 한다. 성병의 원인균인 Chlamydia trachomatis가 대표적이다.

16 제 6∼7번 경추 추간판탈출증으로 발생하는 특징적인 증상은?

① 새끼손가락 감각이상

② 팔꿈치 굽힘 근력 약화

③ 손의 악력(grasp power) 감소

④ 위팔 세갈래근 반사(triceps jerk) 저하

> **TIP** 경추 추간판탈출증 증상
> • C1, C2는 디스크가 없다.
> • C3 : 후두통과 뒷목의 위쪽에 통증 유발. 양쪽 어깨가 저린다. 감각 소실도 유발할 수 있지만 근력약화는 드물다.
> • C4 : 목 아래와 견갑골 안쪽에 통증이 발생한다. 가슴통증이 발생하기도 한다.
> • C5 : 어깨가 저리고 아픈 것이 특징. 가슴 바깥쪽 및 팔꿈치 바깥쪽의 감각이상. 상지의 삼각근 외측부위에 쑤시고 아픈 통증과 삼각근 및 상・하극근의 운동약화나 감각소실이 발생한다. 또한 때때로 이두근의 운동약화나 이두근 반사의 감퇴도 나타날 수 있다.
> • C6 : 목덜미에서 아래팔의 바깥부분 그리고 손가락의 엄지와 검지에서 통증이 나타난다.
> 또한 해당 근육인 상완 이두근과 손목관절의 근력약화로 인해 힘을 쓸 수가 없고, 감각소실은 특징적이지 않으나 엄지와 검지에서 발생하기도 한다. 게다가 목의 회전운동에 제약을 받을 수도 있다.
> • C6~C7 : 경추 추간판탈출증의 경우 C7신경근이 압박될 수 있으며, C7이 압박될 경우 어깨 뒤쪽에서 시작하여 목덜미 및 삼두박근을 따라 아래팔의 뒤와 바깥쪽에 동통을 느끼고, 손가락은 세 번째 손가락인 중지와 네 번째 손가락인 약지의 안쪽 반이 저리고 아프다. 또한 손목 밑 손가락을 구부리는 힘이 약해지는 것도 특징이다.

Answer 15.③ 16.④

17 〈보기〉의 의식 소실과 가장 관련 있는 병태생리학적 소견은?

─────────── 〈보기〉 ───────────

제1형 당뇨병을 진단받고 인슐린 치료 중인 21세 남자 대학생이 아침을 먹지 않고 학교에서 축구를 하던 중 의식을 잃고 쓰러졌다. 호흡에서 손톱매니큐어를 지우는데 사용되는 아세톤(acetone)과 같은 냄새가 났다.

① 대사성 산증(metabolic acidosis)
② 호흡성 산증(respiratory acidosis)
③ 대사성 알칼리증(metabolic alkalosis)
④ 호흡성 알칼리증(respiratory alkalosis)

> **TIP** 보기의 내용은 제1형 당뇨병의 주요 증상인 케토산증을 나타내는 것이다. 인슐린이 부족하면 포도당이 세포 안으로 들어갈 수 없다. 세포는 포도당을 주된 에너지원으로 사용하는데, 포도당이 들어올 수 없으므로 대신 지방을 산화시켜 지방산, 케톤체로 변환시켜 에너지를 만든다. 이 때 생산되는 케톤산(케톤체)이 혈액의 pH를 낮추며 대사성 산증을 유발하고, 호흡 시 아세톤 냄새가 나게 된다.
> • 대사성 산증: 체내 대사물질로 인해 혈액 pH가 낮아진 것(**예** 젖산축적, 케톤산증)
> • 호흡성 산증: 호흡수 저하로 인해 이산화탄소 축적으로 혈액 pH가 낮아진 것
> • 대사성 알칼리증: 구토로 인한 위산 소실 등으로 인해 산성물질이 감소하여 혈액 pH가 높아진 것
> • 호흡성 알칼리증: 과호흡 등으로 인해 이산화탄소 농도가 감소하여 혈액 pH가 높아진 것
> ※ 제1형 당뇨병(Type Ⅰ Diabetes) vs 제2형 당뇨병(Type Ⅱ Diabetes)

	제1형 당뇨병 Insulin-Dependent Diabetes Mellitus(IDDM)	제2형 당뇨병 Non-Insulin-Dependent Diabetes Mellitus(NIDDM)
원인	자가면역반으로 인한 β세포파괴(유전적 요인)	환경 요인, 유전적 감수성으로 인하 인슐린에 대한 저항성 증가
연령	소아, 젊은층	성인
영양상태	저영양 상태	비만
합병증	케토산증	
임상증상	다뇨, 다음, 다갈	무증상
인슐린요법	필요	일부만 필요

Answer 17.①

18 파킨슨병(Parkinson's disease) 발생과 관련 있는 조합으로 옳은 것은?

① 회색질(gray matter) − 도파민(dopamine) 증가

② 중간뇌(중뇌, midbrain) − 세로토닌(serotonin) 증가

③ 흑색질(흑질, substantia nigra) − 도파민(dopamine) 감소

④ 바닥핵(기저핵, basal ganglia) − 세로토닌(serotonin) 감소

> **TIP** 파킨슨병은 중뇌 흑질의 도파민 분비 신경세포가 소실되어 신경전달물질인 도파민(dopamine)의 분비가 감소되어 나타난다. 주 증상으로는 떨림, 강직, 운동완서, 자세불안정이 있다. 그 외에도 자율신경이상, 감각이상, 우울, 수면장애 등도 동반한다.

19 〈보기〉의 증상을 설명하는 뇌신경계의 병태생리학적 소견은?

─────── 〈보기〉 ───────

평소 주 2~3회 소주 1병 이상 음주를 즐기며 매일 담배 1갑을 피우는 60세 남성에서 갑자기 발생한 시야 결손, 언어 장애 및 우측 팔다리의 위약감과 감각 이상이 약 1~2분간 지속되다가 소실되었다.

① 바이러스성 뇌수막염(viral meningitis)

② 급성 뇌경색증(acute cerebral infarction)

③ 비타민 B$_{12}$ 결핍(vitamin B12 deficiency)

④ 일과성 뇌허혈 발작(transient ischemic attack)

> **TIP** 증상이 일시동안 진행되다가 소실된 것으로 보아, 허혈성 뇌졸중의 하나인 일과성 허혈 발작(TIA, transient ischemic attack)이라고 볼 수 있다. 위 남성은 잦은 음주와 흡연으로 인해 체내에 색전이나 혈전이 있을 가능성이 높고, 이로 인해 허혈성 뇌졸중이 발생한 것이다.

Answer 18.③ 19.④

20 알츠하이머성 치매(Alzheimer's dementia)와 비교할 때, 혈관성 치매(vascular dementia)에서 나타나는 병태생리학적 특징으로 옳은 것은?

① 대부분 서서히 발병한다.

② 대부분 고령에서 발병한다.

③ 편마비 등이 동반되는 경우가 적다.

④ 고혈압, 당뇨병을 동반하는 경우가 많다.

> **TIP** 치매란 기억력을 포함한 여러 지적능력이 일상생활에 지장을 초래할 정도로의 손상을 보이는 상태를 말한다.
> 치매의 종류에는 다음과 같은 것들이 있다. 혈관성 치매는 대뇌피질 혈관이 막혀 생기는 것으로, 고혈압 및 당뇨와 같이 혈관 탄력성과 혈액의 흐름에 영향을 주는 질환으로 인해 발생할 수 있다.
>
> | | |
> |---|---|
> | 알츠하이머성 치매 | 뇌세포가 비가역적으로 파괴되어 인지기능 및 정신기능장애를 유발하는 치매로, 비교적 노년층에서 발생하며 서서히 발병한다. 노인성 반점과 신경섬유 농축, 뇌실 증가가 특징이다. |
> | 혈관성 치매 | 대뇌피질 하부 혈관이 막히는 열공성 뇌경색에 의한 치매이다. |
> | Lewy소체치매 | 파킨슨병 환자의 뇌세포 안에서 주로 발견되는 단백질 응집체로 인한 치매 |
> | 전측두엽치매 | 전두엽과 측두엽에서 나타나는 전반적인 위축에 의한 치매 |
> | 기타 | 수두증, 갑상선기능저하증, 비타민 B_{12} 결핍, 우울증에 의한 치매 |

Answer 20.④

1 광의의 스포츠심리학 하위 분야인 운동제어 관련 연구 주제로 가장 적절한 것은?

① 움직임의 반복을 통해 발생하는 신경가소성(neural plasticity)의 기전
② 운동 기억의 공고화(응고화, consolidation)를 촉진시킬 수 있는 방법
③ 동작 중 오차 인식에 예측된 고유감각(proprioception) 피드백이 미치는 영향
④ 노화에 따른 선택적 주의할당(attentional allocation) 기능의 변화

> **TIP** 운동제어는 인간 움직임의 특성과 그 움직임이 어떻게 조절되는지를 연구하는 학문 분야이다. 성공적인 운동수행의 주요
> 요인으로 신체적인 동작뿐만 아니라 지각 및 인지 요인이 강조된다. 특히 지각은 인간이 발현하는 동작과 필수적인 상호
> 관계를 갖기 때문에 운동제어 분야에서는 특정한 목적이나 의도를 성취하기 위하여 조직된 지각과 동작시스템을 모두 포
> 함하여야 한다.

2 운동제어 분야에서는 움직임(수행) 결과(movement/performance outcome)를 측정함으로써 과제/기술의 수행력
을 평가하기도 한다. 움직임 결과 측정의 사례로 옳은 것은?

① 멀리뛰기 시합에서의 도약거리
② 득점한 농구 자유투 동작 중 무릎 관절의 각도 변화
③ 사격 격발 직전의 뇌파 패턴
④ 체조 뜀틀 착지 시 발바닥에 전달되는 힘

> **TIP** 보기 사례 중 움직임 결과를 측정하는 것은 ①이다. 나머지는 움직임 과정에 대한 내용이다.

3 두 개 이상의 감각 자극정보가 제시되고 이에 대한 각각의 움직임 반응을 준비하는 선택반응시간(choice reaction
time)을 단축시키기 위한 방안으로 옳지 않은 것은?

① 연습의 양(amount of practice) 증가
② 자극-반응 대안(alternatives)의 수 감소
③ 자극-반응의 적합성(compatibility) 감소
④ 특정 자극을 예측할 수 있는 단서(cue) 제시

> **TIP** 자극과 반응의 적합성이 감소되면 선택반응시간은 증가된다.

Answer 1.③ 2.① 3.③

4 근육에 전달된 운동명령의 원심성복제(혹은 원심성 명령의 복사본 : efferent copy) 신호는 해당 운동의 기대목표에 대한 정보를 반영하기 때문에 인간은 고유감각 피드백만이 허용되는 상황에서도 운동오차를 탐지 및 수정할 수 있다. 원심성복제를 이용한 오차 처리가 발생하는 것으로 알려진 신경계 영역/시스템으로 옳은 것은?

① 바닥핵(기저핵, basal ganglia)

② 소뇌(cerebellum)

③ 몸(체성)감각(somatosensory)영역

④ 보조운동(supplementary motor)영역

> **TIP** 소뇌에는 효과기로부터의 구심성 흥분과 대뇌피질로부터의 원심성 흥분을 실제 진행 상황에 대하여 비교·분석하게 된다. 이 결과는 다시 운동 중추와 전 운동 영역에 보내지게 되는 중계자의 역할을 담당하게 된다. 소뇌는 신체 평형과 자세의 조정, 운동의 조절에 이바지하는 기관이다.

5 운동학습에서 구분하는 피드백(feedback)의 유형 중, 내재적(intrinsic/inherent) 피드백으로 분류할 수 있는 것은?

① 시각(visual) 피드백   ② 결과지식(knowledge of results)

③ 보강(부가적, augmented) 피드백   ④ 수행지식(knowledge of performance)

> **TIP** 피드백은 감각 피드백(내재적)과 보강 피드백(외재적)으로 분류가 되는데 학습자 내부의 감각 시스템으로부터 제공되는 감각 피드백으로, 근육과 건, 그리고 관절 등에 위치한 관절 수용기에서 발생한 운동감각 정보 또는 촉각이나 압력을 감지하는 피부수용기로부터의 정보, 그리고 공을 던졌을 때, 얼마나 멀리, 정확하게 날아가는가 등에 시각적 정보를 스스로 감지하는 것이다. 학습자의 외부로부터 제공되는 보강 피드백으로, 학습자가 수행하면서 스스로 감지하여 받아들일 수 있는 자연스런 정보가 아닌, 코치나 감독 또는 동료들에 의해 제공되거나 영상매체 등을 통해 외부로부터 제공되는 정보를 의미한다. 보강피드백의 분류에 수행지식과 결과지식이 포함된다.

6 신체 및 운동발달의 원리 중 옳은 것은?

① 통합(integration)의 원리에 의해 큰(전체적, gross) 움직임에서 정밀한(특수한, precise/fine)움직임(motor)으로 운동발달이 진행된다.

② 분화(differentiation)의 원리에 의해 초보적 반사에서 종합적인 수의(voluntary) 운동으로 발달이 진행된다.

③ 몸쪽(근위, 중심)에서 먼쪽(원위, 말단) 방향(proximo-distal)으로 운동발달이 진행된다.

④ 꼬리/발(하부)에서 머리(상부) 방향으로 운동발달이 진행된다.

> **TIP** ① 분화의 원리, ②③④ 순서성의 원리에 대한 설명이다.
> ④ 머리에서 꼬리/발 방향으로 운동발달이 진행된다.

Answer   4.② 5.① 6.③

7 〈보기〉의 현상을 설명하는 용어로 바르게 묶인 것은?

---〈보기〉---

㉠ 단체 줄다리기를 할 때 발휘되는 힘의 총합은 각자의 힘을 합친 것보다 작은 경우가 많다.

㉡ 마라톤 선수에게 페이스메이커가 있으면 없을 때보다 기록이 더 좋아진다.

	㉠	㉡
①	사회적 지지	사회적 촉진
②	사회적 태만	사회적 효능감
③	사회적 태만	사회적 촉진
④	사회적 효능감	사회적 태만

> **TIP** 응집력에는 사회적 태만 현상이 있다. 혼자일 때 보다 집단에 속해 있을 때, 게을러지는 현상을 사회적 태만 현상이라고 부른다. 사회적 촉진은 다른 사람들이 있을 때, 잘하는 과제를 더 잘하게 되는 현상을 말한다.

8 〈보기〉에 해당하는 불안이론으로 옳은 것은?

---〈보기〉---

• 각성과 정서는 각성을 인지적으로 해석하는 방식에 의해 결정된다.

• 낮은 각성을 지루함으로 느낄 수도 있고 편안함으로 느낄 수도 있다.

• 높은 각성을 흥분, 유쾌감으로 느낄 수도 있고 불안이나 불쾌감으로 느낄 수도 있다.

① 격변이론(catastrophe theory)

② 전환(반전)이론(reversal theory)

③ 적정각성수준이론(optimal arousal level theory)

④ 욕구(추동)이론(drive theory)

> **TIP** 보기는 전환이론에 대한 설명이다. 전환이론은 불쾌를 유래로 전환할 수 있다는 이론이다. 개인의 각성 상태에 대한 해석을 중요시하기 때문에 개인차를 이해하는 데에도 많은 기여를 하였다.

Answer 7.③ 8.②

9 자결성 이론(self-determination theory)에 대한 설명으로 적절하지 않은 것은?

① 자결성이 가장 낮은 수준에는 외적동기가 위치한다.

② 자결성이 가장 높은 수준에는 내적동기가 위치한다.

③ 기본적 심리 욕구는 유능감, 자율성, 관계성이다.

④ 자결성은 외부의 영향이 아닌 자신이 스스로 선택하고 결정하는 정도를 의미한다.

> **TIP** 자결성이 가장 낮은 수준에는 무동기가 있다.

10 〈보기〉의 목표설정 원리에 대한 설명으로 바르게 묶인 것은?

─────────── 〈보기〉 ───────────

⊙ 구체적인 목표를 설정한다.
ⓒ 목표달성이 불가능하더라도 설정한 목표는 수정하지 않는다.
ⓒ 결과목표와 과정목표를 함께 설정한다.
ⓔ 쉬운 수준으로 다양한 목표를 설정한다.
ⓜ 목표달성을 위한 전략을 개발한다.

① ⊙, ⓒ, ⓒ
② ⊙, ⓒ, ⓔ
③ ⊙, ⓒ, ⓜ
④ ⓒ, ⓔ, ⓜ

> **TIP** 목표설정의 10가지 원리
> ⊙ 구체적인 목표를 설정하라.
> ⓒ 어려우면서도 실현 가능한 목표를 설정한다.
> ⓒ 장기목표와 단기목표를 설정하고 결과목표와 과정목표도 함께 설정한다.
> ⓔ 수행목표를 설정한다.
> ⓜ 긍정적인 목표를 설정한다.
> ⓗ 목표를 기록한다.
> ⓢ 목표달성을 위한 "전략"을 개발한다.
> ⓞ 참가자의 성격을 고려한다.
> ⓩ 목표달성을 위한 지원책을 마련한다.
> ⓩ 목표달성여부를 평가한다.

Answer 9.① 10.③

11 모건(W. Morgan, 1980)의 빙산형 프로파일(iceberg profile)에 대한 설명으로 적절하지 않은 것은?

① 우수선수가 가지는 성격특성을 분석하였다.

② 비우수선수가 우수선수보다 활력이 낮게 나타났다.

③ 측정도구로 기분상태 프로파일(profile of mood states : POMS)을 사용하였다.

④ 비우수선수의 기분상태 윤곽은 빙산형 모형으로 나타났다.

> **TIP** Morgan은 우수선수의 성격 특성을 나타낸 프로파일로서 빙산형 프로파일이라고도 칭한다. 우수선수들의 성격 특성은 빙산형 형태로 나타난다. 반면, 비우수선수들은 모든 심리적 요인에서 평균 정도의 값을 유지하고 있어 마치 바다 표면에 떠있는 평평한 모양을 연상시킨다. 빙산형 프로파일은 성공적인 우수선수가 전체 기준보다 활력을 제외한 긴장, 우울, 분노, 피로, 혼란에 낮은 점수를 가지며 이 모양이 빙산 형태를 보인다는 프로파일이다.

12 〈보기〉의 운동심리 이론에 대한 설명으로 바르게 묶인 것은?

─────── 〈보기〉 ───────

㉠ 건강신념모형 : 운동실천에 있어 질병 발생의 가능성과 심각성 인식이 중요한 역할을 한다.
㉡ 합리적 행동이론 : 운동태도와 주관적 규범뿐만 아니라 행동통제 인식도 운동실천에 영향을 준다.
㉢ 계획행동이론 : 성취경험, 대리경험, 언어적 피드백, 신체 및 정서적 상태가 운동실천에 영향을 준다.
㉣ 생태이론 : 운동실천과 지속을 위해 개인, 지역사회, 정부의 노력과 책임이 모두 중요하다.

① ㉠, ㉡   ② ㉠, ㉣

③ ㉢, ㉣   ④ ㉡, ㉢, ㉣

> **TIP** ㉡은 계획행동이론에 대한 설명이고, ㉢은 자기효능감이론에 대한 설명이다.

13 심상(imagery)의 효과를 설명하는 심리신경근 이론(가설)의 주장으로 가장 적절한 것은?

① 실제 운동 중에 느껴지는 감각신경 신호가 인지된다.

② 실제 운동 중에 사용되는 신경－근 활성화 패턴이 하나의 운동프로그램으로 요약되어 부호화 된다.

③ 실제 운동 중에 느껴지는 감각자극에 대한 근육반응을 동일하게 경험할 수 있다.

④ 실제 운동 중에 동원된 주동근에서 상대적으로 미세한 활성화가 발생한다.

> **TIP** 심리신경근 이론은 심상을 하는 동안에 뇌와 근육에서는 실제 동작을 할 때와 유사한 전기자극이 발생한다. 어떤 동작을 마음속에서 아주 생생하게 떠올리면, 실제로 몸을 움직일 때와 비슷한 양상으로 신경자극이 근육에 전달되고 심상을 하면, 실제 동작을 하는 것과 똑같은 순서로 근육에 자극이 전달되어 "근육의 운동 기억"을 강화시켜 준다는 것이다.

Answer   11.④ 12.② 13.④

14 정보처리의 측면에서 주의(attention)를 설명하기 위해 제시된 이론으로 옳지 않은 것은?

① 폐쇄회로(closed-loop) 이론

② 다중자원(multiple-resource) 이론

③ 중앙자원용량(중추자원역량, central-resource capacity) 이론

④ 단일통로(single channel) 이론 혹은 병목(bottleneck) 이론

> **TIP** 폐쇄회로 이론은 인간의 모든 운동이 기억 체계에 저장되어 있는 정확한 동작과 관련된 정보와 실제로 이루어진 동작 간의 오류를 수정하는 노력에 의하여 이루어진 것이다. 동작의 오류를 수정하기 위하여 사용되는 동작에 대한 정보는 "피드백"으로서 폐쇄회로 이론의 기초가 된다.

15 〈보기〉의 경우를 설명하는 주의초점의 방향 개념이 바르게 묶인 것은?

─────────── 〈보기〉 ───────────

ⓐ 파킨슨병 환자가 복도 바닥에 그려진 선에 주의를 기울이고 따라가며 보행훈련을 한다.
ⓑ 소뇌위축증 환자가 본인 다리에서 기인되는 고유감각에 주의를 기울이며 보행훈련을 한다.

	㉠	㉡
①	능동적 주의초점	수동적 주의초점
②	외적 주의초점	내적 주의초점
③	개방적 주의초점	폐쇄적 주의초점
④	시각적 주의초점	신체적 주의초점

> **TIP** 주의 집중의 형태는 주의의 폭과 방향으로 결정되는데 주의의 폭(주의를 기울이게 되는 범위)은 포괄적(개방적)과 제한적(폐쇄적)으로 분류되고 주의의 방향은 내적(신체), 외적(환경)으로 분류된다. 보기의 ㉠은 제한적 외적, ㉡ 제한적 내적에 대한 설명이다.

Answer 14.① 15.②

16 〈보기〉의 유켈슨(D. Yukelson, 1997)이 제안한 팀의 의사소통 문화를 개선하는 방법으로 바르게 묶인 것은?

─────────── 〈보기〉 ───────────

㉠ 팀 목표 설정을 함께한다.
㉡ 주기적으로 팀 미팅을 갖고 솔직한 대화를 한다.
㉢ 개인의 개성(독특성)보다 팀 성과를 우선한다.
㉣ 팀 소속감에 대한 자긍심과 팀 정체감을 발전시킨다.
㉤ 목표에 대한 평가는 하지 않는다.

① ㉠, ㉡, ㉢   ② ㉠, ㉡, ㉣
③ ㉠, ㉣, ㉤   ④ ㉢, ㉣, ㉤

TIP 의사소통 문화를 개선하기 위해서는 개인의 개성도 존중되야 하며, 목표에 대한 평가도 있어야 한다.

17 〈보기〉에서 운동의 우울증 감소 효과를 설명하는 가설로 옳은 것은?

─────────── 〈보기〉 ───────────

규칙적인 운동 참여는 세로토닌, 노르에피네프린, 도파민과 같은 뇌의 신경전달물질 분비와 뉴런에서 이들의 수용을 촉진함으로써 우울증을 완화시킨다.

① 엔돌핀(endorphin) 가설
② 인지행동(cognitive-behavior) 가설
③ 모노아민(monoamine) 가설
④ 사회적 상호작용(social interaction) 가설

TIP 운동과 우울증을 설명하는 메커니즘의 대부분은 운동과 불안을 설명할 때도 그대로 적용된다. 모노아민 가설은 운동이 우울증에 좋은 효과가 있는 이유는 세로토닌, 노르에피네프린, 도파민 같은 뇌의 신경전달물질의 변화 때문이라는 가설이다. 위의 세 가지 신경전달물질을 모노아민이라 부르며 감정의 조절과 밀접한 관련이 있다. 엔돌핀 가설은 운동과 같은 스트레스를 받으면 엔돌핀 분비가 촉진된다는 것이다. 엔돌핀은 뉴런에서 정보전달을 가능하게 만드는 물질로 모르핀과 유사한 역할을 한다. 엔돌핀이란 용어도 자연적 모르핀이란 뜻에서 왔다. 사회적 상호작용 가설은 운동을 통해 다른 사람과 상호작용을 할 수 있는 기회가 생기기 때문이라는 가설이다.

Answer 16.② 17.③

18 〈보기〉는 운동행동 변화단계이론에 관한 내용이다. 괄호 안에 들어갈 숫자로 바르게 묶인 것은?

〈보기〉

- 관심단계(계획단계) : 현재 운동을 하지 않고 있지만, (㉠)개월 이내에 운동을 시작할 의도가 있다.
- 유지단계 : 가이드라인(일반적으로 주당 3회 이상, 1회 20분 이상 기준)을 충족하는 수준의 운동을 (㉡)
  개월 이상 실시하였다. 운동이 안정 상태에 접어들었으며, 하위 단계로 내려갈 가능성이 낮다.

	㉠	㉡			㉠	㉡
①	3	3		②	3	6
③	6	3		④	6	6

> **TIP** 무관심 – 관심 – 준비 – 실천 – 유지단계로 이뤄지는 행동단계 이론은 의사결정 균형을 혜택과 손실에 의해 결정한다. 관심단계는 혜택과 손실을 동일하게 생각하고 현재 운동을 하지 않고 있지만 6개월 이내에 운동을 시작할 의도를 갖고 있다. 유지단계는 가이드라인을 충족하는 수준의 운동을 6개월 이상 해 왔다. 운동이 안정 상태에 접어들었으며 하위 단계로 내려갈 가능성은 낮은 단계이다.

19 〈보기〉의 행동수정 전략으로 옳은 것은?

〈보기〉

- 엘리베이터와 계단이 모두 있는 곳에서 계단 이용을 권장하는 포스터를 설치하자 계단 사용 비율이 올라
  갔다.
- 운동용품을 눈에 띄는 곳에 두기, 자동차 트렁크에 운동복 두고 다니기, 사회적 지지 구하기를 통해 운동
  실천율이 향상되었다.

① 프롬프트(prompt) 활용 전략
② 인지재구성 전략
③ 의미와 목적 찾기 전략
④ 합리적 의사결정 전략

> **TIP** 행동수정 전략 중 의사결정 단서에 대한 내용이다. 의사결정 단서란 행동의 실천 여부를 결정하는 과정을 시작하게 하는 자극을 말하며 실제 행동을 결정하는 단서를 행동 단서라고 말한다. 유사 개념으로 프롬프트라고 한다. 계획한 행동을 잊지 않고 실천하도록 기억을 떠올려주는 단서를 말한다.

Answer 18.④ 19.①

20 스포츠심리상담 초기에 내담자와의 신뢰 형성 방법에 대한 설명으로 적절하지 않은 것은?

① 상담자가 전문성을 가져야 한다.

② 상담자는 책임감이 있어야 한다.

③ 상담자는 내담자가 상담의 효과에 대해 긍정적인 기대를 갖도록 해야 한다.

④ 상담자는 자신의 관점에서 내담자를 상담 회기마다 평가해야 한다.

> **TIP** 운동상담은 운동참가자의 운동참가와 관련된 사고, 감정, 행동의 변화를 이끌어내는 과정이다. 상담시 마다 평가를 진행하면 내담자와의 신뢰형성에 어려움이 있다.

Answer 20.④

1 운동생리학

1 운동 중 지방분해를 촉진시키는 호르몬의 변화로 옳지 않은 것은?

① 노르에피네프린(norepinephrine) 농도의 감소

② 에피네프린(epinephrine) 농도의 증가

③ 코티졸(cortisol) 농도의 증가

④ 성장호르몬(growth hormone) 농도의 증가

> TIP 카테콜라민(에피네프린, 노르에피네프린)은 혈액 속으로의 글루코스와 유리지방산 방출을 증가시킨다.
> ※ 운동강도에 따른 호르몬 반응 … 에피네프린, 노르에피네프린, 성장호르몬, 코티졸, 글루카곤 농도 증가

2 젖산역치(lactate threshold : LT)와 관련된 설명으로 옳지 않은 것은?

① 점증부하 운동 시 운동강도가 증가함에 따라 안정 시보다 혈중 젖산의 농도가 급격하게 증가하는 운동강도의 시점이다.

② 젖산역치를 표현하는 용어로 무산소성 역치(anaerobic threshold : AT)가 사용되기도 하지만, 젖산역치와 무산소성 역치가 항상 같은 것은 아니다.

③ 무산소성 체력이 좋은 사람일수록 젖산역치는 더 높은 강도에서 나타나며, 무산소성 운동 수행을 예측하거나 훈련강도를 평가하는데 사용된다.

④ 운동 시 근육 내 산소량 부족, 해당 작용의 증가, 속근 섬유 사용 비율의 증가, 젖산 제거 비율의 감소와 같은 변화들에 의한 젖산 축적이 젖산역치의 원인이다.

> TIP 젖산역치는 무산소성 체력보다는 유산소성 체력에서 운동 수행을 평가한다.

Answer 1.① 2.③

3 에너지 소비량 측정 방법 및 원리와 관련된 설명으로 옳지 않은 것은?

① 직접열량측정법은 열량계를 사용하여 인체에서 생성되는 열을 측정하는 방식이다.

② 간접열량측정법은 호흡가스 분석을 통해 에너지 소비량을 측정하는 방식이다.

③ 호흡교환율(respiratory exchange ratio : RER)은 호흡가스 분석을 통해 배출된 이산화탄소량을 소비된 산소량으로 나눈 값으로, 에너지 소비량을 계산할 때 이용된다.

④ 이중표식수(double labeled water)법은 두 동위원소가 체내에서 배출되는 양의 차이로 수분의 생성량을 계산하여 에너지 소비량을 측정한다.

> **TIP** 현재까지 가장 정확한 에너지 소비량 평가방법으로 알려진 수소와 산소의 안정 동위체를 이용하는 이중표식수법(DLW)은 종전의 직접열량계, 호흡가스측정법과 달리 활동에 제한을 초래하지 않고, 평상시의 활동 방식을 그대로 유지하는 상태에서 에너지 소비량을 측정하며, 정확도가 뛰어난 기술이다. 그러나 표지수의 가격부담(피험자가 마셔야 함), 고가의 분석장비, 측정기술상 숙련성이 요구되는 등의 어려움으로 연구가 제한적으로 이루어지고 있다.
> ※ 이중표식수법이란 동위원소인 중수소와 산소로 만들어진 물을 마시게 한 후 소변 속 동위원소를 분석함으로써 일상에서 소모하는 칼로리를 측정하는 방법이다.

4 신경세포가 연결된 시냅스(synapse)에서의 신호전달과 관련된 설명으로 옳지 않은 것은?

① 흥분성 시냅스후 전위(excitatory postsynaptic potential)는 점증적, 연속적 탈분극 과정이다.

② 세포체 표면에 다수의 역치하 자극이 동시에 주어져 활동전위가 나타나는 것을 시간가중(temporal summation)이라고 한다.

③ 억제성 신경전달물질에 의하여 시냅스후 세포막이 과분극 되는 것을 억제성 시냅스후 전위(inhibitory post-synaptic potential)라 한다.

④ 아세틸콜린(acetylcholine)은 골격근에서는 흥분성 작용을, 심장근에서는 억제성 작용을 일으킨다.

> **TIP** ② 공간적 가중에 대한 설명이다

5 근방추(muscle spindle)에 대한 설명으로 옳지 않은 것은?

① 근육의 길이 변화를 감지하는 고유수용기이다.

② 근방추의 중심부에는 액틴(actin)과 마이오신(myosin)이 없거나 매우 적어 수축(contraction)할 수 없다.

③ 중심부 주위를 둘러싸고 있는 감각신경은 근육 길이의 변화에 대한 정보를 중추신경계로 보낸다.

④ 추내근섬유(intrafusal muscle fibers)는 알파운동뉴런(α-motor neuron)이라는 특정 운동신경에 의해 조절된다.

> **TIP** 감마운동신경은 추내근을 지배하고, 알파운동신경은 추외근을 지배한다.

Answer 3.④ 4.② 5.④

6 〈보기〉의 선천적으로 근인산분해효소(myophosphorylase)를 합성할 수 없어, 근육 내 글리코겐(glycogen)을 분해하여 에너지를 만드는데 제약이 있는 유전 질환인 맥아들증후군(McArdle's syndrome)에 대한 설명으로 바르게 묶인 것은?

〈보기〉

ⓐ 최대하운동 초기에는 정상인에 비해 혈당과 지방을 연료로 더 많이 사용한다.
ⓑ 최대하운동 초기에 근피로 및 무력감을 느끼고, 일정 시간 이후 증상이 현저하게 감소하는 세컨드 윈드 (second wind) 시기가 나타난다.
ⓒ 세컨드 윈드 시기에서 운동 중 지방 대사는 정상인과 큰 차이가 나타나지 않는다.
ⓓ 세컨드 윈드 시기를 지나, 최대하운동을 장시간 지속하는 경우 탄수화물 대사와 관련 없이 에너지 결핍을 해소하기 위해 지방을 산화시켜 에너지를 보충한다.

---

① ㉠, ㉡, ㉢   ② ㉠, ㉡, ㉣
③ ㉠, ㉢, ㉣   ④ ㉡, ㉢, ㉣

> **TIP** 맥아들증후군은 인산 효소가 없이 태어난 환자가 지닌 유전적 질병이다. 근당원 분해를 방해하고 당원을 사용하지 못하면 젖산염 생성을 방해한다. 또한 근육통증을 동반하기도 한다.
> ㉣ 최대하운동을 장시간 지속하는 경우 탄수화물 대사와 관련이 없는 것이 아니고 영향을 받는다.

7 운동단위(motor unit) 및 근섬유 동원(muscle fiber recruitment) 원리에 대한 설명으로 옳지 않은 것은?

① 활동전위가 전달되면 그 운동단위에 연결된 모든 근섬유는 수축한다.
② 동일한 근육에서 활성화되는 운동단위가 많을수록 큰 힘을 발휘한다.
③ 크기의 원리(size principle)는 type Ⅱ 섬유가 먼저 동원된 후 type Ⅰ 섬유가 동원되는 것을 말한다.
④ type Ⅱ 운동단위는 type Ⅰ 운동단위보다 더 많은 근섬유를 포함하고 있다.

> **TIP** ③ 크기의 원리는 typeⅠ 섬유가 먼저 동원된 후 typeⅡ 섬유가 동원된다. 즉 지근이 먼저 동원되고 속근이 동원된다.

Answer 6.① 7.③

8 운동 후 초과산소섭취량(excess post-exercise oxygen consumption : EPOC) 및 젖산에 관련된 설명으로 옳은 것은?

① EPOC의 빠른 영역이 나타나는 가장 주된 이유는 생성된 젖산을 글리코겐으로 재합성하여, 운동 전 수준의 글리코겐 양을 빠르게 확보하기 위한 반응 때문이다.

② 운동 중 체온 상승, 혈중 젖산 농도 증가, 카테콜라민 농도의 증가는 EPOC를 증가시키는 원인이며, EPOC의 느린 영역이 나타나는데 기여한다.

③ 운동 시간과 관계없이 크레아틴인산(PC), 젖산의 혈중 농도 등의 변화는 저강도 및 중강도 운동에 비해 고강도 운동에서 더 크기 때문에, 고강도 운동 후 EPOC가 더 크게 나타난다.

④ 고강도 운동 후 생성된 젖산을 빠르게 제거하기 위한 최적의 운동성 휴식의 강도는 젖산 역치의 30~50% 강도이다.

> **TIP** ① 느린 영역에서 젖산을 글리코겐으로 재합성한다.
> ③ 운동 시간과 관계가 있다.
> ④ 적정강도는 VO_{2max} 약 30 ~ 40% 정도이다.
> ※ 빠른 회복기 산소 소비 단계에서의 산소 소비 증가의 원인 … ATP-PC의 보충, 마이오글로빈의 보충, 혈액의 산소 보충, 증가된 환기량에 대한 에너지 소비, 체온 상승, 에피네프린과 노르에피네프린의 상승 등에 산소가 이용된다.
> ※ 느린 회복기 산소 소비 단계에서의 산소 소비 증가의 원인 … 젖산의 제거, 체온의 증가, 환기 작용을 위한 산소 소비, 글리코겐의 재합성, 카테콜라민 효과, 심장 작용을 위한 산소 소비 등에 산소가 이용된다.

9 〈보기〉에서 신경세포의 전기적 활동과 관련된 Na^+과 K^+ 채널(channel)에 대한 설명으로 바르게 묶인 것은?

──── 〈보기〉 ────

㉠ 탈분극(depolarization) : 역치 수준 이상의 전기적 자극에 의해 Na^+ 채널이 열림, Na^+의 세포 내 유입

㉡ 재분극(repolarization) : K^+ 채널의 늦은 반응 속도에 의해 나타남, K^+의 세포 외 배출

㉢ 과분극(hyperpolarization) : 주로 Na^+/K^+ 펌프 작용에 의해 나타남, 일시적으로 안정 시보다 낮은 막전위 형성

㉣ 절대불응기(absolute refractory period) : Na^+ 채널의 불활성화 때문에 발생, 과분극 단계에서 나타남

㉤ 상대불응기(relative refractory period) : Na^+ 채널의 불활성화 및 K^+ 채널이 열려있을 때, 평상 시 자극 보다 더 큰 역치 수준 이상의 자극에 반응

① ㉠, ㉡, ㉢
② ㉠, ㉢, ㉣
③ ㉠, ㉡, ㉤
④ ㉢, ㉣, ㉤

> **TIP** ㉢ 안정 시보다 높은 막전위가 일어날 때 탈분극이 일어난다.
> ㉣ 과분극이 아니라 탈분극 단계에서 일어난다.
> 절대불응기는 반응이 일어나지 않으며 상대불응기는 정상보다 작은 활동전위가 일어나게 된다.

Answer 8.② 9.③

10 시냅스에서 발생하는 전기적·화학적 흥분 전도에 대한 〈보기〉의 순서로 옳은 것은?

─────────── 〈보기〉 ───────────

㉠ 신경전달물질은 시냅스후 신경세포(post-synaptic neuron)의 수용체(receptor)와 결합한다.
㉡ Ca^{2+}이 시냅스전 신경세포(pre-synaptic neuron) 내로 유입된다.
㉢ 시냅스전 신경세포에서 활동전위가 축삭말단으로 전달된다.
㉣ 수용체와 연결된 이온채널이 열린다.
㉤ 신성선날물실이 세포 외 유출에 의해 시냅스 간극(synaptic cleft)으로 분비된다.

① ㉡ ➔ ㉢ ➔ ㉤ ➔ ㉣ ➔ ㉠

② ㉡ ➔ ㉢ ➔ ㉠ ➔ ㉣ ➔ ㉤

③ ㉢ ➔ ㉡ ➔ ㉤ ➔ ㉠ ➔ ㉣

④ ㉢ ➔ ㉡ ➔ ㉠ ➔ ㉤ ➔ ㉣

> **TIP** 시냅스전 신경세포에서 활동전위가 축삭말단에 전달되면 칼슘이 신경세포 내로 유입되고, 신경전달물질이 세포 외 유출에
> 의해 시냅스 간극으로 분비된다. 신경전달물질은 시냅스 후 신경세포 수용체에 결합한 뒤 이온채널이 열리게 된다.

11 〈보기〉에서 근원섬유(myofibrils)를 구성하는 단백질과 그 작용에 대한 설명으로 바르게 묶인 것은?

─────────── 〈보기〉 ───────────

㉠ 액틴(actin) : 주된 수축 단백질로 흥분-수축 결합 시 마이오신(myosin)과 상호작용한다.
㉡ 트로포마이오신(tropomyosin) : 칼슘과 결합하여 트로포마이오신 복합체의 구조적 변화를 일으킨다.
㉢ 데스민(desmin) : 액틴과 마이오신의 연속적인 상호작용을 막는다.
㉣ 티틴(titin) : 마이오신 세사를 고정시키고 근육의 수동적 장력(passive tension)에 기여한다.
㉤ 네블린(nebulin) : 액틴 단위체(monomer) 결합을 통해 액틴 세사를 고정시킨다.

① ㉠, ㉡, ㉢   ② ㉠, ㉣, ㉤

③ ㉡, ㉢, ㉣   ④ ㉢, ㉣, ㉤

> **TIP** ㉡ 트로포마이오신은 액틴 두 개의 나선 구조 사이에 존재하는 긴 단백질 중합체로 2개의 섬유가 액틴의 나선구조 중간부
> 인 양측의 골짜기에 연결되어 있으며, 트로포닌과 함께 마이오신과의 결합을 조절하는 기능을 한다.
> ㉢ 데스민은 골격근의 근섬유 Z대에 분포하여 액틴섬유끼리 가교하는 작용을 도와준다.

Answer 10.③ 11.②

12 근육의 수축 형태와 그 특성에 대한 설명으로 옳은 것은?

① 등척성(isometric) 수축 시 근절(sarcomere)의 길이와 장력(tension) 간에는 정적인 상관관계가 있다.

② 등장성(isotonic) 수축 시 근절의 길이와 장력 간에는 정적인 상관관계가 있다.

③ 단축성(concentric) 수축 시 수축속도와 장력 간에는 정적인 상관관계가 있다.

④ 신장성(eccentric) 수축 시 수축속도와 장력 간에는 정적인 상관관계가 있다.

> **TIP** 등척성은 근육섬유 길이에 변화가 없고 장력이 발생된다. 등장성은 근육에 부하가 일정한 상태에서 근길이가 짧아지는 수축이며 등장성 수축만 볼 때는 근절의 길이와 장력 간에는 상관관계가 없다. 등장성에는 단축성과 신장성이 있는데 속도와 관련되면 빠르게 수축한다고 장력이 더 강해지는 것이 아니지만 빠르게 혹은 느리게 근육을 신장시킬 때는 장력이 달라진다. 단축성 수축은 수축속도와 장력 간에 정적 상관관계가 없으며, 신장성에는 수축속도에 따라 장력간의 정적인 상관관계가 있다.

13 〈보기〉의 괄호 안에 들어갈 내용으로 바르게 묶인 것은?

―――――――― 〈보기〉 ――――――――

스트레스 상황에서 위험에 대처하거나 위험으로부터 벗어나도록 인체를 준비시키기 위하여 카테콜라민(catecholamine) 분비가 (㉠)되며, 심장에 주로 존재하는 베타수용체(β-receptor)에 결합하면 심박수가 (㉡)된다. 또한, 베타수용체를 차단하는 약물을 복용할 경우, 운동 중 혈당은 (㉢)된다.

	㉠	㉡	㉢
①	감소	감소	증가
②	증가	증가	감소
③	감소	증가	증가
④	증가	감소	감소

> **TIP** 카테콜라민은 스트레스(운동 포함) 상황에서 분비가 증가된다. 교감신경 흥분에 따라 심박수는 증가되며, 베타수용체를 차단하는 약물을 복용할 경우, 혈당은 감소된다.

Answer 12.④ 13.②

14 다음 표에서 중강도 운동 중 혈당의 항상성을 조절하기 위한 인슐린과 글루카곤 분비에 대한 설명으로 바르게 묶인 것은?

구분	운동 중 분비량	운동 중 안정 시로부터 변화율
인슐린	(㉠)	지구성 훈련자 (㉢) 비훈련자
글루카곤	(㉡)	지구성 훈련자 (㉣) 비훈련자

	㉠	㉡	㉢	㉣
①	감소	증가	<	<
②	증가	감소	<	>
③	감소	증가	>	<
④	증가	감소	>	>

TIP 운동 중에는 인슐린의 분비는 감소하고 길항작용인 카테콜라민, 코티졸, 성장호르몬, 글루카곤 호르몬은 증가한다. 단련자와 비단련자를 비교할 때 효율성의 원리에 따라 인슐린과 글루카곤의 변화율 자체는 단련자가 적다. 즉 큰 폭으로 변화하는 것은 비단련자이다.

15 〈보기〉의 운동 직후의 체온을 계산하시오.

─────── 〈보기〉 ───────

체중이 50kg인 장거리 국가대표 선수가 기온이 30℃, 상대습도가 60%인 환경에서 분당 3L(에너지소비량은 15kcal/min)의 산소섭취로 20분간 운동(단, 이 선수의 운동효율은 20%, 운동 중 생성된 열의 50%를 체온조절 기전 및 외부환경에 의해 잃게 되고, 운동 전 체온은 36℃, 신체 온도를 1℃ 증가시키는데 필요한 비열은 0.8kcal/kg으로 가정)

① 40℃   ② 39℃
③ 38℃   ④ 37℃

TIP 20분간 운동(분당 3L, 에너지소비량은 15kcal/min)이므로 20min × 15kcal/min = 300kcal의 에너지 소비량이 나온다.
열의 50%를 잃게 되기 때문에 300kcal × 50% = 150kcal이다. 그러나 150kcal 에너지소비량을 생성할 때 운동효율이 20% 발생하였으므로 150kcal × 20% = 30kcal이므로 150kcal에서 30kcal을 빼면 120kcal가 된다
이때 신체온도 1도를 증가시키는데 필요한 비열은 0.8kcal/kg으로 가정하였으므로 신체온도는
0.8kcal/kg × 50kg = 40kcal이고, 전체 에너지소비량이 120kcal이므로 나눠주면 120kcal/40kcal = 3이 된다. 신체온도는 3도 증가되었고 운동 전 체온이 36도라 하였으므로 더해주면 39도가 된다.

Answer 14.① 15.②

16 근세사활주설(sliding filament theory)에 대한 내용으로 옳지 않은 것은?

① I 밴드(I band)는 마이오신(myosin)과 겹쳐지지 않는 액틴(actin)의 영역이며, 근수축 시 줄어든다.

② H 영역(H zone)은 액틴과 겹쳐지지 않는 마이오신의 영역으로 근수축 시 줄어든다.

③ 마이오신 머리(myosin head)에 ATP가 결합하는 순간 마이오신 머리는 액틴의 활동 부위와 강하게 결합한다.

④ 인산기(P_i)가 마이오신 머리에서 떨어질 때 파워스트로크(power stroke)가 발생하여 근섬유가 수축한다.

> **TIP** 마이오신 머리에 ATP가 결합하는 순간 결합은 분리되고 ATP가 다시 분해됨에 따라 마이오신 머리가 새로운 교차결합을 형성할 준비를 하게 된다. 지금까지 미오신 십자형 가교는 근수축이 일어나지 않으면 액틴과 떨어져 있는 것으로 알려졌다. 최근에 마이오신 십자형 가교는 항상 액틴과 결속되어 있으며 다만 강하게 결속되어 있느냐 또는 약하게 결속되어 있느냐의 차이만 있을 뿐이다. ATP가 결합하면 분리되었다가 다음 교차결합을 준비하게 된다.

17 고강도 유산소운동 중 호흡계 반응에 대한 설명으로 옳지 않은 것은?

① 환기량은 운동 초기에 급격하게 증가한다.

② 운동 후반부에는 호흡수보다 1회 호흡량에 의해 환기량이 증가한다.

③ 운동 중 호흡량의 증가는 동맥혈의 이산화탄소 분압의 증가와 관련된다.

④ 이산화탄소 생성이 급격하게 증가하는 환기역치 시점이 나타난다.

> **TIP** ② 반대로 설명되었다. 1회 호흡량보다 호흡수에 의해 환기량이 증가된다.

18 운동 중 1회 박출량(stroke volume)의 증가 원인으로 옳지 않은 것은?

① 대동맥압 증가에 따른 후부하(after load)의 증가

② 호흡펌프작용에 따른 정맥회귀(venous return)의 증가

③ 골격근의 등장성 수축에 따른 근육펌프작용의 증가

④ 교감신경 자극에 따른 심근의 수축력 증가

> **TIP** 대동맥압의 증가는 1회 박출량의 저해 요인이 된다.

Answer 16.③ 17.② 18.①

19 유산소운동 트레이닝에 따른 안정 시 순환계의 적응 현상으로 옳지 않은 것은?

① 심박출량의 증가
② 심실용적의 증가
③ 총 혈액량의 증가
④ 총 적혈구 수의 증가

> **TIP** 안정 시에는 운동성 서맥으로 인해 심박수가 저하되므로 심박출량은 큰 차이가 없다. 운동을 하는 동안의 심박출량은 운동을 수행하기 위해 요구되는 신진대사율과 함께 비례하여 증가한다. 운동을 하게 되면 1회 박출량이 단련자가 더 크므로 심박출량은 증가되나 안정시에는 아니다.

20 열순응 과정에서 발생하는 주요 생리학적 반응으로 옳지 않은 것은?

① 혈장단백질 증가에 의한 혈장량 증가
② 체내 전해질 균형을 위한 알도스테론(aldosterone) 분비 증가
③ 운동 시작 후 빠른 땀분비를 통한 열축적 감소 및 혈액의 피부순환량 감소
④ 열 스트레스 감소로 인한 열충격 단백질(heat shock protein) 생성 감소

> **TIP** 열충격 단백질은 젖산 생성과 같은 산성화에 따라 발현량을 증가하게 되는데 열 스트레스가 감소된다고 열충격 단백질 생성이 감소되는 것은 아니다.

Answer 19.① 20.④

2 건강 · 체력평가

1 규칙적인 중강도 유산소운동을 통한 건강상 이점으로 옳지 않은 것은?

① 인슐린 저항성의 감소

② 관상동맥 질환의 위험도 감소

③ 혈중 고밀도지단백콜레스테롤(HDL-C) 농도 감소

④ 낮은 칼로리 섭취와 병행할 때 효과적인 체중 감소

> **TIP** 건강상 이점
> ㉠ 혈중 고밀도지단백콜레스테롤(HDL-C) 농도 증가
> ㉡ 혈중 저밀도지단백콜레스테롤(LDL-C) 농도 감소

2 여성의 체지방률 추정을 위해 피하지방 두께 측정법을 실시하려고 한다. 〈보기〉에서 ACSM 지침에 따른 Jackson과 Pollock의 3-부위 공식(three-site formula)을 이용하기 위한 측정부위로 바르게 묶인 것은?

―――――――――――――― 〈보기〉 ――――――――――――――

㉠ 가슴(chest)

㉡ 중앙겨드랑(중액와선, midaxillary)

㉢ 위팔세갈래(상완삼두근, triceps)

㉣ 어깨뼈아래(견갑골 하단, subscapular)

㉤ 복부(abdomen)

㉥ 엉덩뼈능선위(상장골능, suprailiac)

㉦ 넙다리(대퇴, thigh)

① ㉠, ㉤, ㉦   ② ㉡, ㉣, ㉤

③ ㉢, ㉥, ㉦   ④ ㉠, ㉣, ㉦

> **TIP** 여자 4 부위 공식 … 가슴, 복부, 상완삼두근
> ※ 여자 3 부위 공식 … 상완삼두근, 상장골능, 대퇴

Answer 1.③ 2.③

3 표는 김○○씨의 4년간 건강검진 결과를 보여준다. 4년 전과 비교하여 현재 김○○씨의 건강상태를 표현한 것 중 옳지 않은 것은?

구분	4년 전	2년 전	현재
나이	40세	42세	44세
가족력	가족력 없음	가족력 없음	가족력 없음
흡연	비흡연	비흡연	비흡연
신체활동	300분/주 이상 중강도 유산소운동	운동습관 없음, 좌업위주의 생활	운동습관 없음, 좌업위주의 생활
허리둘레	85cm	101cm	106cm
혈압	120/82mmHg	132/94mmHg	145/105mmHg
저밀도지단백콜레스테롤	98mg/dL	113mg/dL	121mg/dL
공복 혈당	95mg/dL	107mg/dL	137mg/dL
당화혈색소	3.5%	5.0%	7.8%

① 당뇨병　　　　　　　　　　　　② 고지혈증
③ 고혈압　　　　　　　　　　　　④ 복부비만

TIP 건강상태
　㉠ 당뇨병 : 공복혈당 126mg/dL 이상, 경구 당부하 검사 2시간 후 혈당이 200mg/dL 이상
　㉡ 저밀도지단백콜레스테롤(LDL-콜레스테롤 수치) : 130mg/dL 미만 정상 수치
　㉢ 고혈압 : 140/90mmHg 이상
　㉣ 복부비만 : 남 102cm, 여 88cm 이상
　㉤ 당화혈색소 : 5.6%까지 정상 수치

4 최대하운동부하검사 중 즉시 중지해야 하는 판단 기준으로 옳지 않은 것은?

① 검사 대상자가 중단을 요구할 경우
② 운동실조(ataxia) 및 현기증과 같은 신경계 증상이 보일 경우
③ 운동부하가 증가함에도 검사 전 수축기혈압보다 감소되는 경우
④ 수축기와 이완기 혈압이 220/110mmHg를 초과하는 경우

TIP ④ 수축기와 이완기 혈압이 250/115mmHg 이상인 경우 상대적 종료 지침이다.

Answer 3.② 4.④

5 신체활동과 암(cancer)에 대한 설명 중 옳지 않은 것은?

① 좌업생활 또는 비신체활동은 대장암 유병률을 증가시킨다.

② 신체활동은 면역기능을 강화시켜 혈액암을 예방할 수 있다.

③ 비수술적 치료 도중의 유방암환자는 가능한 한 신체활동을 늘리는 것이 권장된다.

④ 심장문제가 없는 전립선암 초기 환자의 유산소운동 지침은 건강한 성인을 위한 운동 지침과 다르기 때문에 주의해야 한다.

> **TIP** 심장에 문제가 없는 초기 암환자의 유산소운동 지침은 건강한 성인의 운동 지침과 크게 다르지 않다.

6 표에서 ACSM 지침에 따른 운동 프로그램 참여 전 의사의 진단이 필요한 참여자(㉠~㉤)로 바르게 묶인 것은?

구분	㉠	㉡	㉢	㉣	㉤
규칙적인 운동에 참여하는가?	아니오	아니오	예	예	아니오
심혈관, 대사 또는 신장의 질환이 있는가?	아니오	예	아니오	아니오	아니오
질병의 징후 또는 증상이 있는가?	아니오	아니오	예	아니오	예
운동프로그램 참여 시 원하는 강도는?	고강도	중강도	중강도	고강도	중강도

① ㉠, ㉡, ㉢

② ㉡, ㉢. ㉤

③ ㉠, ㉡, ㉣

④ ㉢. ㉣, ㉤

> **TIP** 운동참여 전 의료적 허가의 필요를 결정하기 위한 사례
>
> | | 사례1 | 사례2 | 사례3 | 사례4 | 사례5 |
> |---|---|---|---|---|---|
> | 규직적인 운동에 참여하는가? | 예 | 아니오 | 예 | 아니오 | 예 |
> | 기저 심혈관, 대사 또는 신장질환? | 예 | 아니오 | 아니오 | 예 | 아니오 |
> | 질병을 암시하는 징후 또는 증상? | 아니오 | 아니오 | 예 | 아니오 | 아니오 |
> | 원하는 강도 | 고강도 | 중강도 | 고강도 | 중강도 | 고강도 |
> | 의료적 허가필요 | 예 | 아니오 | 예 | 예 | 아니오 |
>
> 고위험군은 강도에 관계없이 의사의 진단이 필요하다.
> 심혈관, 폐, 대사성 질환을 나타내는 징후를 갖거나, 질환을 갖고 있는 경우 의사의 진단이 필요하다.

Answer 5.④ 6.②

7 ACSM의 지침에서 만성 요통환자를 위한 운동처방 시 고려해야 할 사항으로 가장 적절하지 않은 것은?

① 오르막 걷기는 척추관협착증 환자의 증상을 악화시킬 수 있으므로 권장되지 않는다.

② 허리에 통증이 없는 범위 내에서 근력강화운동이 권장된다.

③ 장시간 복부 보조기의 지속적인 착용은 허리통증이 몸통 근육의 불균형과 관련이 있을 때 권장되는 방법이다.

④ 운동 중 반복적인 특정 동작으로 히지미비 증상이 발생하면 운동이나 신체활동은 피해야 한다.

> **TIP** ① 척추관협착증은 신경이 지나가는 통로인 척추관이 좁아져 생기는 병으로 오르막 걷기는 척추관협착증 환자들의 증상을 악화시킬 수 있다.
> ③ 장시간 복부 보조기의 지속적인 착용은 근육을 오히려 약화시킬 수 있으며 운동으로 불균형을 해소하도록 노력하는 것을 권장한다. 보조기는 척추가 과도하게 휘어져 있어 장기가 압박을 받고 그로 인해 심폐 기능에 장애가 생길 수 있을 때, 급성 요통환자에게 사용 권고된다.

8 〈보기〉에서 무릎 관절염환자의 운동검사에 대한 설명으로 바르게 묶인 것은?

〈보기〉

㉠ 급성염증환자의 경우 증상이 사라질 때까지 운동검사를 연기하도록 한다.
㉡ 중증환자의 경우 심혈관 기능을 더 잘 평가하기 위하여 암 에르고미터가 사용될 수 있다.
㉢ 관절염환자들의 하지 근력측정 운동검사는 금지된다.
㉣ 운동부하검사를 시행하기 전 충분한 시간 동안 저강도 수준의 준비운동을 하게 한다.
㉤ 트레드밀을 사용한 운동부하검사는 금지된다.
㉥ 6개월 이상 관절염을 앓고 있는 환자의 운동부하검사는 금지된다.

---

① ㉠, ㉡, ㉣   ② ㉠, ㉤, ㉥
③ ㉢, ㉤, ㉥   ④ ㉡, ㉣, ㉤

> **TIP** 무릎관절염 환자의 근력과 지구력은 일반적인 검사방법으로 측정할 수 있다. 관절의 통증이 관절의 최대 수의적 근수축을 손상시킬 수 있으니 주의한다.

Answer 7.①③ 8.①

9 〈보기〉의 대상자가 심혈관질환 위험요인의 기준에 부합하는 개수로 옳은 것은?

〈보기〉

- 35세 남성
- 부친이 80세에 관상동맥성형술 경험
- 6개월 이상 비흡연자
- 운동습관 없음
- 허리둘레 : 110cm
- 안정 시 혈압 : 125/82mmHg
- 저밀도지단백콜레스테롤 : 152mg/dL
- 공복 혈당 : 95mg/dL

① 1개   ② 2개
③ 3개   ④ 4개

TIP 허리둘레, 저밀도지단백콜레스테롤, 좌식생활에 해당하므로 3개이다.

※ 심혈관질환 위험요인 기준

㉠ 나이 : 남자 ≥ 45세, 여자 ≥ 55세

㉡ 가족력 : 부계나 다른 남자 직계 가족 중 55세 이전 혹은 모계나 다른 여성 직계 가족 중 65세 이전에 심근경색, 관상동맥혈관재형성술, 급사한 가족력이 있는 경우

㉢ 흡연 : 현재 흡연 혹은 금연한지 6개월 이내 또는 간접흡연에 노출된 경우

㉣ 고혈압 : 두 번 이상 측정 확인한 혈압이 수축기혈압 ≥ 140mmHg, 이완기혈압 ≥ 90mmHg, 항고혈압제를 복용하는 경우(둘다 기준 이상이거나 하나가 이상인 경우)

㉤ 콜레스테롤
- 저밀도지단백콜레스테롤 : 130mg · dL^{-1} 이상
- 고밀도지단백콜레스테롤 : 40mg · dL^{-1} 미만
- 콜레스테롤 강하제를 섭취하고 있는 경우
- 총 혈청 콜레스테롤 수치 : 200mg · dL^{-1} 이상

㉥ 혈당
- 공복 시 혈당 : 126mg · dL^{-1}(7.0mmol · L^{-1}) 이상
- 경구혈당부하검사
  : 200mg · dL^{-1}(11.1mmol · L^{-1}) 이상

㉦ 비만
- 체질량지수(BMI) : ≥ 30kg · m^{-2}
- 허리둘레 : 남자 > 102cm(40인치), 여자 > 88cm(35인치)

㉧ 신체활동 부족 : 최소 3개월 동안 주당 3일, 1일 운동 시 30분 이상 중강도(40 ~ 59%VO₂R)의 신체활동에 참여하지 않은 경우

㉨ 고밀도지단백콜레스테롤이 ≥60mg · dL^{-1}(1.55mmol · L^{-1}) 경우 하나를 빼준다.

Answer 9.③

10 〈보기〉에서 ACSM의 만성폐쇄성 폐질환 환자를 위한 운동부하검사 시 고려 사항으로 바르게 묶인 것은?

─────────── 〈보기〉 ───────────

㉠ 중증의 환자는 운동시작 초기 동맥산소분압 또는 동맥혈산소 포화도 중 하나를 측정해야 한다.
㉡ 1초 동안의 최대호기량($FEV_{1.0}$)이 운동 전보다 운동 후에 5% 이상 감소하는 시점을 운동유발성 기관지수축의 역치로 정의한다.
㉢ 중증 천식환자의 경우 8자보행 검사로 대체한다.
㉣ 농맥혈산소포화도가 80% 미만일 경우 운동검사가 종료될 수 있다.
㉤ 안정 시 기관지 확장제 사용 후 $FEV_{1.0}$% 예측값이 30 미만일 경우 최중증환자로 분류한다.

① ㉠, ㉡, ㉢   ② ㉠, ㉣, ㉤
③ ㉡, ㉢, ㉤   ④ ㉢, ㉣, ㉤

TIP ㉡ 1초 동안의 최대호기량($FEV_{1.0}$)이 운동 전보다 운동 후에 15% 이상 감소하는 시점을 운동유발성 기관지수축의 역치로 정의한다.
㉢ 운동부하검사는 심폐지구력 검사이므로 민첩성 검사인 8자보행 검사로 대체할 수 없다.

11 〈보기〉에서 피하지방 두께(X)로 체지방률(Y)을 예측하는 방정식을 선택할 때 고려해야 할 평가기준으로 바르게 묶인 것은?

─────────── 〈보기〉 ───────────

㉠ 방정식을 개발하는데 대규모 표본(약 100명 이상)이 사용되었다.
㉡ 타당도 계수의 크기는 0.5를 초과한다.
㉢ 방정식을 개발할 때 활용했던 표본과 다른 표본에서 교차검증되었다.
㉣ 예측변수(X)가 결과변수(Y) 변화량의 36% 이상을 설명한다.

① ㉠, ㉡   ② ㉠, ㉢
③ ㉡, ㉢   ④ ㉢, ㉣

TIP 방정식 선택의 기준으로 높은 신뢰도와 타당도를 가지고 검증된 공식을 사용한다.

Answer 10.② 11.②

12 〈A〉는 왕복오래달리기(PACER)와 최대산소섭취량(VO₂max)의 산점도(scatter plot)이고, 〈B〉는 신체효율지수(PEI)와 최대산소섭취량의 산점도이다. 〈보기〉 중 바르게 묶인 것은?

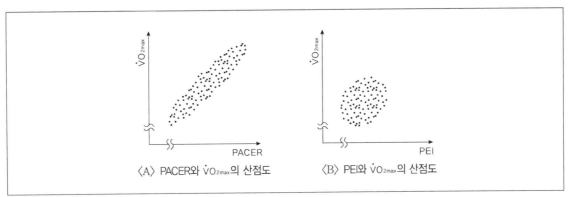

〈A〉 PACER와 V̇O₂max의 산점도 〈B〉 PEI와 V̇O₂max의 산점도

─── 〈보기〉 ───

㉠ VO_{2max}를 설명하는 분산은 PEI가 PACER보다 크다.

㉡ 심폐지구력 검사의 타당도 계수는 PACER가 PEI보다 높다.

㉢ VO_{2max}를 예측할 때 추정의 표준오차(SEE)는 PACER가 PEI보다 크다.

㉣ PACER와 VO_{2max}의 상관이 PEI와 VO_{2max}의 상관보다 크다.

① ㉠, ㉡　　　　　　　　　　　　　② ㉡, ㉢

③ ㉠, ㉢　　　　　　　　　　　　　④ ㉡, ㉣

> **TIP** 분산은 확률분포 또는 자료가 얼마나 퍼져 있는지를 알려 주는 수치이다.
> 얻어진 자료 속에 존재하는 측정치들 간의 차는 측정의 오차를 나타내며, 자료의 표준편차는 평균 오차 정도를 나타내는데 이를 표준오차라고 한다.
> 상관은 서로 관련을 가지는 정도를 뜻하는 것으로 〈A〉의 경우 PACER의 기록이 좋을수록 VO₂max가 증가함을 볼 수 있고, 〈B〉는 뚜렷하게 증가하는 것을 찾아볼 수 없어 타당도와 상관이 〈A〉가 더 크다.

13 〈보기〉는 A시에 소재하는 건강증진센터 성인 남자 회원 B의 팔굽혀펴기와 윗몸일으키기 기록, 정규분포 곡선에서 z-점수의 확률(p)이다. 〈보기〉에 대한 해석으로 옳은 것은? (단, A시 성인 남자 모집단의 검사 결과는 정규분포를 가정함)

〈보기〉

| 구분 | 회원 B의 기록 | 모집단 | | z-점수 |
		평균	표준편차	
팔굽혀펴기(회/분)	44	35	6	(㉠)
윗몸일으키기(회/분)	60	52	5	(㉡)

z-점수	p
1.40	8.08%
1.50	6.68%
1.60	5.48%
1.70	4.46%

① ㉠의 값이 ㉡의 값보다 크다.

② 회원 B의 팔굽혀펴기와 윗몸일으키기 기록은 모두 모집단의 상위 5.50%에 속한다.

③ 모집단에서 회원 B보다 팔굽혀펴기를 더 잘 하는 성인 남자의 비율은 6.68%이다.

④ 모집단에서 회원 B보다 윗몸일으키기를 더 잘 하는 성인 남자의 비율은 4.46%이다.

> **TIP** ① ㉠의 z-점수는 1.5 ㉡의 z-점수는 1.6
> ② 팔굽혀펴기는 z-점수가 1.5이므로 상위 5.5%에 속하지 못한다.
> ④ 모집단에서 회원 B보다 윗몸일으키기를 더 잘하는 성인 남자의 비율은 5.48%이다.

Answer 13.③

14 다음 그래프는 남성 노인의 의자에앉았다일어서기 검사의 결과를 나타낸 것이다. 그래프에 대한 설명으로 옳은 것은? (단, 모든 연령 집단의 검사 결과는 정규분포를 가정함)

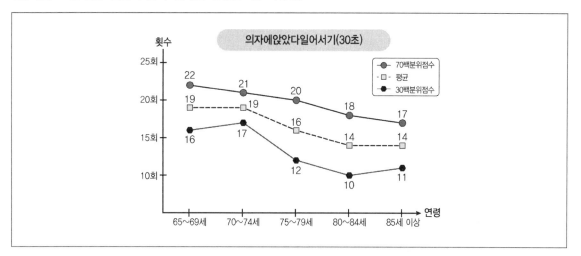

① 75~79세 측정대상자들 중 기록이 20회 이하인 비율은 70%이다.

② 기록이 19회인 67세와 71세 측정대상자들의 z-점수는 다르다.

③ 80~84세 집단과 85세 이상 집단에서 기록이 18회 이상인 측정대상자들의 비율은 같다.

④ 기록이 16회인 78세 측정대상자와 14회인 87세 측정대상자의 백분위 점수는 다르다.

TIP ② 기록이 19회인 67세와 71세 측정대상자들의 z-점수는 1로 같다.
　　　 ③ 80~84세 집단과 85세 이상 집단에서 기록이 18회 이상인 측정대상자들의 비율은 평균이 다르기 때문에 같지 않다.
　　　 ④ 기록이 16회인 78세 측정대상자와 14회인 87세 측정대상자의 백분위 점수는 평균과 같기 때문에 50%로 동일하다.

Answer 14.①

15 〈보기〉는 국민체력100의 체력인증시스템에 대한 설명이다. 괄호 안에 들어갈 용어로 바르게 묶인 것은?

〈보기〉

- 체력을 3개 등급으로 분류하는 (㉠)를 실시한다.
- 노인기 민첩성을 측정하기 위해 (㉡) 검사를 활용한다.

	㉠	㉡
①	절대평가	의자에 앉았다 일어서기
②	상대평가	의자에 앉았다 일어서기
③	준거지향평가	의자에 앉아 3m 표적 돌아오기
④	규준지향평가	의자에 앉아 3m 표적 돌아오기

> **TIP** 준거지향평가와 규준지향평가
> ㉠ 준거지향평가 : 성취기준이나 행동목표의 도달 정도를 알아보기 위한 평가방법으로 절대비교평가라고도 부른다.
> ㉡ 규준지향평가 : 대상자의 평가 결과를 그가 속해 있는 집단에 비추어서 상대적인 위치를 밝혀보는 평가방법으로 상대비
> 교평가라고도 부른다.
> ※ 국민체력100의 인증 기준에서 3등급은 30백분위 이상인 경우, 2등급은 50백분위 이상인 경우, 1등급은 70백분위 이상인 경
> 우로 자신의 체력이 어느 정도 수준인지 평가하는 규준지향평가에 속하게 된다.
> 의자에 앉았다 일어서기는 근지구력 평가, 의자에 앉아 3m 표적 돌아오기는 민첩성 평가이다.

16 미국 노인체력검사(Senior Fitness Test : SFT)에 대한 설명으로 옳지 않은 것은?

① 의자에 앉았다 일어서기 검사를 할 때 참가자가 균형에 문제를 보이면 검사를 즉시 중단한다.

② 의자앉아앞으로굽히기 검사를 할 때 의자가 미끄러지지 않게 벽에 붙여 놓는다.

③ 공간과 날씨로 인해 6분 걷기 검사를 할 수 없을 때 8자 보행 검사를 실시한다.

④ 등뒤에서손잡기 검사 시 등 뒤에서 양손의 중지가 닿지 않는 측정대상자의 기록은 음수(−)로 측정
된다.

> **TIP** 노인의 심폐지구력 검사로 6분 걷기 검사와 2분 제자리 걷기가 있다.
> 8자 보행 검사는 민첩성 검사이다.
> 공간과 날씨로 인해 6분 걷기 검사를 할 수 없을 때에는 2분 제자리 걷기검사를 실시한다.

Answer 15.④ 16.③

17 심폐지구력 평가를 위한 오래달리기 검사의 타당도 검증 방법에 대한 설명으로 옳지 않은 것은?

① 준거타당성 검증을 위해서는 먼저 준거검사의 내용타당성을 확인한다.

② 오래달리기 검사와 윗몸일으키기 검사 간 상관으로 수렴의 관계를 확인하여 타당성을 검증한다.

③ 마라톤 선수 집단과 일반인 집단 간 오래달리기 검사의 차이를 통해 타당성을 검증한다.

④ 준거타당성 검증을 위해 오래달리기 검사와 운동부하검사로 측정된 VO_{2max} 간 상관을 분석한다.

> **TIP** 윗몸일으키기는 근지구력을 평가하기 위한 검사이므로 심폐지구력 평가를 위한 검증방법과는 거리가 멀다.

18 신체구성 평가를 위한 피하지방 두께 측정법에 대한 설명으로 옳지 않은 것은?

① 한 손으로 측정 부위를 잡고, 잡은 손가락에 가장 가까운 부위를 캘리퍼로 집는다.

② 측정 방식의 차이는 검사자 간 오차의 원인이 된다.

③ 운동 직후나 더운 환경에서는 가급적 피하지방 두께 측정법을 사용하지 않는다.

④ 피하지방 두께 측정의 정확성은 측정자의 기술과 측정기구의 종류에 의해 영향을 받는다.

> **TIP** 측정기는 피부를 수직으로 잡고, 잡힌 피부의 최고점과 최저점의 중간에 두되 엄지와 검지에서 1cm 떨어져 피부표면에 둔다.
> 즉, 한 손으로 측정부위를 잡고, 잡은 손가락에서 1cm 정도 떨어진 부위를 캘리퍼로 집는다.

19 〈보기〉에서 성인을 대상으로 한 건강관련체력검사의 항목으로 바르게 묶인 것은?

─── 〈보기〉 ───

㉠ 앉아 윗몸 앞으로 굽히기로 유연성을 검사한다.

㉡ 20m 왕복오래달리기(PACER)로 심폐지구력을 검사한다.

㉢ 사이드스텝테스트로 민첩성을 검사한다.

㉣ 생체전기저항분석법(Bioelectrical Impedance Analysis : BIA)으로 신체구성을 검사한다.

㉤ 제자리 멀리뛰기로 순발력을 검사한다.

① ㉠, ㉡, ㉣   ② ㉡, ㉢, ㉤

③ ㉠, ㉢, ㉣   ④ ㉡, ㉣, ㉤

> **TIP** 건강관련 체력 요소 … 신체구성, 심폐지구력, 근력, 근지구력, 유연성
> ※ 운동기능관련 체력 요소 … 스피드, 순발력, 평형성, 협응력, 반응시간

Answer 17.② 18.① 19.①

20 신체활동량을 검사하는 방법에 대한 설명으로 옳은 것은?

① 일일기록지(diary)는 가속도계(accelerometer)보다 신체활동량의 측정 오차가 적다.

② 보행계수계(pedometer), 가속도계, 심박수계(heart rate monitor)를 활용한 검사는 객관적인 방법이다.

③ 신체활동 설문지는 가속도계보다 신체활동량을 정확하게 측정할 수 있다.

④ IPAQ(International Physical Activity Questionnaire) 신체활동 설문지로 측정한 자료는 대사당량(METs)과 열량(kcal)을 추정할 수 없다.

> **TIP** 가속도계는 몸에 부착하여 신체활동량을 측정할 수 있는 기구로 보다 객관적이고 정확한 수치를 알 수 있다.
> ※ 신체활동 설문지(IPAQ)는 자신의 신체활동 수준을 알 수 있도록 개발된 방법이다. 이 방법은 국제적으로 공인된 방법이며 우리나라에서도 번역하여 검증된 설문지이다. 신체활동 설문지(IPAQ)는 계산이 조금 복잡하지만 정확하게 신체활동량을 측정할 수 있는 대안이다. 활동 시간, 활동 횟수를 공식에 대입하면 일주일동안 소비한 총 METs가 계산된다.

Answer 20.②

1 〈보기〉의 ACSM 지침에서 건강한 일반인의 유연성운동에 대한 FITT-VP 설명으로 바르게 묶인 것은?

〈보기〉

ㄱ 빈도(Frequency)와 강도(Intensity) : 주당 2~3일 이상, 약간의 불편함 정도
ㄴ 시간(Time) : 대부분의 성인에서 10~30초간 스트레칭 권장
ㄷ 형태(Type) : 각 대근육-힘줄군의 유연성 운동이 권장
ㄹ 양(Volume) : 각 동작별로 총 150초를 수행
ㅁ 점증(Progression) : 1주 간격으로 10% 정도 증가

---

① ㄱ, ㄹ, ㅁ   ② ㄱ, ㄴ, ㄷ

③ ㄴ, ㄹ, ㅁ   ④ ㄷ, ㄹ, ㅁ

> **TIP** ACSM 지침의 건강한 일반인 기준에서 살펴보면 ㄹ의 양(Volume)은 60초 동안의 수행을 권장하고 있으며 ㅁ의 점증 (Progression)에 대한 제시와 내용은 나타나지 않았다.

2 ACSM에서 제시한 노인의 낙상을 예방하기 위한 일반적인 권장사항으로 옳지 않은 것은?

① 평형성, 민첩성, 고유수용성 트레이닝과 연계된 신경근 트레이닝이 주당 2~3일 권장된다.
② 체력이 낮은 노인은 초기 운동프로그램에서 유산소운동에 앞서 근력강화 활동이 권장된다.
③ 운동형태로 한발서기, 직선걷기, 발가락서기(toe stand), 태극권을 권장한다.
④ 인지능력이 감퇴된 노인들은 중강도의 신체활동이 제한된다.

> **TIP** 체력이 낮은 노인은 초기 운동프로그램에서 유산소 운동에 앞서 근력강화 활동이 권장 선택사항보다 필요사항으로 해석해 야 하며, 인지능력이 감퇴된 노인들은 중강도의 신체활동을 적극 권장하고 있다.

Answer 1.② 2.②④

3 〈보기〉에서 운동과 급사에 대한 내용으로 바르게 묶인 것은?

─────────── 〈보기〉 ───────────

㉠ 젊은 사람들보다 나이든 사람에서 심근경색증의 발병률이 낮다.

㉡ 돌연사의 가장 보편적인 원인은 심근비대증, 관상동맥기형, 그리고 대동맥협착증과 같은 선천적이고 유전적인 기형이다.

㉢ 젊은 운동선수의 급사 원인은 터널화된 동맥(tunneled artery)을 포함한다

㉣ 젊은 운동선수의 급사 원인으로 비대심장근육병증(심근비대증, hypertrophic cardiomyopathy)의 발병률은 낮다.

㉤ 가정중심의 심장재활프로그램은 센터중심에 비하여 심혈관합병증의 발병률이 높기 때문에 반드시 의사의 감독 하에 운동을 해야 한다.

① ㉠, ㉡

② ㉡, ㉢

③ ㉢, ㉣

④ ㉣, ㉤

TIP ㉠ 젊은 사람들보다 나이든 사람에게 심근경색의 발병률이 높다.
㉣ 젊은 운동선수의 급사 원인으로 비대심장근육병증의 발병률은 높다.
㉤ 가정중심의 심장재활프로그램은 센터중심에 비하여 심혈관합병증의 발병률이 높은지 확인되지 않았으며 본 지문에서 일반화하려고 한다.

4 〈보기〉의 여성은 제지방량을 유지하면서 체지방량을 감소시키기 위해 목표체지방률을 20%로 설정하였다. 이에 해당하는 목표체중은?

─────────── 〈보기〉 ───────────

나이 만23세, 신장 158cm, 체중 60kg, 체지방률 30%

① 48.0kg

② 49.5kg

③ 51.0kg

④ 52.5kg

TIP 목표체중 $= \dfrac{\text{제지방 체중}}{(1 - \text{목표체지방률})}$

제지방 체중 $= 100\% - 30\% = 70\%$

상수로 변환하여 현재 체중과 살펴보면 60kg × 0.7 = 42kg이다.

$x = \dfrac{42\text{kg}}{(1 - 0.2)}, \ x = 52.5$

Answer 3.② 4.④

5 〈보기〉의 운동에 의한 일주일간 총에너지소비량은?

─────────────〈보기〉─────────────

- 최대산소섭취량이 52.5ml/kg/min인 70kg 남성
- 50%VO_2R, 주당 5일의 빈도로 1일 20분간 유산소운동

(산소소비 1ℓ = 5kcal)

① 1,180kcal
② 980kcal
③ 919kcal
④ 880kcal

TIP 공식에 대한 풀이를 참고하며 단위를 동일하게 맞추어 계산을 풀이해야 한다.
[풀이 1]은 50%VO_2R에 대한 풀이과정, [풀이 2]는 일주일간 총 에너지 소비량 풀이과정이다.
[풀이 1] (최대산소섭취량 – 안정 시 대사량) × 강도 + 안정 시 대사량
$(52.5 - 3.5) \times 0.5 + 3.5 = 28$ml/kg/min
[풀이 2] 일주일간의 총 에너지 소비량
(체중) 28ml/kg/min × 70kg = 1,960ml/min
(1일 운동시간) 1,960ml/min × 20min = 39,200ml
(주당 5일) 39,200ml × 5 = 196,000ml
〈보기〉에서 제시되어 있는 단위는 L당 5kcal로 정의하여 단위를 맞추어 주면(1L=1,000ml) 196L라 되며 칼로리로 변환하면
196L × 5kcal = 980kcal이 된다.

6 〈보기〉의 괄호 안에 들어갈 수치로 가장 바르게 묶인 것은?

─────────────〈보기〉─────────────

당뇨병환자의 운동처방과 관련된 ACSM의 최신 권장사항에서 유산소운동의 강도는 운동자각도 (㉠)(으)로 실시하고 운동 빈도는 주당 (㉡)일, 그리고 운동시간은 주당 최소 (㉢)분 이상 실시하도록 권장한다. 추가적인 이점을 위해서는 주당 300분 이상 (㉣)의 신체활동을 할 수 있다.

	㉠	㉡	㉢	㉣
①	11 ~ 13	3 ~ 5	120	저 · 중강도
②	9 ~ 11	3 ~ 5	150	저 · 중강도
③	9 ~ 11	3 ~ 7	120	중 · 고강도
④	11 ~ 13	3 ~ 7	150	중 · 고강도

TIP ACSM(운동검사 운동처방지침 10판)에 제시되어 있는 당뇨병환자 운동처방의 내용이다.

Answer 5.② 6.④

7 혈압약을 복용하는 고혈압 환자의 운동처방 시 고려사항으로 옳지 않은 것은?

① 베타차단제(β-blocker)는 최대산소섭취량을 감소시킬 수 있다.

② 베타차단제는 당뇨병 환자의 혈당치를 떨어뜨릴 수 있다.

③ 칼슘채널차단제(calcium channel blocker)는 체온을 감소시켜 혈관을 수축시킬 수 있다.

④ 알파차단제(α-blocker)는 운동실시 후 갑작스러운 혈압감소를 일으킬 수 있다.

> **TIP** 칼슘채널을 차단시켰다는 것은 근 수축을 차단하는 개념으로 혈관의 수축이 아닌 이완되며, 이는 혈관의 압력이 줄어드는 상황을 만들어 낸다.

8 체지방율이 30%인 중년 비만남성 A씨의 최대산소섭취량은 40ml/kg/min이다. 경사도 2%의 트레드밀 위에서 60%VO2R로 달리기운동을 하려고 한다. 〈보기〉의 대사공식을 활용한 트레드밀 속도로 가장 가까운 것은?

〈보기〉

$$VO_2 = 3.5 + (0.2 \times S) + (0.9 \times S \times G)$$

※ S : 속도(m/min), G : 경사도

① 약 5.0km/h ② 약 5.5km/h

③ 약 6.0km/h ④ 약 6.5km/h

> **TIP** VO2(최대산소섭취량 – 안정 시 대사량) × 강도 + 안정 시 대사량
> (40 – 3.5) × 0.6 + 3.5 = 25.4
> 〈보기〉의 공식에 대입하면 25.4 = 3.5 + (0.2 × S) + (0.9 × S × G)으로 정의하고 상수에 대해 치환하면 25.4 – 3.5 = (0.2 × S) + (0.9 × S × 0.02)
> 21.9 = (0.2 × S) + (0.018 × S)
> 21.9 = 0.218 × S, $S = \dfrac{21.9}{0.218} = 100.45\cdots$.
> 100.45m/min을 지문의 단위인 km/h로 단위를 동일하게 맞추어(1km=1,000m) 보면
> 0.10045km/min이고 시간 단위(1h=60min)를 대입하면 6.027km/h로 소수점 첫 번째 자리까지 나타나 있으므로 약 6.0km/h가 된다.

Answer 7.③ 8.③

9 이상지질혈증에 대한 ACSM에서 제시하는 운동처방 시 고려사항으로 옳지 않은 것은?

① 중성지방 200mg/dL 이상은 죽상경화성 심혈관질환의 위험요인이다.
② 스타틴(statin)계열의 약물은 치료에 효과적이지만 횡문근융해증의 위험성은 고려해야 한다.
③ 저항성운동과 유연성운동은 유산소운동보다 효과가 적다.
④ 유산소운동은 주당 250 ~ 300분을 유지해야 한다.

> **TIP** 중성지방은 죽상경화성 심혈관질환의 위험요인으로 ACSM에서는 150mg/dL 이상이다.

10 다음 표에서 ACSM 지침에 의한 유산소운동 시 중등도 운동강도의 예측수준이 바르게 묶인 것은?

상대강도				최대운동 능력(10METs)에 대한 상대강도	절대강도
%HRR	%VO₂R	%HRmax	운동자각도(RPE)	%VO2max	METs
(㉠)	(㉡)	64 ~ 76	(㉢)	46 ~ 63	(㉣)

	㉠	㉡	㉢	㉣
①	50~69	50~69	10~12	5.0~7.9
②	50~69	55~74	12~13	5.0~7.9
③	40~59	45~64	10~12	3.0~5.9
④	40~59	40~59	12~13	3.0~5.9

> **TIP** 절대적 수치에 대한 문항으로 ACSM에서 ④와 같이 제시하고 있다.

11 ACSM에서 제시한 과체중 또는 비만인의 체중감량을 위한 운동처방 시 권장 및 고려사항으로 옳은 것은?

① 고강도 유산소운동은 제한한다.
② 장기간 체중감소를 목표로 초기체중의 10%를 매월 감량하도록 한다.
③ 중강도 유산소운동을 하루에 최소 30분 실시하며 주당 150분부터 300분까지 권장한다.
④ 건강한 체중감량을 위하여 중강도 유산소운동과 함께 단백질을 체중 1kg당 5g 섭취하도록 권장한다.

> **TIP** 과체중 또는 비만인의 경우 고강도 운동의 비율은 점차적으로 증가시키는 것이 이득이며, 장기간의 체중감소에 대한 목표는 초기 체중의 5 ~ 10%를 3 ~ 6개월 동안의 감량을 권장하며 건강한 체중감량을 위해 에너지 섭취량에 대해 조절을 권장하고 있으며 단백질 섭취는 권장하지 않는다.

Answer   9.① 10.④ 11.③

12 〈보기〉에서 ACSM이 제시한 저항성운동에 대한 권장사항으로 바르게 묶인 것은?

───────────── 〈보기〉 ─────────────

ⓐ 근지구력 향상을 위해 성인에게 1RM 50% 미만의 저항성운동을 권장한다.
ⓑ 같은 대근육군은 최소 24시간의 간격을 두고, 주당 2～3일 운동을 권장한다.
ⓒ 근력 향상을 위해 초보자는 1RM의 85%의 강도로 운동한다.
ⓓ 대근육군을 이용하는 규칙적이고 의도적인 운동으로 지속적이고 율동적이 운동을 권장한다.
ⓜ 뼈나공증(골다공증, osteoporosis) 환자에게 고강도 운동은 도움이 된다.
ⓑ 단축성(구심성, concentric) 수축기에는 흡기를 하고 신장성(원심성, eccentric) 수축기에는 호기를 하여
발살바 매뉴버(Valsalva maneuver)를 피한다.

① ㉠, ㉣, ㉤   ② ㉠, ㉢, ㉤
③ ㉡, ㉣, ㉥   ④ ㉡, ㉢, ㉤

TIP ㉡ 대근육은 48시간의 간격을 두는 것을 권장한다.
㉢ 초보자는 1RM의 60～70% 강도의 운동을 권장한다.
㉥ 흡기, 호기에 대한 시점이 틀리다.

13 〈보기〉의 ACSM 지침에서 신장질환자의 운동프로그램으로 옳지 않은 것으로 묶인 것은?

───────────── 〈보기〉 ─────────────

㉠ 유산소운동 : 주당 3～5일, 40～59%VO₂R, 일일 20～60분
㉡ 유산소운동 : 혈액투석의 경우 심박수로 운동강도를 모니터링
㉢ 유산소운동 : (초기단계) 10～15분의 저강도로 짧은 운동시간을 고려
㉣ 유산소운동 : (초기단계) 지속적으로 30분 이상 운동할 수 있을 때 운동강도를 증가
㉤ 저항성운동 : 50～60%1RM, 15～20회의 반복, 주당 3～5일
㉥ 유연성운동 : 정적스트레칭은 30초의 운동시간, PNF스트레칭은 최대수의수축의 20～75% 강도

① ㉡, ㉤
② ㉣, ㉥
③ ㉠, ㉢
④ ㉢, ㉥

TIP ㉡ 신장질환자의 경우 심박수 모니터링과 함께 운동자각도 강도를 모니터링 해야 한다.
㉤ 저항성운동 : 주당 2～3일, 65～75%1RM, 10～15회 반복

Answer 12.① 13.①

14 〈보기〉에서 ACSM이 권장하는 천식에 대한 운동프로그램으로 옳지 않은 것은?

─────────── 〈보기〉 ───────────

㉠ 경증에서 중증의 천식환자도 필요에 따라 유산소운동을 할 수 있다.
㉡ 비선택적 베타차단제(non selected β-blocker)는 급성기관지수축 완화의 효과가 있어 추천된다.
㉢ 수영은 다른 운동에 비해 천식 유발이 낮기 때문에 선호하는 운동이다.
㉣ 권장되는 운동강도는 VO$_{2max}$의 최소 50 ~ 60% 또는 6분걷기검사로 측정된 최대걷기 속도의 70%이다.
㉤ 저항성운동을 위한 운동처방은 만성폐쇄성폐질환 환자를 위한 FITT 원칙을 따른다.

① ㉠, ㉡, ㉢   ② ㉡, ㉣, ㉤
③ ㉢, ㉣, ㉤   ④ ㉠, ㉣, ㉤

> **TIP** ㉡ 비선택적 베타차단제는 급성기관지 수축 완화의 효과가 있으나 위험성을 고려하여 신중하게 결정되어야 한다.
> ㉣ 천식 환자군에 대한 운동강도는 최대산소섭취량의 60% 수준이거나 6분걷기검사를 실시하여 측정된 최대걷기 속도의 80%로 한다.
> ㉤ 저항성 운동은 건강한 성인의 기준을 따르면 된다.

15 당뇨병 환자를 위한 운동 시 권장사항으로 옳지 않은 것은?

① 인슐린의존형의 경우에는 저혈당증을 피하기 위하여 인슐린의 용량을 줄이고 운동을 실시한다.
② 망막증을 동반하는 경우에는 팔을 머리위로 들어 올리는 저항성 운동은 삼간다.
③ 자율신경계 손상이 동반된 경우에는 운동자각도(RPE)보다 심박수의 정보를 활용한다.
④ 말초신경장애를 동반하는 경우에는 과도한 균형감각이 요구되는 운동은 삼간다.

> **TIP** 당뇨병 환자의 경우 자율신경계 손상이 동반된 경우에는 운동자각도(RPE)도 활용한다.

16 만성폐쇄성폐질환자(COPD)의 운동처방 시 고려사항으로 옳지 않은 것은?

① 저항성운동은 근기능이상을 해결하기 위한 가장 효과적인 방법으로 필수요소가 되어야 한다.
② 저항성운동은 고령자를 위한 운동처방의 FITT 원칙을 동일하게 적용한다.
③ 운동 중 산소보충은 동맥산소분압(PaO$_2$)이 55mmHg 이하 또는 동맥혈산소포화도(SaO$_2$)가 88% 이하일 때 적용된다.
④ 흡기근 운동의 강도는 최대흡기량의 50 ~ 85%로 설정하여 주당 3 ~ 5일의 빈도로 실시한다.

> **TIP** 만성폐쇄성폐질환(COPD)의 처방에서 근기능 이상의 해결을 위한 가장 효과적인 방법에 대한 내용은 명확하지 않으며 고령자를 비롯한 건강한 성인에 대한 FITT 원칙을 동일하게 적용한다. 최대흡기량을 30%대로 설정한다.

Answer 14.② 15.③ 16.①②④

17 〈보기〉에서 심혈관질환자의 장기간 유산소운동에 따른 생리적 효과로 옳지 않은 것은?

─────────────── 〈보기〉 ───────────────

㉠ 심근허혈 역치의 증가
㉡ 동일한 최대하운동강도에서 심근부담률 증가
㉢ 동일한 최대하운동강도에서 이완기혈압의 증가
㉣ 운동 시 동정맥산소차(a-vO_2 diff.)의 감소
㉤ 심박수변동부전(chronotropic incompetence)자의 운동 시 심박수의 빠른 증가

① ㉠, ㉡, ㉢   ② ㉡, ㉢, ㉣
③ ㉢, ㉣, ㉤   ④ ㉠, ㉣, ㉤

TIP 동일한 최대하운동강도에서 심근부담률과 이완기혈압은 감소하며, 동정맥 산소차는 증가하여 장기간 유산소 운동을 권장한다.

18 〈보기〉의 ACSM 지침에서 임신 중 운동 실시에 대한 절대적 금기 사항으로 바르게 묶인 것은?

─────────────── 〈보기〉 ───────────────

㉠ 임신 2~3기의 지속적인 자궁강 출혈
㉡ 조절되지 않는 제1형 당뇨병
㉢ 극단적인 체중 미달
㉣ 임신성 고혈압
㉤ 정형외과적 제한
㉥ 혈역학적(hemodynamic)으로 위험한 심장병

① ㉠, ㉣, ㉥   ② ㉠, ㉢, ㉤
③ ㉡, ㉣, ㉥   ④ ㉡, ㉢, ㉤

TIP 절대적 금기 사항과 상대적 금기 사항에 대해 명확히 정의하여야 한다.
　　※ 절대적 금기 사항 … 혈역학적으로 위험한 심장병, 폐쇄성폐질환, 임신 2~3기의 지속적인 자궁강 출혈, 자궁막파열, 임신중독증, 임신성 고혈압 등

Answer　17.②　18.①

19 어린이와 청소년을 위한 운동검사와 처방의 방법으로 옳지 않은 것은?

① 과체중의 경우 고강도의 신체활동은 제한한다.

② 정확한 운동검사를 위하여 대상자에게 동기부여와 격려를 한다.

③ 자전거에르고미터 뿐만 아니라 트레드밀 검사의 적용도 무방하다.

④ 성인의 표준 운동검사를 적용한다.

TIP 과체중의 경우 고강도 신체활동을 제한하진 않으나 대상자의 특성으로 고강도 운동을 수행하지 못하는 경우가 나타난다.

20 〈보기〉에서 운동처방 시 대상자의 상황에 따른 대처로 옳지 않은 것은?

───── 〈보기〉 ─────

ⓐ 임산부에게 운동 중 근 위축, 종아리 통증 및 부종이 나타나면 운동강도를 감소시킨다.
ⓑ 심혈관질환 입원환자가 운동에 의한 징후와 무관하게 현저한 심실 부정맥 발생 시 운동을 중단한다.
ⓒ 운동 중 허혈진단 병력이 있는 사람들의 운동강도는 허혈역치보다 낮게 설정한다.
ⓓ 당뇨병환자의 혈당이 300mg/dL로 측정되더라도 케톤증이 나타나지 않으면 운동은 저강도로 실시한다.

① ㉠, ㉢

② ㉠, ㉣

③ ㉡, ㉢

④ ㉡, ㉣

TIP ㉠ 임산부에게 운동 중 근 위축, 종아리 통증 및 부종이 나타나면 운동을 즉시 중단한다.
　　 ㉣ 당뇨병환자의 경유 케톤증이 나타나지 않으면 운동강도를 절대적으로 저강도로 설정하지 않고 혈당 체크를 하며 강도를 상승시켜도 된다.

Answer 19.① 20.②

4 운동부하검사

1 노인의 운동부하검사와 관련된 사항으로 옳은 것은?

① 트레드밀검사에서 손잡이를 잡고 검사가 수행되면 운동능력을 예측하는데 정확성이 감소하므로 허용해서는 안 된다.

② 평형성과 근신경 협응이 저조하고 시력손상 및 체중부하운동에 제한이 있을 경우 트레드밀 검사보다 자전거 에르고미터를 이용한 검사가 권장된다.

③ 트레드밀을 이용한 검사에서 운동강도의 조절은 경사보다 속도 위주로 증가시키는 것이 적합하다.

④ 운동부하 심전도 반응은 젊은이에 비해 관상동맥질환의 진단 시 민감도가 낮고 특이도가 높다.

> **TIP** ① 노인의 운동부하검사시 안전의 이유로 손잡이를 잡고 검사를 허용하기도 한다.
> ③ 트레드밀의 강도 조절은 속도보다는 경사로 조절을 한다.
> ④ 노인은 젊은이에 비해 높은 민감도(84%)와 낮은 특이도(70%)를 나타낸다.

2 심혈관 질환자 위험분류기준(미국심폐재활학회 : AACVPR)에서 중위험군에 대한 설명으로 옳은 것은?

① 안정 시 구출률이 50% 이상인 사람

② 운동부하검사에서 복합성 심실부정맥이 없는 사람

③ 합병증이 없는 심근경색증이 있거나 혹은 혈관성형술을 받은 사람

④ 운동부하검사에서 중간 정도 수준의 무증상 허혈을 보인 사람(2mm 미만의 ST분절 하강)

> **TIP** ①②③ 저위험군에 속한다.
> ※ 안정 시 구출률
> ㉠ 40% 미만 : 고위험
> ㉡ 40 ~ 49% : 중위험
> ㉢ 50% 이상 : 저위험

Answer 1.② 2.④

3 ACSM에 따른 질환별 운동검사에 대한 설명으로 옳은 것은?

① 다발성경화증 환자의 운동검사 시기는 오후가 권장된다.

② 암환자의 증상제한 및 최대운동검사 시 의사의 감독은 반드시 필요하다.

③ 말초동맥질환자는 운동검사를 마친 후 누운 상태로 15분 이상 휴식을 취하도록 한다.

④ 천식환자의 운동검사에서 동맥혈산소포화도(SaO_2)가 80% 이하이면 절대적 중단사유에 해당한다.

> **TIP** ① 다발성경화증 환자의 피로감은 일반적으로 하루 동안 내내 악화되기 때문에 운동검사를 일찍 수행한다.
> ② 증상이 제한적인 암환자의 최대운동검사를 위해 의학적 감독이 반드시 필요하다는 근거는 없다.
> ③ 동맥혈산소포화도 80% 이하이면 상대적 중단 사유에 해당된다.

4 〈보기〉에서 운동부하검사 시 상대적 중단기준으로 옳은 것은?

〈보기〉

㉠ 호흡곤란, 숨소리가 쌕쌕거림, 파행
㉡ 과도한 ST분절 하강(2mm 이상, 수평 또는 하향의 ST분절)
㉢ 청색증이나 창백 같은 관류부족 징후
㉣ 지속되는 심실성 빈맥
㉤ 협심증의 표준척도가 3에 해당하는 증상

① ㉠, ㉡   ② ㉠, ㉢

③ ㉡, ㉣   ④ ㉡, ㉤

> **TIP** ㉢㉣㉤ 절대적 중단기준이다.

5 〈보기〉에 관한 설명으로 옳지 않은 것은?

─── 〈보기〉 ───

최근에 급성 심근경색으로 스탠트시술을 받은 김○○씨(67세)는 외래환자 심장재활프로그램에 규칙적으로 참여하고 있다. 정기적인 체력검사와 예후를 판단하기 위하여 노턴 프로토콜(Naughton protocol)을 이용한 운동부하검사 시행 중 3단계에서 메스꺼움과 가슴의 답답함을 호소하여 즉시 검사를 중단 후 다음과 같은 심전도를 출력하였다.

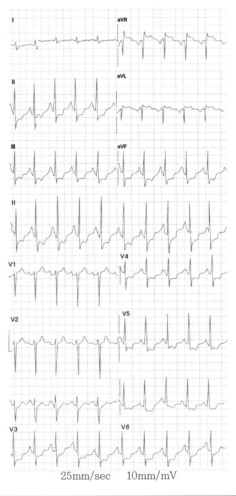

25mm/sec   10mm/mV

① 심박수는 대략 120회로 동성리듬이다.

② 운동검사의 상대적 중단기준에 해당한다.

③ 가슴의 증상을 완화시키기 위해 에피네프린(epinephrine)을 투여한다.

④ 심근의 허혈을 의미한다.

6 〈보기〉에서 급성심근경색환자의 운동부하검사에 대한 설명으로 바르게 묶인 것은?

───────── 〈보기〉 ─────────

ⓐ 최대하 운동부하검사는 ST분절상승심근경색 환자에게 합병증이 없으면 발병직후 24시간 안에 실시할 수 있다.

ⓑ ST분절상승심근경색 직후 합병증이 없으면 5일 이후 증상제한 운동부하검사를 실시할 수 있다.

ⓒ 8METs 이상의 높은 강도에 도달해도 의미있는 허혈성 ST분절 하강이 있다면 예후가 좋지 않다.

ⓓ 5METs 이하의 기능적 능력을 보이는 경우에는 예후가 좋지 않다.

① ㉠, ㉡   ② ㉠, ㉢

③ ㉡, ㉢   ④ ㉡, ㉣

TIP ㉠ 최대하 운동부하검사는 ST분절상승심근경색 환자에게 합병증이 없으면 3 ∼ 6주 내에 시행하는 것이 적합하다.
㉢ ST분절하강은 좌심실 비대나 강심제 복용중인 환자에게서 나타날 수 있다.

7 심부전과 일부 부정맥에 사용되는 치료제 중 QT간격의 감소, ST분절 하강의 심전도 양상을 나타내는 것은?

① 베타차단제(β-blocker)

② 강심제(digitalis)

③ 항콜린성작용제(anticholinergics)

④ 칼슘채널차단제(calcium channel blocker)

TIP QT간격이란 심실의 탈분극과 재분극을 나타내는 것으로 수축 후 다시 혈액을 내보내기 위해 준비하는 시간이다. 이 시간이 너무 길어지게 되면 부정맥, 실신, 급사의 가능성이 높아진다.
ST분절의 하강이 의미하는 질환으로는 발작성 협심증, 심장속막밑 심근경색, 강심제 영향, 저칼륨혈증이 있다.

Answer 5.③ 6.④ 7.②

8 다음 표의 운동부하검사 프로토콜은?

단계(stage)	속도(mph)	경사도(grade, %)	시간(min)	대사당량(METs)
1	1.7	0	3	3
2	1.7	5	3	4
3	1.7	10	3	5
4	2.5	12	3	7
5	3.4	14	3	10
6	4.2	16	3	13
7	5.0	18	3	15

① 수정된 브루스 프로토콜(Modified Bruce protocol)

② 노턴 프로토콜(Naughton protocol)

③ 수정된 발케 프로토콜(Modified Balke protocol)

④ 엘리스타드 프로토콜(Elestad protocol)

> **TIP** 수정된 브루스 프로토콜에 대한 설명으로 3단계까지는 속도 1.7mph로 고정 후 4단계부터는 속도를 점차 올린다. 경사도는 3단계까지 5%씩 올리고 4단계부터는 2%씩 올리는 특징이 있다.

9 운동부하검사에서 심혈관질환의 민감도에 대한 설명으로 옳지 않은 것은?

① 민감도는 허혈성 심혈관질환자를 양성이라고 진단할 수 있는 비율을 의미한다.

② 운동부하검사 심전도의 민감도는 혈관조영술로 최소 1개의 혈관에서 70% 이상 협착이 발견된 것을 근거로 한다.

③ 베타차단제, 질산염(nitrate), 칼슘채널차단제는 민감도를 높인다.

④ 좌심실비대, 좌각차단, 조기흥분증후군 등에서 나타나는 ST분절의 변화는 해석이 어렵다.

> **TIP** 베타차단제는 교감신경의 베타수용체를 차단하여 심근 수축력과 심장 박동수를 감소시키는 약물이다. 질산염은 급성협심증에 사용되는 약물이다. 칼슘채널차단제는 혈관과 심장근육이 수축하는 데 필요한 칼슘의 이동을 막아주어 혈관을 확장시키고 심장박동 속도와 심장박동력을 줄이는 약물이다.
> 이 세 가지의 약물은 운동에 대한 심장 요구를 감소시키거나 심장 허혈을 줄이는 약물로 검사의 민감도를 낮춘다.

Answer 8.① 9.③

10 운동부하검사가 불가능한 환자들은 약물부하검사를 받을 수 있다. 심박수를 상승시켜 심근산소요구량의 증가로 심근벽의 운동장애를 파악할 수 있는 약물로 옳은 것은?

① 도부타민(dobutamine)

② 디피리다몰(dipyridamole)

③ 아데노신(adenosine)

④ 아스피린(aspirin, acetylsalicylic acid)

> **TIP** ① 도부타민 : 심장박동의 출력을 단기적으로 증가시키기 위하여 쓰는 교감신경 흥분제이다.
> ② 디피리다몰 : 심장약으로 사용되며 건강한 심장의 혈관을 확장시켜 더 좋은 산소화를 하게 한다. 이것은 협심증의 공격 치료에 적합하지 않다. 또한 혈소판의 응집을 억제한다.
> ③ 아데노신 : 아데노신을 정맥 주사했을 때 방실결절에서 일시적인 심장 차단을 일으킨다. 아데노신은 심박 급속증이 있는 것으로 보이는 사람에게 박동을 조절하는 데에 쓰인다.
> ④ 아스피린 : 최초로 합성된 해열, 소염 진통제이자 혈전예방약이다. 고용량에서 해열, 소염, 진통작용이 있어 500mg 용량의 제품은 관절염, 감기로 인한 발열, 근육통 등에 사용되고, 저용량에서 혈전예방 작용이 있어 100mg 이하의 저용량 제품은 혈전으로 인한 심혈관 위험성을 감소와 같은 목적으로 사용된다.

11 안정 시 심전도에서 각 파형의 정상범위로 옳지 않은 것은?

① P파 : 0.12초 미만

② PR간격 : 0.12 ~ 0.20초

③ QRS군 : 0.20초 초과

④ RR간격 : 0.6 ~ 1.0초

> **TIP** ③ QRS군 : 0.06 ~ 0.10초

12 심폐운동검사(cardiopulmonary exercise test) 전과 후의 1초율($FEV_{1.0}/FVC$) 측정을 통해 운동유발성 기관지경련(bronchospasm)을 예측할 수 있는 감소 기준치는?

① 5% 이상

② 10% 이상

③ 15% 이상

④ 20% 이상

> **TIP** 운동유발성 기관지경련은 처음보다 1초율이 15% 이상 감소할 때를 기준으로 한다.

Answer 10.① 11.③ 12.③

13 폐질환자의 운동검사에서 안정 시 동맥혈산소포화도(SaO_2)가 95%일 때, 운동 중에 운동유발성 저산소증으로 판단할 수 있는 기점이 되는 산소 포화도로 옳은 것은?

① 92%

② 90%

③ 88%

④ 80%

> **TIP** 산소 포화도의 정상수치는 95% 이상이며, 95% 이하는 저산소증 주의, 90% 이하는 저산소증으로 호흡이 곤란해지는 위급한 상태가 된다.

14 운동부하검사 시 수축기혈압에 대한 임상적 의의에 대한 설명으로 옳은 것은?

① 여성은 최대수축기 혈압이 190mmHg 이상이면 과도한 혈압반응이다.

② 250mmHg 이상 증가하면 절대적 중단기준이기 때문에 의사의 지시와 상관없이 반드시 중단해야 한다.

③ 운동성 저혈압(혈압증가가 없거나 10mmHg 이상 하강하는 경우)은 갑상선기능 저하의 예후와 관련 있다.

④ 최대수축기 혈압이 160mmHg 이하부터 예후가 좋지 않다.

> **TIP** ① 운동검사 중 남자는 210mmHg 이상, 여자는 190mmHg 이상이면 과도한 혈압반응이다.
> ② 수축기 혈압의 250mmHg 이상 증가는 상대적 중단기준에 속한다.
> ③ 운동성 저혈압은 심장허혈, 심실 이상 등과 관련이 있다.
> ④ 최대수축기 혈압이 250mmHg 혹은 안정시에 비해 140mmHg 초과이면 잠재적인 고혈압으로 고려한다.

15 운동부하검사의 가음성(false negative) 결과의 원인으로 옳지 않은 것은?

① 심혈관질환이 존재하지만 측부순환에 의해 관류기능이 보상된 경우

② 허혈역치에 도달하지 못한 경우

③ 심전도의 변화를 포착하기에 불충분한 리드(lead)를 사용한 경우

④ 나이에 따른 최대 예측심박수에 도달한 경우

> **TIP** 허혈성심장질환 진단을 위한 가음성 결과의 원인
> ㉠ 허혈성 역치에 도달하지 못한 경우
> ㉡ 심전도 변화를 포착하기에 충분하지 않은 리드를 사용한 경우
> ㉢ 잠재적인 심혈관질환과 관련이 있는 심전도 이외의 징후와 증상을 인지하지 못한 경우
> ㉣ 조영술로 확인한 결과 심혈관질환이 존재하지만 측부순환에 의해 관류기능이 보상된 경우
> ㉤ 비정상적인 심기능이 나타나기 전에 근골격계 문제로 운동을 제대로 하지 못한 경우
> ㉥ 측정 기법이나 측정자에 의한 오류

Answer 13.② 14.① 15.④

16 〈보기〉에서 저항성 운동과 저항성 운동부하검사의 절대적 금기사항으로 바르게 묶인 것은?

〈보기〉

ㄱ 보상(조절)되지 않는 심부전
ㄴ 4METs 미만의 낮은 운동능력
ㄷ 대동맥박리
ㄹ 조절되지 않는 고혈압(160/100mmHg 초과)
ㅁ 이식형 심박조율기를 착용한 사람

① ㄱ, ㅁ   ② ㄱ, ㄷ
③ ㄴ, ㄹ   ④ ㄴ, ㅁ

> **TIP** 운동부하검사의 절대적 금지자
> ㄱ 심각한 허혈 및 최근(2일 이내)의 심근경색 혹은 다른 급성 심장질환을 암시하는 최근의 안정 시 심전도의 유의미한 변화
> ㄴ 불안정협심증
> ㄷ 증상 또는 혈류역학적 손상을 야기하는 조절되지 않는 심장리듬장애
> ㄹ 심한 증상을 동반한 대동맥협착증
> ㅁ 조절되지 않는 증상을 동반한 심장기능상실
> ㅂ 급성 폐색전증 또는 폐경색
> ㅅ 급성 심근염 또는 심장막염
> ㅇ 의심되거나 또는 진단된 박리동맥류
> ㅈ 열, 몸살 또는 림프샘이 붓는 급성 전신감염

17 운동부하검사 시 심박수와 관련된 설명 중 옳지 않은 것은?

① 심박수변동부전(chronotropic incompetence)은 최대심박수가 연령 예측 최대심박수의 85% 미만일 경우에 해당한다.
② 혈액투석 신장질환자의 최대심박수는 연령예측 최대심박수의 약 75% 수준이다.
③ 운동부하검사 종료 후 활동적인 휴식 시 초기 1분 동안의 심박수 감소가 12회 이하이면 비정상으로 분류한다.
④ 다운증후군이 아닌 지적장애인의 최대심박수 예측은 일반적으로 '220 – 연령'의 공식이 사용된다.

> **TIP** 최대심박수 = 210 – (연령 × 0.56) – (다운증후군 상태 × 15.5)
> 다운증후군이 없으면 1을 대입하고 다운증후군이 있으면 2를 대입한다.
> ※ 다운증후군을 가진 사람들은 일반적으로 유산소 능력과 근력 수준이 낮다. 연령, 성별에 따라 예상되는 수준의 약 50%이다. 또한 다운증후군을 가진 사람은 카테콜라민 반응이 약화되어 낮은 최대 심박수를 보이므로 '220 – 나이' 공식은 적합하지 않다.

Answer 16.② 17.④

18 〈보기〉는 심근경색으로 퇴원한 환자의 운동부하검사 결과이다. 이 내용에 대한 설명으로 옳지 않은 것은?

〈보기〉

■ 과거력 및 의학적 정보
- 남성(55세)으로 30년간 흡연 경력, 최근 심근경색으로 관상동맥 성형술을 받음
- 약물복용 : 베타차단제(β-blocker), 혈관확장제(vasodilator), 항응고제(anticoagulant), 안지오텐신변환효소 억제제(angiotensin converting enzyme inhibitor)를 복용 중
- 좌심실 구출률(ejection fraction : EF) : 35%

■ 운동부하검사 결과
- 도달시간 : 수정된 브루스 프로토콜 4단계(10분 23초)
- 안정 시 심박수 : 60회/분
- 최대심박수 : 120회/분
- 안정 시 혈압 : 130/80mmHg
- 최대혈압 : 215/90mmHg
- ST분절의 변화 : 없음
- 흉통 : 없음
- 운동자각도(RPE) 최고치 : 17(매우 힘들다)
- 검사중단요인 : 증상제한(호흡곤란)
- VO_{2peak} : 15ml/kg/min

① 좌심실 구출률이 35%이기 때문에 고위험군이다.
② 수축기 혈압이 210mmHg 이상 증가하여 과도한 혈압상승이다.
③ VO_{2peak}가 15ml/kg/min로 예후가 좋지 않다.
④ 최대심박수가 120회/분이기 때문에 심박수변동부전(chronotropic incompetence)으로 진단된다.

> **TIP** 심박수변동부전은 안정 시에는 이상이 없으나 운동 시에 심박동수의 상승이 나타나지 않는 경우를 말한다. 안정 시 심박수는 60회/분이고, 최대심박수가 120회/분으로 측정되어 심박수변동부전으로 진단되기는 어렵다.

Answer 18.④

19 운동부하검사 시 〈보기〉의 심전도에 대한 설명으로 옳지 않은 것은?

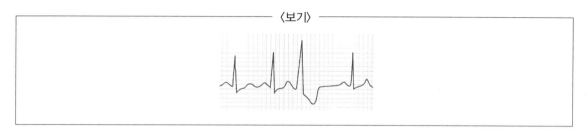

〈보기〉

① 규칙적으로 운동을 실시하는 건강한 성인에게도 나타날 수 있다.
② 조기심실수축의 빈도나 복잡성이 증가하면 심근경색을 의미한다.
③ 심실기능상실 증상이 없는 사람들에게서 운동 중보다 회복기에 많이 나타날 수 있다.
④ 조기심실수축이 연속적으로 지속되거나, 다원성으로 나타날 경우 운동중단의 기준이 된다.

> **TIP** 운동부하검사 시 심전도상에서 비정상적으로 크고 뾰족하거나 역전된 T파, ST분절의 2mm 이상 상승이 심근경색을 의미한다.

20 운동부하검사 중 ST분절 하강에 대한 설명으로 옳지 않은 것은?

① 검사 직후 회복기에 의미있는 하강이 있을 경우에도 심근허혈의 징후이다.
② 수평으로 1mm 이상이거나 J점 이후 80msec 지점에서 하향경사를 나타내면 심근허혈의 강력한 징후이다.
③ ST분절의 의미있는 하강 리드(lead)가 많을수록 심각한 질환이며, 하강된 리드로 허혈부위를 명확하게 판단할 수 있다.
④ ST분절 하강에서 하향경사(downsloping)는 상향경사(upsloping)보다 명확한 심근허혈의 지표이다.

> **TIP** ST분절이나 T파의 변화, 비정상적인 Q파의 존재여부로 심근허혈의 유무와 위치를 판단할 수 있으나 ST분절의 하강된 리드만으로는 허혈 부위를 명확하게 판단할 수는 없다.

Answer 19.② 20.③

5 운동상해

1 큰돌기(대전자, greater trochanter)의 윤활주머니염(trochanteric bursitis)에 관한 내용으로 옳지 않은 것은?

① 통증은 무릎까지 전이 될 수 있다.

② Q-각 증가 또는 다리길이가 불일치 할 경우 발생빈도가 높다.

③ 주로 엉덩관절 안쪽면에서 통증을 호소한다.

④ 남자달리기 선수보다 여자달리기 선수에게 많이 발생한다.

> **TIP** 큰돌기의 윤활유주머니염
> ㉠ 큰돌기(대전자, greater trochanter)는 엉덩관절 바깥쪽 면에 위치하며, 해당 부위에 염증이 발생할 경우 엉덩관절 바깥쪽에서 통증을 호소할 수 있다.
> ㉡ 큰돌기 윤활주머니염은 고관절을 감싸는 주머니가 손상되거나 염증이 생기는 증상이다.
> ㉢ 자주 뛰거나 걷기의 반복적인 활동에 의해서 발생할 수 있으며 엉덩이, 허벅지, 다리 등의 바깥쪽에서의 통증을 호소한다.
> ㉣ Q각이 클수록 통증이 증가하며 남자보다는 여자 달리기 선수에게 더 많이 나타난다.

2 손목굴증후군(carpal tunnel syndrome)과 관련된 이학적 검사로 바르게 묶인 것은?

① 설커스(Sulcus) 검사-왓슨(Watson) 검사

② 팰런(Phalen) 검사-티넬(Tinel) 검사

③ 핀켈스타인(Finkelstein) 검사-알렌(Allen) 검사

④ 예거슨(Yergason) 검사-밀그램(Millgram) 검사

> **TIP** ① 설커스(Sulcus) 검사 - 견관절 탈구 검사 / 왓슨(Wstson) 검사 - 주상골 불안정성 검사
> ② 팰런(Phalen) 검사 - 손목터널증후군 검사 / 티넬(Tinel) 검사 - 손목터널증후군 검사
> ③ 핀켈스타인(Finkelstein) 검사 - 드퀘르벵 증후군 검사 / 알렌(Allen) 검사 - 요골동맥/척골동맥 순환 검사
> ④ 예거슨(Yergason) 검사 - 상완이두근 장구건 검사 / 밀그램(Millgram) 검사 - 경막 병변, 추간판 탈출증 검사

Answer 1.③ 2.②

3 〈보기〉 중 안쪽정강이피로증후군(medial tibial stress syndrome)에 대한 설명으로 바르게 묶인 것은?

───────── 〈보기〉 ─────────

㉠ 과사용 및 반복되는 스트레스로 발생
㉡ 목말밑관절(거골하관절, subtalar joint)의 과도한 엎침(회내, pronation)이 손상의 위험인자
㉢ 아킬레스건(Achilles tendon)을 촉진(palpation)하면 통증이 발생
㉣ 오베르검사(Ober's test)를 이용해 진단

① ㉠, ㉡   ② ㉢, ㉣
③ ㉠, ㉡, ㉢   ④ ㉡, ㉢, ㉣

> **TIP** ㉠ 과사용 및 반복되는 스트레스로 발생 → 피로증후군은 과사용 혹은 반복되는 스트레스에 의해서 발생한다.
> ㉡ 목말밑관절의 과도한 엎침이 손상의 위험인자 → 목말밑관절이 과도하게 엎침되면 발바닥에서 발생하는 충격흡수의 기능이 크게 떨어지게 되고, 이는 정강이에 가해지는 스트레스의 상승으로 이어진다.
> ㉢ 아킬레스건을 촉진하면 통증이 발생 → 안쪽정강이피로증후군이 발생하면 정강이 안쪽, 아래쪽에서 통증이 발생한다.
> ㉣ 오베르검사를 이용해 진단 → 오베르검사는 장경인대증후군을 확인하는 검사로, 이 질병과는 무관하다.

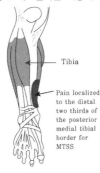

Tibia

Pain localized
to the distal
two thirds of
the posterior
medial tibial
border for
MTSS

4 반복적인 팔꿈치 바깥굽음(외반, valgus) 부하가 가해지거나 밖굽이 팔꿈치(외반주, cubitus valgus)를 가졌을 경우 가장 손상받기 쉬운 것은?

① 자신경(척골신경, ulnar nerve)
② 정중신경(median nerve)
③ 자동맥(척골동맥, ulnar artery)
④ 노동맥(요골동맥, radial artery)

> **TIP** 팔꿈치에 외반 부하가 가해지거나, 외반주를 가진 경우 척골신경이 늘어나게 되며, 이렇게 신경이 늘어나면 신경에 가해지는 긴장도, 스트레스가 증가하게 되어 손상에 취약해지게 된다.

Answer   3.① 4.①

5 〈보기〉 중 안쪽곁인대(내측측부인대, medial collateral ligament) 손상 발생 시 손상이 동반될 수 있는 부위로 바르게 묶인 것은?

〈보기〉

㉠ 앞십자인대(전방십자인대, anterior cruciate ligament)
㉡ 가쪽곁인대(외측측부인대, lateral collateral ligament)
㉢ 무릎힘줄(슬개건, patellar tendon)
㉣ 반달(반월상연골, meniscus)

① ㉠, ㉡　　　　　　　　　　　　② ㉡, ㉢

③ ㉠, ㉣　　　　　　　　　　　　④ ㉡, ㉣

> **TIP** 내측측부인대의 손상은 단독 손상보다는 다른 곳도 함께 손상을 당하는 경우가 많은데 이는 불행한 3징후(unhappy triad)라고 하여 ACL이 손상되면서 함께 내측반월판과 내측측부인대(MCL)도 함께 3곳이 손상당하는 것을 의미한다.

6 다음은 환경적 요인에 의한 질병 및 상해에 관한 표이다. A ~ D에 들어갈 내용으로 옳지 않은 것은?

열손상	기준치	기전	증상 및 징후	처치
열사병(heatstroke)		A		
근육경련(muscle cramp)				B
열실신(heat syncope)			C	
저나트륨혈증(hyponatremia)	D			

① A-인체 체온조절기능 상실

② B-피클주스(pickle juice) 섭취

③ C-어지러움, 기절, 체온상승, 정신혼란

④ D-혈중 나트륨 80mmol/L 이하

> **TIP** 혈액의 정상 나트륨 농도는 1L당 140mmol 정도이고, 135mmol 미만인 경우를 저나트륨혈증이라고 한다.

Answer 5.③ 6.④

7 〈보기〉 중 가슴문증후군(흉곽탈출증후군, thoracic outlet compression syndrome)의 발생과 관련된 것으로 바르게 묶인 것은?

─────────── 〈보기〉 ───────────

ⓐ 팔신경얼기(상완신경총, brachial plexus)

ⓑ 견갑밑신경(견갑하신경, subscapular nerve)

ⓒ 빗장밑정맥(쇄골하정맥, subclavian vein)

ⓓ 빗장밑동맥(쇄골하동맥, subclavian artery)

① ㉠, ㉡

② ㉠, ㉡, ㉢

③ ㉠, ㉢, ㉣

④ ㉠, ㉡, ㉢, ㉣

> **TIP** 가슴문증후군은 상부구조물(목갈비근 또는 작은가슴근의 단축 또는 늑골의 기형)에 의해 팔신경얼기, 빗장밑동맥, 빗장밑정맥 등이 압박되어 통증을 유발하는 질환을 의미한다.

8 〈보기〉 중 만성발목불안정성(chronic ankle instability)의 원인이 되는 기능적 부전(functional insufficiency)의 요소로 바르게 묶인 것은?

─────────── 〈보기〉 ───────────

㉠ 근력 약화(strength deficits)

㉡ 윤활 변화(synovial changes)

㉢ 관절운동형상학적 제한(arthrokinematic restriction)

㉣ 신경근조절 장애(neuromuscular control impairments)

① ㉠, ㉡   ② ㉠, ㉣

③ ㉡, ㉢   ④ ㉢, ㉣

> **TIP** 만성발목불안정성(chronic ankle instability)의 원인은 ㉠㉡㉢㉣ 전부 해당되지만, 기능적 부전(functional insufficiency)의 요소는 근력 약화, 신경근조절 장애만 해당된다.

Answer 7.③ 8.②

9 아이스하키 선수가 상대방 선수와 충돌로 쓰러져 신경학적 검사(neurological examination)를 실시하려고 한다. 검사해야 할 뇌신경(cranial nerve : CN) 중 뇌신경 번호, 신경, 기능이 바르게 묶인 것은?

	뇌신경 번호	신경	기능
①	CN VI	갓돌림(외전, abducens)	후각
②	CN VII	속귀(전정와우, vestibulocochlear)	듣기, 균형
③	CN XI	더부(부, accessory)	삼키기, 목빗근 (흉쇄유돌근, sternocleidomastoid) 신경지배
④	CN XII	혀밑(설하, hypoglossal)	타액분비, 구역질 반사

TIP 뇌신경(Cranial nerve) : 뇌에서 나오는 말초신경, 12쌍의 감가/운도신경으로 구성

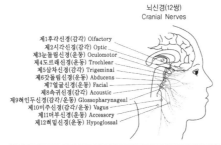

뇌신경(12쌍)
Cranial Nerves

제1후각신경(감각) Olfactory
제2시각신경(감각) Optic
제3눈돌림신경(운동) Oculomotor
제4도르래신경(운동) Trochlear
제5삼차신경(감각) Trigeminal
제6갓돌림신경(운동) Abducens
제7얼굴신경(운동) Facial
제8속귀신경(감각) Acoustic
제9혀인두신경(감각/운동) Glossopharyngeal
제10미주신경(감각/운동) Vagus
제11더부신경(운동) Accessory
제12혀밑신경(운동) Hypoglossal

기시	뇌신경 명	구분	주요기능
대뇌	I. 후각신경 (Olfactory nerve)	특수감각	코의 후각 상피에 연결, 냄새 감각
간뇌	II. 시신경 (Optic nerve)	특수감각	눈의 망막에 연결, 보기 감각
중뇌	III. 동안신경 (Oculomotor nerve)	운동	눈의 상/하/내직근, 하사근, 안검거근에 연결 위/옆으로 눈 움직임, 모양체/홍채에 연결 초점조절, 동공수축
	IV. 활차신경 (Trochlear nerve)	운동	눈의 상사근에 연결, 아래로 응시
뇌교	V. 삼차신경 (Trigeminal nerve)	운동 일반감각	얼굴의 피부, 턱, 혀에 분포, 턱과 혀 등의 안면감각과 저작 운동
	VI. 외전신경 (Abducens nerve)	운동	눈의 외직근에 연결, 바깥쪽으로 보기
	VII. 안면신경 (Facial nerve)	운동 일반/특수감각	얼굴의 표정운동, 누선, 하액선 분비 혀의 2/3 전방의 맛 감각
	VIII. 전정와우신경 (Vestibulocochlear nerve)	특수감각	달팽이관-청각, 전정기관-평형감각

Answer   9.③

	IX. 설인신경 (Glossopharyngeal nerve)	운동 일반/특수감각	귀밑샘(이하선)의 신경분포 혀의 1/3 후방 맛 감각, 인두 감각
연수	X. 미주신경 (Vagus nerve)	운동	연구개, 후두, 인두, 연하운동, 부교감신경계의 흉복부장기 심근의 신경 분포
	XI. 부신경 (Accessory nerve)	운동 일반감각	인두/후두 운동, 어깨/목 운동, 흉쇄 유돌근과 승모근, 심근부이
	XII. 설하신경 (Hypoglossal nerve)	운동 일반감각	혀/혀의 근육에 연결, 혀의 구음 운동 및 혀의 위치 감각

10 〈보기〉 중 통증에 관한 설명으로 바르게 묶인 것은?

─────────────── 〈보기〉 ───────────────

ⓒ Aδ 신경섬유는 C 신경섬유보다 통증을 전달하는 속도가 빠르다.
ⓒ 관문조절이론(gate control theory)에 따르면 통증억제는 척수에서 일어난다.
ⓒ Aβ 신경섬유는 피부 통각수용기(nociceptor)로부터 시작된 통증을 빨리 전달한다.
ⓒ 통증의 형태를 알아보기 위해 시각적상사척도(visual analogue scale)를 측정한다.

① ㉠, ㉡

② ㉠, ㉢

③ ㉡, ㉢

④ ㉢, ㉣

TIP

직경에 따른 신경섬유의 분류				
군(group)		직경 (μm)	m/sec	예(example)
Aα (alpha)	Group I	12~20	70~120	α(alpha)-운동섬유 신경근방추의 고리나선(일차)신경종말(annulospiral or prim ary ending, Ia), 골지 힘줄기관(Golgi tendon organ)의 구심성섬유(Ib)
Aβ (beta)	Group II	5~12	30~70	신경근방추의 꽃술모양(이차)신경종말 (flower-spray or secondary ending), 대부분의 피막신경종말(encapsulated nerve ending)의 구심성섬유
Aγ (gamma)	–	3~6	15~30	γ(gamma)-운동섬유
Aδ(delta)	Group III	2~5	12~30	비교적 굵은 직경의 온도수용기(therm oceptors)와 통각수용기(nociceptors)
B	–	<3	3~15	신경절이전자율신경섬유, 내장구심성섬유(visceral aff erent tiber)
C	Group IV	0.1~1.5	0.5~2	작은 직경의 온도수용기, 통각수용기, 신경절이후자율신경섬유

㉠ Aδ 신경섬유의 속도는 70 ~ 120으로 C 신경섬유(0.5 ~ 2)보다 빠르다.
㉡ 관문조절이론이란, 척수후근에서 무수신경섬유 C 섬유의 통증은 계속 교양질에서 통과가 되어 전달세포로 전달되어 아프
지만 날카로운 자극을 가했을 때 교양질이 흥분되어 척수후근의 문을 닫아버려 통증을 전달시키지 못하도록 하는 이론이다.
㉢ 피부 통각수용기(nociceptors)는 Aδ(delta) 신경섬유에 해당된다.
㉣ 시각적상사척도(visual analogue scale)는 통증의 정도를 확인하는 검사로, 통증의 형태를 알아보기엔 적합하지 않다.

Answer 10.①

11 단추구멍변형(Boutonniere deformity)에 대한 설명으로 옳은 것은?

① 상대방의 옷을 잡아당기는 동작에서 주로 발생하기 때문에 '저지 핑거(Jersey finger)'라고도 한다.

② 손상되는 구조는 깊은손가락굽힘근(심지굴근, flexor digitorum profundus)이다.

③ 먼쪽손가락뼈사이관절(원위지절간관절, distal interphalangeal joint)을 펼(신전, extension) 수 없게 된다.

④ 몸쪽손가락뼈사이관절(근위지절간관절, proximal interphalangeal joint)을 굽힌(굴곡, flexion) 상태로 고정시킨다.

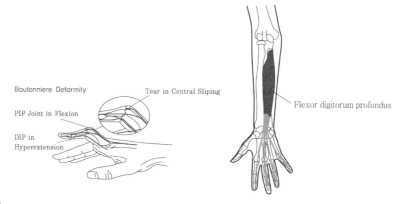

단추구멍변형
㉠ 정의 : 몸쪽손가락뼈사이관절(PIP) 관절에 붙어 있는 신근건의 가운데 부분인 중앙건의 파열에 의한 변형
㉡ 단추구멍 변형의 증상
• 단추구멍 변형은 주로 외상에 의해서 발생하며, 옷을 잡아당기는 동작과는 관련이 적다.
• 전형적으로 상해 후에 먼쪽손가락뼈사이관절(distal interphalangeal joint)을 신전시키지 못한다.
• 최근에 상해를 받은 경우는 먼쪽손가락뼈사이관절(원위지절간관절, distal interphalangeal joint) 부위에 통증이 나타난다.
• 신근건이 파열되면 PIP관절은 굴곡건의 작용으로 굴곡되지만 원위지절간(DIP) 관절은 다른 파열되지 않은 신전건의 작용으로 신전이 된다.

Answer 11.③

12 주변에 대피할 건물이 없는 야외에서 축구시합 중 번개와 천둥이 친다. 위험을 최소화하기 위한 대처방법과 플래시-투-뱅 방법(flash-to-bang method)에 대한 〈보기〉의 설명으로 바르게 묶인 것은?

─────── 〈보기〉 ───────

ⓐ 차가 있다면 차 안으로 대피한다.
ⓑ 신체높이를 최소화 할 수 있도록 지면에 눕는다.
ⓒ 플래시-투-뱅 방법은 소리가 3km 이동하는데 약 1초가 소요되는 것을 가정한다.
ⓓ 마지막 번개/천둥 이후 30분 동안 번개/천둥이 없다면 시합을 재개할 수 있다.

① ㉠, ㉡   ② ㉡, ㉢
③ ㉢, ㉣   ④ ㉠, ㉣

> **TIP** ㉡ 신체높이를 최소화 할 수 있도록 지면에 눕는다.
> → 엎드려 눕지 말고 양 다리의 간격을 좁게 해 주저앉고 손가락으로 양 귀를 막는다. (다리를 벌리고 있으면 낙뢰 시에 지면을 흐르는 전류가 몸에 흘러 부상을 당한다.)
> ㉢ 플래시-투-뱅 방법은 소리가 3km 이동하는데 약 1초가 소요되는 것을 가정한다.
> → 플래시-투-뱅 방법은 소리가 1.6km 이동하는데 약 5초가 소요되는 것을 가정한다.

13 〈보기〉의 손상 중 압력(compression)이 주요 원인인 것으로 바르게 묶인 것은?

─────── 〈보기〉 ───────

ⓐ 발가락 물집(blisters)
ⓑ 허벅지 타박상(contusion)
ⓒ 어깨 말초신경손상(neuropraxia)
ⓓ 엉덩뼈 찢김골절(avulsion fracture)

① ㉠, ㉡   ② ㉡, ㉢
③ ㉢, ㉣   ④ ㉠, ㉣

> **TIP** ㉠ 발가락 물집(blisters) → 마찰(friction)
> ㉡ 허벅지 타박상(contusion) → 압력(compression)
> ㉢ 어깨 말초신경손상(neuropraxia) → 압력(compression)
> ㉣ 엉덩뼈 찢김골절(avulsion fracture) → 전단(shear)

Answer 12.④ 13.②

14 하지 손상평가에 대한 방법 및 결과에 대한 내용으로 옳은 것은?

① 젖힌무릎(전반슬, genu recurvatum)은 이마면(관상면, frontal plane)에서 평가된다.

② 장딴지근(비복근, gastrocnemius) 도수근력검사(manual muscle test) 시 근육이 수축하지 않으면 3등급으로 판정한다.

③ 바깥굽이엉덩관절(외반고, coxa valga)은 넙다리뼈(대퇴골, femur) 경사각(angle of inclination)이 105 ~ 125°일 때를 말한다.

④ 발뒤꿈치 안/가쪽번짐(후족 내/외반, rearfoot in/eversion) 평가를 위해 각도기의 움직이는 팔(movable arm)을 발꿈치뼈(종골, calcaneus)의 중심에 위치시킨다.

> **TIP** ① 젖힌무릎(전반슬, genu recurvatum)은 이마면(관상면, frontal plane)에서 평가된다.
> → 전반슬은 시상면에서 평가할 수 있다.
> ② 장딴지근(비복근, gastrocnemius) 도수근력검사(manual muscle test) 시 근육이 수축하지 않으면 3등급으로 판정한다.
> → 근육이 수축하지 않으면 0등급으로 판정한다.
> ③ 바깥굽이엉덩관절(외반고, coxa valga)은 넙다리뼈(대퇴골, femur) 경사각(angle of inclination)이 105~125°일 때를 말한다.
> → 바깥굽이엉덩관절(외반고, coxa valga)은 넙다리뼈(대퇴골, femur) 경사각(angle of inclination)이 130° 이상일 때를 의미한다.

수치	어휘	등급정의
0	Zero	시진이나 촉진시 근 수축이 없는 경우
1	Trace	약간의 수축, 움직임이 없는 상태
2	Poor	중력 제거 위치에서 전 관절운동범위에서 움직일 수 있는 경우
3	Fair	중력에 저항하여 전 관절운동범위를 움직일 수 있는 경우
4	Good	중력에 저항하여 전 관절운동범위를 움직이고, 중간 정도의 저항에 대항할 수 있는 경우
5	Normal	중력에 저항하여 전 관절운동범위를 움직이고, 최대 저항에 대항할 수 있는 경우

15 관절가동범위(range of motion : ROM) 평가에 대한 〈보기〉의 설명으로 바르게 묶인 것은?

───── 〈보기〉 ─────

㉠ 수동적(passive) ROM 평가 후 능동적(active) ROM을 평가한다.
㉡ 팔꿈치 완전폄(완전신전, full extension)의 정상적인 관절 끝 느낌은 부드러움(soft end feel)이다.
㉢ 수동적 ROM 평가를 통해 관절 끝 느낌(end feel)을 알 수 있다.
㉣ 능동적 ROM은 수의적인 근수축에 의해 발생되는 움직임을 평가한다.

① ㉠, ㉡   ② ㉡, ㉢

③ ㉢, ㉣   ④ ㉠, ㉣

Answer 14.④ 15.③

TIP ㉠ 수동적(passive) ROM 평가 후 능동적(active) ROM을 평가한다.
→ 수동적(passive) ROM을 먼저 평가하게 되면, 평가에 의한 손상이 있을 때 능동적(active) ROM 평가가 어려워진다.
(특히 평가를 하게 되면 아주 약간이라도 조직에 자극을 주기 때문)
㉡ 팔꿈치 완전폄(완전신전, full extension)의 정상적인 관절 끝 느낌은 부드러움(soft end feel)이다.
→ 팔꿈치 완전폄(완전신전, full extension)의 정상적인 관절 끝 느낌은 뼈와 뼈(bone to bone)이다.
※ End feel 의 종류와 설명
㉠ 뼈와 뼈(bone to bone) : 주관절 신전 시에 느껴지는 끝 느낌이며 주관절 굴곡 시의 느낌은 다르다.
㉠ 스프링 블록(springy block) : 관절의 내부장애
㉠ 근경련(muscle spasm) : 관절염, 연골위치이상, 암, 골절 등의 문제가 있을 때 동작이 갑자기 멈추어진다.
㉠ 연부조직 접근(soft tissue approximation) : 주관절 굴곡 시 살이 맞닿을 때의 느낌
㉠ 텅빈 느낌(empty feel) : 최대가동범위에 도달하기 전 상당한 동통이 있을 때 일어나는데, 검사자의 손에 도달되는 느낌이 없다.

16 다음 표의 수중재활운동에 관한 각 항목의 설명 중 옳은 것으로 바르게 묶인 것은?

물의 물리적 특성	㉠ 비중(specific gravity)은 부력(buoyancy)이라고도 한다. ㉡ 체중이 동일하다면 근육량이 많은 사람의 비중이 크다.
체중부하	㉢ 위앞엉덩뼈가시(상전장골극, anterior superior iliac spine)까지 침수 : 약 50% 체중부하 ㉣ 일곱째목뼈(제7경추, C7)까지 침수 : 약 33% 체중부하
수중장비	㉤ 장비는 수중운동 시 동작을 보조하는 역할을 하지만 부하로 작용하기도 한다.

① ㉠, ㉢
② ㉡, ㉢, ㉤
③ ㉠, ㉣
④ ㉡, ㉣, ㉤

TIP ㉠ 비중(Specific Gravity)은 물질의 단위용적 무게와 어떤 표준 물질의 비를 나타낸 것으로, 보통 섭씨 4도씨의 순수한 물을 비중 1로 정의한다. 보통 밀도와 같은 개념으로 본다.
그리고 이 물의 부피와 같은 물체에서 무게가 더 나가면 비중이 1보다 높다고 하며, 무게가 더 적게 나가면 비중이 1보다 낮다고 할 수 있다.
㉣ 무릎 까지 침수 : 약 75% 체중 부하
허리까지 침수(ASIS) : 약 50% 체중 부하
가슴높이까지 침수(Xiphoid process) : 약 33% 체중 부하
어깨높이까지 침수(C7) : 약 25% 체중 부하

Answer   16.②

17 〈보기〉에서 설명하고 있는 가슴 및 복부의 상해로 가장 옳은 것은?

───────── 〈보기〉 ─────────

태권도 겨루기 선수인 김씨는 가슴보호대 없이 상대방과 겨루기 연습 중에 등 쪽 부위를 심하게 가격 당했다. 이후 김씨는 메스꺼움(nausea), 구토(vomit), 등근육의 경직, 혈뇨(hematuria)의 증상을 보였으며 통증은 뒤쪽의 갈비척추각(늑골척추각, costovertebral angle)에서 가장 많이 느꼈고 하복부에서 몸통주위로 방사통(referred pain)을 느꼈다.

① 갈비선단증후군(rib tip syndrome)

② 복장뼈골절(흉골골절, sternum fracture)

③ 탈장(hernia)

④ 신장좌상(kidney contusion)

> **TIP** 갈비선단증후군, 복장뼈골절, 탈장은 혈뇨 증상이 나타나지 않으며, 신장은 하부늑골 11번 12번 부위에 위치하며, 등쪽에 타격을 받은 경우 손상될 수 있다. 또한 뒤쪽의 갈비척추각에서 통증이 나타난 것, 하복부에서 몸통 주위로 방사통이 나타나는 것 또한 신장 손상의 근거가 될 수 있다.

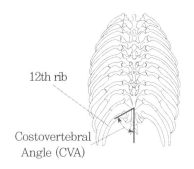

12th rib

Costovertebral
Angle (CVA)

18 평가와 진단에 관한 용어 설명으로 옳은 것은?

① 후유증(sequela) : 상해(질병)의 원인

② 징후(sign) : 대상자가 느끼는 주관적인 상태

③ 예후(prognosis) : 상황에 대한 결정적이고 확실한 객관적 표시

④ 증상(symptom) : 통증이나 현기증과 같은 상해(질병) 발생 후 나타나는 변화

> **TIP** ① 후유증 : 어떤 질병이나 외상이 치유된 후에 남는 변형 또는 기능장애로 상해의 원인이 아니다.
> ② 징후 : 환자가 자각적으로 인식하는 것이 증상이라면, 환자가 타각적으로 나타내는 것을 징후라고 한다. (환자의 주관적인 상태와는 거리가 멀다)
> ③ 예후 : 예후는 어떤 병의 앞으로의 경과나 결과를 미리 예상하는 것으로, 결정적이고 확실한 객관적 것과는 거리가 있다.

Answer 17.④ 18.④

19 〈보기〉는 손상의 설명이다. 옳지 않은 것으로 묶인 것은?

〈보기〉

ⓐ 말초신경손상(neuropraxia) : 영구적으로 감각이나 움직임 기능이 상실되는 손상이다.

ⓑ 뼈되기근육염(골화근염, myositis ossificans) : 동일한 부분에 반복적인 타박상으로 인해 근육에 칼슘침 전물이 생기는 손상이다.

ⓒ 손허리뼈(중수골, metacarpal bone)골절 : 베이스볼 핑거(baseball finger) 또는 바스켓볼 핑거 (basketball finger)라고도 불린다.

ⓓ 지연성근통증(delayed onset muscle soreness) : 근섬유 미세조직의 파열로 일어나며 운동 중에 통증이 발생하는 특성을 가진 손상이다.

① ⓐ, ⓑ
② ⓒ, ⓓ
③ ⓐ, ⓒ, ⓓ
④ ⓑ, ⓒ, ⓓ

TIP ⓐ 말초신경손상은 회복될 수 있는 손상이다.
ⓒ 베이스볼 핑거(baseball finger) 혹은 바스켓볼 핑거(basketball finger)는 망치 손가락 변형(추지 변형, Mallet finger)이 라고 불리는 DIP 관절의 급작스런 수축으로 신전근 파열(Tendinous mallet) 혹은 건열 골절(bony mallet)이 생긴 걸 의 미한다.
ⓓ 지연성근통증(delayed onset muscle soreness)은 운동 중에 통증이 나타나는 손상이 아닌, 운동 후에 통증이 나타나는 게 특징이다.

20 엄지발허리발가락관절(제1중족지관절, 1st metatarso –phalangeal joint) 삠(염좌, sprain)에 대한 설명으로 옳지 않은 것은?

① 잔디발가락(turf toe)으로 불려진다.
② 천연잔디보다 인조잔디에서 빈번히 발생한다.
③ 발허리발가락관절의 과다폄(과신전, hyperextension)에 의해 발생한다.
④ 족저근막염(plantar fasciitis)으로 진행된다.

TIP 엄지발허리발가락관절 염좌는 잔디발가락(Turf toe)으로도 불려지며, 이렇게 잔디발가락으로 불리우는 이유는 특히 잔디에 서 행해지는 미식축구에서 흔히 발생하기 때문이다. 또한 천연잔디보다 인조잔디에서 상대적으로 번번히 발생하고, (인조잔 디는 상대적으로 바닥이 단단해서 발허리발가락관절이 더욱 과도하게 나타나기 쉽다) 엄지발가락을 땅에 박고 쭈그려 앉아 있는 상태(발허리발가락관절의 과다폄 상태)에서 후방에서 강하게 충돌할 때 주로 발생하게 된다. (즉 발허리발가락관절의 과다폄 상태에서 추가적인 신전이 발생하면서 발생)
족저근막염과는 무관하다. 순간적인 외상에 의한 잔디발가락과는 달리, 족저근막염은 족저근막에 지속적이고 만성적인 스 트레스가 가해지면서 서서히 생기는 질병이다.

Answer 19.③ 20.④

6 기능해부학(운동역학 포함)

1 하프스쿼트 운동 시 하지 움직임에 대한 설명으로 옳지 않은 것은?

① 하지의 닫힌사슬(closed kinetic chain) 운동이다.
② 무릎관절이 굴곡됨에 따라 무릎관절의 토크는 증가한다.
③ 내려갈 때 장딴지근(비복근, gastrocnemius)은 단축성(구심성, concentric) 수축을 한다.
④ 올라갈 때 발목은 발바닥굽힘(저측굴곡, plantar flexion)을 실시한다.

TIP 하프스쿼트 운동 시 내려갈 때 장딴지근은 신장성(원심성) 수축을 한다.

2 근력과 근파워를 결정하는 생체역학적 특성에 대한 설명으로 옳지 않은 것은?

① 근육이 수행한 일(work)을 소요된 시간으로 나눈 것이 파워이다.
② 속근섬유(fast twitch fiber)의 비율이 높으면 빠른 근 수축 속도에서 큰 근파워를 발생시킬 수 있다.
③ 단축성(구심성, concentric) 수축속도가 빨라지면 근력은 증가한다.
④ 모멘트 팔(moment arm)의 길이가 길어지고 근육의 가로 단면적(횡단면적, cross sectional area)이 커지면 더 큰 무게를 들 수 있다.

TIP ③ 단축성 수축속도가 빨라지면 근력은 감소한다.

3 동작에서 관절면의 움직임(arthrokinematic) 중 미끄러짐(슬라이딩, sliding)과 굴림(회전, rolling)의 방향이 같은 것은?

① 팔 벌려 뛰기 시 어깨관절
② 축구 킥 시 차는 발의 무릎관절
③ 수영 평형 발차기 시 엉덩관절
④ 발뒤꿈치 들기 운동 시 발목관절

TIP 무릎관절의 슬라이딩 방향(공을 차고자 하는 방향)과 신전되어 내려와 공을 차는 방향(공을 차고자 하는 방향)과 동일하게 움직이게 된다.

Answer 1.③ 2.③ 3.②

4 태클에 의해서 어깨충돌로 빗장뼈(쇄골, clavicle)의 안쪽(내측, medial) 1/3 부위에서 골절이 관찰되었다. 골절 후 그림과 같이 안쪽 부위가 올라 갔다면 그 원인이 되는 근육은?

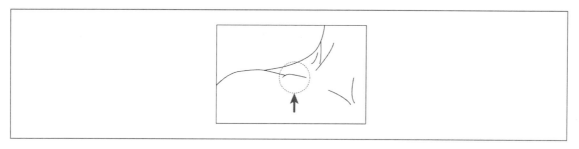

① 등세모근(승모근, trapezius)　　　　　② 목빗근(흉쇄유돌근, sternocleidomastoid)

③ 큰가슴근(대흉근, pectoralis major)　　④ 가시위근(극상근, supraspinatus)

> **TIP** 목빗근(흉쇄유돌근, sternocleidonastiod)은 기시점이 복장뼈(흉골머리), 빗장뼈머리(쇄골머리)이며, 수영, 미식축구 등의 운동에서 강한 편타성 동작시 목빗근이 손상될 수 있다.

5 〈보기〉는 동일한 사람이 수직점프 동작을 실시할 때 시간 경과에 따른 수직 지면반력의 변화를 나타낸 것이다. A와 B의 점프 높이에 대한 설명으로 가장 적절한 것은?

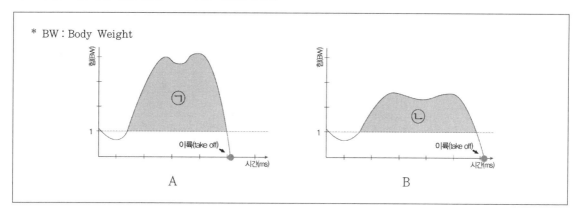

① A의 최대힘은 B보다 크므로 A의 점프 높이가 높다.

② B의 최대힘이 A보다 작지만 긴 시간 힘이 발생했으므로 B의 점프 높이가 높다.

③ ㉡면적이 ㉠면적보다 크다면 B의 점프 높이가 높다.

④ 주어진 정보로는 점프 높이를 판단할 수 없다.

> **TIP** A, B를 비교하기 위해서는 〈보기〉의 그래프가 이륙(take off) 이후의 체공시간이 나와야 비교가 가능하며, 그 결과가 나타나도 다양한 요인들에 따라 결과가 다를 수 있다.

Answer　4.②　5.④

6 앞(전방)십자인대(anterior cruciate ligament)에 가해지는 장력(tension)이 커질 수 있는 특성으로 옳지 않은 것은?

① 정강뼈(경골, tibia)의 안쪽 돌림(내회전, internal rotation)

② 무릎 폄근(신전근, extensor)과 함께 굽힘근(굴곡근, flexor)의 동시 수축(co-contraction)이 발생하지 않는 착지

③ 목말밑 관절(거골하관절, subtalar joint)의 가쪽 번짐(외번, eversion)과 목말밑 관절축의 시상면(sagittal plane) 기울기 증가

④ 정강뼈 고원(tibial plateau)의 앞(전방, anterior) 경사

> **TIP** 앞(전방)십자인대(ACL)의 장력을 크게 만들기 보다 정강뼈 고원은 평편하고 넓어 되려 안정성에 도움이 된다.

7 〈보기〉에서 견갑골의 하방회전(downward rotation)에 작용하는 근육으로 바르게 묶인 것은?

―――――――― 〈보기〉 ――――――――

㉠ 앞톱니근(전거근, serratus anterior)
㉡ 어깨올림근(견갑거근, levator scapula)
㉢ 마름모근(능형근, rhomboids)
㉣ 위등세모근(상승모근, upper trapezius)
㉤ 작은가슴근(소흉근, pectoralis minor)

① ㉠, ㉡, ㉤   ② ㉡, ㉢, ㉤
③ ㉡, ㉢, ㉣   ④ ㉠, ㉢, ㉣

> **TIP** 견갑골의 하방회전을 만들어 내는 근육 … 견갑거근, 능형근, 소흉근
> 앞톱니근(serratus anterior)과 작은가슴근(pectoralis minor)은 어깨뼈(scapula)의 상방회전에 관여한다.

8 트렌델렌버그(Trendelenburg) 보행의 생체역학적 특징으로 옳지 않은 것은?

① 골반이 상승된 다리의 벌림근(외전근, abductor)이 약화되어 발생한다.

② 보상작용으로 몸통은 골반이 하강된 쪽으로 기울어진다.

③ 입각기(stance phase)에서 나타나는 특성이다.

④ 위볼기신경(상둔신경, superior gluteal nerve)의 기능 이상이 원인일 수 있다.

> **TIP** 보상작용으로 하강된 방향이 아닌 하강 반대방향으로 몸통이 기울어진다.

Answer 6.④ 7.② 8.②

9 표의 어깨관절 움직임과 어깨뼈(견갑골, scapula)의 움직임이 바르게 묶인 것은?

	어깨관절	어깨뼈
㉠	굽힘(굴곡, flexion)	상방회전(upward rotation)
㉡	폄(신전, extension)	내림(하강, depression)
㉢	안쪽 돌림(내회전, internal rotation)	뒤당김(후인, retraction)
㉣	수평 벌림(수평외전, horizontal abduction)	내밈(전인, protraction)
㉤	벌림(외전, abduction)	상방회전

① ㉠, ㉡, ㉤

② ㉡, ㉢, ㉣

③ ㉢, ㉣, ㉤

④ ㉠, ㉢, ㉣

TIP ㉢의 어깨관절 움직임에는 어깨뼈는 내밈(protraction)이 일어나며 ㉣의 움직임에는 뒤당김(retration)이 일어난다.

10 어깨관절의 동적안정성을 증가시키기 위한 근육의 작용에 대한 설명으로 옳지 않은 것은?

① 어깨세모근(삼각근, deltoid)과 가시 아래근(극하근, infraspinatus), 가시 아래근과 어깨밑 근(견갑하근, subscapularis) 사이의 짝힘은 동적안정성을 증가시킨다.

② 초기(0~10도)의 벌림(외전, abduction)은 어깨세모근에 의하여 발생하며, 위쪽 전단력(superior shear force)을 최소화하기 위해 가시 위근(극상근, supraspinatus)의 수축이 동시에 발생한다.

③ 어깨관절의 안정성을 위하여 어깨뼈(견갑골, scapula)의 가동성과 동적안정성이 확보되어야 한다.

④ 앞톱니근(전거근, serratus anterior)과 작은가슴근(소흉근, pectoralis minor)은 어깨뼈의 동적안정성을 증가시키는 역할을 한다.

TIP ② 초기(0 ~ 10도)의 벌림(외전, abduction)은 가시위근에 의하여 발생하며, 위쪽전단력을 최소화하기 위해 어깨세모근의 수축이 동시에 발생한다.

11 근육이 닿는곳(정지, insertion)에서 이는곳(기시, origin)으로 수축할 때 힘 벡터(vector)의 방향이 가장 다른 것은?

① 큰마름모근(대능형근, rhomboid major muscle)

② 작은마름모근(소능형근, rhomboid minor muscle)

③ 위뒤톱니근(상후거근, serratus posterior superior muscle)

④ 아래뒤톱니근(하후거근, serratus posterior inferior muscle)

TIP 해부학적으로 보아도 근육 결의 방향이 아래뒤톱니근(serratus posterior inferior muscle)만 (2시 방향) 다르게 나타난다.

Answer 9.① 10.② 11.④

12 〈보기〉에서 양쪽골반의 전방경사(anterior tilt)의 특징으로 바르게 묶인 것은?

─── 〈보기〉 ───

㉠ 허리 엉치각(요천추각, lumbosacral angle)이 증가된다.
㉡ 위 앞 엉덩 가시(상전장골극, anterior superior iliac spine)가 두덩결합(치골결합, pubic symphysis)보다 뒤로 간다.
㉢ 몸이 똑바로 섰을 때 척주의 허리뼈 부위가 과신전된다.
㉣ 엉덩 갈비근(장늑근, iliocostalis)과 엉덩관절 폄근(고관절 신전근, hip extensor)이 수축하면 발생한다.
㉤ 엉덩관절 굽힘 구축(contracture)이 있는 경우 똑바로 섰을 때 발생한다.

① ㉠, ㉡, ㉤
② ㉡, ㉢, ㉣
③ ㉢, ㉣, ㉤
④ ㉠, ㉢, ㉤

> **TIP** ㉡ 위 앞 엉덩 가시(상전장골극, anterior superior iliac spine)가 두덩결합(치골결합, pubic symphysis)보다 앞으로 간다.
> ㉣ 엉덩 갈비근(장늑근, iliocostalis)과 엉덩관절 굽힘근(고관절 굴곡근, hip flexion)이 수축하면 발생한다.

13 하지 부정렬(abnormal alignment)과 주행패턴에 의해 발생 가능한 상해의 연결로 옳지 않은 것은?

	하지 부정렬	주행패턴	상해
①	직립 시 후족(rearfoot)바깥굽음(외반, valgus)	초기접지(initial contact) ~ 중간입각기(midstance) 시, 목말밑관절의 과도한 엎침(회내, pronation)	발바닥근육막염(족저근막염, plantar fasciitis)
②	Q-각의 증가	중간입각기 시 정강뼈(경골, tibia)의 과도한 안쪽 돌림(내회전, internal rotation)	무릎넙다리뼈 통증증후군(슬개대퇴골통증증후군, patellofemoral pain syndrome)
③	목말밑관절(거골하관절, subtalar joint) 중립의 안굽음(내반, varus)	초기접지 시 압력중심의 안쪽 이동	가쪽 발목삠(lateral ankle sprain)
④	낮은 안쪽세로활(내측 종족궁, medial longitudinal arch)	초기접지 ~ 중간입각기 시 정강뼈의 과도한 안쪽 돌림	안쪽 정강뼈 피로증후군(medial tibial stress syndrome)

> **TIP** 중립의 안굽음 현상으로 초기접지 시 압력중심은 바깥쪽으로 이동되며 안쪽 발목삠 현상이 발생할 수 있다.

Answer 12.④ 13.③

14 동일한 선수가 그림과 같이 수직축(vertical axis)에 대하여 회전을 할 때 동일한 각속도를 나타낸다면 수직축에 대해서 큰 각운동량을 발휘한 순서로 올바른 것은?

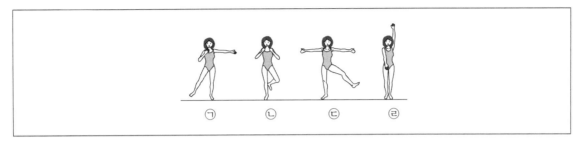

① ㄹ > ㄴ > ㄱ > ㄷ

② ㄷ > ㄱ > ㄴ > ㄹ

③ ㄴ > ㄹ > ㄱ > ㄷ

④ ㄷ > ㄱ > ㄹ > ㄴ

TIP $T = I \times \alpha$, $I = mr^2$의 관계로 관성모멘트는 반지름(r)의 영향을 크게 받는다.

15 〈보기〉는 무릎뼈(슬개골, patella) 주행(tracking)에 대한 설명이다. 옳지 않은 것은?

───────── 〈보기〉 ─────────

열린사슬(open kinetic chain)에서 무릎의 완전한 폄(신전, extension)에서 130도까지 굽힘(굴곡, flexion) 시 ① 점차 가측(외측, lateral)으로 이동하며, 보행 시 무릎뼈 주행에서 과도한 ② 넙다리뼈(대퇴골, femur)의 안쪽 돌림(내회전, internal rotation), ③ 무릎관절 바깥 굽힘(외반, valgus), ④ 목말밑관절 엎침 (거골하관절 회내, subtalar joint pronation)은 무릎넙다리 통증(patellofemoral pain)을 발생시킬 수 있다.

TIP 열린사슬(open kinetic chain)에서 무릎의 완전한 폄(신전, extension)에서 130도까지 굽힘(굴곡, flexion) 시 점차 안쪽(내측, medial) 으로 이동한다.

16 〈보기〉에서 체중지지 시 무릎의 O자형 다리(내반슬, genu varum)에서 발생하는 하지의 보상기전에 대한 설명으로 바르게 묶인 것은?

───────── 〈보기〉 ─────────

⊙ 정강뼈(경골, tibia)의 가쪽 돌림(외회전, external rotation)이 발생한다.
ⓛ 안쪽 반달(내측반월, medial meniscus)의 손상이 나타날 수 있다.
ⓒ 목말밑 관절(거골하관절, subtalar joint)의 가쪽 번짐(외번, eversion)이 나타난다.
ⓔ 발꿈치종아리인대(종비인대, calcaneofibular ligament)가 늘어난다.

① ⊙, ⓛ   ② ⓛ, ⓒ
③ ⓒ, ⓔ   ④ ⊙, ⓔ

> **TIP** O자형 다리(내반슬, genu varum)에서 발생할 수 있는 현상들을 〈보기〉에서 나타내고 있으며, 문항에서 보상기전에 대한 세부적 요인을 명확히 제시하지 않아 모든 문항이 정답처리 되었다.

17 운동을 하다가 손을 다친 후 새끼손가락 신전만 되지 않을 때 의심할 수 있는 손상신경은?

① 노신경(요골신경, radial nerve)
② 자신경(척골신경, ulnar nerve)
③ 정중신경(median nerve)
④ 겨드랑신경(액와신경, axillary nerve)

> **TIP** 노신경의 마비증상은 근육의 신장 및 견인에 의한 손상, 압박허혈 손상 등이 원인이며 손목하수, 주관절의 신전, 굴곡마비와 엄지손가락, 손목의 신전마비가 발생된다.

Answer   16.①②③④   17.①

18 〈보기〉에서 손목굴(수근관, carpal tunnel)에 대한 설명으로 바르게 묶인 것은?

───── 〈보기〉 ─────

ⓐ 손목굴은 손목뼈(수근골, carpal bone)들과 깊은손가락굽힘근힘줄(심지굴근건, flexor digitorum profundus tendons)들 사이의 공간을 의미한다.

ⓑ 손목굴의 자신경(척골신경, ulnar nerve)이 눌릴 때 손목굴증후군(수근관증후군, carpal tunnel syndrome)이 나타난다.

ⓒ 손목굴증후군이 나타나면 엄지와 집게, 가운데 손가락의 약화가 나타난다.

ⓓ 손목중립자세는 손목굴의 정중신경(median nerve)눌림을 완화시킨다.

① ㉠, ㉡   ② ㉡, ㉢
③ ㉢, ㉣   ④ ㉠, ㉣

TIP ㉠ 심지굴근건은 사이 공간을 통과하며 손목굴은 횡수근(가로) 인대(가로 팔목 힘줄) 사이의 공간이다.
㉡ 정중신경의 압박이 일어날 때 손목굴증후군이 나타난다.

19 〈보기〉는 던지기 시 어깨관절의 특성에 대한 설명이다. 바르게 묶인 것은?

───── 〈보기〉 ─────

어깨의 동작을 발생시키는 지레는 3종 지레이며, 2종 지레에 비해 역학적 효율이 (㉠). 동일한 근력을 사용할 때 회전반경이 (㉡)하면 회전속도가 증가되고, 릴리즈 시 회전반경을 (㉢) 시키면 릴리즈 된 공의 속도는 증가한다.

	㉠	㉡	㉢		㉠	㉡	㉢
①	낮다	감소	증가	②	높다	감소	증가
③	낮다	증가	감소	④	높다	증가	감소

TIP 3종 지레는 2종 지레에 비해 역학적으로 비효율적 운동이며 근력에 대한 부하가 강하게 적용된다.
즉, 2종 지레에 비해 역학적 효율이 낮고, 동일한 근력을 사용할 때 회전반경이 감소하면 회전속도가 증가되고, 릴리즈 시 회전반경을 증가시키면 릴리즈 된 공의 속도는 증가한다.

Answer 18.③ 19.①

20 닫힌 운동사슬(closed kinetic chain)에서 목말밑 관절(거골하관절, subtalar)의 엎침(회내, pronation)을 발생시키는 세 평면의 동작에 대한 설명으로 옳은 것은?

	시상면(sagittal plane)	이마면 (관상면, frontal plane)	가로면 (수평면, transverse plane)
①	발꿈치뼈(종골, calcaneus)발등 굽힘 (배측굴곡, dorsiflexion)	발꿈치뼈 가쪽 번짐 (외번, eversion)	발꿈치뼈 벌림 (외전, abduction)
②	발꿈치뼈 발등 굽힘	발꿈치뼈 가쪽 번짐	목말뼈 안쪽 돌림 (내회전, internal rotation)
③	목말뼈(거골, talus)발바닥 굽힘 (저측굴곡, plantar flexion)	발꿈치뼈 가쪽 번짐	목말뼈 안쪽 돌림
④	목말뼈 발등 굽힘	발꿈치뼈 가쪽 번짐	발꿈치뼈 벌림

TIP 문항의 면에 대해 축의 움직임을 이해하고 접근해야 한다.
  ※ 인체의 움직임 면
    ㉠ 시상면 : 발등 굽힘(배측굴곡), 발바닥쪽 굽힘(족저굴곡)
    ㉡ 이마면 : 외전, 내전, 척추의 가쪽 굴곡, 가쪽 번짐, 안쪽 번짐
    ㉢ 가로면 : 내회전, 외회전, 머리와 몸통의 좌우돌림, 노자의 엎침·뒤침, 발의 횡단면 가쪽 번짐, 안쪽 번짐

Answer 20.③

1 골절 후 뼈 치유 과정 및 특성에 대한 설명으로 옳지 않은 것은?

① 소년기의 골절 치유기간은 성인기보다 길다.

② 골수염(osteomyelitis)은 뼈와 골수에 박테리아가 감염된 질환이다.

③ 과량의 코르티코스테로이드(corticosteroids) 사용은 골괴사(osteonecrosis)를 유발한다.

④ 골절부위의 혈종(hematoma)은 육아조직(granula –tion tissue)의 생성에 도움을 준다.

> **TIP** ① 소년의 경우 성인과 달리 골 손상 시 재생능력이 높아 치유기간이 성인보다 훨씬 짧다.
> ② 골수염은 외상이나 혈관장애에 의해 박테리아가 침투하여 생기는 질환으로, 합병증으로 이어질 수 있다.
> ③ 코르티코스테로이드의 과량 또는 장기 사용은 골괴사, 골다공증 등을 유발할 수 있다.
> ④ 골절은 혈종(장기나 조직속에 혈액이 괸 상태) 내 육아조직(상처가 아물어가는 과정에서 볼 수 있는 유연하고 과립상인 선홍색 조직) 형성으로 시작된다. 이 때 골절 부위에 보존된 혈류량이 많을수록 치유가 쉽다.

2 악성종양의 병태와 검사에 대한 설명으로 옳은 것은?

① 원인 모를 체중증가는 암 경고 징후이다.

② 헤모글로빈 농도가 감소하고, 적혈구와 백혈구 수가 증가하는 것은 암의 일반적인 징후이다.

③ 통상 종양세포는 정맥과 림프순환을 통해 전이되므로 폐와 간에 이차종양이 발생하기 쉽다.

④ 악성종양을 일으키는 체세포 돌연변이는 나이와 함께 급격히 증가하기 때문에 75세 이후 암 사망율이 높다.

> **TIP** ① 암세포는 세포 주기 조절 능력 이상으로 다른 세포에 비해 세포분열 속도가 빠르다. 빠른 세포분열을 하며 필요한 영양소를 정상세포로부터 빼앗아가므로 암의 경우 체중감소가 대표 증상이다.
> ② 적혈구가 증가하면 헤모글로빈 농도도 증가한다. 워낙 다양한 케이스가 있어서 정의하기 어렵다.
> ③ 종양세포는 침윤성이 크고 림프나 혈액을 통해 전이되기 쉽다. 따라서 순환량이 많은 폐와 간에 이차종양이 발생하기 쉽다.
> ④ 악성종양의 대표적인 원인 중 하나인 체세포 돌연변이는 노화가 진행될수록 확률이 높아진다. 하지만, 75세 이전부터 일어나는 경우도 많다.

Answer 1.① 2.③

3 쇼크(shock)와 같이 떨어진 혈압에 대한 보상기전의 설명으로 옳지 않은 것은?

① 부교감신경계와 부신피질이 자극되어 심박수와 심근수축력이 증가한다.

② 글루코코르티코이드(glucocorticoids)가 분비되어 혈관계를 안정시킨다.

③ 레닌-안지오텐신(renin-angiotensin) 시스템의 활성화로 혈관이 수축한다.

④ 산증(acidosis)에 의해 호흡이 자극되어 이산화탄소 수치가 감소하고 산소공급이 증가한다.

> **TIP** ① 쇼크 상태에서는 부신수질 자극으로 교감신경이 활발해져 심박과 심근수축력이 증가한다.
> ② 글루코코르티코이드는 부신피질에서 합성되는 스테로이드 호르몬으로 혈관의 투과성을 감소시키고 혈관수축을 유발하여 혈관계를 안정시킨다.
> ③ 레닌-안지오텐신 시스템은 교감신경을 자극하고 세동맥을 수축시켜 혈압을 높인다.
> ④ 대사성 산증이 되어 그 보상기전으로 호흡 수가 증가하여 산소 공급이 증가하고 혈중 이산화탄소 수치가 감소하게 된다.

4 급성염증(acute inflammation)에 대한 설명으로 옳지 않은 것은?

① 내피세포(endothelial cell) 장벽의 투과성 증가로 인해 부종(edema)을 초래한다.

② 손상부위 세동맥(arteriole)의 일시적인 수축은 가벼운 피부손상에서의 초기 혈관 반응이다.

③ 모세혈관전세동맥(precapillary arteriole)의 혈관 확장으로 손상 부위에 혈류가 증가되며, 그 상태를 충혈(hyperemia)이라 한다.

④ 다핵형 백혈구(polymorphonuclear leukocyte)는 조직에서 미생물(병원균)에 대한 식작용(phagocytosis)을 한 뒤 염증반응이 종료되면 혈액으로 순환된다.

> **TIP** ① 혈관 내피세포의 투과성이 증가하여 체액이 빠져나가 부종이 발생한다.
> ② 출혈을 방지하기 위해 가장 처음으로 일시적인 세동맥 수축이 일어난다.
> ③ 손상 부위에 백혈구를 많이 공급하기 위해 혈관 확장이 되어 혈류가 증가한다.
> ④ 다핵구는 식작용 이후 세포내 이입이나 리소좀에 의해 분해된다.
> ※ 리소좀(lysosome) … 손상된 세포잔해나 불필요한 물질들을 제거하는 세포소기관

Answer 3.① 4.①

5 〈보기〉의 괄호에 들어갈 적절한 것으로 묶인 것은?

---〈보기〉---

- 청색증(cyanosis)은 혈액 내에 산소화되지 못한 헤모글로빈의 (㉠)때문이다.
- 폐공기증(폐기종, emphysema)은 들숨 동안 저산소증이 나타나며, 폐순환의 압력이 증가함에 따라 (㉡)의 저항이 증가하고 심실 기능 장애를 초래한다.
- 만성기관지염(chronic bronchitis) 환자를 위한 호흡 재활로는 입을 (㉢) 상태로, 천천히 들이마시고 내쉬는 훈련으로 호흡근 강화 운동을 실시한다.

	㉠	㉡	㉢
①	감소	좌심실	벌린
②	증가	우심실	모은
③	증가	좌심실	모은
④	감소	우심실	벌린

> **TIP**
> - 청색증 : 헤모글로빈이 독성물질에 의해 산소와 결합하지 못하거나, 헤모글로빈 수치 자체가 감소하는 경우 나타난다.
> - 폐기종 : 폐순환의 압력이 증가하면 폐로 혈액을 전달하는 우심실의 저항이 증가하게 된다.
> - 입을 모아 호흡을 하게 되면 기도가 넓혀져 폐 내부에 있는 이산화탄소를 쉽게 배출할 수 있다.

6 세포괴사에 대한 설명으로 옳지 않은 것은?

① 지방괴사(fat necrosis) : 조직에서 칼슘침착으로 호염기성을 띠며, 급성췌장염과 관련한다.

② 건락괴사(caseous necrosis) : 결핵의 육아종(granuloma) 안에서 보이는 괴사이다.

③ 응고괴사(coagulative necrosis) : 혈관과 관련된 면역 반응의 괴사로, 뇌와 심장조직의 경색과 관련한다.

④ 액화괴사(liquefaction necrosis) : 급성염증에 의한 농(pus)과 관련하며, 중추신경계에서 발생하면 낭포(cyst)가 생길 수 있다.

> **TIP** ③ 응고괴사는 허혈로 인해 세포 내 산소공급이 되지 않아 발생하며, 뇌를 제외한 곳에서 발생한다. 뇌 조직의 경우 허혈 시 액화괴사가 일어난다.

Answer 5.② 6.③

7 비만은 다양한 질환과 연관되어 있다. 〈보기〉에서 비만과 관련있는 질환으로 바르게 묶인 것은?

〈보기〉

　㉠ 대장암(colorectal cancer)
　㉡ 폐쇄성 수면 무호흡증(obstructive sleep apnea)
　㉢ 통풍(gout)
　㉣ 뼈다공증(골다공증, osteoporosis)

① ㉠, ㉡, ㉣　　　　　　　　　　　　② ㉠, ㉡, ㉢

③ ㉠, ㉢, ㉣　　　　　　　　　　　　④ ㉠, ㉡, ㉢, ㉣

　TIP　㉠ 지방 섭취가 과도하게 되면 대장암 발생이 증가한다.
　　　　㉡ 비만 환자는 살로 인해 기도 주변이 좁아져서 폐쇄성 수면 무호흡증이 발생한다.
　　　　㉢ 비만 환자는 다른 사람들에 비해 세포 대사량이 많아 그 대사 산물로 요산이 많이 발생하게 된다. 이로 인해 통풍이 생기기 쉽다.
　　　　㉣ 비만은 골다공증의 위험요인이 될 수 있다.

8 심장질환의 치료법에 대한 설명으로 옳지 않은 것은?

① 아드레날린차단제(adrenergic-blocking drugs)는 혈관확장 역할도 한다.
② 이뇨제(diuretics)는 고혈압을 동반한 울혈성 심장기능부전(congestive heart failure) 환자에게 유용하다.
③ 베타차단제(β-blocker)는 골격근으로의 칼슘이온 이동을 촉진하여 세동맥 확장과 심장수축력 증가를 가져온다.
④ 혈관확장제(vasodilator)는 혈압을 감소시켜 어지러움이나 실신 등이 우려되므로 투약 후 모니터링이 필요하다.

　TIP　① 아드레날린은 모세혈관을 수축시키는 역할을 하므로, 아드레날린차단제는 혈관확장의 역할을 한다.
　　　　② 이뇨제는 체액량을 감소시켜 울혈성 심부전 환자의 부담을 줄여준다.
　　　　③ 베타차단제는 심장 수축력과 심박수를 감소시키는 역할을 한다.
　　　　④ 혈관확장제는 혈관을 확장시킴으로써 혈압을 감소시킨다. 이 때 기립성 저혈압이나 어지러움이 나타날 수 있으므로 일정 시간 모니터링해야 한다.

Answer　7.② 8.③

9 부정맥 심전도 판독의 리듬(rhythm)과 축(axis)에 대한 설명으로 옳은 것은?

① 좌축편위(left axis deviation)는 대동맥 협착과 우심실 비대에서 보인다.

② 정상 전기축(electric axis)은 lead I 양성과 aVF 음성을, 폐성고혈압은 lead I 과 aVF 모두 양성을 보인다.

③ 심실세동(ventricular fibrillation)은 심실 박동수가 110 ~ 250회/분이며, 지속적인 P파와 QRS군 출현이 나타난다.

④ 우각차단(RBBB)과 좌각차단(LBBB) 모두 QRS군이 넓어진다(0.12초 이상).

> **TIP** ① 대동맥 협착은 좌심실 비대에서 보인다.
> ② 정상 전기축은 lead I 과 aVF 양성을, 폐성고혈압은 우심실 비대로 우측편위가 일어나서 전기축은 lead I 이 음성, aVF 양성이 된다.
> ③ 심실세동은 정해진 모양없이 불규칙하게 보여지며, P파와 QRS파가 나타나지 않는다. 응급상황이며 즉각적인 직류성 제세동과 심폐소생술이 필요하다.
> ④ 우각차단과 좌각차단 모두 QRS군이 0.12초 이상 넓어진다.

10 〈보기〉의 호흡기 질환과 관련된 소리, 가래 및 점액성 분비물의 특성으로 바르게 묶인 것은?

〈보기〉

㉠ 쌕쌕거림(천명, wheezing)이나 휘파람 소리가 나는 환자는 주로 세기관지(bronchiole) 폐쇄와 관련이 있다.

㉡ 그렁거림(협착음, stridor)은 높은 음의 우는 듯한 소리이며, 주로 하기도(lower respiratory tract) 폐쇄와 관련이 있다.

㉢ 많은 양의 악취성 고름이 포함된 화농성(purulent) 가래는 주로 기관지확장증(bronchiectasis)과 관련이 있다.

㉣ 혈액색(선홍색) 거품이 있는 가래의 객혈(hemoptysis)은 주로 기관지염(bronchitis)과 관련이 있다.

---

① ㉠, ㉡

② ㉠, ㉢

③ ㉡, ㉣

④ ㉢, ㉣

> **TIP** ㉡ 그렁거림(협착음)은 낮은 음과 상기도의 폐쇄로 인해 발생한다.
> ㉣ 기관지염 환자의 경우 희고 불투명한 가래가 나온다. 선홍색 가래는 기도나 호흡기의 출혈로 인해 발생한다.

Answer 9.④ 10.②

11 관절염의 설명으로 옳은 것은?

① 강직(성)척추염은 노년기 남자에서 흔하며, 척추뿐 아니라 말초 관절도 침범한다.

② 통풍성관절염은 요산이 천천히 증가하면서 발생하기 때문에 관절 붓기는 심하지 않다.

③ 류마티스관절염은 가족력이 있으며 초기에 연골 염증으로 관절이 붓고 통증이 발생한다.

④ 뼈관절염(퇴행성관절염)은 체중 부하, 외상 등의 기계적인 작용에 의해 발생할 뿐만 아니라 유전적인 요인도 관련된다.

> **TIP** ① 강직성척추염은 만성 관절염의 일종이며, 40세 이전의 환자들에게서 발생한다. 또한, 척추/골반/말초 통증을 동반한다.
> ② 통풍성관절염은 요산이 관절 주변 조직에 쌓여 발생하며 관절 주변이 빨갛게 붓는다.
> ③ 류마티스관절염은 유전적 소인이 있는 사람에게서 외부 자극에 의해 발생한다. 활막에 염증이 생겨 관절 마디가 붓고 통증을 동반한다.

12 〈보기〉의 대학생과 관련이 가장 적은 것은?

───────── 〈보기〉 ─────────

25세 남자 대학생이 요통을 호소하며 내원하였다. 외상없이 6개월 전부터 통증이 시작되었다고 하며, 특히 새벽에 심해져 잠을 깬다고 하였다. 통증은 기상 후 활동하면 호전된다고 하였다. 신체검사에서 근력약화, 감각이상 등은 없었다. 환자의 아버지도 20대에 비슷한 증상이 생겨 지금까지 치료를 받는다고 한다.

① 포도막염 동반

② HLA B27 : 양성(+)

③ 류마티스 인자(rheumatoid factor) : 양성(+)

④ 방사선 검사에서 천장관절염(sacroilitis) : 양성(+)

> **TIP** 누워있는 상태인 새벽에 증상이 발생하고 활동하면 통증이 완화되는 것으로 보아, 강직성 척추염의 증상임을 알 수 있다. 강직성 척추염은 류마티스 인자 음성 / HLA-B27 유전자를 보유하는 경우 나타나게 된다. 또한 골반(특히 천장관절)이나 고관절에 통증이 발생하며 포도막염(각막, 공막 속 중간막의 염증)을 동반하기도 한다.

Answer 11.④ 12.③

13 뇌졸중에 관한 설명으로 옳은 것은?

① 대부분 뇌졸중 초기 경직성 마비가 있고, 회복이 되면서 수주 후에는 이완성 마비로 진행한다.

② 심근경색증, 심방세동, 심내막염과 같은 심장 질환에 의해 발생하는 뇌색전증은 뇌졸중의 가장 흔한 원인이다.

③ 대부분 대뇌반구 중 왼쪽 반구(hemisphere) 손상은 언어상실증을 일으키며, 오른쪽 반구가 손상되면 공간 지각 손상을 일으킨다.

④ 일과성 허혈 발작이 발생하면 의식 소실과 함께 팔다리 마비와 감각 이상 증상을 수 분(several minutes) 이내 경험하며, 24시간 이내에 회복되지만 약간의 후유 증상이 남게 된다.

> **TIP** ① 뇌졸중 초기에 이완성 마비, 수 주 후에 경직성 마비가 발생한다.
> ② 뇌졸중의 가장 흔한 원인은 동맥경화이다.
> ④ 일과성 허혈 발작은 24시간 이내 회복되며 아무런 후유증을 남기지 않는다.

14 평소 간헐적으로 요통이 있던 40세 주부가 시장에서 장을 보고 차 트렁크에서 물건을 꺼내던 중 발생한 요통과 함께 오른쪽 엉덩이와 다리의 통증으로 내원하였다. 신체검사에서 오른쪽 엄지발가락 폄(신전, extension) 근력이 왼쪽과 비교해서 감소해 있었다. 오른쪽 다리의 추가 신체검사에서 〈보기〉 중 관찰되는 증상과 징후로 바르게 묶인 것은?

〈보기〉

⊙ 엉덩이 벌림(외전, abduction) 근력 약화
ⓒ 발 등(dorsum of foot) 감각 저하
ⓒ 무릎 뒤쪽(오금 부위, popliteal area) 감각 저하
ⓔ 무릎힘줄반사(patellar tendon reflex) : 양성(+)

① ㉠, ㉡   ② ㉠, ㉢

③ ㉡, ㉣   ④ ㉢, ㉣

> **TIP** 엉덩이의 통증으로 보아 중간볼기근의 약화와 엄지발가락 폄 근력 저하로 보아 발등의 감각이상이 있을 것으로 예측된다.

15 경추부 추간판탈출증에 대한 설명으로 옳지 않은 것은?

① 경추 1 ~ 2번 추간판탈출증은 두통을 유발한다.

② 경추 4 ~ 5번 추간판탈출증은 팔꿈치 굽힘(굴곡, flexion) 근력 약화를 유발한다.

③ 경추 5 ~ 6번 추간판탈출증은 엄지손가락 감각 저하를 유발한다.

④ 경추부 추간판탈출증이 심한 경우 보행 장애를 유발할 수 있으며, 수술 치료가 필요하다.

> **TIP** 경추 1 ~ 2번에는 디스크가 존재하지 않기 때문에 추간판탈출증이 일어나지 않는다.
> ※ 경추 추간판탈출증 증상
> ㉠ C1, C2는 디스크가 없다.
> ㉡ C3 : 후두통과 뒷목의 위쪽에 통증 유발, 양쪽 어깨가 저린다. 감각 소실도 유발할 수 있지만 근력약화는 드물다.
> ㉢ C4 : 목 아래와 견갑골 안쪽에 통증이 발생한다. 가슴통증이 발생하기도 한다.
> ㉣ C5 : 어깨가 저리고 아픈 것이 특징, 가슴 바깥쪽 및 팔꿈치 바깥쪽의 감각이상, 상지의 삼각근 외측부위에 쑤시고 아픈 통증과 삼각근 및 상·하극근의 운동약화나 감각소실이 발생한다. 또한 때때로 이두근의 운동약화나 이두근 반사의 감퇴도 나타날 수 있다.
> ㉤ C6 : 목덜미에서 아래팔의 바깥부분 그리고 손가락의 엄지와 검지에서 통증이 나타난다. 또한 해당 근육인 상완 이두근과 손목관절의 근력약화로 인해 힘을 쓸 수가 없고, 감각소실은 특징적이지 않으나 엄지와 검지에서 발생하기도 한다. 게다가 목의 회전운동에 제약을 받을 수도 있다.
> ㉥ C6 ~ C7 경추 추간판탈출증의 경우 : C7신경근이 압박될 수 있으며, C7이 압박될 경우 어깨 뒤쪽에서 시작하여 목덜미 및 삼두박근을 따라 아래팔의 뒤와 바깥쪽에 동통을 느끼고, 손가락은 세 번째 손가락인 중지와 네 번째 손가락인 약지의 안쪽 반이 저리고 아프다. 또한 손목 밑 손가락을 구부리는 힘이 약해지는 것도 특징이다.

16 뼈다공증과 관련된 설명 중 옳지 않은 것은?

① 폐경, 나이뿐만 아니라 유전적인 요인에 의해서도 발생한다.

② 조절 가능한 위험요인은 흡연, 운동부족, 칼슘 섭취 감소 및 과다한 카페인 섭취 등이다.

③ 폐경으로 인한 일차성 뼈다공증은 뼈모세포(조골세포, osteoblast)의 활성도 감소가 주된 원인이다.

④ 폐경 후 뼈다공증의 예방 및 치료를 위해 에스트로겐(estrogen) 보충요법을 하는 것은 추천되지 않는다.

> **TIP** ③ 혈중 에스트로겐은 파골세포의 분화를 억제한다. 폐경으로 인해 에스트로겐 농도가 감소하는 경우, 파골세포의 분화가 억제되지 못하여 골다공증이 발생하게 된다.

Answer 15.① 16.③④

17 파킨슨병에 관한 설명으로 옳은 것은?

① 흑색질(흑질, substantia nigra)에서 도파민이 증가한다.

② 질환이 진행되면 변비, 기립성 저혈압 등의 자율신경계 기능장애가 나타난다.

③ 안정 시 떨림이 있으며, 수의 운동 시 떨림 증상이 더 심해지는 것이 특징이다.

④ 근 강직, 마비 등의 피라미드계(추체계, pyramidal system) 증상이 주 증상이다.

> **TIP** ① 흑색질에서 도파민이 감소하여 발생한다.
> ③ 안정 시 떨림이 있고, 불수의적인 운동이 발생하게 된다.
> ④ 파킨슨병은 추체외로의 운동신경을 손상시킨다.
> ※ 추체외로 … 추체로계의 운동에 따른 근육의 긴장, 이완 등의 운동을 반사적으로 또는 무의식적으로 조절하는 것

18 〈보기〉에서 치매에 관한 설명으로 옳은 것은?

─────────〈보기〉─────────

ⓞ 알츠하이머병은 루이바디(Lewy body)와 관계가 있다.

ⓛ 혈관성 치매는 신경원섬유매듭(neurofibrillary tangle)과 관계가 있다.

ⓒ 알츠하이머병은 혈관성 치매와 비교해서 서서히 발병하고 예방이 어렵다.

ⓔ 혈관성 치매는 알츠하이머병과 비교해서 고혈압과 관계가 많다.

① ⓞ, ⓛ 　　　　　　　　　② ⓞ, ⓔ

③ ⓛ, ⓒ 　　　　　　　　　④ ⓒ, ⓔ

> **TIP** ⓞⓛ 알츠하이머는 퇴행성 치매라고도 하며 뇌조직의 베타아밀로이드(신경원섬유매듭)가 침착되어 뇌 위축이 일어나 발생
> 한다. 반면, 루이체 치매는 호산성 세포질내 봉입체인 루이체가 대뇌에 광범위하게 발생하는 것을 특징으로 한다.
> ⓒ 혈관성 치매는 알츠하이머 치매에 비해 증상이 급격하게 시작되며 뇌질환이 선행된 상태에서 일어나는 경우가 많다.
> ⓔ 고혈압으로 인해 뇌혈관에 출혈이 발생하는 경우에도 혈관성 치매가 일어날 수 있다.

Answer 17.② 18.④

19 그림과 같은 질병을 설명한 것으로 옳지 않은 것은?

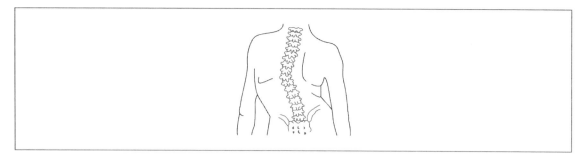

① 노인의 경우 퇴행성 변화에 의해서도 발생한다.

② 콥스 각(Cobb's angle) 15°의 청소년 남자는 추적 관찰한다.

③ 콥스 각 50°의 청소년 여자는 수술 치료한다.

④ 뇌성마비, 근이영양증 등의 심각한 신경근육계 질환에 의해 대부분 발생한다.

> **TIP** 뇌성마비, 근이영양증 등의 심각한 신경근육계 질환에 대부분 발생진 않고 원인을 알 수 없는 특발성측만증과 자세 이상으로 인한 측만도 청소년기에 자주 나타난다.

20 당뇨병 환자의 최근 3개월 혈당 조절이 잘 이루어졌는지 알아보기 위한 검사로 가장 적절한 것은?

① 공복 혈당(fasting glucose)

② 당화혈색소(HbA1c)

③ 요 당(urine glucose)

④ 요 단백질(urine protein)

> **TIP** 당뇨를 진단하는 수치에는 공복 혈당, 식후 2시간 혈당(내당능 판단), 당화혈색소수치가 있다. 당뇨 환자의 경우에는 혈중 포도당 농도가 높아지면 헤모글로빈에 당이 붙은 당화혈색소가 증가하게 된다. 당화된 적혈구는 수명이 짧으므로 당화혈색소는 단기보다는 장기(3개월)간의 혈중 혈당 농도를 나타낼 수 있다.

Answer 19.④ 20.②

1 성장시기별 운동발달 특징에 대한 설명으로 적절한 것은?

① ~ 출생 : 유전적인 요인에 의해서만 발달이 이루어진다.

② 0 ~ 24개월 : 발에서 머리 방향으로 운동발달이 진행된다.

③ 2 ~ 6세 : 신체 인식, 균형 유지 등과 같은 지각운동능력이 발달한다.

④ 6 ~ 12세 : 심폐기능 및 정보처리 능력이 최고조에 도달한다.

> **TIP** ①은 유전적인 요인에 의해서만 발달이 이루어지는 게 아니며 ②는 반대로 설명되어 있다. 즉 머리에서 발의 방향으로 운동발달이 진행된다. ④는 6 ~ 12세에서 기술 습득 단계로 움직임 패턴을 형성하는 시기이지 심폐 및 정보처리 능력이 최고조인 시기는 아니다.

2 표는 젠타일(A. M. Gentile)의 운동기술 분류표의 일부이다. ⓓ에 들어갈 연습 활동으로 적절한 것은?

구분		신체이동 있음	
		물체조작 없음	물체조작 있음
운동 상태 조절 조건 있음	동작(시기) 간 가변성 없음	ⓐ	ⓑ
	동작(시기) 간 가변성 있음	ⓒ	ⓓ

① 농구 자유투하기

② 장애물 피해 달리기

③ 수비수의 태클을 피해 드리블하기

④ 골키퍼 없는 골대에 페널티킥 연습하기

> **TIP** 동작 시 가변성이 있다는 것은 움직임을 변형시킬 수 있다는 것이다. 즉, 수비수의 태클을 피해(가변성 있음) 드리블하기(물체조작)가 올바르다.

Answer 1.③ 2.③

3 운동제어 연구에서 정보처리 과정에 대한 설명 중 적절한 것은?

① 감각지각 단계에서 감각 정보가 병렬적으로 처리되는 것은 스트룹 효과(stroop effect)를 통해 알 수 있다.

② 반응선택 단계에서 운동 숙련성과 상관없이 정보를 자동적으로 처리한다.

③ 반응실행 단계에서 제시된 자극에 대한 반응을 수행하고 있을 때 또 다른 자극을 제시하면, 두 번째 자극에 대한 반응시간이 빨라지는 심리적 불응기가 발생한다.

④ 히크의 법칙(Hick's law)에 따르면 자극-반응의 적합성(stimulus-response compatibility)이 증가할 때 선택반응시간은 증가한다.

> **TIP** ② 반응실행 단계에 대한 설명이다.
> ③ 심리적 불응기 때문에 반응이 느려진다.
> ④ 적합성이 증가할수록 처리과정속도가 빨라진다. 즉, 반대로 설명되었다.

4 〈보기〉의 상황에서 다이내믹 시스템 이론의 비선형적 특성을 나타내게 하는 제어 변수(control parameter)로 가장 적절한 것은?

> ─────── 〈보기〉 ───────
> A씨는 체중 조절을 위해 트레드밀 걷기 운동을 실시하였다. A씨는 초반에 걷기 동작을 하였으나 트레드밀 속도가 빨라짐에 따라 어느 시점에 달리기 동작을 하고 있었다.

① 체중   ② 속도
③ 시점   ④ 동작

> **TIP** 선형적이라는 것은 연습에 따라 비례적으로 수행이 향상된다는 것이다. 그렇다면 비선형적이라는 것은 운동의 변화가 선형적인 경향을 보이지 않는다는 것을 의미한다. 걷기에서 속도가 빨라짐에 따라 달리기 동작을 하였다. 그러므로 제어 변수는 속도이다.

Answer 3.① 4.②

5 파지 및 전이 검사에 대한 설명으로 옳지 않은 것은?

① 연습량은 운동기술의 파지에 영향을 준다.

② 절대 파지 점수는 차이 점수로 얻을 수 있다.

③ 운동기술 요소와 처리과정의 유사성 정도에 따라 전이 효과가 달라질 수 있다.

④ 걸음걸이가 불편한 사람들에게 걷기 재활 훈련을 실시한 후 실생활에서 얼마나 잘 적응할 수 있는 지를 평가하는 것은 과제 내 전이 검사이다.

> **TIP** 절대 파지 점수는 연습이 끝나고 일정한 간격을 가진 후 검사에서 얻은 첫 점수를 뜻한다. 상대 파지 점수에는 차이 점수(연습 마지막 시행과 절대 파지 점수의 차이)와 백분율 검사(차이 점수/연습 중 변화량의 백분율)와 저장 점수(파지 검사에서 연습 중 마지막 점수도달까지 시행되는 횟수)가 있다. 즉, 차이 점수는 상대 파지 점수에 속한다.

6 운동기술 학습을 위한 연습법의 설명 중 적절한 것은?

① 운동기술의 조직화와 복잡성 수준은 집중연습 또는 분산연습을 선택하는 판단 기준이 된다.

② 계열연습(serial practice)은 구획연습(blocked practice)보다 맥락간섭 수준이 높다.

③ 가이던스(guidance) 기법은 학습자의 수행 오류를 줄여 주거나 위험한 동작에 대한 두려움을 없애 주기 때문에 의존성을 높여 주는 것이 좋다.

④ 개방운동기술을 연습 할 때 반복적이고 변화하지 않는 환경을 경험하게 하는 것이 바람직하다.

> **TIP** ① 전습법과 분습법에 대한 설명이다.
> ③ 학습자의 운동수행에 신체적, 언어적, 시각적인 방법을 사용해 직접적으로 도움을 제공하는 방법이다.
> ④ 폐쇄운동기술에 대한 설명이다.

7 학습자가 제공받는 피드백에 대한 설명으로 적절한 것은?

① 감각(내재적) 피드백은 결과지식과 수행지식으로 구분된다.

② 100회의 시행 중 25회의 피드백을 제공할 때 절대 빈도는 25%이다.

③ 자기통제피드백은 지도자의 결정에 따라 제공되는 정보이다.

④ 수용범위 결과지식은 학습자의 수행 오류가 수용범위를 벗어났을 때 제공되는 피드백의 일종이다.

> **TIP** ① 결과지식과 수행지식은 피드백 정보 내용에 따른 분류이다.
> ② 상대빈도가 25%이다.
> ③ 지도자의 결정에 따르는 것은 자결성을 감소하는 것이며 자기통제피드백과는 반대되는 내용이다.

Answer 5.② 6.② 7.④

8 반두라(A. Bandura)의 자기효능감 이론에서 자기효능감의 원천(정보원)에 해당되지 않은 것은?

① 수행 성취(성공 경험, performance accomplishment)

② 간접 경험(대리 경험, vicarious experience)

③ 언어적 설득(verbal persuasion)

④ 자기 개념(self concept)

> **TIP** 1977년 Bandura가 제안한 자기효능감 이론(self-efficacy theory)은 자기효능감으로 행동을 예측할 수 있다고 주장한다. 자기효능감 이론에 따르면, 자기효능감은 과거의 수행, 간접 경험, 언어적 설득, 신체와 정서 상태에 의해 결정된다.

9 〈보기〉는 운동부 집단속에서 개인이 게을러지는 사회적 태만(social loafing) 현상에 대처하는 방법으로 하디(C. J. Hardy)가 제시한 것을 나열한 것이다. 바르게 묶인 것은?

―――――――― 〈보기〉 ――――――――
⊙ 누가 얼마나 노력했는지 확인할 수 있도록 한다.
ⓒ 팀 내의 상호작용을 촉진시켜 개인의 경쟁심을 높인다.
ⓒ 개인의 독특성보다 팀을 우선시한다.
ⓔ 팀 목표와 개인 목표를 모두 설정한다.
ⓜ 일시적인 동기저하는 누구나 일어날 수 있다고 생각한다.

① ㉠, ㉡, ㉣

② ㉡, ㉢, ㉣

③ ㉢, ㉣, ㉤

④ ㉠, ㉣, ㉤

> **TIP** 사회적 태만을 방지하기 위해서 개인의 경쟁심을 높이는 것은 올바르지 않으며 개인의 독특성과 팀 모두 중요시되어야 한다.

Answer 8.④ 9.④

10 운동의 심리적 효과에 대한 생리적 강인함 가설(physiological toughness hypothesis)의 설명으로 적절한 것은?

① 운동을 하면 체온이 상승하고 뇌가 근육에 이완 반응을 명령해서 불안이 감소된다.

② 운동을 하면 세로토닌, 도파민 등 신경전달물질의 분비로 인해 감정과 정서가 개선된다.

③ 운동을 하면 기분이 좋아질 것이라는 기대를 갖고 있기 때문에 운동 후 심리적 효과가 나타난다.

④ 운동을 규칙적으로 하면 스트레스를 규칙적으로 가하는 것과 유사해서 대처능력이 좋아지고 정서적으로 안정되기 때문에 불안이 줄어든다.

> **TIP** ① 열발생 가설
> ② 모노아민 가설
> ③ 사회 심리적 가설
> 뇌 변화 가설은 대뇌 피질의 혈관 밀도가 높아지며 뇌 구조에도 변화가 생긴다는 가설이고, 엔돌핀 가설은 운동으로 엔돌핀이라는 호르몬이 분비되어 유쾌한 감정을 느낀다는 가설이다.

11 〈보기〉는 운동수행과 불안(각성)을 설명하는 이론(가설)이다. 바르게 설명한 것으로 묶인 것은?

〈보기〉

㉠ 역-U 가설(inverted-U hypothesis) : 각성이 증가함에 따라 운동 수행도 계속 증가한다.

㉡ 전환(반전) 이론(reversal theory) : 낮은 각성을 지루함으로 느낄 수도 있고 편안한 상태로 느낄 수도 있다.

㉢ 욕구(추동) 이론(drive theory) : 인지불안과 신체불안은 서로 다른 수행 결과를 발생시킨다.

㉣ 격변 이론(catastrophe theory) : 인지불안이 높을 때 신체(생리적) 불안이 증가하여 적절한 수준을 넘어서면 운동수행이 급격하게 추락한다.

㉤ 적정기능지역 이론(zone of optimal functioning theory) : 개인마다 최고 수행을 발휘할 수 있는 불안 수준의 범위가 있다.

① ㉠, ㉡, ㉢　　　　　　　　　② ㉡, ㉢, ㉣

③ ㉠, ㉢, ㉤　　　　　　　　　④ ㉡, ㉣, ㉤

> **TIP** ㉠ 욕구(추동) 이론
> ㉢ 불안의 다차원 이론

Answer 10.④ 11.④

12 〈보기〉에서 설명하는 심상 이론으로 옳은 것은?

―――――――――――――――――――― 〈보기〉 ――――――――――――――――

심상은 동작에 대한 청사진을 그리거나 동작을 기호화하여 운동 수행을 원활하게 하고 이를 통해 동작을 잘 이해하게 만들거나 자동화시키게 한다.

① 심리신경근 이론   ② 상징학습 이론
③ 생체정보 이론   ④ 상황부합 이론

TIP 상징학습 이론은 심상은 운동의 패턴을 이해하는데 필요한 코딩체계의 역할을 한다는 것이다. 어떤 동작을 배우기 위해서는 그 동작을 수행하는데 필요한 것들에 대해 잘 알아야 한다. 어떤 동작에 대한 "청사진"이 있어야 동작의 수행이 가능해진다. 심상은 어떤 동작을 뇌에 부호로 만들어, 그 동작을 잘 이해하게 만들거나 자동화시키는 역할을 한다.

13 건강운동관리사 A씨는 운동참가자 B씨와 가끔 운동심리상담을 한다. 효과적인 상담관계 형성을 위한 A씨의 태도로 적절하지 않은 것은?

① B씨가 경험하고 있는 사고나 감정 등을 정확히 이해하는 것이 필요하다.
② B씨의 문제를 진솔하게 바라보는 태도가 필요하다.
③ B씨의 심층정보를 얻기 위해 폐쇄형 질문이 필요하다.
④ B씨를 한 인간으로서 존중하고 수용하는 것이 필요하다.

TIP ③ 개방형 질문으로 심층정보를 얻어야 한다.

14 운동실천에 대한 중재전략 중 행동수정전략으로 가장 적절한 것은?

① 운동을 실천하는데 도움이 되는 단서인 포스터나 슬로건 등을 눈에 띄는 곳에 붙여둔다.
② 운동을 시작함에 따라 얻을 수 있는 혜택과 손실을 표로 만들어 비교하게 한다.
③ 운동일지를 통해 운동시간과 강도 등을 모니터링하고 목표를 설정하게 한다.
④ 운동 중 피로감을 줄이기 위해 음악을 듣거나 창밖의 경치를 보는 등 외적집중을 하게 한다.

TIP ①을 제외하고는 모두 인지전략에 해당된다. ② 의사결정균형표, ③ 운동일지, ④ 외적집중에 해당된다.

Answer 12.② 13.③ 14.①

15 표는 밸러랜드와 로지어(R. J. Vallerand & G. F. Losier)가 제시한 자기결정성의 수준에 따른 동기요인을 배열한 것이다. 괄호 안에 들어갈 내용이 바르게 묶인 것은?

무동기	외적동기			내적동기		
	외적규제	(㉠)	확인규제	(㉡)	과제성취	(㉢)

◀ 자기결정성이 낮음   자기결정성이 높음 ▶

	㉠	㉡	㉢
①	의무감규제	지식습득	감각체험
②	지식습득	의무감규제	감각체험
③	감각체험	의무감규제	지식습득
④	의무감규제	감각체험	지식습득

> **TIP** 자결성이 낮은 수준에서 높은 수준은 무동기 – 외적규제 – 의무감규제 – 확인규제 – 지식습득 – 과제성취 – 감각체험 순이다. 여기서 외적규제에서 확인규제까지가 외적동기에 해당되며 지식습득부터 내적동기에 해당된다.

16 운동행동을 예측하는 운동심리 이론(모형)으로 〈보기〉가 설명하는 것은?

─────── 〈보기〉 ───────

• 운동실천과 지속에 영향을 미치는 환경적 중재를 강조한다.
• 운동실천을 위해 개인과 지역사회, 정부의 노력과 책임이 중요하다.
• 주택패턴이나 인도, 산책길 등과 같은 환경 및 공공 정책에 초점을 둔다.

① 건강신념 모형   ② 합리적 행동 이론
③ 계획 행동 이론   ④ 사회생태 이론

> **TIP** 사회생태 이론은 건강 행동을 설명하고 예측하기 위해 여러 이론을 끌어 오기 때문에 통합 이론에 해당한다. 개인 차원, 지역사회 차원, 정부 차원에서 행동변화를 설명하거나 예측하기 위해 기존에 제시된 여러 이론을 동원할 수 있다. 일례로 개인 차원에서 운동을 하지 않는 이유를 설명하기 위해 자기효능감 이론을 이용할 수 있다. 동시에 상위 수준의 이론으로 개인이 운동을 실천하지 못한 이유를 설명한다. 주변에 쉽게 접할 수 있는 운동 시설이 부족하다면 이는 개인 차원의 문제라기보다는 지역사회, 정부 차원의 이론으로 해결책을 찾는다. 주민이 좀더 안전하고 손쉽게 접근할 수 있는 환경을 만들어 운동 실천율을 높이고자 한다면 사회생태 이론이 적용된 사례로 볼 수 있다.

Answer 15.① 16.④

17 〈보기〉의 괄호 안에 들어갈 심리 기술(방법)로 적절하게 묶인 것은?

───── 〈보기〉 ─────

- (㉠) : A씨는 농구 자유투를 할 때 공을 바닥에 두 번 바운드하고 골대를 1초간 본 후 슛을 던지는 자신만의 고유한 동작과 행동절차를 따른다.
- (㉡) : A씨는 잠자기 전 10분 정도 농구 자유투의 성공적 장면을 상상한다.
- (㉢) : A씨는 농구 자유투를 할 때 '할 수 있어'라고 말하며 자신감을 높인다.

	㉠	㉡	㉢
①	주의집중	이완	자화
②	주의집중	심상	루틴
③	루틴	심상	자화
④	루틴	이완	자생훈련

TIP ㉠ 루틴은 선수들의 최상의 운동수행을 발휘하는데 필요한 상태를 위해 자신만의 고유한 동작이나 절차를 말한다.
㉡ 심상은 모든 감각을 동원하여 마음속으로 어떠한 경험을 재현하거나 창조해내는 것이다. 운동수행의 이미지를 떠올리며 긍정적 상상을 할 때 도움을 받는다.
㉢ 자화란 self-talk로 자기에게 어떤 내용의 말을 되뇌는 행위이다. 이런 자화는 자신감을 계발하거나 특정 목표를 이루기 위한 자기조절의 한 형태이며 심리기술에 해당된다.

18 챌라드라이(P. Chelladerai)의 다차원리더십 모델의 설명으로 적절하지 않은 것은?

① 상황특성은 리더의 실제행동에 영향을 미친다.
② 구성원의 특성은 리더의 선호행동에 영향을 미친다.
③ 리더의 특성은 리더의 실제행동에 영향을 미친다.
④ 리더의 규정행동과 실제행동, 선호행동이 일치할수록 팀 수행과 선수만족도가 높아진다.

TIP 상황요인은 규정행동, 선호행동에 영향을 주고 리더특성은 실제행동, 성원특성은 선호행동에 영향을 준다. 다차원 스포츠 리더십 모형의 핵심적인 내용은 세 가지의 리더십 행동(규정행동, 실제행동, 선호행동)이 일치할수록 수행결과와 선수만족에 긍정적인 영향을 미친다는 것이다. 규정행동은 조직 내에서 리더가 해야만 할 행동, 즉 리더로부터 기대되는 행동을 말한다. 선호행동은 선수들이 선호하거나 바라는 리더행동으로, 연령·성·경력·기술수준에 따라 선호행동이 달라질 수 있다. 실제행동은 리더가 실제로 행하는 행동으로, 리더의 실제행동은 성격·능력·경력에 따라 크게 달라지며, 주어진 상황이 무엇을 부과하느냐에 따라 크게 달라진다. 세 가지 리더 행동이 일치하는 정도에 의해 수행결과와 선수 만족이 영향을 받게 되는데, 일치도가 높을수록 수행과 만족 수준이 높아진다.

Answer 17.③ 18.①

19 〈보기〉에서 설명하는 공격성 이론(가설)으로 적절한 것은?

〈보기〉

2018 러시아 월드컵 축구 경기에서 우리나라 국가대표팀의 A선수는 멕시코 선수에게 심각한 부상을 입힐 정도의 공격적 행동이 분명한 깊은 태클을 한 후 볼을 얻어냈고 곧이어 득점을 성공시켰다. 우리나라 관중들은 환호했고 코치진은 칭찬을 아끼지 않았다. 심판은 경고가 주어질만한 상황임에도 불구하고 반칙을 선언하지 않았고 경기는 우리나라 대표팀의 승리로 끝났다. 이 경기 후 축구를 좋아하는 아이들은 A선수의 공격적 태클을 모방하는 경향이 증가했고, 비슷한 상황에서 공격행위를 할 가능성이 높아졌다.

① 스타이너 이론
② 본능 이론
③ 좌절-공격가설
④ 사회학습 이론

TIP 공격성 이론에서 사회학습 이론은 공격행위를 환경 속에서 관찰과 강화에 의하여 학습한 것으로 설명한다. 즉 개인이 다른 사람의 공격행위를 관찰하면 이를 모방하는 경향이 있고, 더구나 그 행위가 벌을 받지 않고 보상을 받으면 공격행위는 강화되어 유사한 상황에서 공격행위를 할 가능성이 커진다는 것이다.

20 표는 프로차스카(J. O. Prochasca)가 제시한 변화단계 이론을 적용한 운동행동변화단계이다. 바르게 묶인 것은?

1단계	2단계	3단계	4단계	5단계
㉠	㉡	㉢	㉣	㉤

① ㉠-분석단계, ㉡-준비단계
② ㉡-준비단계, ㉢-관심단계
③ ㉢-준비단계, ㉣-실천단계
④ ㉣-실천단계, ㉤-평가단계

TIP 변화단계 이론은 운동실천의 심리적 준비도에 따라 5단계로 구분하며 운동실천을 위한 다양한 중재전략을 적용하는데 매우 효과적이다. 즉, 운동실천과 미실천이라는 이분법보다 심리적 단계를 세분화하고 있어 개인의 단계에 맞는 개별화된 운동실천 중재전략을 개발하고, 적용할 수 있는 장점을 갖고 있다.

단계	세부 정의	의사결정 균형
무관심	현재 운동을 하지 않고 있으며 6개월 이내에도 운동을 시작할 의도가 없다. 운동과 관련된 행동 변화의 필요성을 거부한다.	혜택 < 손실
관심	현재 운동을 하지 않고 있지만 6개월 이내에 운동을 시작할 의도를 갖고 있다.	혜택 = 손실
준비	현재 운동을 하고 있지만 가이드라인(대개 주당 3회 이상, 1회 20분 이상 기준)을 채우지 못하는 수준이다. 30일 이내에 가이드라인을 충족하는 수준으로 운동을 시작할 생각이 있다.	혜택 > 손실
실천	가이드라인을 충족하는 수준의 운동을 해 왔는데 아직 6개월 미만이다. 운동 동기가 충분하고 운동에 투자도 많이 했다. 운동으로 인한 손실보다는 혜택을 더 많이 인식한다. 가장 불안정한 단계로 하위단계로 내려갈 위험성이 가장 높다.	혜택 > 손실
유지	가이드라인을 충족하는 수준의 운동을 6개월 이상 해 왔다. 운동이 안정 상태에 접어들었으며 하위 단계로 내려갈 가능성은 낮다.	혜택 > 손실

Answer 19.④ 20.③

1 운동생리학

1 물질대사와 인체 세포에 대한 설명으로 옳지 않은 것은?

① 모든 물질은 세포막을 자유롭게 통과한다.

② 세포 활동을 조절하는 유전자는 핵 안에 존재한다.

③ 세포질은 핵을 제외한 세포 내부의 모든 물질로 구성된다.

④ 세포 내에는 각종 효소, 대사 중간산물, 글리코겐 등이 있다.

> **TIP** 산소와 이산화탄소 등은 인지질층을 쉽게 통과하지만 아미노산, 단백질 같은 수용성 물질들은 인지질층을 쉽게 통과 못한다.
> ① 모든 물질은 세포막을 자유롭게 통과한다는 옳지 않은 설명이다.

2 지근섬유와 비교되는 속근섬유의 특성에 대한 설명으로 옳은 것은?

① 미토콘드리아(mitochondria)의 수가 많다.

② 높은 수준의 유산소성 지구력을 발휘한다.

③ 에너지 효율성이 낮다.

④ 최대수축속도가 느리다.

> **TIP** 지근(적근, ST, Type I)의 특성
> ㉠ 모세혈관 밀도 및 마이오글로빈 함유량이 높다.
> ㉡ 지구성 운동 특성을 갖는다.
> ㉢ 에너지의 효율이나 피로에 대한 저항이 강하다.
> ㉣ 미토콘드리아의 수나 크기가 발달해 있다.
> ㉤ 산화 효소가 발달해 있다.
> ㉥ 미토콘드리아의 산화 능력이 높다.
> ※ 반면 속근(백근, FT, Type II)의 특성
> ㉠ 모세혈관 밀도 및 마이오글로빈 함유량이 낮다.
> ㉡ 순발성 운동 특성을 갖는다.
> ㉢ 힘의 발생이나 수축 이완 시간이 빠르다.
> ㉣ ATP-PC, 근글리코겐의 저장량이 높다.
> ㉤ 해당 효소가 발달해 있다.
> ③ 에너지 효율성이 높은 것은 지근이다.

Answer 1.① 2.③

3 유산소성 트레이닝을 통한 근육 내 미토콘드리아의 변화에 대한 설명으로 옳지 않은 것은?

① 미토콘드리아 생성을 촉진하는 유전자의 발현이 증가한다.

② 미토콘드리아 기능이 향상되며 최대산소섭취량이 높아진다.

③ 미토콘드리아는 크기의 변화없이 수가 증가한다.

④ 전자전달계 효소 활성도가 높아져 산화적 인산화 능력이 향상된다.

> **TIP** 유산소성 트레이닝을 하면 미토콘드리아의 크기와 수 모두 증가한다.

4 운동 중 피로에 의해 근육의 힘이 감소되는 원인을 〈보기〉에서 모두 고른 것은?

─────── 〈보기〉 ───────

㉠ 운동 시 동원되는 운동단위 수의 감소
㉡ 장시간 지속적인 운동 시 활동하는 근섬유 내 글리코겐 양의 증가
㉢ 단시간 최대운동 시 산소 결핍 및 혈중과 근육의 젖산 감소
㉣ 신경근연접(neuromuscular junction)에서 운동신경세포로부터 근섬유로의 신호 전달 감소

① ㉠, ㉡   ② ㉠, ㉣

③ ㉡, ㉢   ④ ㉢, ㉣

> **TIP** ㉡ 장시간 지속적인 운동 시 활동되는 근섬유 내 글리코겐양은 사용했기에 감소된다.
> ㉢ 단시간 최대운동 시 산소 결핍 및 혈중과 근육의 젖산은 감소가 아니라 증가된다.

5 운동에 대한 호르몬의 반응에 대한 설명으로 옳은 것은?

① 운동 시 성장호르몬의 분비량은 모든 연령에서 비슷하게 나타난다.

② 알도스테론은 스테로이드성 호르몬으로 운동 중 체액과 전해질 조절에 중요한 역할을 한다.

③ 카테콜라민 분비는 운동강도에 영향을 받지만, 연령에 따른 차이는 나타나지 않는다.

④ 테스토스테론은 남성에게서만 분비되며 저항성 운동 시 증가되는 경향이 나타난다.

> **TIP** ① 성장호르몬은 성장기에 가장 활발하게 분비되며, 평생 분비되는 호르몬이다. 운동시에도 물론 증가하지만 모든 연령에서 비슷하게 나오지는 않는다.
> ③ 운동강도에 영향을 받으며, 연령대가 높을수록 분비는 되지만 감소한다.
> ④ 여성에서도 분비되는 호르몬이다.

Answer 3.③ 4.② 5.②

6 운동으로 인한 근육세포의 변화에 대한 설명으로 옳지 않은 것은?

① 장시간 지구성 훈련으로 인체 내 근육세포 증식(hyperplasia)이 활발히 일어난다.

② 저항성 운동은 세포 내 단백질 합성을 증가시켜 근비대를 촉진할 수 있다.

③ 운동 중 발생한 반응성산소종(reactive oxygen species)이 근섬유 비대를 유도하기도 한다.

④ 운동으로 인한 인산 및 에너지 수준의 변화는 AMPK(AMP ; activated protein kinase)와 같은 신호 전달 단백질 발현을 자극한다.

> **TIP** ① 지구성 훈련이 아니라 저항성 훈련에 대한 설명이다.
> ③ 반응성산소종(reactive oxygen species)은 항상성에 중요한 역할을 한다. 운동과 같은 스트레스를 통해 수치가 올라가며 과도하면 세포 구조에 손상을 주며 근섬유 비대를 유도하기도 한다.

7 근력 향상에 영향을 주는 요인으로 옳지 않은 것은?

① 동원되는 운동단위 수의 증가

② α-운동뉴런의 신경 자극 전달 증가

③ 근섬유횡단면적의 증가에 의한 근비대

④ 골지건기관(Golgi tendon organ) 등에 의한 자가 억제(autogenic inhibition) 강화

> **TIP** ④ 골지건기관의 자가 억제가 강화되면 운동신경 동원이 감소되고 그에 따라 근력 생산이 감소되며 부상을 유발할 수 있다. 따라서 근력 향상에 저해되는 요인이다.

8 도피반사(withdrawal reflex)에 대한 설명으로 옳은 것은?

① 고통의 원인으로부터 빠르게 사지를 회피하기 위해 발생하는 조건반사(conditioned reflex)이다.

② 수용체의 감각 신호가 반사궁(reflex arc)을 거쳐 상위중추로 전달됨으로써 유발된다.

③ 도피반사로 인해 굽힘근(굴곡근, flexor)이 수축하면, 길항근인 폄근(신전근, extensor)에서는 억제성 시냅스후 전위(IPSP, inhibitory postsynaptic potential)가 발생한다.

④ 도피반사에 의해 오른 팔꿈치 관절의 굴곡이 일어나는 동안 동시에 왼 팔꿈치 관절이 굴곡하는 상호억제(reciprocal inhibition)가 일어난다.

> **TIP** 도피반사는 척수반사라고 한다. 척수반사는 자극을 활동으로 변화시키는 반사중추가 척수에 있는 반사이다. 척수반사의 기전은 감각 수용기를 통해 위험을 인식하고 그 자극이 구심성 통로를 통해 들어오면 생각이나 감정의 과정을 거치지 않고 원심성 통로를 통해 근육에 굴곡 또는 신전의 명령을 내림으로써 위험에서 벗어나는 것이다.
> ① 무조건 반사이며, ② 반사궁은 반사 작용을 일으킬 때 흥분을 전파하는 경로를 말하는데 말초신경과 중추신경이 관여한다. 즉 수용체의 감각 신호가 반사궁을 거쳐 대뇌와 같은 상위중추로 전달된다는 것은 잘못된 설명이다.
> ④ 굴곡반사에 대한 설명이다. 손이나 발에 강한 자극을 주었을 때 이 자극을 피하기 위해 손과 발을 구부리는 반사작용이다. 자극이 강할 때 반사는 반대쪽에도 확대된다.

Answer 6.① 7.④ 8.③

9 운동강도와 운동시간에 따라 에너지 생성에 동원되는 기질의 변화에 대한 설명으로 옳은 것은?

① 고강도 운동(85%VO₂max) 시 근글리코겐 이용 비율은 혈당의 이용 비율보다 높다.

② 저강도 운동(25%VO₂max) 시 근중성지방의 이용 비율과 혈장 유리지방산의 이용 비율은 비슷한 수준이다.

③ 장시간 최대하 운동 초기에는 근글리코겐의 이용 비율과 혈당의 이용 비율은 비슷한 수준이다.

④ 최대하 운동이 장시간(1시간 이상) 지속될 경우 근중성지방의 이용 비율은 혈장 유리지방산의 이용 비율보다 높다.

> **TIP** 최대하 운동 시 사용되는 에너지원은 근글리코겐, 혈중 포도당, 혈장 유리지방산, 근중성지방이 있다.
> ② 저강도 운동 시 에너지원은 혈장 유리지방산에 대부분 의존한다.
> ③ 장시간 최대한 운동시에는 초반에는 근글리코겐 사용 비율이 높지만 점차 혈중 포도당 사용 비율이 높아진다. 즉 문장에서 초기라는 단어가 제거되면 옳은 설명이 된다.
> ④ 혈장 유리지방산의 사용 비율이 근중성지방의 사용 비율보다 더 높아진다.

10 운동 시 혈액 내 산소 운반과 산소포화도(%O₂ saturation)에 대한 옳은 설명을 〈보기〉에서 모두 고른 것은?

――――――〈보기〉――――――

㉠ 산소분압이 20mmHg일 때, 마이오글로빈(myoglobin)의 산소포화도는 헤모글로빈(hemoglobin)의 산소포화도보다 낮다.

㉡ 산소분압이 40mmHg일 때, pH 7.45보다 pH 7.35의 헤모글로빈 산소포화도가 더 높다.

㉢ 폐조직 내 가스 교환 직후 동맥혈 산소분압은 약 100mmHg이다.

㉣ 산소분압이 40mmHg일 때, 혈액 온도가 37℃일 때 보다 42℃일 때 헤모글로빈 산소포화도가 더 낮다.

① ㉠, ㉡   ② ㉡, ㉢

③ ㉢, ㉣   ④ ㉠, ㉣

> **TIP** ㉠ 마이오글로빈의 산소포화도가 헤모글로빈 보다 높다.
> ㉡ pH가 감소되면 산성화되는 것이고 당연히 산소와 헤모글로빈의 결합력이 약화된다.

Answer 9.① 10.③

11 〈보기〉는 크렙스회로(Krebs cycle) 관련 화합물의 작용 순서이다. 괄호 안에 알맞은 용어를 순서대로 바르게 나열한 것은?

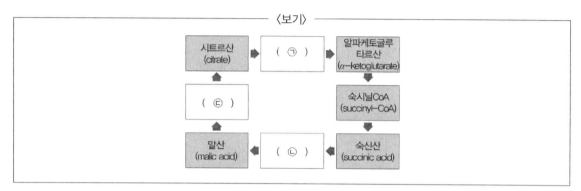

① ㉠ 이소시트르산(isocitrate)
   ㉡ 푸마르산(fumarate)
   ㉢ 옥살로아세트산(oxaloacetate)

② ㉠ 이소시트르산(isocitrate)
   ㉡ 옥살로아세트산(oxaloacetate)
   ㉢ 푸마르산(fumarate)

③ ㉠ 옥살로아세트산(oxaloacetate)
   ㉡ 푸마르산(fumarate)
   ㉢ 이소시트르산(isocitrate)

④ ㉠ 푸마르산(fumarate)
   ㉡ 이소시트르산(isocitrate)
   ㉢ 옥살로아세트산(oxaloacetate)

> **TIP** 크렙스회로의 주요 기능은 수소를 운반하는 NAD와 FAD를 사용하여 탄수화물, 지방, 단백질의 수소 이온을 제거하여 산화시키고 에너지를 활용하는데 있다. 빈칸의 정답은 Isocitrate, Fumarate, Oxaloacetate이다.

Answer 11.①

12 운동 시 해당작용(glycolysis)의 속도제한효소(rate-limiting enzyme)인 포스포프룩토키나아제(phosphofructokinase, PFK)의 활성을 높이는 요인을 〈보기〉에서 모두 고른 것은?

――――――――――――――― 〈보기〉 ―――――――――――――――

㉠ 시트르산염(citrate) 증가
㉡ ADP 증가
㉢ pH 증가
㉣ H^+ 증가

① ㉠, ㉡   ② ㉡, ㉢
③ ㉢, ㉣   ④ ㉠, ㉣

> **TIP** 포스포프룩토키나아제(PFK)는 해당 과정에서 가장 중요한 효소이다. AMP, ADP, pH의 증가에 자극되며, ATP와 PC의 생성, pH의 감소에 따라 억제되는 율속효소이다.

13 신경전달물질과 시냅스에 대한 옳은 설명을 〈보기〉에서 모두 고른 것은?

――――――――――――――― 〈보기〉 ―――――――――――――――

㉠ 신경전달물질 중 아세틸콜린(acetylcholine)은 억제성과 흥분성 전위에 모두 관여한다.
㉡ 아세틸콜린이 시냅스후 신경(post-synaptic neuron)의 수용체와 결합하면 세포 바깥쪽 칼륨이 신경이나 근육세포 안으로 들어간다.
㉢ 억제성 시냅스후 전위(IPSP)는 아세틸콜린에스테라아제(acetylcholinesterase)의 작용에 의해 발생한다.
㉣ 흥분성 시냅스후 전위(EPSP) 수와 억제성 시냅스후 전위 수의 비율에 따라 흥분성, 억제성 신경전달이 나타난다.

① ㉠, ㉡   ② ㉡, ㉢
③ ㉢, ㉣   ④ ㉠, ㉣

> **TIP** ㉡ 칼륨이 아니라 나트륨이 신경이나 근육세포 안으로 들어간다.
> ㉢ 감마아미노뷰티르산이 시냅스 공간으로 방출된다.

Answer 12.② 13.④

14 체중이 70kg인 운동선수가 〈보기〉의 조건으로 고정식 자전거 에르고미터(6m/rev) 운동을 할 때, 일량(work)과 파워(power)의 값으로 알맞은 것은?

─── 〈보기〉 ───
분당 50rpm의 속도, 10분 운동, 마찰저항 2kp

일량(kgm)	파워(kgm/min)
① 1,000	100
② 6,000	600
③ 8,400	840
④ 70,000	7,000

> **TIP** 일량은 거리×힘이다. 거리는 10min×50rpm×6m = 3,000m(6m/rev는 페달링 1바퀴에 이동되는 거리가 6m라는 말임)
> 일량은 3,000m×2kp = 6,000kgm이며 파워는 일량을 시간으로 나눈값으로 6,000kgm/10min = 600 (kgm/min)이 된다.

15 운동단위에 대한 설명 중 옳은 내용을 〈보기〉에서 모두 고른 것은?

─── 〈보기〉 ───
㉠ 근육의 움직임과 기능은 동원되는 운동단위의 근섬유 수에 영향을 미치지 않는다.
㉡ 운동뉴런의 세포체는 척수 내에 위치하고, 축삭은 신경정보를 전달할 근육과 연결되어 있다.
㉢ 역도 선수와 사이클링 선수가 운동할 때 동원하는 운동단위의 적용 형태는 같다.
㉣ 단시간 고강도 운동 수행 시에는 크기원리(size principle)에 대한 예외가 발생한다.

① ㉠, ㉡   ② ㉠, ㉢
③ ㉡, ㉣   ④ ㉢, ㉣

> **TIP** 근육군의 최대근력은 동원되는 운동단위가 많을수록 크며 동원되는 근육의 단위면적이 클수록 강하다.
> ㉠ 근섬유 수에 영향을 미치며, ㉢ 역도 선수는 속근, 사이클링 선수는 지근섬유의 비율이 높으며, 운동단위는 역도 선수가 더 높다.

Answer 14.② 15.③

16 운동 중 호흡조절 중추의 신경자극에 대한 설명으로 옳지 않은 것은?

① 운동 중 관절, 힘줄 및 근육의 말초수용체로부터 호흡조절 중추로의 정보 전달이 나타난다.

② 근육 내 화학수용체는 칼륨(K^+)과 수소이온(H^+)의 농도 변화에 반응하여 호흡조절중추에 정보를 보낸다.

③ 심장의 우심실에 있는 기계적 수용체는 정보를 호흡조절 중추로 보내 운동 중 심박출량을 증가시킨다.

④ 동맥의 산소 분압 증가는 중추화학수용체와 대동맥 소체를 자극하여 환기량을 증가시킨다.

> **TIP** ④ 동맥의 산소 분압이 감소하면 중수화학수용체(수소이온과 이산화탄소분압에 영향)와 대동맥 소체(이산화탄소 농도의 변화를 감지)를 자극하여 환기량이 증가된다.

17 내분비계에 대한 설명으로 옳지 않은 것은?

① 혈장 호르몬 농도는 세포 수준에서의 효과를 결정하는 중요한 요인이다.

② 내분비계는 선(분비샘, gland), 호르몬, 목표기관 또는 수용기관으로 구성된다.

③ 호르몬은 화학적인 구조에 따라 펩티드호르몬, 스테로이드호르몬, 아민호르몬으로 분류된다.

④ 부신피질은 알도스테론, 코티솔, 에피네프린을 분비한다.

> **TIP** 에피네프린은 부신수질 호르몬(카테콜라민 : 에피네프린, 노프에피네프린)에 해당되며, 알도스테론과 코티솔은 부신피질 호르몬에 해당된다.

18 순환계의 구조와 기능에 대한 설명으로 옳지 않은 것은?

① 순환계는 산소와 영양소를 조직에 전달하고, 체온을 조절한다.

② 정상상태에서 심장주기를 조절하는 박동기를 방실결절(AV node)이라고 한다.

③ 운동 중 근육 혈류량은 산화질소, 아데노신 등의 증가에 의해 자율조절 된다.

④ 혈류에서 가장 큰 혈관 저항이 일어나는 곳은 세동맥(arteriole)이다.

> **TIP** 심장주기를 조절하는 특히 심방의 수축과 관련된 심장 자극전도 시스템의 첫 번째를 동방결절이라고 한다. 삼장의 pacemaker이며 매분 60~80번 정도의 자극을 발생시킨다. 방실결절은 심장 중심부에 가까운 우심방벽에 위치하며 동방결절의 신호를 받는다.

Answer 16.④ 17.④ 18.②

19 〈보기〉에서 괄호 안의 용어를 순서대로 바르게 나열한 것은?

───── 〈보기〉 ─────

흉곽 내부 압력의 (㉠)는 흡기를, (㉡)는 호기를 유발시킨다. 이를 통해 복강의 압력을 변화시켜 심장으로 향하는 정맥혈회귀(venous return)를 증가시키는 것을 (㉢)라고 한다.

	㉠	㉡	㉢
①	감소	증가	호흡펌프(respiratory pump)
②	증가	감소	호흡펌프(respiratory pump)
③	증가	감소	근육펌프(muscle pump)
④	감소	증가	근육펌프(muscle pump)

> **TIP** 대기압보다 흉곽 내부 압력이 감소될 때를 흡기 반대 상황을 호기라 한다. 정맥혈회귀의 펌프 작용은 크게 3가지로 분류된다.
> ㉠ 근육에 의한 펌프 작용: 근육이 수축하면 근육에 있는 정맥 혈관이 압박을 받아 혈액이 심장 쪽으로 밀려서 흐르게 된다. 이때 역류하지 않고 흐르는 이유는 정맥 혈관에 있는 수많은 판막에 의해 이루어지기 때문이다.
> ㉡ 호흡에 의한 펌프 작용: 심장으로 가는 흉곽 및 복부의 정맥 혈관은 숨을 들이마시면 혈액이 밀려 나갔다가 숨을 내쉬면 다시 차게 되어 펌프 작용을 하게 된다. 그 원인은 숨을 들여 마실 때 흉곽 내의 압력이 감소되어(대기압 보다 낮아진다.) 흉곽 내의 정맥혈이 오른 쪽 심장으로 빨려들어 가기 때문이다. 운동 중 호흡이 증가하므로 운동의 강도가 높을수록 호흡에 의한 펌프 작용이 효과적이다.
> ㉢ 정맥 혈관 압축에 의한 펌프 작용: 정맥 혈관 수축은 온몸의 정맥 계통의 용적을 줄이도록 작용하므로 혈액을 심장으로 밀어 넣는 역할을 하게 된다.

20 건강 및 체력과 관련된 용어에 대한 설명으로 옳지 않은 것은?

① 신체활동(physical activity) – 에너지 소비를 증가시키는 근육에 의한 신체 움직임
② 체력(physical fitness) – 피로감 없이 신체활동 및 일상생활을 수행하는데 필요한 능력
③ 운동(exercise) – 체력의 향상과 유지를 목표로 하는 계획된 신체활동
④ 건강관련체력(health-related physical fitness) – 신체구성 및 순발력을 포함하는 체력

> **TIP** 신체구성은 건강관련체력(신체구성, 근력, 근지구력, 유연성, 심폐지구력)이지만 순발력은 운동관련체력(순발력, 스피드, 평형성, 협응성, 민첩성, 반응시간 등)이다.

Answer 19.① 20.④

1 동일한 체력요인을 측정하기 위한 방법으로 옳지 않게 묶인 것은?

① 하버드 스텝검사, 2.4km 달리기, 6분 걷기
② 피부두겹법, 인체둘레측정, 수중체중법
③ 앉아서 윗몸 앞으로 굽히기, 외발서기, 사이드 스텝
④ YMCA 벤치 프레스 검사, 팔굽혀펴기, 윗몸 일으키기

> **TIP** 앉아서 윗몸 굽히기 – 유연성
> 외발서기 – 평형성
> 사이드스텝 – 민첩성

2 규칙적인 신체활동에 의한 이점으로 옳지 않은 것은?

① 안정 시 수축기 혈압과 이완기 혈압의 감소
② 고밀도지단백콜레스테롤 증가와 중성지방 감소
③ 혈액 내 젖산축적 시점에 대한 운동역치 증가
④ 절대적 최대하 운동강도에서 심근산소소비량의 증가

> **TIP** ④ 심근산소소비량의 감소

3 각 현장검사(field test)의 특성에 대한 설명으로 옳지 않은 것은?

① 12분 달리기 검사는 주어진 시간 내에 가능한 먼 거리를 달려야 한다.
② 락포트(Rockport) 1마일 걷기 검사는 가능한 빨리 걷고 회복기 3분간의 심박수를 측정한다.
③ 2.4km 달리기는 최소 시간에 가능한 빨리 완주해야 한다.
④ 6분 걷기는 울혈성 심부전증 환자나 폐질환자의 심폐체력을 평가하는데 이용할 수 있다.

> **TIP** ② 1마일 동안 가능한 빨리 걷고 끝난 즉시 15초 동안 맥박을 측정하여 4를 곱하여 1분간의 심박수를 얻는다.

Answer 1.③ 2.④ 3.②

4 체중이 60kg인 A씨는 1주일에 4회, 회당 30분씩 8METs의 강도로 달리기를 한다. 달리기에 의한 A씨의 주당 순 에너지소비량은? (달리기 시 순에너지 소비량은 7METs임. 산소 1L=5kcal)

① 860kcal/주   ② 880kcal/주

③ 882kcal/주   ④ 890kcal/주

> **TIP** 1METs = 3.5ml
> 3.5ml × 체중(60kg) × 달리기 시 순에너지 소비량 (7METs) × 시간(30분) = 44,100ml
> 44,100ml를 L로 환산하면 44.1L
> 산소 1L는 5kcal이므로 44.1 × 5 = 220.5kcal
> 주 4회 운동이므로 220.5 × 4 = 882kcal/주

5 〈보기〉 중 노인체력검사(senior fitness test ; SFT)의 요인과 검사항목을 바르게 묶은 것은?

> ───────────────── 〈보기〉 ─────────────────
>
> ㉠ 유연성 – 의자 앉아 윗몸 앞으로 굽히기(chair sit and reach)
> ㉡ 심폐지구력 – 1마일 달리기(1mile run)
> ㉢ 하지근력 – 30초 의자 앉았다 일어서기(30s chair stand)
> ㉣ 상지근력 – 런지(lunge)
> ㉤ 이동 및 기능성 – 2.4m 일어서서 돌아오기(2.4m up and go)

① ㉠, ㉢, ㉤   ② ㉠, ㉣, ㉤

③ ㉡, ㉢, ㉣   ④ ㉡, ㉢, ㉤

> **TIP** 1마일 달리기보다는 6분 걷기 혹은 1마일 걷기가 적당하며, 런지는 하체의 근력 측정이다.

Answer 4.③ 5.①

6 〈보기〉는 ACSM에서 제시한 최대근력 추정을 위한 1RM(repetition maximum)의 측정순서이다. 바르게 나열한 것은?

───── 〈보기〉 ─────

㉠ 피검자는 1RM을 결정하기 위해 최대하 수준으로 몇 차례 반복하는 준비운동을 실시한다.
㉡ 더 이상 반복수행을 하지 못할 때까지 상체는 5~10%씩, 하체는 10~20%씩 지속적으로 증가시킨다.
㉢ 최초 중량은 피검자의 인지된 능력(50~70%)내에서 선택한다.
㉣ 마지막으로 들어 올린 중량을 1RM으로 기록한다.

① ㉠→㉡→㉣→㉢
② ㉠→㉢→㉡→㉣
③ ㉠→㉡→㉢→㉣
④ ㉠→㉢→㉣→㉡

TIP 1RM의 측정순서 … 준비운동 → 가볍게 시작 → 지속적 증가 → 기록

7 〈보기〉의 최신 ACSM에서 제시한 아네로이드식 혈압계 측정절차의 순서를 옳게 나열한 것은?

───── 〈보기〉 ─────

㉠ 첫 번째 코르트코프음(korotkoff sound)보다 20mmHg 정도 높을 때까지 빠르게 커프압력을 높인다.
㉡ 수축기혈압은 2회 이상의 코르트코프음(korotkoff sound)이 들릴 때 첫 번째 음이 들리는 시점으로 기록한다.
㉢ 초당 2~3mmHg 비율로 압력을 천천히 푼다.
㉣ 이완기혈압은 코르트코프음(korotkoff sound)이 사라지기 전의 시점으로 기록한다.

① ㉠→㉡→㉣→㉢
② ㉠→㉢→㉡→㉣
③ ㉢→㉠→㉣→㉡
④ ㉢→㉠→㉡→㉣

TIP 아네로이드식 혈압계 측정순서 … 커브 압력 높여 팔 조이기 → 천천히 풀기 → 수축기혈압 측정 → 이완기혈압 측정

8 〈표〉는 NCEP-ATP Ⅲ(National Cholesterol Education Program-Adult Treatment Panel Ⅲ)에서 제시한 대사증후군 기준이다. 괄호 안에 들어갈 수치로 옳은 것은?

항목	NCEP-ATP Ⅲ의 기준
허리둘레	남 > (㉠)cm, 여 > 88cm
중성지방	≥ (㉡)mg/dL
고밀도 지단백 콜레스테롤	남 < 40mg/dL, 여 < (㉢)mg/dL
혈압	수축기 ≥ 130mmHg 혹은 이완기 ≥ 85mmHg
공복시 혈당	≥ (㉣)mg/dL

	㉠	㉡	㉢	㉣
①	100	140	35	100
②	102	140	50	110
③	100	150	45	110
④	102	150	50	100

> **TIP** NCEP-ATPⅢ 대사증후군 범주
> • 허리둘레 : 남자>102cm, 여자>88cm
> • 중성지방 : ≥150mg/dL
> • 고밀도 지단백콜레스테롤 : 남자<40mg/dL,
> 　　　　　　　　　　　　　　 여자<50mg/dL
> • 혈당 : ≥100mg/dL

9 운동부하검사에서 얻은 심박수 반응을 통해 최대산소섭취량을 추정하기 위한 가정으로 옳지 않은 것은?

① 최대심박수의 실측값과 예측값의 차이는 매우 작아야 한다.

② 심박수와 운동량의 변화는 선형적인 관계를 갖는다.

③ 심박수 변화를 유발하는 약물을 복용하는 것은 영향을 미치지 않는다.

④ 정해진 운동량에 대한 기계적 효율은 모든 대상자들이 동일해야 한다.

> **TIP** 다음과 같은 조건을 전제로 추정할 수 있다.
> • 항정상태의 심박수에서 각각의 운동량이 산출된다.
> • 심박수와 산소섭취량은 직선 비례적인 관계에 있다.
> • 연령에 따른 최대 심박수는 일정하다
> • 기계적 효율성(즉, 일정한 지점에서 산소섭취량)은 모두에게 동일하다.

Answer 8.④ 9.③

10 등속성 근관절 검사에 관한 설명으로 옳은 것을 〈보기〉에서 모두 고른 것은?

─────── 〈보기〉 ───────

㉠ 단축성 수축(concentric contraction)과 신장성 수축(eccentric contraction) 모두 측정 가능하다.
㉡ 각속도에 따라 운동강도를 조절할 수 있다.
㉢ 다른 검사에 비해 검사시간이 상대적으로 짧다.
㉣ 전체 관절가동범위 내 최대 근수축이 가능하다.
㉤ 근손상의 위험이 높다.

① ㉠, ㉡, ㉢   ② ㉠, ㉡, ㉣
③ ㉡, ㉢, ㉤   ④ ㉡, ㉣, ㉤

TIP 등속성 검사 장비는 고가이며, 다른 검사에 비해 검사시간이 긴 단점이 있으나, 근손상의 위험이 적은 장점이 있다.

11 체력 검사 도구를 선택할 때 고려할 사항으로 옳지 않은 것은?

① 똑같은 검사 도구라도 측정 대상에 따라 타당도는 달라지므로 대상자의 특성에 맞는 도구를 선택해야 한다.

② 검사 도구의 신뢰도가 높다고 해서 반드시 타당도가 높은 것은 아니므로 신뢰도와 타당도 모두를 고려한다.

③ 절대평가기준이 있는 검사 도구가 없는 검사 도구에 비해 더 타당하므로 절대평가기준이 있는 도구를 선택한다.

④ 신뢰도가 낮은 검사 도구의 타당도는 높을 수 없으므로 신뢰도가 낮은 도구는 제외한다.

TIP 검사에 따라 그에 맞는 기준이 있는 것이므로 절대평가기준이 없다고 해서 타당하지 않다고 볼 수 없다.

Answer 10.② 11.③

12 오래달리기/걷기 기록과 최대산소섭취량(VO₂max)의 상관관계를 검증함으로써 오래달리기/걷기 측정 방법의 타당도를 검증하였다. 이 타당도를 설명하는 것으로 옳은 것은?

① 같은 속성을 반복 측정하고 비교함으로써 오차분산의 크기를 검증한다.

② 두 개 검사가 측정하는 세부 요인들의 내용적 일치도를 검증한다.

③ 능력이 명확히 다르다고 알려진 두 대상자 집단을 비교하여 통계적 차이를 검증한다.

④ 타당도가 높다고 알려진 검사 도구 점수와의 비교를 통해 공유한 분산의 양을 검증한다.

> **TIP** ① 급내상관계수
> ② 평행검사신뢰도
> ③ 변량분석

13 그래프에 제시된 결과는 3개의 서로 다른 집단 A, B, C(각 집단 100명)에 대한 악력(kg) 검사 자료의 통계치를 나타낸 것이다. 자료에 극단치(outlier)는 없었으며, 그래프에는 25 백분위수와 75 백분위수가 제시되어 있다. 아래 결과에 대한 해석으로 옳은 것은?

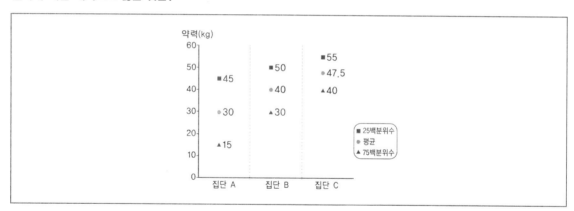

① 집단 C가 집단 A와 B에 비하여 악력이 우수한 집단이다.

② 악력에 있어서 집단 A가 집단 C에 비하여 대상자들이 더 동질적이다.

③ 집단 B에 속한 약 50%의 대상자들의 악력이 약 50kg 또는 그 이상이다.

④ 집단 C에 속한 약 50%의 대상자들의 악력이 40kg 또는 그 이하이다.

> **TIP** ② A집단이 C집단 분산보다 크기 때문에 C가 더 동질적이다.
> ③ B에 속한 50%의 대상자들의 악력은 40kg이다.
> ④ C에 속한 50%의 대상자들의 악력은 47.5kg이다.

Answer 12.④ 13.①

14 한 집단의 대상자로부터 악력을 측정한 후 측정값들을 z-점수, T-점수, 백분위수 등과 같은 표준점수로 변환하였다. 다음 중 표준점수에 대한 설명으로 옳지 않은 것은?

① 한 집단 내에서 z점수로 변환한 점수들의 평균은 0, 표준편차는 1.0이다.

② 분포의 모양이 정적 편포(positively skewed distribution)일 때 z점수 0과 백분위수 50은 원점수(raw score)가 같다.

③ 백분위수 70은 집단 내에 이 점수보다 낮은 점수를 기록한 사람이 70%라는 의미이다.

④ 표준점수는 집단에 속한 다른 대상자들의 점수와 비교하여 각 점수의 상대적인 위치를 나타내기 위하여 사용한다.

> **TIP** ② 표준정상분포일 때에 대한 설명이다.

15 심폐지구력을 측정하는 검사인 하버드 스텝검사(Harvard step test)를 한국인에게 적용하였을 때 타당도는 0.4~0.6정도로 높지 않게 나타난다. 타당도를 높이기 위하여 키(cm)와 체지방률(%)을 예측 변인으로 추가하여 최대산소섭취량(VO₂max ; ml/kg/min)을 예측하는 공식을 〈보기〉와 같이 도출하였다. 이 결과에서 R^2은 0.70이었으며, 모든 추정치는 $\alpha = 0.05$에서 통계적으로 유의하였다. 이 결과에 대한 설명 중 옳지 않은 것은?

〈보기〉

$\text{VO}_2\text{max} = 2.5 + 0.32 \times (\text{스텝검사 점수}) - 0.40 \times (\text{체지방률}) + 0.18 \times (\text{키})$

---

① 〈보기〉의 공식에서 스텝검사 점수와 VO₂max는 정적 관계를 보이고 있다.

② 평균적으로 체지방률이 1% 증가할 때마다 VO₂max는 0.40ml/kg/min 낮아진다.

③ 스텝검사 점수, 키, 몸무게로부터 VO₂max 분산의 약 49%를 설명할 수 있다.

④ 〈보기〉의 공식에 의한 타당도가 하버드 스텝검사의 타당도보다 높다.

> **TIP** ③ 스텝검사, 키, 체지방률로 설명할 수 있다.

Answer 14.② 15.③

16 '체력'이라는 복합적 특성을 측정하기 위해서 흔히 여러 개의 세부 항목(종목)으로 구성된 체력 검사장(fitness test battery)을 개발·적용한다. 체력 검사장에 대한 설명으로 옳은 것은?

① 체력 검사장을 구성하는 세부 종목들 간의 상관관계가 높을수록 효율성이 높은 검사장으로, 다양한 요인을 비교적 독립적으로 측정해 낼 수 있다.

② 일반적으로 현장(field)에서 사용되는 항목은 실험실 검사 항목에 비해 타당도가 낮으나 측정의 효율성이 높은 종목들로 구성되어 있다.

③ 타당도가 높은 종목과 낮은 종목들이 혼합되어 체력장 전체의 타당도 계수가 0.5 내외로 유지되도록 해야 한다.

④ 검사의 종목이 많을수록 더 객관적이고 효율적인 측정치를 얻을 수 있으나, 검사의 종목 수가 적을수록 전체 체력장의 신뢰도는 높아진다.

> **TIP** 각각 다른 영역의 종목으로 종목 간 상관관계는 중요하지 않다. 타당도가 높은 종목과 낮은 종목들이 혼합되어 체력장 전체의 타당도 계수가 0.7이상이 되어야 한다. 검사의 종목 수가 적을수록 전체 체력장의 신뢰도는 낮아진다.

17 자가기입 질문지를 사용하여 일상생활 중의 신체활동량을 측정하고 에너지대사당량(metabolic equivalent : MET)으로 환산하고자 할 때 〈보기〉에서 질문지에 반드시 포함되어야 하는 사항으로만 묶은 것은?

─ 〈보기〉 ─

㉠ 신체활동 강도
㉡ 성별과 체중
㉢ 신체활동 지속시간
㉣ 최대근력
㉤ 신체활동 빈도

① ㉠, ㉡, ㉢, ㉣
② ㉠, ㉡, ㉢, ㉤
③ ㉠, ㉡, ㉣, ㉤
④ ㉡, ㉢, ㉣, ㉤

> **TIP** 질문지는 신체활동을 어느 정도로, 얼마의 시간을 몇 회 했는지 작성하게 되어있고 성별과 체중을 대입해 대사당량을 구할 수 있다.

Answer 16.② 17.②

18 건강증진을 위해 운동을 실행하는 일반 성인에 대한 체력검사의 목적으로 적절하지 않은 것은?

① 현 체력상태 진단과 처방
② 운동참여에 대한 동기유발
③ 운동프로그램의 효과성 검증
④ 천정효과(ceiling effect) 증진

> **TIP** 천정효과는 검사의 난이도가 너무 낮아서 검사에 응한 모든 피험자가 매우 높은 점수를 얻는 경우를 말한다. 체력이 좋게 측정되는 것은 오히려 동기유발을 저하시킬 수 있다.

19 체력측정의 오차에 영향을 주는 요인으로 옳지 않은 것은?

① 측정 대상자의 체력 증진
② 측정 대상자의 피로도
③ 측정도구(기기)의 정확도
④ 대상자별로 적용되는 측정 절차의 차이(다양성)

> **TIP** 오차에 영향을 주는 요인으로는 대상자의 피로도, 측정자의 기술부족, 부적절하게 보정된 측정기 등이 있다.

20 타당한 측정과 평가를 위한 일반적인 체력검사의 실행 방법으로 적절하지 않은 것은?

① 모든 대상자들이 표준적인 절차를 따라 측정되도록 한다.
② 근력·근지구력은 5분 간격으로 2회 측정하여 나중에 측정한 수치를 기록한다.
③ 직전에 실시한 검사로부터 생긴 피로감이 완전히 회복된 후 실시하도록 한다.
④ 측정자들이 많을 경우 측정 절차의 일관성을 위해 교육/협의하는 시간을 갖는다.

> **TIP** 근력은 두 번 측정하여 잘 나온 기록을 기록하며, 근지구력은 1회만 측정한다.

Answer 18.④ 19.① 20.②

3 운동처방론

1 운동 초보자의 심폐체력 단련 단계에서 가장 먼저 증가시켜야 할 요소로 적절한 것은?

① 운동시간(time)

② 운동강도(intensity)

③ 운동빈도(frequency)

④ 운동형태(type)

> **TIP** 심폐체력은 운동지속시간에 대한 저항을 확인하는 것이다.

2 〈보기〉에 해당하는 대상자의 여유심박수(HRR)를 활용하여 산출한 목표심박수로 가장 적절한 것은?

─── 〈보기〉 ───

40세 비만 남성(체중 85kg, 체지방율 35%, 좌업생활자)의 운동 시 최대심박수는 170bpm이며, 안정 시 심박수는 80bpm이었다. 체지방 감소를 위해 1일 30분, 주당 3회, 60~70% 운동강도의 고정식 사이클 운동프로그램을 구성하였다.

① 54~63bpm

② 102~119bpm

③ 134~143bpm

④ 152~161bpm

> **TIP** {(최대산소섭취량 – 안정 시 대사량) × 강도} + 안정 시 대사량
> [(170 – 80) × 60%] + 80 = 134
> [(170 – 80) × 70%] + 80 = 143
> ∴ 134~143bpm

Answer 1.① 2.③

3 최신 ACSM이 제시한 제1형 당뇨병 환자의 운동 시 고려 사항으로 옳지 않은 것은?

① 운동 시작 시 혈당 수준이 250mg/dl 이상일 때, 케톤뇨를 확인한다.

② 유산소 운동은 췌장의 인슐린 분비를 증가시켜 혈당을 감소시킨다.

③ 혈당이 100mg/dl 미만인 경우 운동 참여 전에 탄수화물 15g을 부가적으로 섭취해야 한다.

④ 규칙적인 운동은 인슐린 주사 요구량을 낮출 수도 있다.

> **TIP** ② 선천적 당뇨의 증상으로 췌장의 기능적 특성은 대부분 나타나지 않는다.

4 건강운동관리사는 고객의 신체활동 촉진을 위해 동기부여 면담을 시행할 수 있다. 이때 주로 적용되는 고객-중심 신체활동 상담모형(5A모형)의 내용으로 볼 수 없는 것은? (5A : Assess, Advise, Agree, Assist, Arrange)

① 신체활동을 시작할 필요가 있다고 설득한다.

② 신체활동의 행동, 신념, 지식, 변화에 대한 준비도를 평가한다.

③ 신체활동의 이점과 비활동성의 건강위험에 대해 고객에게 조언한다.

④ 고객의 준비도에 근거하여 신체활동 목표에 대해 협조적으로 합의한다.

> **TIP** 신체활동의 필요성에 대해 설득보다는 권유 및 조언을 통한 자발적 참여를 위한 동기부여에 기여하는 것이 옳다.

5 최신 ACSM이 제시한 근거기반 유연성 운동에 대한 권고사항으로 옳지 않은 것은?

① 유연성 운동의 목적은 관절가동범위를 증가시키는 것이다.

② 습열 팩이나 온욕은 유연성 운동의 효과를 높일 수 있다.

③ 성인들의 유연성 운동은 동작별로 10~30초의 정적 스트레칭을 권고한다.

④ 고유수용성신경근촉진법(proprioceptive neuromuscular facilitation) 스트레칭은 노인에게 추천하지 않는다.

> **TIP** PNF 스트레칭을 통한 효과와 예방의 이로운 점으로 인해 권장되어지고 있다.

Answer 3.② 4.① 5.④

6 아래 〈표〉를 이용하여, 〈보기〉의 대상자가 최대근력(1RM)의 50~60% 운동강도로 근력운동을 하고자 할 때 가장 적절한 중량의 범위는? (소수점 반올림)

〈반복 횟수와 최대근력 백분율 표〉

최대 반복 횟수(RM)	1	2	3	4	5
최대근력 백분율(%)	100	95	93	90	87
최대 반복 횟수(RM)	6	7	8	9	10
최대근력 백분율(%)	85	83	80	77	75

───────── 〈보기〉 ─────────

• 성별 : 남성
• 체중 : 70kg
• 실시한 벤치프레스 중량 : 50kg
• 최대 반복 회수 : 8회

① 약 25~31kg   ② 약 32~38kg

③ 약 39~44kg   ④ 약 45~50kg

> **TIP** $1RM = W_0 + W_1(W_0 \times 0.025 \times R)$
> W_0 = 실시한 중량, R = 반복횟수
> $1RM = 50kg + [50kg \times 0.025 \times 8] = 60kg$
> 최대근력(1RM)의 50~60% 운동강도라고 하였으므로 $60 \times 0.5 = 30$, $60 \times 0.6 = 36$이다.
> 본 지문에서는 동일한 답이 없었으나 문항의 근사치 값을 상징하는 "약"으로 표현되어 차이가 가장 적은 것이 답이다.

7 다운증후군인 대상자의 운동처방 시 고려사항으로 옳지 않은 것은?

① 유산소 운동의 권장 목표운동량은 주당 2,000 kcal이다.

② 유연성 운동을 처방할 때는 목의 고리중쇠관절(atlantoaxial joint) 불안정을 고려하여야 한다.

③ 유산소 운동 능력은 연령과 성별에 따라 예상되는 수준보다 낮은 경우가 대부분이다.

④ 운동에 대한 카테콜라민 반응이 항진되어 높은 최대심박수를 나타낸다.

> **TIP**   카테콜라민과의 반응이 감소되어 최대심박수가 낮아진다.
> 카테콜라민은 도파민, 에피네프린, 노르에피네프린 등을 활성화시켜 준다.

Answer   6.②   7.④

8 최신 ACSM이 제시한 입원 중인 심장질환자의 운동 시 고려사항으로 옳지 않은 것은?

① 저항운동은 격일로 주 2~3일, 8~10종류의 대근육 운동을 중강도로 실시한다.

② 안정 시 조절되지 않는 동성 빈맥(sinus tachycardia, 120bpm 초과)은 운동 참가의 금기사항이다.

③ 운동 중 이완기 혈압이 110mmHg에 도달할 경우 운동을 중단한다.

④ 유산소 운동강도는 운동자각도(RPE 6~20척도) 13 이하에서 실시한다.

> **TIP** 입원 중인 심장질환자는 중등도 이상의 상태임을 고려하여 주 1~2회, 10~15개의 대근육 운동을 권장하고 있다.

9 골다공증 환자의 운동처방 시 고려사항으로 옳지 않은 것은?

① 비틀기와 같은 동작을 포함하는 운동을 주로 권고한다.

② 운동은 골다공증 예방을 위해 우선적 처치로 고려할 수 있다.

③ 유연성 향상을 위해 모든 주요 관절의 정적 스트레칭을 권고한다.

④ 일반적인 지침은 통증을 유발하거나 악화시키지 않는 중강도의 체중지지 운동을 권고한다.

> **TIP** 비틀기 동작은 골다공증 환자에게 상해를 유발할 수 있는 위험한 움직임 동작으로 권고사항이 아니다.

10 최신 ACSM이 제시한 건강한 아동 및 청소년을 위한 운동 처방 시 권장사항으로 옳지 않은 것은?

① 유산소 운동은 매일 60분 이상 중강도에서 고강도 사이로 실시해야 한다.

② 저항성 운동은 주 3일 이상, 중간 정도의 피로 수준이 느껴지는 지점까지 체중 부하를 이용할 수 있다.

③ 건강한 아동일지라도 의학적 검사 후, 중강도 운동에 참여하여야 한다.

④ 중·고강도 신체 활동을 포함하며, 짧은 휴식이 번갈아 수행되는 비구조화된 활동적 놀이를 포함해야 한다.

> **TIP** 건강한 아동은 의학적 검사를 실시하지 않고도 중등도 운동에 참여해도 된다.

Answer 8.① 9.① 10.③

11 〈보기〉와 같은 운동을 실시하였을 경우, 대상자가 주당 1,100kcal의 순(net) 목표운동에너지를 소모하고자 할 때 가장 적절한 운동빈도는?

┌─────────────── 〈보기〉 ───────────────┐

• 성별 : 여성
• 연령 : 30세
• 체중 : 70kg
• 체지방율 : 30%
• 최대산소섭취량 : 11METs
• 운동강도 : 60%
• 운동시간 : 30분/일
• 1주간 운동에너지 소모 목표 : 1,100kcal
※ O_2 1L : 약 5kcal, 소수점 반올림

└──────────────────────────────────┘

① 3일/주   ② 4일/주
③ 5일/주   ④ 6일/주

TIP 순(net)목표에너지 = 최대산소섭취량 − 안정 시 대사
= 11 METs − 1MET = 10METs

※ 1MET = 3.5 ml/kg/min
{(최대산소섭취량−안정 시 대사량) × 강도} + 안정 시 대사량
• 60%의 운동 강도
= {(35−3.5) × 0.6} + 3.5
= 22.4ml/kg/min
• 60% 강도에서의 분당 산소섭취량
= 22.4ml/kg/min × 70kg = 1,568ml/min
• 산소 200ml
= 약 1kcal 소모 / 1,568ml/min ÷ 200kcal
= 7.84kcal/min
• 운동시간 30분 / 7.84kcal/min × 30min
= 235.2kcal
∴ 1,100 kcal ÷ 235.2kcal
= 4.676… (소수점 반올림)
≒ 5일

Answer 11.③

12 최신 ACSM이 제시한 중증 만성폐쇄성폐질환(COPD)자의 운동처방으로 옳지 않은 것은?

① 유산소성 운동강도는 여유심박수(HRR)법을 이용하는 것이 적합하다.

② 낙상 예방을 위해 하체 강화 및 균형 훈련을 고려해야 한다.

③ 상지를 포함한 일상활동을 수행하는 동안 호흡곤란을 겪을 수 있으므로, 상체 근육을 위한 저항성 운동을 포함해야 한다.

④ 중증 만성폐쇄성 폐질환자일지라도 유산소 운동 수행이 가능하다면 권장한다.

> **TIP** 만성폐쇄성폐질환자는 중등도~고강도(50~80%)수준의 운동을 통하여 폐의 기능적 활성화를 통한 자극을 권장한다.

13 파킨슨 환자에 대한 운동처방 시 고려사항으로 옳지 않은 것은?

① 시각적, 청각적 격려(cueing)는 운동 시 환자의 보행을 향상시키는데 도움이 된다.

② 낙상을 경험한 환자는 3개월 내 재발위험 가능성을 고려해야 한다.

③ 척추의 가동성과 축성 회전 운동(axial rotation exercise)들은 파킨슨병의 모든 단계에서 제한되어야 한다.

④ 신체활동 수준이 낮기 때문에 운동 전 심혈관계 위험을 평가하여야 한다.

> **TIP** 파킨슨 환자는 균형감각이 부족해지고 중심이동이 용이하지 않아 균형운동을 권장하며 관절가동범위의 적절한 활동을 위해 회전 운동이 필요하다.

14 비만인의 체중 감량을 촉진하고 지속시키기 위한 생활습관 중재에 대한 설명으로 옳지 않은 것은?

① 주당 최소 2,000kcal 이상 소비되도록 중강도 또는 고강도 운동을 실시해야 한다.

② 규칙적인 운동과 함께 일상생활에서 신체활동량을 늘리도록 한다.

③ 신체활동 수준과 체중감소 사이에 양-반응(dose-response)관계가 있다.

④ 극소열량식이(very low calorie diet)는 1일 2,000kcal 정도로 설정해야 한다.

> **TIP** 최소한의 열량식으로 체중감량을 위해서는 1일 1,000kcal를 넘지 않을 정도로 설정하여야 한다.

Answer 12.① 13.③ 14.④

15 척수손상 환자에 대한 운동처방 시 고려사항을 〈보기〉에서 모두 고른 것은?

─────── 〈보기〉 ───────

㉠ 팔의 과사용증후군이 나타나지 않으면 근력 향상 목적으로 저항을 5~10RM으로 증가시킬 수 있다.
㉡ 운동 시 자율신경성 반사부전증(autonomic dysreflexia)으로 인해 카테콜라민의 분비를 증가시킨다.
㉢ 근육의 불균형과 경직이 있는 관절은 피하고, 정상 근육군 위주로 운동을 실시한다.
㉣ 가득 찬 방광이나 확장된 장에 의해 자율신경성 반사부전증이 유발될 수 있기 때문에 장과 방광 또는 소변주머니를 운동에 앞서 반드시 비워야 한다.
㉤ 지구력 운동 시 정상인보다 낮은 심부체온에서 잘 견디고, 땀 분비량이 증가되어 있다.

① ㉠, ㉡, ㉢
② ㉠, ㉡, ㉣
③ ㉡, ㉣, ㉤
④ ㉢, ㉣, ㉤

> **TIP** ㉢ 불균형과 경직이 있으면 정상 근육군 위주의 운동보다는 기능이 부족한 영역을 우선하여 운동을 실시한다.
> ㉤ 정상인보다 높은 심부체온에서 잘 견디며, 땀 분비량이 줄어든다.

16 최신 ACSM의 '운동 참여 전 검사 알고리즘 기준'으로 옳지 않은 것은?

① 규칙적 운동에 참여하지 않고 심혈관, 대사 질환 및 이를 암시하는 징후를 가지고 있는 사람은 중강도 운동에 참여하고자 할 때 의사와의 상담이 필요하다.
② 현재 규칙적인 운동에 참여하고 있으며, 심혈관, 대사성, 신장 질환 및 이를 암시하는 징후가 없는 사람은 의사와의 상담 없이 중강도 운동에 참여할 수 있다.
③ 현재 규칙적 운동에 참여하지 않고, 신장질환을 판정받았으나 관련 증상이 없는 사람은 의사와의 상담 없이 저강도 운동에 참여할 수 있다.
④ 현재 규칙적인 운동에 참여하고 있으며, 대사성 질환을 가지고 있으나 관련 증상이나 징후가 없는 사람은 고강도 운동에 참여하고자 할 때 의사와의 상담이 필요하다.

> **TIP** 신장질환을 판정받은 사람은 의사와의 상담이 절대적으로 필요하고 이후 저강도 운동부터 실시하여 참여할 수 있다.

Answer 15.② 16.③

17 임산부를 위한 운동처방 시 고려사항으로 옳지 않은 것은?

① 임신 중에는 심박수 변동성이 크게 나타날 수 있으므로, 운동강도 설정은 운동자각도(RPE)를 활용하는 것이 적절하다.

② 임신 16주경부터 장시간 누운 자세에서의 신체활동은 정맥회귀를 촉진시켜 심박출량을 증가시킬 수 있다.

③ 케겔(Kegel)운동과 골반저부 운동은 임신과 출산 후 요실금의 위험을 감소시키기 위해 권장한다.

④ 신체활동은 임신 초기에도 재개될 수 있지만, 건강상태를 고려하여 조심스럽게 점진적으로 진행되어야 한다.

> **TIP** 16주경 이후인 3분기 시기(28주~분만)에서는 정맥폐쇄를 피하기 위해 누워서 하는 운동을 하지 않는 것이 좋다.

18 최신 ACSM이 제시한 기준으로 〈보기〉의 괄호 안에 알맞은 수치와 용어를 바르게 묶은 것은?

〈보기〉

고혈압 환자의 운동 시 수축기 혈압이 (㉠) 이하, 또는 이완기 혈압은 (㉡) 이하를 유지하여야 하며, 알파차단제, 칼슘통로차단제, 혈관확장제와 같은 항고혈압제는 운동부하 후 혈압의 과도한 (㉢)를 야기할 수 있다.

	㉠	㉡	㉢
①	220mmHg	105mmHg	증가
②	220mmHg	105mmHg	감소
③	250mmHg	110mmHg	증가
④	250mmHg	110mmHg	감소

> **TIP** 고혈압 환자의 운동 시 수축기 혈압이 (220mmHg) 이하, 또는 이완기 혈압은 (105mmHg) 이하를 유지하여야 하며, 알파차단제, 칼슘통로차단제, 혈관확장제와 같은 항고혈압제는 운동부하 후 혈압의 과도한 (감소)를 야기할 수 있다.

Answer 17.② 18.②

19 최신 ACSM이 제시한 건강한 성인의 근거기반 저항운동에 대한 권고사항으로 옳지 않은 것은?

① 각 주요 근육군의 운동은 주당 2~3일 실시해야 한다.

② 근지구력 개선을 위해서는 1RM의 50%(저강도에서 중강도) 미만 운동강도를 권고한다.

③ 단일세트의 저항운동은 노인과 초보자에게 효과적일 수 있다.

④ 단일 근육군을 위한 운동 간 휴식 간격은 24시간 이하로 권고한다.

TIP 저항운동에 대한 단일 근육군을 위한 운동 간 휴식 간격은 48시간 이상을 권고하고 있다.

20 등척성 운동에 관한 설명으로 옳지 않은 것은?

① 등척성 근력운동은 훈련된 관절 각도에 근력 향상이 나타난다.

② 등척성 운동은 장소에 구애받지 않고 장비 없이 실시할 수도 있다.

③ 등척성 운동은 근력손실 및 근육 위축 시 재활운동으로 빈번히 처방된다.

④ 등척성 운동은 관절각의 변화가 일정한 속도로 이루어지는 동적 근수축이다.

TIP 등척성 운동은 관절각의 변화가 발생하지 않는다.

Answer 19.④ 20.④

4 운동부하검사

1 운동부하검사(graded exercise test)의 일반적인 목적으로 옳은 것은?

① 신장질환(콩팥병)의 진단 및 평가
② 허혈성심장질환의 진단 및 평가
③ 뇌혈관질환의 진단 및 평가
④ 대사성질환의 진단 및 평가

> **TIP** 운동부하검사는 심혈관질환, 심폐의 기능을 진단 및 평가하고 예후를 알기 위한 검사이다.

2 심폐운동부하검사(cardiopulmonary exercise test) 중 주요 측정변인을 〈보기〉에서 모두 고른 것은?

┌─────────────────────── 〈보기〉 ───────────────────────┐
│ ㉠ 체온   ㉡ 혈압   │
│ ㉢ 산소섭취량   ㉣ 근전도   │
│ ㉤ 심전도   │
└───┘

① ㉠, ㉡, ㉢   ② ㉠, ㉢, ㉣
③ ㉡, ㉢, ㉣   ④ ㉡, ㉢, ㉤

> **TIP** 측정변인(항목)은 심박수, 혈압, 운동자각인지도, 호흡가스, 심전도이다.

3 건강한 성인 남성의 운동부하검사에 대한 혈압 반응으로 옳은 것은?

① 운동량이 증가할수록 수축기 혈압과 이완기 혈압은 모두 증가한다.
② 맥압(pulse pressure)은 운동량이 증가할수록 점차 증가한다.
③ 수축기 혈압이 200mmHg 이상으로 증가하면 운동 중단의 절대적 사유가 된다.
④ 운동강도가 1MET 증가할수록 수축기 혈압은 약 30±2mmHg 정도 증가한다.

> **TIP** 운동에 대한 이완기 혈압의 정상적인 반응은 변화가 전혀 없거나 혹은 감소되는 것이다. 이완기 혈압이 115mmHg를 초과하면, 운동검사의 종료 시점으로 간주한다. 최대 운동 시에 수축기 혈압 250mmHg 이상, 이완기 혈압 115mmHg 이상이면 운동검사가 중단된다. 운동 강도가 증가함에 따라 수축기 혈압이 증가하는 것은 정상적인 반응이며, 그 증가율은 10±2mmHg/MET이다.

Answer 1.② 2.④ 3.②

4 허혈성심장질환 진단을 위한 운동부하검사에서 가양성(false positive)의 원인이 되는 것은?

① 좌심실 비대(left ventricular hypertrophy)가 있는 경우

② 운동강도가 허혈 역치(ischemic threshold) 수준에 도달하지 못한 경우

③ 심전도 이외의 심혈관질환과 관련이 있는 징후와 증상을 인지하지 못한 경우

④ 심근허혈 변화를 감지하기에 충분하지 못한 심전도 유도(ECG leads)를 사용한 경우

TIP ②③④ 가음성의 원인이다.

5 정상 및 심장질환자의 환기반응 기울기(VE/VCO₂ slope) 그래프에 대한 설명으로 옳은 것은?

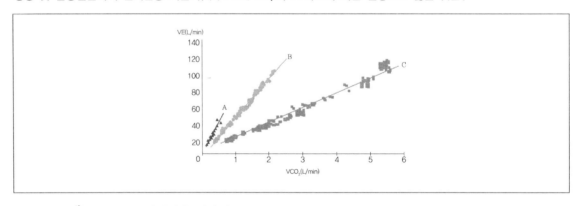

① ACSM(9th)에 따르면 환기반응 기울기가 30 이상부터 정상으로 간주한다.

② C는 B에 비해 예후가 좋지 않을 수 있다.

③ C는 환기반응의 효율이 가장 낮다.

④ A는 심부전 환자들에게 주로 나타날 수 있다.

TIP 정상인과 비교할 때 심부전 환자의 운동능력은 약30~45% 정도 감소한다. 혈류 지속 좌심실 보조장치를 부착하거나 심장 이식과 같이 전문적인 치료를 위해 환자를 평가하고자 할 때는 환자의 예후와 관련이 있는 VO₂peak와 분당환기량/이산화탄소(VE/VO₂ slope)를 사용한다.

Answer 4.① 5.④

6 운동부하검사 중 최대 운동 수행능력에 도달한 기준으로 옳지 않은 것은?

① 운동부하가 증가해도 심박수가 더 이상 증가하지 않는 경우

② 자각인지도(RPE)가 6~20 척도에서 17 이상 또는 0~10 척도에서 7 이상인 경우

③ 정맥의 젖산 농도가 4.0mmol · L^{-1}에 도달한 경우

④ 호흡교환율(RER)이 1.10 이상인 경우

> **TIP** ③ 혈중 젖산 농도가 8mmol · L^{-1} 이상일 경우이다.

7 운동부하검사 시 심전도 ST 분절 변화에 대한 설명으로 옳지 않은 것은?

① ST 분절 해석은 디지털리스(digitalis) 복용에 의해 영향을 받는다.

② 낮은 운동강도에서 ST 분절 하강(depression)은 심근허혈과 관련이 있다.

③ 운동검사 직후 회복기에 발생하는 ST 분절 하강은 심근허혈과 관련이 있다.

④ ST 분절 하강 정도가 비슷하더라도 기울기 상향(upsloping)은 수평(horizontal)이나 하향 (downsloping) 하강보다 심근허혈을 더 의심할 수 있다.

> **TIP** J-point가 하강하면서 ST 분절이 상방으로 경사를 이루는 현상은 허혈에 의한 것이라기보다는 지연된 탈분극과 정상적인 재분극 사이의 충돌에 의한 것으로 보아야 한다.

8 심장이식 환자의 운동부하검사 반응을 〈보기〉에서 모두 고른 것은?

---〈보기〉---

㉠ 심장이식 후 최대 심박출량은 20~35% 정도 감소한다.
㉡ 심장이식 후 운동 시 최고심박수는 증가한다.
㉢ 일반적으로 심장이식 후에는 동일 성별 및 연령대에 비해 운동능력이 감소한다.
㉣ 일반적으로 심장이식 후 안정 시 심박수는 높아진다.
㉤ 심장에 직접적인 신경지배가 없어지면서 심장에 작용하는 카테콜라민은 주로 신경 종말에서 분비된다.

① ㉠, ㉡, ㉢   ② ㉠, ㉢, ㉣

③ ㉡, ㉣, ㉤   ④ ㉢, ㉣, ㉤

> **TIP** 심장이식 후 안정시 심박수는 증가한 반면 1회성 운동 시 심박수 반응은 느려지고 최고심박수도 낮아진다.

Answer 6.③ 7.④ 8.②

9 운동 중 수축기 혈압 상승을 완화시키는 약물을 〈보기〉에서 모두 고른 것은?

───────────── 〈보기〉 ─────────────

㉠ 항부정맥제 Class Ⅲ(antiarrhythmic agents Class Ⅲ)
㉡ 항콜린제(anticholinergics)
㉢ 안지오텐신전환효소억제제(ACE inhibitor)
㉣ 알파차단제(α-blocker)
㉤ 베타차단제(β-blocker)

① ㉠, ㉡, ㉢   ② ㉠, ㉢, ㉣
③ ㉡, ㉣, ㉤   ④ ㉢, ㉣, ㉤

TIP ㉠ 항부정맥제는 심장의 불규칙한 박동인 부정맥을 치료하고 재발을 방지하는 약물로 심장에 작용하여 심장의 수축 간격을 연장하고 심장 박동수를 감소시킨다.
㉡ 항콜린제는 혈압이 떨어지고 심장박동이 느린 환자의 경우 정맥을 통해 응급으로 투여하면 심장박동수를 빠르게 하고 혈압을 올려준다.

10 운동부하검사 직후 회복기에 대한 설명으로 옳지 않은 것은?

① 갑작스런 운동 중단은 정맥회귀의 일시적 감소로 인해 저혈압을 초래할 수도 있다.
② 운동 후 느린 회복기 심박수(1분 ≤ 12회 또는 2분 ≤ 22회)는 허혈성 심장질환 환자의 사망률 증가의 위험과 관련이 있다.
③ 최대운동에서 허혈성심장질환이나 심전도 변화가 의심된다면 진단의 민감도를 올리기 위해 누운회복(supine recovery)보다 동적회복(active recovery)을 고려해야 한다.
④ 운동 중 상승하였던 수축기 혈압은 일반적으로 회복기 6분 이내에 안정 시 수준으로 회복된다.

TIP IHD 진단의 운동검사 민감도는 환자가 운동 직후 앉거나 누운 자세를 취하면 극대화될 수 있다. 그러므로 최고 운동에서 IHD나 심전도 변화가 의심된다면 활동적인 회복 없이 즉각적인 누운회복이 고려되어야 한다.

Answer 9.④ 10.③

11 운동부하검사 종류에 대한 설명으로 옳지 않은 것은?

① 자전거 에르고미터의 최고산소섭취량(VO_{2peak})은 국소근피로 때문에 트레드밀에 비해 낮다.

② 자전거 에르고미터는 트레드밀에 비해 심전도와 혈압측정이 용이하다.

③ 균형감각에 문제가 있는 환자에게 팔에르고미터 운동부하검사가 고려될 수 있다.

④ 환자의 반응을 시간 경과에 따라 평가하기 위해 매번 다른 종류의 운동부하검사를 실시한다.

> **TIP** ④ 매번 다른 검사는 신뢰도를 떨어뜨린다.

12 최대산소섭취량($VO_{2}max$)에 대한 설명으로 옳지 않은 것은?

① 최대환기량과 반비례한다.

② 상대값의 단위는 ml/kg/min이다.

③ 최대심박출량과 동–정맥 산소차로 산출된다.

④ 심혈관질환자의 예후(prognosis)를 알 수 있는 지표에 포함된다.

> **TIP** 최대환기량은 폐기능을 판단하는 방법의 하나로 최대한의 깊은 호흡을 가능한 한 빨리 했을 때의 환기량을 1분간의 수치로 환산하여 나타낸 것이다. 최대환기량은 일반적으로 신체의 크기에 비례한다.

13 운동부하검사를 실시하려고 한다. 심전도 유도 중 V_4 전극의 부착 위치로 옳은 것은?

① 복장뼈(sternum) 오른쪽 가장자리 세 번째 갈비뼈 사이 공간

② 복장뼈 왼쪽 가장자리 세 번째 갈비뼈 사이 공간

③ 왼쪽 다섯 번째 갈비뼈 사이 공간과 빗장뼈(clavicle) 중앙선의 교차점

④ 왼쪽 다섯 번째 갈비뼈 사이 공간과 앞 겨드랑이선(anterior axillary line)

> **TIP**
>
> | | |
> |---|---|
> | V_1 | 제4갈비뼈 사이 공간과 복장뼈 오른쪽 |
> | V_2 | 제4갈비뼈 사이 공간과 복장뼈 왼쪽 |
> | V_3 | 왼쪽 V_2와 V_4 중간 |
> | V_4 | 제5갈비뼈 사이 공간과 빗장뼈 중앙선의 교차점 |
> | V_5 | V_4의 높이의 앞 겨드랑이선 |
> | V_6 | V_4의 높이의 중앙 겨드랑이선 |

Answer 11.④ 12.① 13.③

14 〈보기〉에서 운동부하검사의 금기사항과 그 유형이 바르게 짝지어진 것은?

〈보기〉

ⓐ 절대적 금기사항 – 2일 이내의 급성심근경색증
ⓑ 상대적 금기사항 – 심내막염
ⓒ 절대적 금기사항 – 조절되지 않는 심장부정맥
ⓓ 상대적 금기사항 – 급성폐경색증
ⓔ 상대적 금기사항 – 최근 뇌졸중

① ㉠, ㉡, ㉢   ② ㉠, ㉢, ㉤
③ ㉡, ㉢, ㉣   ④ ㉡, ㉣, ㉤

TIP 심내막염, 급성폐경색증 – 절대적 금기사항

15 최신 ACSM 운동부하검사 프로토콜에 대한 설명으로 옳지 않은 것은?

① 신체적으로 활동적인 사람은 3분마다 속도와 경사도가 증가하는 브루스(Bruce) 프로토콜을 사용한다.
② 수정된 브루스(modified Bruce) 프로토콜은 경사도 0%, 속도 1.7MPH로 시작된다.
③ 만성질환자와 노인에게는 노튼(Naughton)이나 발케–웨어(Balke–Ware) 프로토콜이 적합하다.
④ 트레드밀을 이용한 램프(ramp) 프로토콜은 단계별 속도 증가없이 경사도만 3분마다 증가한다.

TIP 램프 프로토콜은 20초마다 경사도는 1.2% 정도씩, 속도는 0.1mph씩 증가시킨다.

16 운동부하검사 시 중단기준에 대한 설명으로 옳은 것은?

① 지속되는 심실성빈맥(ventricular tachycardia)은 상대적 중단기준이다.
② 관류부족에 의해 나타나는 청색증 또는 창백은 상대적 중단기준이다.
③ 과도한 ST분절 하강(≥ 2mm 수평이나 하향)은 상대적 중단기준이다.
④ 허혈성 증상은 없지만 운동강도가 증가함에도 불구하고 10mmHg 이상의 수축기혈압 저하는 절대적 중단기준이다.

TIP ①② 절대적 기준
④ 상대적 기준

Answer　14.②　15.④　16.③

17 만성폐쇄성폐질환의 운동검사에 대한 설명으로 옳지 않은 것은?

① 환자의 상태에 따라 최대하운동검사를 사용할 수 있다.

② 운동 전, 중, 후 호흡곤란을 측정하기 위해 수정된 Borg CR10 척도를 사용한다.

③ 심한 동맥 산소 헤모글로빈 불포화($SaO_2 \leq 80\%$)로 인해 검사가 종료될 수 있다.

④ 6분 걷기 및 셔틀 보행 검사는 만성폐쇄성폐질환 환자에게 사용할 수 없다.

> **TIP** 6분 걷기 및 셔틀 보행 검사는 노인이나 폐질환자에게 적합한 검사 방법이다.

18 운동부하검사의 특이도와 민감도에 대한 설명으로 옳은 것은?

① 민감도는 정상인이 양성판정을 받는 비율을 의미한다.

② 민감도 예측치는 [진양성(TP)/(진양성(TP)+가음성(FN))]×100이다.

③ 특이도는 허혈성심장질환자가 양성이라고 판정을 받는 비율을 의미한다.

④ 특이도 예측치는 [진음성(TN)/(가양성(FP)+진양성(TP))]×100이다.

※ TP : true positive, FP : false positive, TN : true negative, FN : false negative

> **TIP** • 민감도 = TP/(TP + FN) = 관상동맥질환 환자가 양성 검사 결과를 얻을 백분율
> • 특이도 = TN/(TN + FP) = 관상동맥질환 증상이 없는 환자가 음성 검사 결과를 얻을 백분율

19 미국심폐재활협회(AACVPR)에서 권고하는 심장재활을 위한 위험 분류 기준 중 고위험군에 속한 환자의 특성에 대한 옳은 설명을 〈보기〉에서 모두 고른 것은?

┌─────────────────── 〈보기〉 ───────────────────┐

㉠ 운동검사 또는 회복기 중 복합성 심실부정맥이 나타남

㉡ 임상적 우울증을 보임

㉢ 증상없이 기능적 능력이 5METs 미만임

㉣ 안정 시 박출률(EF)이 40~49% 사이로 나타남

└──┘

① ㉠, ㉡   ② ㉡, ㉢

③ ㉢, ㉣   ④ ㉠, ㉣

> **TIP** • 고위험 : 협심증 또는 다른 심각한 증상이 있고 기능적 능력이 5METs 미만
> • 중위험 : 안정시 박출률이 40~49% 사이

20 운동부하검사 중 갑작스럽게 다음과 같은 심전도 파형이 나타났다. 이 파형이 의미하는 것은?

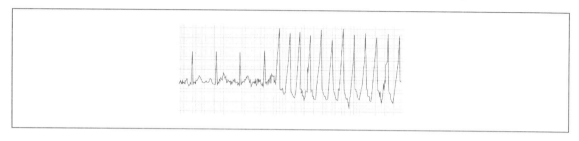

① 심방조기수축(atrial premature contraction)

② 심실조동(ventricular flutter)

③ 심방세동(atrial fibrillation)

④ 심실빈맥(ventricular tachycardia)

TIP 심박동수가 150회 이상이며 P파가 보이지 않고 QRS파는 0.12초 이상 넓어지는 비정상으로 심실빈맥에 속한다.

Answer 20.④

5 운동상해

1 〈보기〉는 상해 직후 20분간 냉찜질을 실시하였을 때의 결과이다. 괄호 안에 들어갈 용어를 바르게 묶은 것은?

〈보기〉

조직의 대사량은 (㉠)되고 통증인지는 (㉡) 된다.

㉠	㉡
① 감소	감소
② 감소	증가
③ 증가	증가
④ 증가	감소

TIP 냉찜질은 조직의 대사량을 감소시키고 통증인자의 신경전달을 느리게 하여 감소시켜준다.

2 근경련(muscle cramp)에 대한 설명으로 가장 적절한 것은?

① 관절의 퇴화
② 외부 충격에 의한 근손상
③ 통증을 동반하는 불수의적 근수축
④ 운동이 끝나고 24시간 이후 나타나는 근육통

TIP 근경련은 대체로 국소 근육에 대한 통증을 유발시키며 불수의적 수축이 발생된다.

Answer 1.① 2.③

3 여성 운동선수에게 나타날 수 있는 세 가지 증후(female athlete triad syndrome)에 해당하는 것을 〈보기〉에서 모두 고른 것은?

─────── 〈보기〉 ───────

㉠ 우울증(depression)
㉡ 무월경(amenorrhea)
㉢ 골다공증(osteoporosis)
㉣ 자궁내막증(endometriosis)

① ㉠, ㉡   ② ㉡, ㉢
③ ㉠, ㉣   ④ ㉢, ㉣

> **TIP** 여자 선수들에게서는 무월경, 골다공증, 식이장애의 대표적 증후가 발생된다.

4 무릎 퇴행성 관절염에 대한 설명으로 옳은 것을 〈보기〉에서 모두 고른 것은?

─────── 〈보기〉 ───────

㉠ 무릎관절 부상 병력은 퇴행성 관절염 발생확률을 증가시킨다.
㉡ 외측 구획(lateral compartment)의 발생률이 내측(medial) 구획보다 더 높다.
㉢ 넙다리네갈래근(대퇴사두근, quadriceps)의 근위축(atrophy) 혹은 근력저하가 나타난다.
㉣ 퇴행성 연골의 손상은 운동치료를 통해 완치될 수 있으며 일반적인 방법으로 체중감량과 유산소운동이 있다.

① ㉠, ㉡   ② ㉠, ㉢
③ ㉡, ㉣   ④ ㉢, ㉣

> **TIP** ㉡ 외측과 내측 구획은 구조적 변형(내반슬, 외반슬)에 따른 영향이 더 높다.
> ㉣ 퇴행성 연골의 손상은 완치가 아닌 예방 및 재발방지에 따른 보호이다.

Answer 3.② 4.②

5 도수근력평가(manual muscle test)의 등급을 결정하는 요소를 〈보기〉에서 모두 고른 것은?

───────── 〈보기〉 ─────────

ⓐ 최대근력 평가 시 통증 여부
ⓑ 가동범위 평가 시 관절에서 나는 소리 여부
ⓒ 중력(gravity)에 반하는 동작으로 전 가동범위의 움직임 가능 여부
ⓓ 도수저항(manual resistance)을 견뎌내어 근수축에 의한 동작 유지 여부

① ㉠, ㉡   ② ㉡, ㉢
③ ㉠, ㉣   ④ ㉢, ㉣

> **TIP** 도수근력평가의 등급 결정 요소는 통증에 대한 상해 여부와 부적절한 움직임에 따른 관절의 소리를 통하지 않는다.

6 환경적 요인에 의한 질병 및 상해에 관한 내용 중 ①~④에 들어갈 내용으로 옳지 않은 것은?

	기준치	기전	증상 및 징후	처치
저체온증 (hypothermia)	①			
급성 고산병 (acute altitude sickness)				④
잠수병 (decompression sickness)		②		
동상 (frostbite)			③	

① 심부온도 35℃ 이하
② 압력 차이로 만들어진 질소 기포로 인한 혈액순환 방해
③ 간지러움, 감각이상, 화끈거림, 피부변색, 수포생성
④ 수분 섭취 제한

> **TIP** 고산병은 저산소상태의 산소부족 현상에 따른 호흡수 증가에 따른 에너지 활용이 높아 체내 탈수 현상이 나타나므로 적절한 수분 섭취가 꼭 필요하다.

Answer 5.④ 6.④

7 축구 경기 도중 왼쪽 가슴 아랫부분에 심한 충돌이 있었다. 다음 중 〈보기〉와 같은 증상 및 징후를 보이는 선수에서 가장 가능성이 높은 손상은?

―――――― 〈보기〉 ――――――

• 외출혈은 보이지 않고 쇼크 증상도 나타나지 않는다.
• 왼쪽 어깨의 통증을 호소하고 있다(Kehr's sign).

① 충수염(appendicitis)
② 간 좌상(liver contusion)
③ 비장 파열(spleen rupture)
④ 서혜부 탈장(inguinal hernia)

TIP 손상 부위에 대한 해부학적 위치로 보아도 충수염과 서혜부 탈장 부위로 인한 어깨 통증은 크지 않으며 간 좌상은 오른쪽 복부 부위이다.

8 지연성 근육통(delayed onset muscle soreness)에 대한 설명으로 옳은 것을 〈보기〉에서 모두 고른 것은?

―――――― 〈보기〉 ――――――

㉠ 지연성 근육통은 일시적인 칼슘 항상성의 변화를 동반한다.
㉡ 근통증 감각은 C 신경섬유와 $A\beta$ 신경섬유가 전달한다.
㉢ 근육의 신장 정도(% strain)와 지연성 근육통의 크기는 반비례한다.
㉣ 등척성(isometric) 수축 후 발생하는 지연성 근육통의 크기는 신장성 수축에 의한 것보다 작다.

① ㉠, ㉢
② ㉠, ㉣
③ ㉡, ㉢
④ ㉡, ㉣

TIP ㉡ 근통증 감각은 C 신경섬유와 A-△ 통증감각과 관련이 있다.
㉢ 신장의 정도와 지연성 근육통의 통증 크기는 비례한다.

Answer 7.③ 8.②

9 신경학적 검사 중 하나인 깊은 힘줄 반사(deep tendon reflex)를 평가하는 것에 대한 설명으로 옳지 않은 것은?

① 척수에서 반응하는 무조건 반사이다.

② 평가 결과는 0~4까지 다섯 등급으로, 정상등급은 2이다.

③ 신경 뿌리 수준(nerve root level) L1을 평가할 수 있다.

④ 신경 뿌리 수준 C5는 근육피부신경(musculocu- taneous nerve)을 평가한다.

> **TIP** 깊은 힘줄 반사
> ㉠ 평가등급
> • 0 : 반응 없음
> • 1 : 감소된 반응
> • 2 : 정상
> • 3 : 평균보다 빠른 반응
> • 4 : 매우 빠르고 과하게 반응, 주기적 경련
> ㉡ 평가 부위
> • C5, C6 : 위팔두갈래근 힘줄 반사, 위팔노근 반사
> • C6, C7 : 위팔세갈래근 힘줄 반사
> • L2, L3, L4 : 무릎반사
> • S1 : 발목반사

10 어깨뼈 벌림(견갑골 외전, scapular abduction) 동작 시 어깨위팔리듬(견갑상완리듬, scapulohumeral rhythm)에 대한 설명으로 옳지 않은 것은?

① 어깨뼈 위팔리듬에서 오목위팔관절(어깨관절, glenohumeral joint)의 가동범위는 대략 120°이다.

② 0°~30° 범위에서는 주로 오목위팔관절에서 일어난다.

③ 30°~120° 범위에서는 어깨뼈와 위팔뼈(humerus)의 운동비율이 2 : 1 정도로 이루어진다.

④ 어깨뼈는 상방회전(upward rotation)을 한다.

> **TIP** ③ 30°~120° 범위에서는 어깨뼈와 위팔뼈의 운동 비율은 1 : 2로 이루어진다.

Answer 9.③ 10.③

11 〈보기〉는 외부 부하에 의한 조직의 기계적 손상을 나타내는 스트레스-스트레인(stress-strain) 그래프이다. 이에 대한 설명으로 옳지 않은 것은?

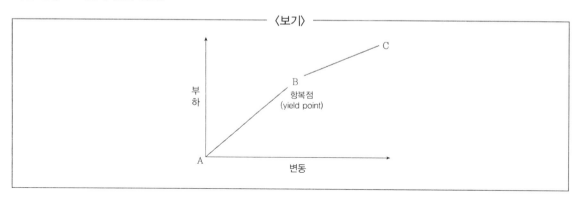

① A-B 구간에서 적용된 부하가 제거되면 조직은 원래의 길이로 돌아간다.

② A-B의 기울기는 경직(stiffness)을 의미하며 부하에 견디는 조직의 능력이다.

③ B 지점을 지나면 부하와 변형은 반비례 관계가 된다.

④ B-C 구간에서는 적용된 부하로 인해 조직의 영구적인 변형이 나타난다.

> **TIP** 부하와 변형은 비례적으로 증가하게 되므로 원래의 복구가 되지 않는 영구적 변형이 발생된다.

12 뒤정강힘줄 기능부전(posterior tibial tendon dysfunction)에 대한 설명으로 옳은 것은?

① 대부분 통증 없이 양측성으로 발생한다.

② 기능을 상실하면 발이 경직되어 뒤꿈치가 들릴 때(heel-off) 발뒤쪽(후족부, hindfoot)이 안쪽번짐(내번, inversion) 된다.

③ 기능을 상실하면 발뒤쪽(후족부, hindfoot)이 불안정해지고, 안쪽 세로활(medial longitudinal arch)을 유지하지 못한다.

④ 기능부전을 확인하기 위한 능동적(active) 근력검사는 중립위치 또는 안쪽번짐(내번, inversion)된 위치에서 가쪽번짐(외번, eversion) 하여 평가한다.

> **TIP** 뒤정강힘줄 기능부전 … 양측성이 나타나지 않으며 부종과 통증이 발생되고 기능 상실로 인한 경직은 발뒤쪽의 가쪽번짐이 발생된다. 기능부전의 확인을 위해서는 가쪽번짐에 대한 저항을 확인하고자 가쪽에서 안쪽번짐 될 수 있도록 진행하여 평가한다.

Answer 11.③ 12.③

13 스포츠 손상으로 나타날 수 있는 경우와 그에 따른 잠재적 병변을 바르게 묶은 것은?

① 느리고 강한 맥박 – 열사병

② 느린 동공 반응 – 뇌손상

③ 눈 주위의 멍(raccoon eyes) – 발작성 간질

④ 입술과 손톱의 청색증(cyanosis) – 인슐린 쇼크

> **TIP** ① 열사병은 체온 상승이 유발되며 맥박이 증가한다.
> ③ 발작성 간질로 인해 의식을 잃게 되거나 운동능력 상실 등이 나타난다.
> ④ 인슐린 쇼크는 혈당의 급격한 저하로 인한 저혈당 쇼크현상(식은땀, 경련, 어지러움)이 나타난다.

14 손상에 대한 조직 반응 중 염증단계(inflammatory phase)의 특성을 〈보기〉에서 모두 고른 것은?

―――― 〈보기〉 ――――

㉠ 혈류량변화
㉡ 육아조직(granulation tissue) 생성
㉢ 섬유증식(fibroplasia)
㉣ 포식작용(phagocytosis)

① ㉠, ㉡　　　　　　　　　　② ㉡, ㉢

③ ㉢, ㉣　　　　　　　　　　④ ㉠, ㉣

> **TIP** 조직반응으로 유아조직의 생성과 섬유증식은 형성기에 발생되는 특성이다.

15 무릎넙다리관절 통증증후군(patellofemoral pain syndrome)의 위험요인으로 옳지 않은 것은?

① 넙다리네갈래근(대퇴사두근, quadriceps)의 근력약화

② 엉덩정강띠(장경인대, iliotibial tract)의 긴장(tightness)

③ 무릎뼈(슬개골, patella)의 비정상 활주(abnormal tracking)

④ 좁은 융기사이부위(intercondylar notch)

> **TIP** 통증증후군은 무릎뼈의 비정상적 활주로 인한 근육 간 불균형이 발생되어 엉덩정강띠의 긴장이 발생된다.

Answer 13.② 14.④ 15.④

16 무릎관절 불안정성(instability)을 평가하는 이학적 검사로 옳지 않은 것은?

① 클락 사인 검사(Clarke sign test)

② 앞쪽 당김 검사(anterior drawer test)

③ 회전 이동 검사(pivot shift test)

④ 바깥굽이 부하 검사(valgus stress test)

> **TIP** 클락 사인 검사는 무릎연골연화증(chondromalacia of the patella)을 평가하는 것이다.

17 요통(low back pain)환자의 운동관리에 대한 설명으로 옳지 않은 것은?

① 요추부 불안정성을 낮추기 위해 허리 폄(extension)과 굽힘(flexion) 운동을 권장한다.

② 척추분리증(spondylolysis)은 과사용 손상의 원인을 제거하거나 척추의 과폄(hyperextension) 정도를 제한해야 한다.

③ 수핵탈출증(herniated of nucleus pulposus) 시 허리 폄 운동을 권장한다.

④ 척추전방전위증(spondylolisthesis)은 허리 폄 운동을 권장한다.

> **TIP** 척추전방전위증(spondylolisthesis)은 허리를 펴는 운동으로 인한 신경압박이 발생되어질 위험이 높으므로 주의가 필요한 움직임 형태이다.

18 안쪽 정강뼈 스트레스 증후군(medial tibial stress syndrome)에 대한 옳은 설명을 〈보기〉에서 모두 고른 것은?

---- 〈보기〉 ----
ㄱ 정강이 안쪽에 통증을 느낀다.
ㄴ 정강뼈 피로 골절(tibia stress fracture)에 의해 일어난다.
ㄷ 운동구획증후군(exertional compartment syndrome)으로 진행될 수 있다.

① ㄱ, ㄴ   ② ㄴ, ㄷ

③ ㄱ, ㄷ   ④ ㄱ, ㄴ, ㄷ

> **TIP** 정강이 안쪽에 통증이 발생되어지고 피로 골절에 의해 일어나며 강한 강도의 운동 이후 발생 빈도가 높으며 지속된다면 운동구획증후군 발생이 우려된다.

Answer 16.① 17.④ 18.④

19 운동 참가 전 실시하는 사전검사에 대한 설명으로 옳지 않은 것은?

① 사전검사는 병력, 이학적 검사, 근골격계 검사, 건강검진 등으로 구성될 수 있다.

② 사전검사 결과는 손상 발생 후 비교할 수 있는 기초 자료로 제공할 수 있다.

③ 사전검사 결과는 요청하면 누구나 볼 수 있다.

④ 사전검사 결과로 운동 손상에 대한 예방대책을 세울 수 있다.

> **TIP** 신체적 검사 결과에 대해서 누구나 신청한다고 해서 열람이 가능하지 않다.

20 재활운동프로그램 구성과 운영에서 고려해야 할 내용으로 옳은 것은?

① 통증과 부종의 감소는 관절가동범위(range of motion)의 증가에 도움이 된다.

② 근력이 증가할 경우 근지구력은 감소하며, 근지구력이 증가할 경우 근력은 감소한다.

③ 유연성과 근력 향상을 위해서는 민첩성(agility)과 협응력(coordination)을 우선적으로 발달시켜야 한다.

④ 유연성, 근지구력, 민첩성이 회복되면 격렬한 운동경기에 바로 복귀할 수 있다.

> **TIP** 근력과 근지구력은 비례하여 증가하며, 유연성과 근력 향상을 통해 민첩성과 협응력을 향상시켜야 한다. 신체적 회복이 이루어졌다면 유사한 경기상황의 경기 참여를 우선하고 격렬한 운동경기에 참여한다.

Answer 19.③ 20.①

6 기능해부학(운동역학 포함)

1 거위발(pes anserineus)을 구성하는 근육들을 바르게 묶은 것은?

① 넙다리빗근(봉공근, sartorius), 두덩정강근(박근, gracilis), 반힘줄근(반건형근, semitendinosus)
② 넙다리빗근(봉공근, sartorius), 두덩정강근(박근, gracilis), 반막모양근(반막상근, semimembranosus)
③ 넙다리두갈래근(대퇴이두근, biceps femoris), 두덩정강근(박근, gracilis), 반힘줄근(반건형근, semitendinosus)
④ 넙다리근막긴장근(대퇴근막장근, tensor fascia latae), 넙다리빗근(봉공근, sartorius), 반막모양근(반막상근, semimembranosus)

> **TIP** 골반뼈 앞쪽의 넙다리빗근과 두덩정강근, 반힘줄근의 넓게 결합되어진 조직막을 이용하여 무릎 내측에 부착되어 있다.

2 투수의 투구 동작 5단계에 대한 설명으로 옳지 않은 것은?

① 코킹단계에서는 앞발을 지면에 접촉하지 않는다.
② 가속단계에서는 어깨안쪽돌림(내측회전, internal rotation)을 담당하는 근육들을 사용한다.
③ 감속단계에서는 어깨가쪽돌림(외측회전, external rotation)을 담당하는 돌림근띠(회전근개, rotator cuff)의 수축이 활발하다.
④ 투구 동작은 '와인드업-코킹-가속-감속-팔로우드로우'의 5단계로 구분된다.

> **TIP** 투수의 투구 코킹단계는 앞발이 지면에 닿는 경우와 닿지 않는 경우로 구분된다.

3 장딴지근(비복근, gastrocnemius)에 대한 설명으로 옳지 않은 것은?

① 발목과 무릎의 자세유지에 관여한다.
② 장딴지근 스트레칭을 위해 무릎을 굽히고 발등굽힘(배측굴곡, dorsiflexion)을 시켜야 한다.
③ 보행주기 동안 발끝을 뗄 때 작용하는 다리를 가속하는데 도움을 준다.
④ 가자미근(soleus)과 합쳐져서 아킬레스힘줄을 형성한다.

> **TIP** 장딴지근 스트레칭을 위해서는 무릎을 펴야 하며 구부린다면 가자미근의 스트레칭이 이루어진다.

Answer 1.① 2.① 3.②

4 어깨벌림(어깨외전, shoulder abduction) 시 모멘트팔 길이에 근거하여 어깨세모근(삼각근, deltoid)의 외전 회전력이 감소하는 동작 구간을 〈보기〉에서 모두 고른 것은?

─────────────────── 〈보기〉 ───────────────────

ⓐ 초기 30° 이하

ⓑ 30° 초과 80° 이하

ⓒ 80° 초과 110° 이하

ⓓ 110° 초과

① ㉠, ㉡

② ㉠, ㉢

③ ㉡, ㉢

④ ㉡, ㉣

TIP 관성모멘트는 $I = mr^2$로써 반지름(r)의 영향을 크게 받게 되며 신체 중심에서의 어깨벌림에 따른 어깨세모근 근육의 길이를 고려하고 분절의 무게중심을 기준하여 거리를 고려해야 한다. 회전력의 감소는 역학적으로 일하지 않아도 되는 정도의 약한 강도이거나 강한 부하의 경우로 구분되어질 수 있으며 두 사례가 ㉠, ㉢이다.

5 목말밑관절(거골하관절, subtalar joint)에서의 가쪽번짐(외번, eversion)에 대한 설명으로 옳은 것은?

① 정상적인 관절의 구조에서 가쪽 번짐(외번, eversion)은 정강뼈(경골, tibia)의 안쪽 돌림(내회전, internal rotation)과 1:2의 비율로 나타난다.

② 가쪽 번짐(외번, eversion)의 원인은 요족(pes cavus)이 될 수 있다.

③ 과도한 가쪽 번짐(외번, eversion)을 방지하는 주된 근육은 앞정강근(전경골근, tibialis anterior)이다.

④ 반복적이고 과도할 경우 정강뼈(경골, tibia) 안쪽과 무릎 통증의 원인이 될 수 있다.

TIP 반복적이고 과도하다면 잦은 가쪽 번짐으로 인한 무릎관절의 보상작용으로 인해 정강뼈 안쪽의 통증이 유발된다.
정상 관절의 가쪽 번짐은 정강뼈의 안쪽돌림이 1:1로 나타나며 편평발의 원인으로 크다고 볼 수 있으며 주된 근육은 뒤정강근이다.

Answer 4.② 5.④

6 〈보기〉는 근수축의 특징을 설명한 것이다. 괄호 안에 들어갈 근수축 형태로 옳은 것은?

─────── 〈보기〉 ───────

가장 큰 힘을 발생시킬 수 있는 근수축의 형태는 (㉠)수축이고, 근육의 수축속도가 빠르면 근력이 증가하는 근수축의 형태는 (㉡)수축이다.

㉠	㉡
① 편심성(eccentric)	동심성(concentric)
② 등척성(isometric)	동심성(concentric)
③ 편심성(eccentric)	편심성(eccentric)
④ 동심성(concentric)	편심성(eccentric)

TIP 가장 큰 힘을 발생시킬 수 있는 근수축의 형태는 편심성(신장성) 수축이고, 수축속도가 빠른 근수축의 형태는 편심성(신장성) 수축이다.

7 야구 배트 스윙 시 파워를 증가시키기 위한 방법으로 가장 적절한 것은?

① 백스윙에서 임팩트까지의 스윙구간에서 관성모멘트를 최대한 줄여 배트의 직선속도를 증가시킨다.

② 근력운동은 스윙메커니즘에 영향을 주지 않으며 스윙속도 증가에도 영향을 미치지 않는다.

③ 배트 스윙 속도 및 배트 끝의 속도를 동일하게 유지할 수 있다면 무거운 배트를 사용하여 파워를 증가시킬 수 있다.

④ 백스윙에서 임팩트까지의 스윙구간에서 팔을 펴고 스윙하여 직선 속도를 증가시킨다.

TIP 배트 스윙 시 파워 증가 방법으로는 $T = F \times d = I \times \alpha$의 토크 공식을 기준하여 배트의 스윙 속도와 배트 끝의 속도를 동일하게 유지한다는 조건이 부합된다면 당연 질량이 커지는 무거운 배트를 사용하는 것이 파워를 증가시킨다.

Answer 6.③ 7.③

8 〈보기〉에서 설명하는 손목 뼈를 바르게 묶은 것은?

─────────────── 〈보기〉 ───────────────

㉠ 두 뼈 사이로 자동맥(척골동맥, ulnar artery)과 자신경(척골신경, ulnar nerve)이 지나감

㉡ 굽힘근육지지띠(flexor retinaculum)를 위한 부착 부위를 제공함

㉢ 자쪽손목굽힘근(척측수근굴근, flexor carpi ulnaris)의 부착 부위를 제공함

㉣ 기용굴(기용관, Guyon's canal)을 이룸

① 갈고리뼈(유구골, hamate),
   콩알뼈(두상골, pisiform)

② 세모뼈(삼각골, triquetrum),
   콩알뼈(두상골, pisiform)

③ 갈고리뼈(유구골, hamate),
   손배뼈(주상골, scaphoid)

④ 콩알뼈(두상골, pisiform),
   손배뼈(주상골, scaphoid)

TIP 손목뼈는 8개(손배뼈, 반달뼈, 세모뼈, 콩알뼈, 큰마름뼈, 작은마름뼈, 알머리뼈, 갈고리뼈)가 있다.

척골동맥

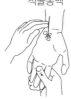

㉠ 손배뼈 : 손뿌리의 노뼈 쪽에 위치, 몸쪽 수근열에서 제일 큰 뼈이며, 모든 손목뼈 중에서 가장 골절이 잘 됨

㉡ 세모뼈 : 몸쪽손뿌리열에 있으며 자뼈봇돌기 바로 아래에 위치 콩알뼈 밑에 있고 손상받기 쉬움

㉢ 갈고리뼈 : 말버리뼈와 세모뼈 사이에 위치, 손의 자쪽가동성 제공

㉣ 콩알뼈 : 세모뼈 바닥쪽 관절면과 느슨하게 연결되어 있으며, 가로손목인대의 부착부위 제공

Answer 8.①

9 〈보기〉는 발목관절복합체(ankle joint complex)에서 발생하는 동작에 대한 설명이다. 괄호 안에 들어갈 용어로 옳은 것은?

―――――――――――――――― 〈보기〉 ――――――――――――――――

- (㉠) 동작을 통해 지면을 차고 나갈 때 발이 고정된 지레 역할을 수행한다.
- (㉡) 동작을 통해 발목관절의 안정성을 높인다.

① ㉠ 엎침(회내, pronation)
　 ㉡ 발등 굽힘(배측굴곡, dorsiflexion)
② ㉠ 뒤침(회외, supination)
　 ㉡ 발등 굽힘(배측굴곡, dorsiflexion)
③ ㉠ 엎침(회내, pronation)
　 ㉡ 발바닥 굽힘(저측굴곡, plantarflexion)
④ ㉠ 뒤침(회외, supination)
　 ㉡ 발바닥 굽힘(저측굴곡, plantarflexion)

TIP 뒤침 동작을 통해 보행의 가속을 위한 중심점을 잡아주어 힘점 작용을 용이하게 할 수 있도록 해주고 발등굽힘을 통한 넓은 기저면과 안정된 편안한 중심이동이 가능하게 하여 발목관절의 부하를 줄여줌으로 안정성을 높여준다.

10 왼쪽 손에 케틀벨(kettle bell)을 들고 오른쪽 한 다리 지지로 평행을 이루는 동안 오른쪽 엉덩관절(고관절, hip joint) 벌림근육(외전근, abductor)에 발생하는 토크값과 방향으로 옳은 것은? (오른손 법칙을 따름, 엉덩관절 전후축 전방으로 향함)

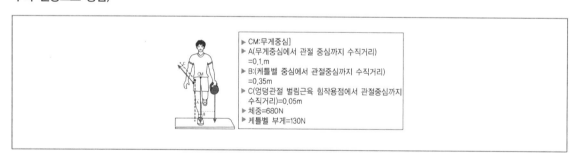

▶ CM:무게중심]
▶ A(무게중심에서 관절 중심까지 수직거리) =0.1.m
▶ B:(케틀벨 중심에서 관절중심까지 수직거리) =0.35m
▶ C(엉덩관절 벌림근육 힘작용점에서 관절중심까지 수직거리)=0.05m
▶ 체중=680N
▶ 케틀벨 부게=130N

① 2,270Nm, 반시계방향
② 2,270Nm, 시계방향
③ 113.5Nm, 반시계방향
④ 113.5Nm, 시계방향

TIP 평행을 이룬다는 것은 외력(케틀벨)과 내력(엉덩관절 벌림근육)이 같다는 것을 의미한다.
외력의 합 = (680N × 0.1) + (130N × 0.35) = 113.5Nm
벌림근육에 발생하는 방향이므로 저항하는 방향의 반시계방향이 아닌 시계방향이다.

Answer 9.② 10.④

11 가로돌기(횡돌기, transverse process)와 연결되는 근육으로 옳지 않은 것은?

① 머리널판근(두판상근, splenius capitis)

② 머리반가시근(두반극근, semispinalis capitis)

③ 돌림근(회전근, rotatores)

④ 뭇갈래근(다열근, multifidus)

> **TIP** 머리널판근은 위목덜미선의 바깥 끝부분과 관자뼈 돌기에 연결되어진다.

12 엉덩관절(고관절, hip joint)의 정렬에 대한 설명으로 옳은 것은?

① 큰돌기(대전자, greater tronchanter)가 골두(head of femur) 보다 전방에 위치하며 두 지점을 연결한 선의 각도가 일반적으로 평균 15°를 유지하면 정상으로 간주한다.

② 과도한 밖굽이엉덩관절(coxa valga)은 넙다리목(대퇴경부, femoral neck) 골절의 위험을 증가시킨다.

③ 앞굽음(anteversion)일 경우 관절의 일치성(관절의 안정성)을 개선하기 위해 서 있을 때 엉덩관절을 안쪽 돌림(internal rotation) 상태로 위치하게 된다.

④ 안굽이엉덩관절(coxa vara)은 정상 경사각(angle of inclination)보다 각도가 크며, 밖굽이엉덩관절(coxa valga)은 정상 경사각보다 각도가 작다.

> **TIP** 큰돌기는 골두보다 후방에 위치하며 넙다리목 골절의 위험 증가는 안굽이엉덩관절(coxa vara)의 형태이며 정상 경사각보다 각도가 작으며 밖굽이엉덩관절(coxa valga)은 정상보다 각도가 크다.

13 하지 근육과 신경지배를 바르게 연결한 것은?

① 긴모음근(장내전근, adductor longus) – 폐쇄신경(obturator nerve)

② 짧은종아리근(단비골근, peroneus brevis) – 깊은종아리신경(심비골신경, deep peroneal nerve)

③ 셋째종아리근(제삼비골근, peroneus tertius) – 얕은종아리신경(표재비골신경, superficial peroneal nerve)

④ 앞정강근(전경골근, tibialis anterior) – 정강신경(경골신경, tibial nerve)

> **TIP** 짧은종아리근(peroneus brevis)은 얕은종아리신경(superficial fibular nerve)의 영향을 받으며 셋째종아리근과 앞정강근은 깊은종아리신경(deep fibular nerve)의 지배를 받는다.

Answer 11.① 12.③ 13.①

14 부리봉우리어깨인대(오훼견봉인대, coracoacromial ligament)에 대한 설명으로 옳지 않은 것은?

① 위팔뼈머리(상완골두, humeral head)가 상향변위(upward displacement)되는 것을 방지한다.

② 장력띠(tension band)로서 근육에 의해 부리돌기(coracoid process)에 발생한 과도한 장력을 분산 시킨다.

③ 오목위팔관절(상완관절, glenohumeral joint)의 기능적 지붕역할을 하는 부리봉우리어깨활 (coracoacromial arch)을 구성한다.

④ 봉우리빗장관절(견봉쇄골관절, acromioclavicular joint)의 안정성에 관여한다.

TIP 봉우리빗장인대(acromioclavicular ligament)가 봉우리빗장관절의 안정성에 관여한다.

15 넙다리 삼각(femoral triangle)에 대한 설명으로 옳은 것을 〈보기〉에서 모두 고른 것은?

─────── 〈보기〉 ───────

㉠ 위쪽은 샅고랑인대(서혜인대, inguinal liga-ment)로 경계를 이룬다.
㉡ 안쪽은 두덩근(치골근, pectineus)으로 경계를 이룬다.
㉢ 가쪽은 넙다리빗근(봉공근, sartorius)으로 경계를 이룬다.
㉣ 궁둥구멍근(이상근, piriformis)이 공간을 지난다.
㉤ 넙다리동맥(대퇴동맥, femoral artery)이 공간을 지난다.
㉥ 넙다리정맥(대퇴정맥, femoral vein)이 공간을 지난다.

① ㉠, ㉡, ㉢, ㉥   ② ㉠, ㉡, ㉤, ㉥

③ ㉡, ㉢, ㉣, ㉤   ④ ㉠, ㉢, ㉤, ㉥

TIP 두덩근(pectineus)과는 경계를 이루지 않으며 궁둥구멍근(piriformis)이 지나지 않은 공간의 해부학적 위치이다.

16 팔이음뼈(shoulder girdle)와 빗장뼈(쇄골, clavicle)를 연결하는데 관여하는 인대로 옳지 않은 것은?

① 마름인대(능형인대, trapezoid ligament)

② 봉우리빗장인대(견봉쇄골인대, acromioclavicular ligament)

③ 원뿔인대(원추인대, conoid ligament)

④ 부리위팔인대(오훼상완인대, coracohumeral ligament)

TIP 부리위팔인대는 팔이음뼈와 어깨뼈를 연결한다.

Answer 14.④ 15.④ 16.④

17 〈보기〉와 같은 하지의 특성을 가지고 있는 경우 보행 입각기 시 엉덩관절(고관절, hip joint)과 목말밑관절(거골하관절, subtalar joint)에서 나타나는 특성을 바르게 묶은 것은?

〈보기〉

㉠ 엉덩관절에서의 트렌델렌버그 사인(Trendelenburg sign)
㉡ 무릎관절에서의 밖굽이무릎(외반슬, genu valgum)

	엉덩관절	목말밑관절
①	벌림(외전, abduction)	가쪽 번짐(외번, eversion)
②	모음(내전, adduction)	가쪽 번짐(외번, eversion)
③	모음(내전, adduction)	안쪽 번짐(내번, inversion)
④	벌림(외전, abduction)	안쪽 번짐(내번, inversion)

TIP 엉덩관절은 보상작용에 의한 모음이 목말밑관절은 가쪽 번짐이 나타난다.

18 기능적 다리길이 검사(functional leg length test)에 대한 설명으로 옳지 않은 것은?

① 해부학적 구조보다는 자세문제로 발생하는 다리길이 차이를 알아보기 위한 방법이다.
② 검사자는 기능적 다리길이 검사를 하기 전에 실제적인 다리길이(true leg length) 차이를 먼저 확인한다.
③ 선 자세에서 위앞엉덩뼈가시(전상장골극, anterior superior iliac spine)에서부터 발목관절의 안쪽복사뼈(안쪽과, medial malleolus)까지를 측정한다.
④ 누운 자세에서 배꼽부터 발목관절의 안쪽복사뼈까지를 측정한다.

TIP 기능적 다리길이 검사는 누워서 진행되어지며 배꼽부터 발목관절의 안쪽복사뼈까지의 길이를 말하고 선 자세에서 ASIS부터 안쪽복사뼈까지는 실제 길이이다.

Answer 17.② 18.③

19 〈보기〉와 같은 특성을 지닌 뼈는?

―――――――――――――― 〈보기〉 ――――――――――

보호기능을 제공하는 근·건 단위에 둘러싸여 있을 뿐 아니라 근·건 단위의 기계적 이점(mechanical advantage)을 높일 수 있다. 그 예로 무릎뼈(슬개골, patella) 등이 이에 속한다.

① 납작뼈(편평골, flat bones)
② 종자뼈(종자골, sesamoid bones)
③ 긴뼈(장골, long bones)
④ 짧은뼈(단골, short bones)

TIP 종자뼈는 대체적으로 관절부위에 위치한다.

20 어깨관절 복합체(shoulder complex)에서 약 180°의 최대 어깨벌림(외전, abduction) 동작이 일어날 때 관절가동범위(range of motion)가 가장 큰 관절은?

① 어깨가슴관절(견갑흉부관절, scapulothoracic joint)
② 봉우리빗장관절(견봉쇄골관절, acromioclavicular joint)
③ 오목위팔관절(상완관절, glenohumeral joint)
④ 복장빗장관절(흉쇄관절, sternoclavicular joint)

TIP 오목위팔관절이 다른 관절과 비교하여도 관절와(glenoid cavity) 모양으로 가동범위가 가장 크게 나타나며 180° 어깨벌림 동작 수행 시 축(axis)이 된다.

Answer 19.② 20.③

1 근육 타박상에 의한 급성염증의 국소증상을 〈보기〉에서 모두 고른 것은?

───── 〈보기〉 ─────

ⓒ 발적(redness)
ⓒ 종창(swelling)
ⓒ 감염(infection)
ⓒ 발열(heat)

① ㉠, ㉡, ㉢
② ㉠, ㉡, ㉣
③ ㉠, ㉢, ㉣
④ ㉡, ㉢, ㉣

TIP 염증 증상 네 가지 … 발적, 발열, 종창, 통증

2 〈보기〉는 관상동맥질환에 의한 심근허혈과 관련된 설명이다. 괄호 안에 들어갈 용어로 옳은 것은?

───── 〈보기〉 ─────

심장근육의 (㉠)이 (㉡)을 초과하는 상태가 지속되면 심장근육의 허혈이 발생한다. 즉, 관상동맥의 혈류가 (㉢)하게 되면 심장기능이 저하될 수 있다.
• 심근경색으로 진행될 가능성이 높다.

	㉠	㉡	㉢
①	산소공급량	산소요구량	증가
②	산소요구량	산소공급량	감소
③	산소공급량	산소요구량	감소
④	산소요구량	산소공급량	증가

TIP 필요한 산소의 공급량에 요구량이 못 미치면 혈류가 감소하게 되고 심장기능이 저하될 수 있다.

Answer 1.② 2.②

3 뼈엉성증(골다공증, osteoporosis)환자의 뼈밀도(골밀도) 증가를 위한 운동 및 약물 처방으로 옳은 설명을 〈보기〉에서 모두 고른 것은?

――――――――――― 〈보기〉 ―――――――――――

⊙ 기계적부하(mechanical loading)가 적용되는 운동을 권장한다.
ⓒ 등골뼈의 강화를 위해 동적인 복근운동(sit-up)을 권장한다.
ⓒ 걷기와 같은 체중지지를 포함하는 전신운동을 권장한다.
ⓔ 칼슘과 비타민 D의 섭취를 권장한다.
ⓜ 뼈밀도 증가를 위해 노인 여성에게 에스트로겐 처방은 권장하지 않는다.

① ⊙, ⓒ, ⓒ
② ⊙, ⓒ, ⓜ
③ ⊙, ⓒ, ⓔ
④ ⓒ, ⓔ, ⓜ

TIP 격렬한 움직임이나 강한 충격을 가하는 운동은 피해야 한다. 척추를 비틀거나 구부리거나 압박하는 동작 역시 피한다. 노년기 여성은 폐경기 이후 에스트로겐 생성 감소가 가장 큰 원인이다.

4 〈보기〉에 제시된 내용과 관련이 있는 질환으로 옳은 것은?

――――――――――― 〈보기〉 ―――――――――――

• 급성관상동맥증후군(acute coronary syndrome)
• 안정 시 흉통(chest pain)
• 관상동맥의 플라크(plaque) 파열과 함께 발생한 혈전증
• 심근경색으로 진행될 가능성이 높다.

① 안정형 협심증   ② 불안정형 협심증
③ 심판막질환   ④ 심내막염

TIP 불안정한 협심증 … 불안정형 심장조임증이라고 하며 허혈성 심장질환중에서도 급성 관상동맥증후군에 속한다. 관상동맥의 동맥 경화판이 갑자기 터지게 되면서 혈전이 생겨 혈관이 막혀 폐쇄가 발생하는 현상을 말한다.

Answer 3.③ 4.②

5 허리원반탈출증(요추 추간판탈출증, herniation of lumbar disc)에 대한 설명으로 옳지 않은 것은?

① 가장 흔한 원인은 비틀림과 압박으로 인한 원반의 전방 돌출(protrusion)이다.

② 디스크탈출은 L4-L5와 L5-S1에서 주로 나타난다

③ 섬유륜(annulus fibrosus)의 변형과 결합력 저하로 인한 균열 및 근력 약화에 의해 발생한다.

④ 장시간 움직이지 않으면 혈액공급 제한으로 디스크의 변성을 초래하여 발생할 수 있다.

TIP 원반의 후방 돌출이 흔한 원인이다.

6 〈보기〉는 공기가슴증(기흉, pneumothorax)의 종류에 대한 설명이다. 괄호 안에 들어갈 용어로 옳은 것은?

─── 〈보기〉 ───

• 건강인에게 특별한 원인이 없어도 (㉠) 공기가슴증은 발병한다.

• 흉곽에 발생한 상처(외상)로 공기가 유입되면 (㉡) 공기가슴증으로 진행된다.

• (㉢) 공기가슴증은 흉강 내에 있는 공기를 배출하지 못해 흉강 내 압력이 점차 높아져 발생된다.

	㉠	㉡	㉢
①	1차성	개방성	폐쇄성
②	2차성	개방성	긴장성
③	1차성	개방성	긴장성
④	2차성	긴장성	폐쇄성

TIP • 1차성 : 건강한 사람에게도 발생
• 2차성 : 기존에 폐질환이 있던 사람에게서 발생
• 외상성 기흉 : 외부로부터의 상해에 의해 발생
• 긴장성 기흉 : 특수한 형태의 기흉

Answer 5.① 6.③

7 혈압과 세포외액의 부피를 조절하는 내분비계 경로를 나타낸 그림이다. 그림의 기관과 경로에 맞게 빈칸에 들어갈 물질의 이름으로 옳은 것은?

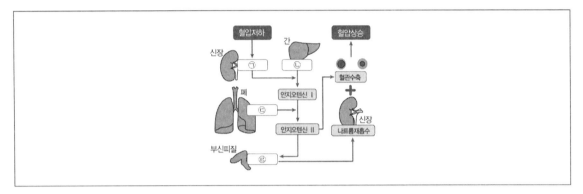

① ㉠ 레닌
    ㉡ 알도스테론
    ㉢ ACE
    ㉣ 안지오텐시노겐

② ㉠ ACE
    ㉡ 안지오텐시노겐
    ㉢ 레닌
    ㉣ 알도스테론

③ ㉠ 레닌
    ㉡ 안지오텐시노겐
    ㉢ ACE
    ㉣ 알도스테론

④ ㉠ ACE
    ㉡ 알도스테론
    ㉢ 레닌
    ㉣ 안지오텐시노겐

TIP • 레닌 : 신장에서 나오는 효소로 레닌-안지오텐신 반응으로 혈압을 조절하는 역할
     • 안지오텐시노겐 : 신장에서 산생되는 레닌에 의해서 효소적 분해를 받고 안지오텐신 I 을 만든다.
     • ACE : 혈압상승
     • 알도스테론 : 부신피질에서 분비되는 대표적인 스테로이드

Answer   7.③

8 급성심근경색에 대한 설명으로 옳지 않은 것은?

① 대표적인 위험요인으로 흡연, 고혈압, 당뇨, 고지혈증 등이 있다.

② 심전도 상 ST 분절 상승과 T파 역위가 진단에 도움이 된다.

③ cTnI(cardiac troponin I)와 cTnT(cardiac troponin T)의 비정상적인 상승이 진단에 도움이 된다.

④ 증상으로는 활동 시 흉통이 악화되고 안정 시 감소된다.

> **TIP** 활동이나 운동과 관계없이 안정 시나 수면 중에서도 일어나며 안정을 취해도 관해 되지 않는다.

9 천식(asthma)에 대한 설명으로 옳은 것은?

① 비정상적인 점액성 분비물에 의한 폐쇄와 감염에 의한 광범위한 기관지 확장이 나타난다.

② 호흡곤란으로 인해 폐내 잔기량 증가와 산증(acidosis)이 나타난다.

③ 천식발작 시 기관지를 확장시키기 위해 베타-2 차단제가 필요하다.

④ 천식의 주요 원인은 내인성 혹은 비아토피성(non-atopic)이며 특히 밤에 증상이 잘 나타난다.

> **TIP** 천식 발작시 기관지 수축이 나타나며, 베타-2 차단제는 수용체를 막아서 천식약이 작용을 못하게 된다. 유전적 요인이나 아토피성 요인이 있으며, 밤이나 이른 아침에 증상이 잘 나타난다.

10 〈보기〉에서 파킨슨병과 관련된 내용으로 옳은 것은?

─── 〈보기〉 ───

㉠ 운동경로 중 피질척수로(corticospinal tract)의 기능장애로 나타난다.

㉡ 동작을 처음 시작할 때 어려움이 있으며, 떨림(tremor) 증상은 수의적 운동 시 사라진다.

㉢ 도파민은 혈액뇌장벽(blood-brain-barrier)을 통과할 수 없으므로 치료제로 전구물질인 L-dopa를 투여한다.

㉣ 흥분성 신경전달물질인 도파민의 과다분비로 근긴장도가 증가한다.

㉤ 자율신경계 기능장애가 나타나며 일부 환자에서 치매가 동반될 수 있다.

① ㉠, ㉡, ㉢

② ㉡, ㉢, ㉣

③ ㉡, ㉢, ㉤

④ ㉢, ㉣, ㉤

> **TIP** 파킨슨병은 도파민 분비신경세포의 손실로 나타나는 질환이다.

Answer 8.④ 9.② 10.③

11 허혈성뇌졸중에 관한 설명으로 적절하지 않은 것은?

① 색전은 큰 동맥의 죽종, 심근경색증, 심방세동, 심내막염, 인공판막 등에 의해 발생할 수 있다.

② 일과성뇌허혈(transient ischemic attack)은 안면감각이상, 저림증, 일시적 언어상실증 등이 나타난다.

③ 뇌경색 손상 후 신경계가 회복됨에 따라 초기에는 이완마비가 나타나고 점차 경련성 마비로 진행된다.

④ 대부분 출혈성뇌졸중보다 뇌에 더 광범위한 손상을 주고 급성기 사망률이 높으며 심각한 2차 손상으로 이어진다.

> **TIP** ④ 출혈성 뇌졸중에 관한 설명이다.

12 〈보기〉는 한국 성인 여성의 공복 시 건강검진 결과이다. 최신 ACSM에서 제시하는 지침에 근거한 설명으로 옳지 않은 것은?

─────────── 〈보기〉 ───────────

• 연령 : 58세
• 체지방율 : 28%
• 복부둘레 : 89cm
• 혈압 : 130mmHg / 94mmHg
• 혈당 : 128mg/dl
• 중성지방 : 140mg/dl
• 저밀도지단백콜레스테롤 : 200mg/dl
• 당화혈색소 : 7%
• 운동을 하지 않는 좌업식 생활 습관

① 당뇨병 전단계를 의심할 수 있다.

② 죽상경화증 심혈관질환의 위험요인은 6개 이상이다.

③ 저밀도지단백콜레스테롤이 기준치를 초과하므로 이상지질혈증에 해당된다.

④ 복부비만과 고혈압에 해당된다.

> **TIP** 공복혈당이 126mg/dl 이상이면 당뇨병으로 진단한다.

Answer 11.④ 12.①

13 울혈성심장기능상실(심부전, congestive heart failure)에 관한 설명으로 옳은 것은?

① 심부전환자는 심근수축력이 저하되어 있어 안정 시 심박수가 낮다.

② 호흡곤란이 있을 때는 편안하게 누운 자세를 취해준다.

③ 우심실 울혈성심장기능상실 초기에는 폐울혈과 전신정맥계 울혈이 나타난다.

④ 좌심실 울혈성심장기능상실에서의 가장 중요한 증상은 호흡곤란이다.

> **TIP** ① 안정 시 심박수가 높다.
> ② 누웠을 때 호흡곤란, 천명, 기침이 심해진다.
> ③ 좌심실 울혈성심장기능상실에 관한 설명이다.

14 양성종양과 악성종양의 특징에 대한 설명으로 옳지 않은 것은?

	양성종양	악성종양
①	잘 분화된 세포로 구성	세포의 분화 정도가 다양함
②	피막이 없음	대부분 피막이 있음
③	국소적으로 존재	주변 조직으로 침투
④	촉진 시 자유롭게 움직임	조직으로 침윤

> **TIP** 양성종양 – 피막이 있음, 악성종양 – 피막이 없음

15 〈보기〉에서 죽상경화증의 병리학적 진행 과정을 올바른 순서대로 나열한 것은?

─────────── 〈보기〉 ───────────

㉠ 지방선조(fatty streak)의 형성

㉡ 플라크(plaque)로 인한 혈관 직경의 감소

㉢ 산화된 저밀도지단백콜레스테롤의 동맥내벽 침착

㉣ 대식세포 증가

㉤ 내피세포 손상

① ㉢→㉡→㉠→㉣→㉤　　　　② ㉢→㉤→㉣→㉠→㉡

③ ㉤→㉢→㉣→㉠→㉡　　　　④ ㉤→㉣→㉢→㉠→㉡

> **TIP** 죽상경화증 진행과정 … 내피세포 손상 → 산화된 저밀도단백질콜레스테롤의 동맥내벽 침착 → 대식세포 증가 → 지방선조의 형성 → 플라크로 인한 혈관 직경의 감소

Answer 13.④ 14.② 15.③

16 알츠하이머 치매의 병태생리학적 설명으로 옳지 않은 것은?

① 대뇌피질과 해마 부위가 현저하게 위축되어 있다.

② 뇌에 베타-아밀로이드(beta-amyloid)가 과도하게 축적되어 있다.

③ 뇌에 노인반(senile plaque)과 신경섬유매듭(neurofibrillary tangle)이 나타난다.

④ 아세틸콜린을 생성하는 신경세포수의 수가 증가하고 도파민을 분비하는 신경세포의 수는 감소한다.

> **TIP** ④ 아세틸콜린, 도파민 모두 감소한다.

17 류마티스성관절염의 증상에 관한 특징으로 옳지 않은 것은?

① 골관절염과는 달리 유전적인 요인이 없다.

② 주로 대칭적으로 관절이 붓고 열이 나거나 피로한 증상이 나타난다.

③ 자가면역 질환이며 아침에 관절강직이 나타난다.

④ 시간이 경과 할수록 전신 관절의 변형으로 운동이 제한된다.

> **TIP** 류마티스성관절염은 유전적인 영향이 있다.

18 서맥(bradycardia)이 나타날 수 있는 가능성이 가장 높은 부정맥은?

① 2도 방실차단(second degree AV block)

② 우각차단(right bundle branch block)

③ 심방조동(atrial flutter)

④ 울프-파킨슨-화이트 증후군(Wolff-Parkinson-White syndrome)

> **TIP** 2도 방실차단 … 동방결절에서 온 전기적 자극이 방실결절에서 심실로 전달되지 않고 때때로 차단되는 것이며, 맥박이 한 번씩 건너뛰는 것을 대상자가 느낄 수 있다.

Answer 19.④ 17.① 18.①

19 제2형 당뇨병 환자의 혈당 조절을 위한 생활습관 및 약물복용에 대한 옳은 설명을 〈보기〉에서 모두 고른 것은?

───── 〈보기〉 ─────

㉠ 전신운동보다는 소근육 위주의 운동을 권장한다.

㉡ 저혈당을 예방하기 위해 혈당수준에 따라 운동 전·후 추가적인 탄수화물섭취를 권장한다.

㉢ 경구혈당강하제는 췌장에서 인슐린 분비를 촉진하거나 인슐린 민감도를 높여주는 역할에 따라 복용 시기가 달라진다.

㉣ 탄수화물 대사의 이상으로 지질대사가 증가하므로 고지방식이를 섭취하도록 권장한다.

① ㉠, ㉡   ② ㉠, ㉢

③ ㉡, ㉢   ④ ㉢, ㉣

> **TIP** 규칙적인 전신운동이 권장되며 알맞은 열량섭취를 위해 총열량을 조절하고 3대 영양소를 균형 있게 배분하여 섭취하도록 한다.

20 목뼈 추간판탈출증(cervical nucleus pulposus extrusion)에 관한 설명으로 옳지 않은 것은?

① 거북목은 목디스크를 유발시키는 원인이 될 수 있다.

② 목근육의 과긴장이나 경직은 추간판에 영향을 주지 않는다.

③ 손저림, 뒷목 뻐근함, 두통 등의 증상이 나타난다.

④ 심할 경우 전신마비를 유발할 수 있다.

> **TIP** ② 경부 부위 근육의 경련성 수축의 원인이 된다.

8 스포츠심리학

1 노화와 관련된 보행 형태의 변화에 대한 설명으로 옳지 않은 것은?

① 보행 속도의 감소

② 양(두)발 지지기의 감소

③ 걸음 길이(보폭)의 감소

④ 팔 앞뒤 흔들림(swing)의 감소

> **TIP** 사람은 노화가 될수록 양발을 지지하는 시간이 감소가 아니라 증가된다.

2 코치가 테니스 서브를 수행한 학생에게 제시하는 보강적 피드백 중, 수행지식(knowledge of performance) 제시의 예로 가장 적절한 것은?

① "이 서브는 목표지점에서 우측으로 20cm 벗어났어."

② "임팩트 때 팔꿈치가 굽혀졌어."

③ "공이 네트를 건드리고 넘어갔어."

④ "잘했어, 바로 그거야."

> **TIP** 수행지식(Knowledge of Performance : KP)은 동작의 유형에 대한 정보를 학습자에게 제공하는 것으로, 운동학적 피드백이라고도 한다. 수행자에게 운동 동작의 폼에 대한 질적인 정보를 제공해 준다. 수행지식을 통해 학습을 효과적으로 성취하기 위해서는 학습자의 주의를 운동수행의 결과에 집중시키기보다는 운동수행의 과정에서 얻을 수 있는 정보에 주의를 기울여야 한다. 수행지식은 언어적 설명, 비디오, 사진 등의 매체나 바이오 피드백 등과 같이 다양한 형태로 정보를 제공할 수 있다.
> ② 동작의 폼에 대한 질적인 정보를 제공하고 있다.

3 데시(Deci, 1975)의 인지평가이론(Cognitive Evaluation Theory)에 따르면, 특정한 상황을 통제적 측면 또는 정보적 측면으로 인식하는가에 따라 내적동기 수준은 변화한다. 그 과정을 순서대로 바르게 나열한 것은?

① 사건→통제적 측면→외적→유능성 감소→내적동기 증가

② 사건→정보적 측면→내적→자결성 증가→내적동기 감소

③ 사건→통제적 측면→부정적→자결성 감소→내적동기 감소

④ 사건→정보적 측면→긍정적→유능성 증가→내적동기 증가

> **TIP** 인지평가이론은 인간은 유능성과 자결성을 느끼려는 본능적인 욕구를 갖고 있다고 전제한다. 사건에 대해서 통제적 측면은 내적과 외적으로 나뉘고 내적이면 자결성과 내적동기가 증가, 외적이면 자결성과 내적동기가 감소한다. 또한 사건에 대해서 정보적 측면은 긍정과 부정으로 나뉘고 긍정이면 유능성과 내적동기 증가, 부정이면 유능성과 내적동기가 감소한다.

Answer 1.② 2.② 3.④

4 대뇌 특정 영역의 활성화를 기록하는 측정 방법으로 옳지 않은 것은?

① 뇌전도(electroencephalogram)

② 뇌자도(magneto-encephalogram)

③ 기능성자기공명영상(functional magnetic resonance imaging)

④ 경두개자기자극(transcranial magnetic stimulation)

> **TIP** 경두개자기자극법(transcranial magnetic stimulation)은 정신, 신경계 질환을 가진 환자에게 치료되는 자극법이다. 저빈도 및 고빈도 자극을 이용하여 대뇌피질의 활성도를 조절하는 비수술적 뇌자극의 방법이다.

5 개인의 신체활동은 개인적, 사회적, 환경적 요인들에 의해 영향을 받거나, 이들 요인 간의 상호작용에 의해 영향을 받는다고 보는 이론(모형)은 무엇인가?

① 사회생태모형(Social Ecological Model)

② 합리적행동이론(Theory of Reasoned Action)

③ 자결성이론(Self-determination Theory)

④ 변화단계모형(Transtheoretical Model)

> **TIP** 통합이론으로서의 사회생태학 이론은 운동실천을 설명하는 지금까지의 이론(변화단계 이론 포함)은 운동 실천이 '개인'의 생각과 감정에 의해 결정되는 것으로 보고 있다. 개인 차원에 해당하는 요소가 운동 실천을 결정하는데 핵심적인 역할을 한다는 것이다. 반면 사회생태학 이론에서는 개인 차원의 요소는 행동에 영향을 주는 여러 수준의 영향 중 하나라고 본다. 사회생태학 이론은 개인 차원의 역할도 물론 중요하지만 물리적 환경, 지역사회, 정부 등 다른 차원의 요인도 고려해야 한다고 본다. 또한 사회생태학 이론은 건강 행동을 설명하고 예측하기 위해 여러 이론을 끌어 오기 때문에 통합이론에 해당한다. 개인 차원, 지역사회 차원, 정부 차원에서 행동변화를 설명하거나 예측하기 위해 기존에 제시된 여러 이론을 동원할 수 있다.

Answer 4.④ 5.①

6 심상훈련(imagery training)의 준비와 실행에 대한 설명으로 옳지 않은 것은?

① 심상훈련이 효과가 있다는 믿음을 가지고 실시한다.

② 조용하고 편안한 장소에서 진행한다.

③ 특정기술에 소요되는 실제 시간보다 짧게 요약하여 시행한다.

④ 선명하고 구체적인 상(image)을 만든다.

> **TIP** 심상의 선명도와 조절력은 매우 중요하다. 선명도는 심상을 할 때, 마음속의 이미지는 실제 이미지와 거의 똑같을수록 좋다. 심상의 선명도가 높으려면 모든 감각이 동원되어야 한다.
> 조절력은 심상을 할 때, 선명한 이미지를 떠올려야 하며, 그 이미지를 원하는 대로 조절할 수 있어야 한다. 선명한 이미지를 떠올릴 수 있지만, 그것이 실수하는 장면이라면 도움이 안된다. 이미지를 원하는 대로 바꿀 수 있는 능력이 조절력이다. 따라서 ③과 같이 특정기술을 실제 시간보다 짧게 요약하기 보다는 실제와 똑같이 선명하게 하고 중요한 포인트를 조절하면서 심상해야 한다.

7 도식이론(Schema Theory ; Schmidt, 1975)에 따른 운동학습 과정에 대한 설명으로 옳지 않은 것은?

① 움직임의 오류 탐지를 위해서는 정확성 참조 준거가 필요하다.

② 결과지식은 움직임의 오류에 관한 정보처리와 상관이 있다.

③ 회상(recall)도식은 직전에 수행한 움직임을 회상해서 움직임 오차를 계산한다.

④ 재인(recognition)도식은 정확성 참조 준거와 유사한 개념이다.

> **TIP** 도식 이론(일반화된 운동 프로그램에 근거한 운동학습, Schmidt, 1975)
> ㉠ 폐쇄회로 이론과 개방회로 이론의 장점만을 통합하여 "일반화된 운동 프로그램"을 근거로 한 도식 이론을 제안하였다.
> ㉡ 빠른 움직임은 개방회로 이론으로, 느린 움직임은 폐쇄회로 이론으로 설명하고자 하는 것이다.
> ㉢ 회상도식 : 현재 수행하고자 하는 운동과 유사한 과거의 운동 결과를 근거로 하여 새로운 운동을 계획할 경우로, 빠른 움직임을 조절하기 위하여 동원된다.
> ㉣ 재인도식 : 피드백 정보를 통하여 잘못된 동작을 평가하고 수정할 경우로, 느린 움직임을 조절하기 위하여 동원된다.

8 운동행동을 설명하는 계획된 행동이론(Theory of Planned Behavior ; Fishbein & Ajzen, 1975)의 주요 구성개념으로 옳지 않은 것은?

① 태도(attitude)

② 의도(intention)

③ 동기(motivation)

④ 행동통제인식(perceived behavioral control)

> **TIP** 계획행동이론은 행동에 대한 태도, 주관적 규범, 행동통제 인식으로 의도를 만들고 그에 따라 행동한다는 이론이다.

Answer 6.③ 7.③ 8.③

9 정보처리 3단계의 관점에서 100m 달리기 스타트의 반응시간이 배구 서브 리시브 상황에서의 반응시간보다 짧은 이유를 옳게 설명한 것은?

① 배구 서브 리시브 상황에서는 자극선택(욕구 구분, stimulus selection) 단계의 소요시간이 상대적으로 길기 때문이다.

② 100m 스타트에서는 자극확인(감각-지각, stimulus identification) 단계의 소요시간이 상대적으로 짧기 때문이다.

③ 배구 서브 리시브 상황에서는 의사결정(반응선택, response selection) 단계의 소요시간이 상대적으로 짧기 때문이다.

④ 100m 스타트에서는 반응계획/준비(운동 프로그래밍, motor programming) 단계의 소요시간이 상대적으로 길기 때문이다.

> **TIP** 정보처리는 감각, 지각 단계 - 반응 선택 단계 - 반응 실행 단계로 이루어진다. 감각, 지각 단계에서는 환경으로부터 많은 정보가 인간의 감각 시스템을 통해 유입되어 병렬적으로 동시에 처리되는데 출발 소리만 듣고 반응하는 것(100m)과 어느 쪽으로 공이 날라 올지 모르는 서브의 공을 받는 리시브 상황(배구)에서는 당연히 100m가 자극 확인이 빠르다.

10 〈보기〉에서 설명하는 자결성이론(Self-determination Theory; Deci & Ryan, 1975)의 하위 구성개념으로 옳은 것은?

─────── 〈보기〉 ───────

현우는 농구를 좋아해서 동아리에 가입하였다. 그러나 얼마 지나지 않아 점점 흥미가 없어져서 동아리 활동을 그만두고 싶었지만, 가족과 동아리 친구들로부터 부정적인 평가를 받기 싫어서 그 활동을 계속하고 있다.

① 의무감규제(introjected regulation) ② 행동규제(behavioral regulation)

③ 무동기(amotivation) ④ 확인규제(identified regulation)

> **TIP** 〈보기〉의 내용은 의무감규제에 해당되는 내용이다.
> ② 행동규제는 외적 보상을 받거나 처벌을 피하기 위해 행동하는 것을 말하며, 외부의 압력 때문에 운동을 하거나 보상을 바라고 운동을 하면 외적규제가 작용하는 것이다. 자결성은 내적동기에서 가장 높고 무동기 쪽으로 갈수록 낮아진다.
> ③ 자결성 이론의 무동기(amotivation)란 동기가 없는 상태, 즉 행동을 하려는 의도가 없는 상태이다. 운동 상황에서 무동기란 운동을 실천할 능력이 없다고, 생각하거나 운동에 가치를 전혀 두지 않는 것을 의미한다. 내적동기와 무동기 사이에 외적동기(exteinsic motivation)가 위치하는데, 외적동기도 세 가지 유형으로 구분하며, 자결성의 수준이 높은 쪽이 확인규제이다.
> ④ 확인규제는 개인적으로 설정한 목표 때문에 행동을 실천하는 것을 말하며, 확인규제가 운동의 동기라면 순수한 즐거움이 아니라 건강증진, 외모 개선 등과 같은 운동 외적 결과를 목표로 한다. 의무감 규제는 자기 스스로 압력을 느껴서 행동하는 것을 의미하며, 운동을 안 하면 죄책감이 느껴지기 때문에 운동을 한다면 여기에 해당된다.

Answer 9.② 10.①

11 운동심리상담 기법에 대한 설명으로 옳지 않은 것은?

① 상담자는 내담자와 공감하고, 내담자의 이야기를 경청하여야 한다.
② 상담자는 내담자의 문제에 대하여 즉각적으로 명확한 해결책을 제시해야 한다.
③ 상담자는 내담자와 신뢰를 형성하여야 한다.
④ 상담자는 내담자의 언어적, 비언어적 메시지 모두에 관심을 기울여야 한다.

> **TIP** 운동심리상담에서 내담자의 문제에 대하여 즉각적이고 명확한 해결책을 제시하기 보다는 관심집중, 경청, 공감적 이해가 중요하다.

12 반두라(Bandura, 1986)의 자기효능감 이론(Self-efficacy Theory)에서 자신감을 높이는 방법으로 옳지 않은 것은?

① 외적동기를 제공한다.
② 간접경험 또는 롤모델을 제공한다.
③ 언어적으로 지지 또는 격려를 해준다.
④ 수행 및 성공경험을 제공한다.

> **TIP** 자기효능감의 4가지 차원
> ㉠ 과거의 수행 : 과거에 유사한 상황에서 성공한 정도를 어떻게 인식하는가를 말한다. 성취경험이라고도 하는데, 자기효능감을 결정하는 가장 중요한 요인이다.
> ㉡ 간접 경험 : 다른 사람이 하는 행동을 관찰하는 것을 말한다. 관찰 대상을 모델이라고도 하며, 관찰에 의한 간접 경험을 모델링(modeling)이라 부르기도 한다.
> ㉢ 언어적 설득 : 자기효능감을 높이기 위해 사용하는 언어적, 비언어적 전략을 통칭하는 개념이다. 주변에서 잘할 수 있다고 격려해 주면 자신감이 생기는 경험을 많이 했을 것이다. 언어적 설득은 해당 분야의 전문가나 주요 타자(배우자, 의사, 트레이너 등)가 해줄 때 효과가 크다.
> ㉣ 신체와 정서 상태 : 신체 상태로 심박수 증가, 손의 땀, 몸의 긴장 등을 들 수 있으며, 운동 중에 느끼는 통증과 피로감도 신체 상태에 해당한다. 이러한 정보는 어떻게 해석하느냐에 따라 자기효능감을 낮출 수도 높일 수도 있다. 마찬가지로 개인이 느끼는 감정도 자기효능감에 영향을 준다.

13 베커(Becker, 1984)의 건강신념모형(Health Belief Model)에 근거한 운동실천 중재전략으로 옳은 것은?

① 신체능력을 고려해야 한다.　　　　② 동기상태를 파악해야 한다.
③ 질병발생의 가능성을 인식시켜야 한다.　　④ 명확한 목표를 설정해야 한다.

> **TIP** 건강신념모형은 자신이 질병이나 장애에 아주 취약하다는 믿음(신념), 질병이나 장애가 매우 심각하다는 믿음, 건강을 증진하려는 행동을 통해 실제로 이득을 얻는다는 믿음, 건강을 증진하려는 행동을 가로막는 장애물을 뛰어넘을 수 있다는 믿음이 클수록 건강을 보호하거나 추구하려는 행동을 더 많이 한다고 예측할 수 있다.

Answer 11.② 12.① 13.③

14 무선(무작위, random)연습이 운동학습을 촉진하는 과정에서 발생하는 맥락간섭 효과를 해석하는 두 가지 가설에 대한 설명으로 옳은 것은?

① 정교화(elaboration) 가설은 연습하고 있는 여러 기술들이 작업기억 안에 동시에 존재한다는 점을 강조한다.

② 정교화 가설은 연습자가 주어진 문제에 대한 해법을 만들어내는 횟수를 강조한다.

③ 망각-재구성(forgetting-reconstruction) 가설은 각각의 기술들이 가진 독특한 특징을 기억하는 것을 강조한다.

④ 망각-재구성 가설은 학습자가 더 많은 휴식을 통해 기억을 재구성할 수 있음을 강조한다.

> **TIP** 맥락간섭 효과(contextual interference effect)는 운동기술을 연습할 때에 다양한 요소들 간의 간섭 현상이 일어나는 것이다. 학습해야 하는 자료와 학습 시간 중간에 개입된 사건이나 경험 사이에 발생하는 갈등으로 인하여 학습이나 기억에 방해를 받는 것을 말한다. 맥락간섭 효과는 연습계획의 방법인 구획연습(blocked practice)과 무선연습(random practice)으로 조절될 수 있다. 구획연습은 과제를 순차적으로 제시하는 방법이고 무선연습은 과제를 무선적으로 제시하는 방법이다.
> ① 무선연습
> ②③④ 구획연습

15 장기기억(long-term memory)의 특징으로 옳지 않은 것은?

① 절차적(procedural) 기억은 운동 상황에서 무엇을 해야 하는지에 관한 정보를 포함한다.

② 장기기억에 정보를 저장하기 위해서는 연습, 반복과 같은 과정이 필요하다.

③ 명제적(서술적, declarative) 기억에 저장된 정보는 인출(retrieval) 과정을 거쳐 작업기억으로 보내진다.

④ 장기기억에 저장되는 정보는 부호화(encoding) 과정을 거친다.

> **TIP** 절차적 기억은 수행하는 운동 과제에 어떤 순서나 절차에 의해서 진행될 때, 사용할 수 있는 정보를 저장한다. 단기기억에 저장된 정보는 다양한 인지적인 처리 과정을 거쳐서 장기기억에 저장된다. 장기기억의 기억용량은 제한이 없으며, 수많은 훈련과 연습을 통하여 언제든지 필요할 때마다 장기기억에 저장된 정보를 사용할 수 있게 된다.

Answer 14.① 15.①

16 강화(reinforcement)에 대한 설명으로 옳지 않은 것은?

① 강화는 어떤 행동이 나타난 다음에 자극을 제시해줌으로써 미래에 그 반응이 나타날 확률을 높이거나 줄여주는 것을 의미한다.

② 강화는 정적강화와 부적강화로 구분한다.

③ 강화는 일반적으로 즉시 제시될수록 그 효과도 커진다.

④ 초보자에게는 강화의 빈도를 낮추고, 숙련자에게는 그 빈도를 높이는 것이 좋다.

> **TIP** 강화의 빈도는 초보자는 강화를 자주 해 주어야 하는 것으로서, 기술을 처음 배우는 단계에서는 바람직한 행동이 일어날 때마다 매번 강화를 해주는 것이 좋다. 숙련자는 강화의 빈도를 낮추어야 하는 것으로서, 점차 기술을 학습함에 따라 간헐적으로 강화를 해준다.

17 운동행동의 변화를 설명하는 단계변화이론(단계적변화모형, Transtheoretical Model ; Prochaska & DiClemente, 1983)에서 개인이 규칙적인 운동참여의 이득(pros)과 손실(cons)을 비교하고 평가하는 구성개념은?

① 자기효능감(self-efficacy)　　　　② 변화의 단계(stage of change)

③ 의사결정균형(decisional balance)　　④ 변화의 과정(processes of change)

> **TIP** 단계변화이론에서 의사결정균형이 혜택과 손실을 구성하는 개념이다. 무관심 단계는 손실이 큰 상태, 관심 단계는 혜택과 손실이 같은 상태를 말하며 준비, 실천, 유지 단계는 손실보다 혜택이 큰 상태를 말한다.

18 〈보기〉에서 설명하는 운동제어-학습 이론은?

> ─────〈보기〉─────
>
> 이 이론은 대뇌 겉질에 저장되어있는 운동 프로그램(motor program)이 인간의 움직임을 생성한다고 주장한다. 그러나 이 이론은 인간이 이전에 경험해 보지 못한 움직임도 수행할 수 있다는 현상을 설명하지 못한다.

① 개방회로이론

② 반사이론

③ 다이나믹 시스템 이론

④ 생태학적 이론

> **TIP** 개방회로이론(운동 프로그램에 근거한 운동학습)은 폐쇄회로이론의 문제점을 해결하기 위한 대안으로 제시된 이론으로서, 피드백이 없어도 인간의 운동은 정상적으로 발생할 수 있다는 것을 검증하였다. 움직임이 발생하기 이전에 뇌에서 동작에 대한 "운동 프로그램(Motor Program)"이 기억되어 있다고 주장한다.

Answer　16.④　17.③　18.①

19 규칙적인 운동의 심리적 효과에 대한 설명으로 옳지 않은 것은?

① 삶의 만족도를 향상하는 데 도움이 된다.

② 근지구력 향상에 효과가 있다.

③ 자신감 및 자긍심을 높이는 데 도움이 된다.

④ 불안을 감소시키는 데 도움이 된다.

> **TIP** ② 건강 관련 체력의 한 요소이다. 건강 관련 체력은 일상생활과 업무, 그리고 여가활동을 활력 있게 수행하고 예상하지 않은 위험으로부터 안전을 확보하는데 필요한 체력이다.

20 첼라두라이와 살레(Chelladurai & Saleh, 1980)가 제시한 지도자 행동유형에 대한 설명으로 옳지 않은 것은?

① 권위적 행동 유형 – 선수에게 항상 일정한 거리를 두고 행동하며, 지도자 자신이 모든 의사를 결정한다.

② 사회적지지 행동 유형 – 지도자가 팀의 긍정적인 분위기를 조성하고, 선수들과 따뜻한 관계를 유지하려고 노력한다.

③ 긍정적 피드백 행동 유형 – 지도자가 선수들의 동기를 부여하는 방법으로 선수들의 성공적인 운동수행에 칭찬을 아끼지 않는다.

④ 훈련과 지시행동 유형 – 지도자가 게임의 전술과 전략, 연습방법, 팀 목표의 의사결정 시 선수에게 많은 참여를 허용한다.

> **TIP** ④ 선수보단 지도자의 의사결정이 큰 유형이다.

Answer 19.② 20.④

1 운동생리학

1 골격근 수축단계에서 아데노신삼인산(ATP)의 가수분해로 나타나는 과정은?

① 액틴(actin)의 결합위치(binding site) 노출

② 십자교(cross-bridge)가 결합위치에서 분리

③ 근형질세망(sarcoplasmic reticulum)에서 칼슘 분비

④ 마이오신 머리(myosin head)가 꺾이며 파워 스트로크(power stroke) 발생

> **TIP** 액틴과 마이오신의 수축과 이완에 의한 골격근의 수축단계에서 마이오신 머리가 액틴을 근절 중앙 쪽으로 당기는 즉, 파워
> 스트로크(Power stroke)에 필요한 에너지는 ATP가 ADP + Pi + 에너지로 가수분해 될 때 나온다.
> ※ 아데노신삼인산이란 동물·식물·미생물 등 모든 생물의 세포 내에 풍부히 존재하는 물질이며, 생물의 에너지대사에서
> 매우 중요한 역할을 하고 있는 물질이다. 아데노신은 아데닌이라는 질소함유 유기화합물에 오탄당(탄소 원자가 5개인
> 탄수화물의 일종)이 결부된 화합물이다. 아데노신에 인산기가 1개가 달려 있으면 아데노신일인산(adenosine
> monophosphate : AMP)이라 하고, 2개 달려 있으면 아데노신이인산(adenosine diphosphate : ADP)이라 한다. 이 ATP의
> 마지막 인산기와 두 번째 인산기는 고에너지 인산결합으로 연결되어 있어서, 이를 보통 화학결합처럼 −으로 표시하지
> 않고 ~와 같이 표시한다. 이것을 고에너지 인산결합이라고 하는 이유는 이 결합 하나가 끊어져 인산기가 떨어져 나가
> 면, 그때 약 7~12kcal/mol의 자유에너지(또는 유리에너지라고도 한다)가 방출되기 때문이다.

2 간에서 포도당 신생합성(gluconeogenesis)의 주요 기질(substrate)이 아닌 것은?

① 콜레스테롤(cholesterol)

② 글리세롤(glycerol)

③ 아미노산(amino acid)

④ 젖산염(lactate)

> **TIP** 포도당 신생합성은 noncarbohydrate로부터 glucose, glycogen을 합성하는 과정을 말한다.
> 주요 기질로는 glucogenic amino acid, lactate, glycerol, propionate 등이 있다.

Answer 1.④ 2.①

3 체중이 70kg인 남성이 〈보기〉와 같은 호흡기능을 가지고 있을 때, 기능잔기용량(functional residual volume, FRV)은?

〈보기〉

- 폐활량(vital capacity) : 5,000mL
- 일회호흡량(tidal volume) : 500mL
- 총폐용량(total lung capacity) : 6,000mL
- 날숨예비량(expiratory reserve volume) : 1,000mL
- 들숨예비량(inspiratory reserve volume) : 3,500mL

① 1,000mL ② 1,500mL

③ 2,000mL ④ 2,500mL

> **TIP** 총폐용량(TLC)＝폐활량(VC)＋잔기량(RLV)
> $6,000 = 5,000 + x$
> $x = 1,000$ 즉, 잔기량은 1,000mL
> 기능잔기용량(FRC)＝호기예비용적(ERV)＋잔기량(RLV)이므로 $1,000 + 1,000 = 2,000mL$

4 일회박출량(stroke volume)에 대한 설명으로 옳지 않은 것은?

① 누운 자세에서 직립 자세로의 변화는 안정 시 일회박출량을 증가시킨다.
② 운동 중 이완기말 용적(end diastolic volume)의 증가가 일회박출량을 증가시킨다.
③ 운동 중 증가된 심실 수축력(ventricular contractility)이 일회박출량을 증가시킨다.
④ 운동 중 평균동맥혈압(mean arterial pressure)의 감소가 일회박출량을 증가시킨다.

> **TIP** 일회박출량은 폐를 한번 쥐어짰을 때 즉 심박수 1회에 혈액을 우리 몸에 흘리는 양을 말한다.
> 누운 자세에서 직립 자세로 변화시켰을 때 하지의 정맥혈량이 증가하고, 일회박출량은 저하되므로 반사적 조정이 없을 경우 심박출량과 동맥혈압이 크게 저하된다.

Answer 3.③ 4.①

5 보어효과(Bohr effect)에 대한 설명으로 옳은 것은?

① 심부체온이 증가함에 따라 산소-헤모글로빈 해리곡선이 우측으로 이동

② 심부체온이 감소함에 따라 산소-헤모글로빈 해리곡선이 좌측으로 이동

③ 혈중 H^+이 증가함에 따라 산소-헤모글로빈 해리곡선이 우측으로 이동

④ 혈중 H^+이 감소함에 따라 산소-헤모글로빈 해리곡선이 좌측으로 이동

> **TIP** 보어효과 … H^+이온이 헤모글로빈의 산소결합력에 미치는 효과로, 높은 농도의 H^+(낮은 pH)는 헤모글로빈의 산소결합력을 저하시키고, 낮은 농도의 H^+(높은 pH)는 산소결합력을 증가시킨다. 혈중 pH의 감소는 산도를 높이므로 산소-헤모글로빈의 결합력을 낮추어 해리곡선은 오른쪽으로 이동한다.

6 마이오글로빈(myoglobin)에 대한 설명으로 옳은 것을 〈보기〉에서 모두 고른 것은?

――――――― 〈보기〉 ―――――――

㉠ 근세포막에서 미토콘드리아로 산소 운반

㉡ 헤모글로빈과 유사한 질량과 분자 구조

㉢ 동일한 정맥혈 산소분압에서 헤모글로빈보다 높은 산소포화도(oxygen saturation)를 가짐

㉣ 동일한 횡단면적의 장딴지근(gastrocnemius muscle) 보다 가자미근(soleus muscle)에 많이 분포

① ㉠, ㉡, ㉢   ② ㉠, ㉡, ㉣

③ ㉠, ㉢, ㉣   ④ ㉡, ㉢, ㉣

> **TIP** 마이오글로빈 … 근육에서 산소를 부착시켜 운반하는 물질로 근육세포 내에서 산소를 운반하는 단백질이다. 마이오글로빈이 많으면 세포에서 산소를 많이 사용하고 산소를 사용할 수 있는 능력이 높아진다.
> 마이오글로빈은 혈액 속의 헤모글로빈과 비슷하여 산소와 결합하며 세포와 미토콘드리아 사이에 산소를 공급하는 역할을 한다. 높은 함량의 마이오글로빈은 모세혈관의 산소를 미토콘드리아에 많이 전달함으로써 근수축이 일어나는 근육에 많은 양의 에너지를 사용할 수 있게 한다. 산소분압이 동일한 조건에서 마이오글로빈이 헤모글로빈보다 산소와 더 잘 결합한다.
> ㉡ 마이오글로빈은 단백질 4차 구조로 헤모글로빈에 비해 산소친화성이 크고, 일산화탄소에 대한 친화성이 낮다. 마이오글로빈은 단일 폴리펩티드 사슬로 존재하며 헤모글로빈은 α사슬, β사슬이 모인 4개의 폴리펩티드 사슬$(\alpha\beta)_2$로 구성되어 있다.

Answer 5.③ 6.③

7 〈보기〉가 설명하는 호르몬은?

〈보기〉

- 운동 중 분비 감소
- 혈당 저하 시 분비 감소
- 췌장의 랑게르한스섬(islets of Langerhans)에서 분비

① 글루카곤(glucagon)
② 에피네프린(epinephrine)
③ 알도스테론(aldosterone)
④ 소마토스타틴(somatostatin)

> **TIP** 소마토스타틴(somatostatin)은 췌장의 랑게르한스섬의 델타(δ) 세포에서 분비되며, 소화단계에서 증가한다.
> 영양소 분자가 순환과정으로 들어가는 속도를 조절하며, 성장 억제 호르몬으로 알려져 있다.
> ㉠ 소마토스타틴은 랑게르한스섬 자체 내에서 인슐린과 글루카곤의 분비를 억제하기 위해 국소적으로 작용한다.
> ㉡ 소마토스타틴은 위, 십이지장, 쓸개의 운동성을 감소시킨다.
> ㉢ 소마토스타틴은 위장관의 분비와 흡수를 모두 감소시킨다.

8 운동 중 분비되는 혈관확장 물질을 〈보기〉에서 모두 고른 것은?

〈보기〉

㉠ 산화질소(nitric oxide, NO)
㉡ 안지오텐신 II(angiotensin II)
㉢ 프로스타사이클린(prostacyclin)

① ㉠, ㉡   ② ㉠, ㉢
③ ㉡, ㉢   ④ ㉠, ㉡, ㉢

> **TIP** 운동 중에는 심장의 일회박출량과 심장 박동수가 증가하면서 심박출량이 증가하게 된다. 이때 일시적인 전신혈관저항의 상승과 평균동맥압의 상승을 동반한다. 지속적이고 장기적인 신체활동 및 운동을 통해서는 안정시의 혈압강하 효과가 나타나게 되는데, 이는 교감신경 활동의 감소, 항염증작용, 혈관내피세포에서 생산되는 산화질소와 프로스타사이클린의 증가와 운동 시에 골격근에서 방출되는 대사물질들의 작용으로 혈관의 평활근이 이완되면서 유발되는 전신혈관 저항의 감소 작용으로 기인한다.

Answer 7.④ 8.②

9 〈보기〉와 같은 운동 중 나타나는 심혈관 유동(cardiovascular drift)에 대한 설명으로 옳지 않은 것은?

─────────────── 〈보기〉 ───────────────

- 20℃에서 VO₂max의 65% 강도로 장시간 달리기
- 심부체온 상승으로 발한량 증가

① 심박수(heart rate) 증가
② 심박출량(cardiac output) 증가
③ 일회박출량(stroke volume) 감소
④ 평균동맥혈압(mean arterial pressure) 감소

> **TIP** 심혈관계 유동
> 일정한 강도에서 장시간 유산소운동을 하거나 고온 환경에서 유산소운동을 하면 일회박출량이 점차 감소하고 심박수는 증가한다. 그리고 심박출량은 유지되며, 동맥혈압은 감소한다. 체열 상실을 위해 확장된 피부 혈관으로 배분되는 심박출량 비율을 점차적으로 증가시켜 심부온도의 증가를 둔화시킨다. 몸을 식히려고 더 많은 혈액을 피부로 이동시킴에 따라 심장으로 돌아오는 혈액이 줄어들면서 전부하가 감소한다. 땀을 흘림으로서 혈장량이 감소하고, 혈장이 모세혈관 막을 통해 주위 조직 안으로 이동하여 혈액량이 줄어든다.

10 장기간 지구성 트레이닝의 효과는?

① 항산화 능력 증가
② 안정 시 심박수 증가
③ 미토콘드리아의 수 감소
④ 최대하 운동 시 지방대사(fat metabolism) 감소

> **TIP** 장기간 지구성 트레이닝의 효과
> ㉠ 최대심박수는 감소하고 1회박출량과 심박출량, 동정맥산소차는 커진다.
> ㉡ 골격근 섬유의 미토콘드리아 함량을 증가시킨다.
> ㉢ 미토콘드리아 수의 증가는 근육의 탄수화물과 지방에 대한 근섬유의 산화능력을 증가시킨다.
> ㉣ 근육 항산화 능력을 향상시킨다.
> ㉤ 운동 중 산염기 균형을 향상시킨다.

Answer 9.② 10.①

11 〈보기〉의 안정 시 심전도 A구간에서 나타나는 특징으로 옳은 것을 모두 고른 것은?

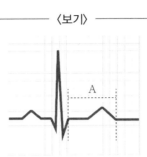

┌─────────────────── 〈보기〉 ───────────────────┐

ⓐ 심방압력(atrial pressure)은 감소 후 증가

ⓑ 심실압력(ventricular pressure)은 증가 후 감소

ⓒ 심실용적(ventricular volume)은 지속적으로 감소

ⓓ 대동맥압력(aortic pressure)은 증가 후 대동맥판막(aortic valve)이 닫힐 때까지 감소

└──┘

① ㄱ
② ㄱ, ㄴ
③ ㄱ, ㄴ, ㄷ
④ ㄱ, ㄴ, ㄷ, ㄹ

TIP

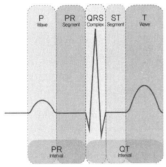

ⓐ PR segment – 방실결절 지연기 : 방실결절에서 활동전위가 지연되는 시간은 P파와 QRS복합군 시작 사이의 시간이다.

ⓑ ST segment : 좌우 심실의 탈분극 종료부터 재분극 시작 전까지의 기간으로 심실이 완전히 탈분극되고 심실 근육세포가 활동전위의 고평부에 있을 때로 QRS와 T파 사이의 기간으로 심실이 완전히 흥분되고 수축되어 심장이 비어 있다.

• 심실압력이 증가하여 대동맥압력보다 커지면, 대동맥판막이 열린다.

• 대동맥압력 곡선이 상승하고 심실의 부피는 급격히 감소한다.

• 심실이 재분극과 함께 이완하면 심실압력은 대동맥압력보다 낮아져 대동맥판막이 닫힌다.

ⓒ TP segment : 심장근이 완전이 재분극되어 안정기에 있고 심실에 혈액이 들어오기 시작할 때로 T파 후 와 다음 P파 사이이며 심실의 휴면 상태 중 심실에 피가 차고 있을 때 생긴다.

12 운동 중 발한에 의한 열손실을 설명한 것으로 옳지 않은 것은?

① 피부의 노출면적이 넓은수록 열손실 증가

② 대기의 수증기압(vapor pressure)이 높을수록 열손실 증가

③ 바람(wind)은 대류(convection)와 증발에 의한 열손실 촉진

④ 동일한 기온에서 상대습도(relative humidity)가 높을수록 열손실 감소

> **TIP** 열손실
> ㉠ 복사 : 적외선 형태의 열손실, 한 물체의 표면에서 다른 물체의 표면으로의 물리적 접촉이 없는 열전달. 적정 환경에서 안정 시 열손실의 60%는 복사를 통해서 나타남. 피부와 주변 물체와의 온도차에 의해 발생
> ㉡ 전도 : 차가운 물체와 인체가 접촉될 때 차가운 물체의 분자로 열이 이동하는 것
> ㉢ 대류 : 열이 인체와 접촉한 공기나 물 분자에 전달되는 전도적 열손실의 형태로 선풍기를 예로 들 수 있음. 공기에 비해 물의 냉각효과가 약 25배나 더 큼
> ㉣ 증발 : 안정 시 열손실 효율성이 약 25%이지만, 최적 환경 이하의 조건에서 운동 중 열손실의 가장 중요한 것. 피부와 공기의 수증기압의 차이로 발생
> ㉤ 높은 상대습도는 피부와 환경 사이의 수증기압 차이를 감소시키기 때문에 증발이 제한. 피부와 대기 수증기압 차이가 크면 증발이 많이 일어남
> ㉥ 환경에 노출된 피부 표면의 양이 많을수록 열손실 증가

13 미토콘드리아에서 일어나는 대사과정을 〈보기〉에서 모두 고른 것은?

―――――――――――――― 〈보기〉 ――――――――――――――

㉠ 포스파전(phosphagen) 시스템

㉡ 젖산시스템(lactic acid system)

㉢ 시트르산 회로(citric acid cycle)

㉣ 전자전달계(electron transport chain)

① ㉠, ㉡　　　　　　　　　　　　　② ㉢, ㉣

③ ㉡, ㉢　　　　　　　　　　　　　④ ㉠, ㉣

> **TIP** 우리가 섭취한 음식물은 피루브산과 지방산으로 미토콘드리아에 흡수되어 아세틸CoA로 분해되고 시트르산 회로에 의해 NAD^+가 NADH로 환원된다. 산화적 인산화과정에서는 NADH에서 생긴 고에너지 전자(e^-)가 전자전달계(Electron transport chain)를 통과하여 산소분자로 전달되며, 이 전자전달에 의해 내막 안팎에서 양성자 구배가 형성됨으로써, 이것이 ATP 합성효소에 의해 ATP를 생성하는데 이용된다.
> 1개의 포도당 분자는 해당과정 및 미토콘드리아 내의 시트르산 회로를 통해 4ATP, 10NADH, 2FADH₂를 만들고 다시 전자전달계 및 산화적 인산화 과정을 거치면서 총 38분자의 ATP로 전환되게 된다.

Answer 12.② 13.②

14 해수면과 비교하여 해발 2,300m 환경에서 나타나는 생리적 반응으로 옳지 않은 것은?

① 동일한 최대하 절대 운동강도에서 심박수 증가

② 동일한 최대하 절대 운동강도에서 환기량 증가

③ 안정 시 동맥–정맥 산소 차이($a-\bar{v}O_2$ diff) 증가

④ 안정 시 기초대사율(basal metabolic rate) 증가

> **TIP** 고지대에서는 낮은 대기압으로 인해 동맥혈에서 운반되는 산소의 양이 제한되므로 근육으로의 산소 운반 감소가 제한되며
> 지구력과 VO_{2MAX}가 감소한다. 즉, 고도가 높을수록 지구력과 VO_{2MAX}의 감소가 크다. 또한 심박수와 호흡이 증가하게 된다.

15 〈보기〉의 자율신경을 통한 혈당량 조절 경로에서 옳은 설명을 모두 고른 것은?

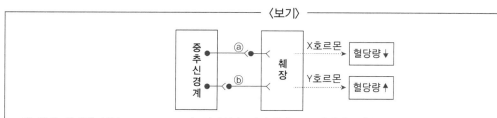

⊙ ⓐ의 신경절이후(postganglionic) 신경섬유 말단에서 노르에피네프린(noreponephrine)이 분비된다.

ⓛ ⓑ의 신경절이전(preganglionic) 신경섬유의 세포체는 척수의 백질(white mattter)에 존재한다.

ⓒ ⓐ와 ⓑ의 신경절이전(preganglionic) 신경섬유 말단에서 분비되는 신경전달물질은 같다.

ⓔ X호르몬은 췌장의 베타(β)세포에서, Y호르몬은 알파(α)세포에서 분비된다.

① ⊙, ⓛ   ② ⓛ, ⓒ

③ ⓒ, ⓔ   ④ ⊙, ⓔ

> **TIP** 자율신경을 통한 혈당량 조절 경로를 보면 ⓐ는 부교감신경, ⓑ는 교감신경, X호르몬은 인슐린, Y호르몬은 글루카곤임을
> 알 수 있다.
> 〈보기〉의 경로를 통하여 부교감신경과 인슐린의 작용으로 혈당량은 감소한다. 교감신경과 글루카곤, 에피네프린, 당질 코르
> 티코이드 작용으로 인해 혈당량은 증가한다.

Answer   14.③   15.③

16 장기간 근력 트레이닝의 효과는?

① 근원섬유(myofibrils) 수의 증가로 근비대 발생

② 운동신경의 발화빈도(firing rate)가 지속적으로 증가

③ 골격근 내 항산화효소(antioxidant enzymes) 활성도 감소

④ mTOR(mammalian target of rapamycin)가 억제되어 근비대 발생

> **TIP** 지속적인 무산소적 근력 트레이닝은 오랜 기간을 거쳐 근비대를 만들어내며, 또한 근력과 근지구력에도 영향을 준다. 근비대는 근력 트레이닝외 짧은 기간, 높은 강도의 무산소적 운동을 통해 증가될 수 있다.
> 저강도, 오랜 기간, 유산소적 운동은 일반적으로 효과적인 조직비대를 일으키지 못한다. 그 대신 지구력 운동선수는 근육 내에 지방과 탄수화물의 저장능력 그리고 신생혈관을 증진시킬 수 있다.

17 〈표〉에서 근수축 시 골격근 섬유(fiber)의 미세구조 길이 변화에 대한 설명으로 옳지 않은 것은?

구분	수축 전	수축 중
㉠-대(band)	$1.0\mu m$	$0.5\mu m$
㉡-대(band)	$2.0\mu m$	$2.0\mu m$

① ㉠-대에는 티틴(titin)이 존재

② ㉠-대에는 M선(M-line)이 존재

③ ㉡-대에는 H구역(H-zone)이 존재

④ ㉡-대에는 액틴(actin)과 마이오신(myosin)이 모두 존재

> **TIP**
>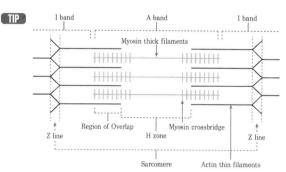
>
> 근원섬유는 액틴과 마이오신으로 구성되어 있으며, 가는 필라멘트를 액틴, 굵은 필라멘트를 마이오신이라 한다. 근원섬유 한 단위를 근절이라고 하며, 액틴만 존재하는 부위를 I대, 액틴과 마이오신이 모두 존재하는 부위를 A대, 마이오신만 존재하는 부위를 H대라고 한다.
> 수축 시 액틴만 움직이는 I대는 짧아질 수 있으며, A대는 수축을 하여도 길이는 그대로이다.
> 문제에서 보면 수축 전, 후 길이 변화로 인하여 ㉠은 I대, ㉡은 A대에 해당함을 알 수 있다.

Answer 16.① 17.②

18 〈보기〉는 인체에서 포도당이 분해되는 과정이다. 옳은 것을 모두 고른 것은?

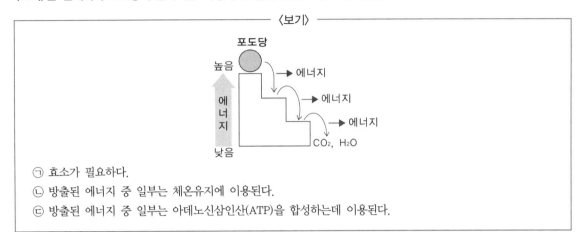

─────────── 〈보기〉 ───────────

포도당

높음

에
너
지

낮음

→ 에너지

→ 에너지

→ 에너지

CO_2, H_2O

㉠ 효소가 필요하다.
㉡ 방출된 에너지 중 일부는 체온유지에 이용된다.
㉢ 방출된 에너지 중 일부는 아데노신삼인산(ATP)을 합성하는데 이용된다.

① ㉠, ㉡

② ㉡, ㉢

③ ㉠, ㉢

④ ㉠, ㉡, ㉢

TIP 포도당 대사란 포도당이 해당과정과 TCA 회로를 거쳐 CO_2로 산화되는 과정을 말하며 이때 포도당 1몰이 산화되면 6몰의 CO_2가 생성되며 전자전달계의 과정을 거치면서 38몰의 ATP가 생성되는데 이만한 양의 ATP는 반응의 전체 자유에너지 변화량의 약 40%에 해당한다.

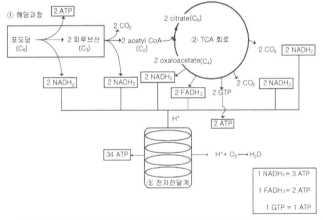

포도당과 같은 유기물의 호기성조건하에서의 분해는 그림에서처럼 다음의 세 가지 단계로 생각될 수 있다.
㉠ 해당과정 : 포도당이 피루브산으로 분해되는 EMP(Embden–Meyerhof–Parnas) 경로
㉡ TCA(tricarboxylic acid) 회로 : 피루브산을 CO_2와 $NADH_2$ 및 $FADH_2$로 전환하는 과정
㉢ 전자전달체인 $NADH_2$로부터 전자를 수용체에 전달함으로써 ATP를 생성시키는 호흡과정 포도당 대사는 위의 과정들을 거치며 CO_2로 산화되는 과정을 말하며 이때 포도당 1몰이 산화되면 6몰의 CO_2가 생성되며 전자전달계의 과정을 거치면서 38몰의 ATP가 생성된다. 진핵생물의 경우 해당과정은 원형질(cytoplasm) 내에서 일어나지만 TCA회로와 전자전달계는 미토콘드리아 내의 메트릭스에서 일어난다. 원핵생물의 경우 위 반응들은 막에 부착되어 있는 효소들에 의해 진행된다.

Answer 18.④

19 〈보기〉가 설명하는 것은?

〈보기〉

출산 임박 시 태아의 머리가 자궁경부를 압박→자궁경부의 압력 증가→감각수용기 자극→뇌하수체에서 옥시토신(oxytocin) 분비→더 강한 자궁수축→출산

① 프랭크-스탈링 기전(Frnak-Starling mechanism) ② 실무율 법칙(all-or-none law)
③ 양성되먹임(positive feedback) ④ 항정상태(steady state)

> **TIP** ① 심장의 stroke volume은 심장에 피가 얼마나 찼는가에 비례한다. 즉 더 많은 양의 혈액이 심실을 채우게 되면 이것이 심장의 벽을 늘이게 되며 다시 심장의 수축력을 증가시켜 수축기에 심장에서 대동맥으로 펌핑되는 혈액의 양이 증가하게 된다는 것으로 심실로 흘러들어온 혈액량의 증가로 심근세포가 더 늘어나게 되면 근육은 더 큰 힘으로 수축을 하기 때문에 일어나는 현상
> ② 생물이 어떤 자극을 감지할 때는 일정 크기 이상의 자극을 가해주어야 하며, 자극을 느낄 수 있는 일정 크기 이상의 자극이 주어지면 반응의 크기는 한 최댓값을 유지하며 더 이상 커지지 않고 일정한 값을 갖는다는 법칙
> ④ 신체의 요구에 따른 반응의 균형, 생리학적으로 변하지 않고 일정한 상태를 유지하는 것

20 〈보기〉의 정보를 이용하여 추정한 분당 페포환기량(alveolar ventilation, V_A)은?

〈보기〉

- 나이 : 25세
- 성별 : 남성
- 체중 : 70kg
- 분당호흡수 : 20회
- 사강(dead space) : 150mL
- 1회호흡량(tidal volume) : 250mL
- 1초노력날숨폐활량(forced expiratory volume in 1 second, FEV1) : 4,000mL

① 4,700mL ② 4,750mL
③ 4,800mL ④ 4,850mL

> **TIP** 분당 페포환기량을 구하기 전에 미리 분당 환기량을 구해야 한다.
> 분당환기량=1회호흡량×분당호흡수이므로
> $250 \times 20 = 5,000$ mL
> 분당 페포환기량=분당환기량−분당사강환기량이므로
> $5,000 - 150 = 4,850$ mL

Answer 19.③ 20.④

1 폐기능 검사 항목으로 적절하지 않은 것은?

① 최대수의환기량(maximal voluntary ventilation, MVV)

② 강제폐활량(forced vital capacity, FVC)

③ 안정시심박수(resting heart rate, HRrest)

④ 최대날숨유량(peak expiratory flow, PEF)

> **TIP** 폐기능 검사 항목
> ㉠ 강제폐활량(FVC)
> ㉡ 일초 시 강제호기량(FEV1)
> ㉢ 노력성 호기중간유량(FEF)
> ㉣ 1회호흡량(TV)
> ㉤ 호기보유량(ERV)
> ㉥ 잔기량(RV)
> ㉦ 흡기보유량(IRV)
> ㉧ 잔폐용량(TLC)
> ㉨ 기능적 잔기량(FRC)
> ㉩ 폐활량(VC)
> ㉪ 흡기용량(IC)
> ㉫ 최대수의환기량(MVV)
> ㉬ 최대날숨유량(PEF)

2 운동관련 심장사고 예방 및 처치를 위한 설명으로 적절하지 않은 것은?

① 좌업생활인은 운동참여 전 검사에 참여해야 한다.

② 건강운동관리사는 심폐소생술 및 응급처치 능력을 갖추어야 한다.

③ 건강운동관리사는 운동관련 사고에 대한 병리적 상태를 숙지해야 한다.

④ 운동선수들은 대한체육회 선수등록 확인으로 사전 검사를 면제받을 수 있다.

> **TIP** 강한 운동을 하게 되면 아드레날린 호르몬이 증가되어 심박수와 혈압이 급격히 상승하게 되고 잠재적으로 전해질(소듐/포타슘)의 불균형을 초래하게 됨으로써 심근허혈(심장근육에 산소부족)과 치명적인 심장부정맥이 발생될 가능성이 높다. 그러나 심장질환이 없는 사람들의 경우에는 이러한 위험성이 생길 가능성은 극히 낮으나 허혈성심질환이나 비정상적인 관상동맥을 가진 운동선수들의 경우에는 이러한 위험성이 나타날 가능성이 상당히 높게 된다.
> 운동선수들은 가슴과 복부의 통증, 가슴의 불편, 어지러움, 심계항진(맥박이 불규칙하게 뛰고 빠르게 뜀) 등을 한 번이라도 경험한 경우 사전에 미리 병원을 방문하여 심혈관계 정밀진단을 받는 게 좋고, 이러한 검사로는 안정 시 심전도와 24시간 홀터 심전도, 그리고 심장초음파와 운동부하검사 등이 포함된다.

Answer 1.③ 2.④

3 최신 ACSM의 운동참여 전 검사 알고리즘 항목으로 적절하지 않은 것은?

① 규칙적인 운동 유무

② 저, 중, 고위험 분류

③ 운동참여 시 운동강도

④ 심혈관 질환 등의 증상 및 징후

TIP 운동참여 전 검사 알고리즘 항목
ㄱ 알고리즘 스크리닝은 참가자가 현재 규칙적으로 운동을 하는지 혹은 하지 않는지를 구분하면서 시작된다. 이 의도는, 심혈관 체계에 불균형을 유발하고 위험을 증가시킬 수 있는 규칙적인 신체 활동에 익숙하지 않은 사람들을 좀 더 잘 찾아내기 위해서이다.
ㄴ 현재 운동하는 사람으로 분류된 참여자들은 과거 3개월 동안 계획된 신체활동을 적어도 30분 동안 주에 3회 또는 그 이상 중강도 이상으로 수행한 과거력이 있어야 한다.
ㄷ 분류의 다음 단계는 심혈관, 대사성, 신장 질환 또는 심장/말초혈관, 뇌혈관 질환, 1형/2형 당뇨, 신장 질환의 증상들을 갖고 있는 사람들을 확인하는 것이다.
ㄹ 참여 전 스크리닝 과정 동안, 참가자들은 의사 또는 다른 자격을 갖춘 건강관리 전문가가 진단한 적이 있는지를 반드시 질문 받아야 한다. 참여 전 건강 스크리닝 고혈압은 심혈관 질환 위험 요소로 고려되어져야 하지만 심장 질환은 아니다.
ㅁ 일단 개개인의 질병 상태는 확인되면, 이러한 질병이 의심되는 증상들에 관심을 두어야 한다. 운동 참여자들은, 사전참여 건강 스크리닝을 위한 심장혈관, 대사성, 신장 질환의 걱정들은 존재하나 진단되지 않을 수 있다. 이러한 사람들을 좀더 확인하기 위해서, 이러한 질환이 의심되는 증상 또는 징후들의 존재 여부를 위해 참가자들은 반드시 검진되어져야 한다.

4 〈보기〉의 최신 ACSM에서 제시한 안정 시 혈압측정에 대한 설명으로 적절하지 않은 것을 모두 고른 것은?

─── 〈보기〉 ───

ㄱ 통상적으로 최소한 2회 측정하고 높은 수치를 사용한다.
ㄴ 3~5mmHg · sec^{-1}의 속도로 측정기의 압력을 천천히 내린다.
ㄷ 가면고혈압(masked hypertension)은 병원에서만 고혈압 증상이 나타난다.
ㄹ 측정 시 팔의 위치가 심장보다 높으면 혈압은 심장 위치에서의 측정값보다 낮게 나타난다.

① ㄱ, ㄴ, ㄷ

② ㄱ, ㄴ, ㄹ

③ ㄴ, ㄷ, ㄹ

④ ㄱ, ㄷ, ㄹ

TIP ㄱ 최소 2분의 간격을 두고 적어도 2번 이상 혈압을 측정하여 평균해야 한다.
ㄴ 2~3mmHg · sec^{-1}의 속도로 측정기의 압력을 천천히 내린다.
ㄷ 가면고혈압은 집에서 측정하였을 때에는 고혈압으로 인지되지만 병원 진료 시에는 발견되지 않는 고혈압을 말한다.

Answer 3.② 4.①

5 〈보기〉의 최신 ACSM에서 제시한 1.5마일(2.4km)달리기/걷기 검사를 통해 산출되는 최대산소섭취량은?

> ──────────── 〈보기〉 ────────────
>
> • 성별 : 남성
> • 체중 : 78kg
> • 체지방률 : 25%
> • 1.5마일을 달리는데 걸린 시간 : 12분 30초
>
> 최대산소섭취량$(m\ell \cdot kmin^{-1})$=3.5+483/1.5마일 소요시간(min)

① $42.14m\ell \cdot kg^{-1} \cdot min^{-1}$　　　　② $42.77m\ell \cdot kg^{-1} \cdot min^{-1}$

③ $38.92m\ell \cdot kg^{-1} \cdot min^{-1}$　　　　④ $39.55m\ell \cdot kg^{-1} \cdot min^{-1}$

TIP 최대산소섭취량

$$= 3.5 + \frac{483}{12.5} = 42.14 m\ell \cdot kg^{-1} \cdot min^{-1}$$

6 규칙적인 신체활동의 건강상 이점에 대한 설명으로 적절하지 않은 것은?

① 인지 기능 개선
② 혈소판 응집성 증가
③ 당 내성 증가
④ 암 발병률의 감소

TIP 규칙적인 신체활동과 운동의 이점
　㉠ 심혈관 기능 및 호흡기능 향상
　　• 중추 및 말초 적용의 결과로 일어난 최대산소섭취량의 증가
　　• 절대적 최대하 부하강도에서 분당호흡량, 심근 산소소비량, 심박수와 혈압 감소
　　• 골격근의 모세혈관 밀도 증가
　　• 혈액 내 젖산축적에 대한 운동역치 증가
　㉡ 심혈관질환 위험요인 감소
　　• 안정시 수축기/이완기 혈압 감소
　　• 혈청 고농도 저단백 콜레스테롤 증가와 혈청 중성지방 감소
　　• 전체 체지방 감소 및 복부지방 감소
　　• 인슐린 요구도 감소, 당 내성 증가
　　• 혈소판 부착성과 응집성 감소
　㉢ 이환율과 사망률 감소
　㉣ 인지 기능 개선
　㉤ 불안과 우울증 감소

Answer　5.①　6.②

7 〈보기〉에서 체력검사에 대한 설명으로 적절한 것을 모두 고른 것은?

─────── 〈보기〉 ───────

ⓐ 운동자각도(RPE)는 개인 편차가 크기 때문에 적용시 주의가 필요하다.
ⓑ 유방암 환자는 상체 운동 전에 팔과 어깨에 대한 건강 체력 검사를 권고한다.
ⓒ 퀸스대학(Queens College)스텝검사는 분당 28스텝의 속도로 3분 동안 실시한다.
ⓓ 척수 손상 환자는 사각형 코트를 도는 수정된 L'eger와 Boucher 셔틀검사를 권고한다.

① ⓐ, ⓑ, ⓒ

② ⓐ, ⓑ, ⓓ

③ ⓑ, ⓒ, ⓓ

④ ⓐ, ⓒ, ⓓ

TIP ⓒ 퀸스대학 스텝테스트는 남자는 높이가 43.18cm, 여자는 높이가 40.64cm 정도 되는 장애물 앞에서 하버드 스텝테스트와 동일한 네 단계로서 스텝을 실시하며, 남자는 분당 24회, 여자는 22회를 3분간 실시한 후 회복기 5~15초 사이의 10초간 평균 심박수를 구하고 공식에 대입하여 최대산소섭취량(VO₂max)을 계산한다.

8 〈보기〉의 최신 ACSM에서 제시한 노인의 체력검사 측정순서로 가장 적절한 것은?

─────── 〈보기〉 ───────

ⓐ 30초 의자 앉았다 일어서기(30-second chair stand)
ⓑ 체지방률(%fat) 측정
ⓒ 2분 제자리걷기(2-minute step in place)
ⓓ 의자앉아윗몸앞으로굽히기(chair sit and reach)

① ⓑ→ⓐ→ⓒ→ⓓ

② ⓑ→ⓒ→ⓐ→ⓓ

③ ⓓ→ⓑ→ⓐ→ⓒ

④ ⓓ→ⓑ→ⓒ→ⓐ

TIP 노인체력검사 측정순서
ⓐ 신체조성 : 신장, 체중, 체질량지수, 체지방률
ⓑ 심폐지구력 : 6분 걷기, 2분 제자리걷기
ⓒ 상지 근기능 : 상대 악력
ⓓ 하지 근기능 : 30초 의자 앉았다 일어서기
ⓔ 유연성 : 앉아윗몸앞으로굽히기
ⓕ 평형성 : 의자에 앉아 3m 표적 돌아오기
ⓖ 협응력 : 8자 보행

Answer 7.② 8.②

9 〈보기〉에서 최신 ACSM 기준에 따른 심혈관질환 위험요인 개수는?

─────────────── 〈보기〉 ───────────────

- 49세 비흡연자 여성
- 현재 경구 피임약 복용
- 규칙적인 운동을 하지 않음
- 신장 : 165cm
- 체중 : 85kg
- 안정시 심박수 : 73bpm
- 공복혈당 : 98mg · dL^{-1}
- 안정시 혈압 : 수축기 124mmHg, 이완기 78mmHg
- 총콜레스테롤 : 211mg · dL^{-1}
- LDL−C : 132mg · dL^{-1}
- HDL−C : 63mg · dL^{-1}
- 어머니는 2형 당뇨병 질환이 있었으며 심장마비로 64세에 사망
- 아버지는 생존해있으며 심혈관질환은 없음

① 1개　　　　　　　　　　　② 2개
③ 3개　　　　　　　　　　　④ 4개

TIP 심혈관질환 위험요인
　㉠ 나이 : 남자 45세 이상, 여자 55세 이상
　㉡ 가족력 : 심근경색, 관상동맥 재생 또는 부계나 남자 직계가족 중 55세 이전 급사한 이력, 모계나 다른 여성 직계가족 중 65세 이전에 급사한 가족력
　㉢ 흡연 : 현재 흡연 중이거나 과거 6개월 이내 금연한 자, 간접흡연에 노출된 자
　㉣ 고혈압 : 2회 이상으로 수축기 혈압/이완기 혈압 140mmHg/90mmHg 이상이거나 항고혈압제 복용중
　㉤ 이상지질혈증 : LDL−C 130mg/dl 이상 혹은 HDL−C 40mg/dl 이하 혹은 TC 200mg/dl 이상이거나 지질개전약물을 투약중
　㉥ 공복혈당 : 2회 이상 측정으로 공복시 혈당이 100mg/dl 이상
　㉦ 비만 : BMI가 30kg/m^{2}인 경우
　㉧ 좌식생활 : 최소 3개월 동안 주 3일, 1회 운동 시 30분 이상 중강도 운동을 하지 않은 경우

10 A 회원의 체력측정 검사 결과에서 상대적으로 가장 우수한 체력 요소는? (단, 정상분포를 가정함)

〈체력측정 검사 결과〉

검사항목(단위)	A회원 측정값	회원전체 평균	회원전체 표준편차
1분간 윗몸일으키기(회)	40	28	5
앉아윗몸앞으로 굽히기(cm)	15	20	4
눈감고외발서기(초)	35	25	5
12분 달리기 혹은 걷기(m)	2,000	1,800	400

① 심폐지구력 ② 유연성
③ 근지구력 ④ 평형성

> **TIP** 1분간 윗몸일으키기 → 근지구력 측정
> 앉아윗몸앞으로굽히기 → 유연성 측정
> 눈감고외발서기 → 평형성 측정
> 12분 달리기 혹은 걷기 → 심폐지구력 측정
> 표준편차는 자료가 평균을 중심으로 얼마나 펴져 있는가를 나타내는 대표적인 수치이다.
> 1분간 윗몸일으키기는 표준편차가 5이므로 23~33의 분포를 갖는데 A회원은 40
> 앉아윗몸앞으로굽히기는 표준편차가 4이므로 16~24의 분포를 갖으며 A회원은 15
> 눈감고외발서기는 표준편차가 5이므로 20~30의 분포를 갖으며 A회원은 35
> 12분 달리기 혹은 걷기는 표준편차가 400이므로 1,400~2,200의 분포를 갖으며 A회원은 2,000

11 〈보기〉의 심폐지구력 검사에 관한 설명으로 적절한 것을 모두 고른 것은?

─── 〈보기〉 ───

> ㉠ 최근 뇌졸중이 발병했던 대상자의 경우 운동부하검사를 실시할 수 없다.
> ㉡ 심각한 폐질환 환자는 6분 걷기검사 및 셔틀 보행검사를 실시한다.
> ㉢ 급성염증이 있다면 발적이 사라질 때까지 운동부하검사를 연기한다.
> ㉣ 대사증후군 환자는 저강도로 운동을 시작할 때 운동부하검사를 실시하지 않는다.

① ㉠, ㉡, ㉢ ② ㉠, ㉡, ㉣
③ ㉠, ㉢, ㉣ ④ ㉡, ㉢, ㉣

> **TIP** ㉠ 심폐 지구력 검사는 환자가 걸을 수 있다면 본인이 선택한 속도로 매 2분마다 2%씩 증가시키는 방법을 사용할 수 있
> 다. 그렇지 못한 경우 최대하(submaximal) 운동 능력 평가 방법의 응용 한도(parameter) 혹은 기초 활동 측정 방법
> (protocol)을 사용할 수 있으며 경우에 따라서는 특별히 고안된 방법을 사용할 수도 있다.

Answer 10.③ 11.④

12 〈표〉의 건강·체력 검사 결과에 대한 설명으로 가장 적절한 것은? (단, 정상분포를 가정함)

자료형태	T점수			원점수	
검사항목(단위)	A회원	B회원	C회원	회원전체평균	회원전체표준편차
체질량 지수(kg/m²)	45	50	60	25	5
악력(kg)	45	45	50	42	6
앉아윗몸앞으로굽히기(cm)	65	50	40	9	9

① A회원의 체질량지수 원점수는 20kg/m²이다.

② A회원과 B회원의 악력 원점수는 평균보다 높다.

③ B회원의 앉아윗몸앞으로굽히기 원점수는 9cm이다.

④ C회원의 앉아윗몸앞으로굽히기 원점수는 평균보다 높다.

> **TIP** ③ T점수 $= 10 \times \left(\dfrac{원점수 - 평균}{표준편차} \right) + 50$ 이므로
>
> B회원의 앉아윗몸앞으로굽히기의 원점수를 x라 놓고 계산하면
>
> $10 \times \left(\dfrac{x - 9}{9} \right) + 50 = 50$
>
> $x = 9$
>
> 원점수는 9cm이다.
>
> ① A회원의 체질량지수 원점수는 22.5kg/m²이다.
>
> ② A회원과 B회원의 악력 원점수는 39로 평균보다 낮다.
>
> ④ C회원의 앉아윗몸앞으로굽히기 원저수는 평균보다 낮다.

13 국민체력100의 청소년 체력 검사 시 체력요인에 따른 검사항목과 측정값이 적절하지 않은 것은?

체력 요인	검사 항목	측정값
① 근지구력	반복점프	30초 동안 허들 좌·우 반복 횟수
② 순발력	체공시간검사	체공 시간
③ 민첩성	일리노이 민첩성검사	민첩하게 수행한 시간
④ 근력	상대악력	동일집단 내 평균악력의 상대적인 값

> **TIP** 근력(Muscular strength)은 근육이 발휘하는 힘으로써 수축하는 근섬유의 수, 근육의 크기, 근육을 연결하는 조직의 특성, 근육이 신전된 정도 등에 따라 결정된다. 근력을 평가하는 방법으로는 악력과 배근력이 있다.
> 악력측정은 악력계를 잡고 최대한 힘을 주어 5초간 자세를 유지하여 측정하며, 좌우 교대로 2회씩 실시하여 각각 최고치를 0.1kg 단위로 기록한다.

Answer 12.③ 13.④

14 〈보기〉에 해당하는 심혈관질환자의 위험 분류 기준으로 옳은 것은? (최신 미국심폐재활협회(AACVPR) 기준)

─── 〈보기〉 ───

- 임상적 우울증세를 보임
- 기초선에서부터 2mm 이상의 ST 분절 하강
- 운동검사 중 또는 회복기 중 복합성 심실 부정맥이 있음
- 합병증이 있는 심근경색증 혹은 혈관 이식술 경험이 있음

① 절대 금기군　　　　　　　　　　　② 저위험군
③ 중위험군　　　　　　　　　　　　④ 고위험군

> **TIP** 고위험군의 기준
> ㉠ 운동검사 중 혹은 회복기 중 복합성 심실부정맥이 있음
> ㉡ 협심증 또는 다른 심각한 증상이 있음
> ㉢ 운동검사 혹은 휴식 시 높은 수준의 무증상 허혈이 있음(2mm 이상의 ST분절 하강)
> ㉣ 운동검사 혹은 휴식 시 비정상적인 혈역학 증상이 있음
> ㉤ 회복기 중 비정상적인 혈역학 증상이 있음
> ㉥ 임상적 우울증이 있음
> ㉦ 합병증이 있는 심근경색, 혈관이식수술의 경험이 있음

15 〈보기〉에서 운동 시간(X)이 40분일 때 에너지소비량의 예측값($\hat{Y}$)은?

─── 〈보기〉 ───

43세 여성, 체중 54kg, 체지방률 30%인 A회원의 운동시간(X, 분)과 에너지소비량($\hat{Y}$, kcal)의 관계에 대한 선형 회귀식을 추정한 결과 절편(β_0)은 40, 회귀계수(β_1)는 7로 추정되었다.

① 260kcal

② 280kcal

③ 320kcal

④ 340kcal

> **TIP** 일차함수와 기울기와 y절편을 통한 선형회귀식을 유추할 수 있어야 한다.
> 문제에서 변수가 절편(β_0)은 40, 회귀계수(β_1)는 7, 운동시간(X, 40분)이 나와 있으므로
> $y = \beta_0 + \beta_1 X$
> 　$= 40 + 7 \times 40 = 320$kcal

Answer 14.④ 15.③

16 〈보기〉의 2분 스텝과 2분 제자리걷기 후 측정한 심박수 자료의 해석으로 가장 적절한 것은? (단, 동일 환경과 시간에 측정함)

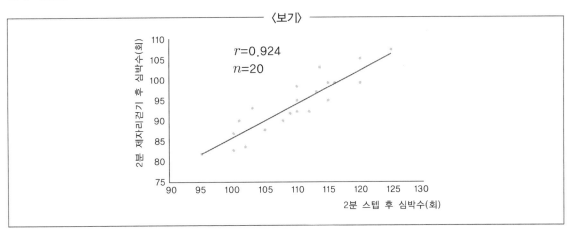

① 2분 스텝으로 2분 제자리걷기 후 심박수를 추정할 수 있다.

② 2분 스텝과 2분 제자리걷기는 부적 상관관계이다.

③ 2분 스텝과 2분 제자리걷기 간에는 매우 낮은 상관이 있다.

④ 2분 스텝 후 심박수가 증가하면 2분 제자리걷기 후 심박수는 감소한다.

TIP 위 그래프는 정적 상관 그래프이고, 부적 상관 그래프는 반대의 선을 그린다. n=20이라는 것은 20명을 대상으로 실험했다는 것을 의미한다. 2분 스텝 후 심박수가 증가하면 2분 제자리걷기 후 심박수도 증가한다는 것을 알 수 있다.

17 최신 ACSM에서 제시한 체력측정 시 고려사항으로 가장 적절한 것은?

① 건강 위험 지표로 허리둘레 사용

② 검사실 온도 25~27℃, 습도 60% 이하 유지

③ 팔굽혀펴기 표준자세는 '올라간' 자세에서 시작

④ 신체둘레 측정 시 유연하고 신축성 있는 줄자 사용

TIP ② 검사실 온도는 20~22℃, 습도 60%를 유지하여야 한다.
③ 팔굽혀펴기 검사는 남자의 경우 표준자세가 '내려간' 자세에서 시작하고, 여자의 경우 무릎팔굽혀펴기의 변형된 자세로 실시한다.
④ 신체둘레 측정은 유연하면서도 비탄력적인 줄자로 측정한다.

Answer 16.① 17.①

18 〈보기〉의 괄호 안에 들어갈 적절한 용어는?

─────────── 〈보기〉 ───────────
（　　）은 누운 자세에서 쉬고 있을 때 증상이 발현되며 바로 앉거나 서면 곧바로 회복된다.

① 기좌 호흡(orthopnea)
② 심계항진(palpitations)
③ 발목 부종(ankle edema)
④ 간헐성 파행(intermittent claudication)

TIP 기좌 호흡(orthopnea) … 누우면 호흡곤란이 심해지고 일어나 앉거나 몸을 앞으로 숙이면 덜해지는 경우를 말한다. 심부전, 기관지 천식, 만성 폐쇄성 폐질환 등에서 관찰된다.

19 임신 중 운동을 중단해야 하는 위험요인으로 적절하지 않은 것은?

① 질 출혈
② 태아 움직임 증가
③ 근육 약화
④ 종아리 통증

TIP 임신 중 운동을 중단해야 하는 증상 … 질 출혈, 질에서 누출되는 유체, 태아의 움직임 감소, 자궁 수축, 근육 약화, 종아리 부종 혹은 통증, 두통, 흉통, 짧은 호흡의 증가, 현기증 등

Answer　18.①　19.②

20 〈보기〉의 ACSM 지침에서 제시한 피하지방 측정 시 피부를 사선으로 집는(folding) 측정부위로만 모두 나열된 것은?

┌─────────────────── 〈보기〉 ───────────────────┐

　㉠ 가슴(chest)

　㉡ 넙다리(대퇴, thigh)

　㉢ 위팔세갈래근(상완삼두근, triceps)

　㉣ 어깨뼈아래(견갑골 하단, subscapular)

　㉤ 복부(abdominal)

　㉥ 엉덩뼈능선위(상장골능, suprailiac)

└──┘

① ㉠, ㉡, ㉢　　　　　　　　　　　② ㉢, ㉣, ㉤

③ ㉠, ㉢, ㉥　　　　　　　　　　　④ ㉠, ㉣, ㉥

TIP ACSM 피하지방 측정방법

　㉠ 복부 : 배꼽에서 오른쪽으로 2cm 부위를 수직으로 잡는다.

　㉡ 위팔
　　• 뒤 : 수직으로 잡으며, 팔은 양옆으로 자연스럽게 두고 위팔의 뒷면 중앙에서 어깨봉우리와 팔꿈치 사이의 중앙 부위를 수직으로 잡는다.
　　• 앞 : 위팔두갈래근 중앙면에서 위팔세갈래근의 위치보다 1cm 위쪽부위를 수직으로 잡는다.

　㉢ 가슴 : 앞면 겨드랑이선과 젖꼭지 사이 1/2 위치(남성), 또는 1/3 위치(여성)를 대각선으로 잡는다.

　㉣ 종아리중앙 : 안쪽 경계부위에서 종아리의 최대 둘레를 수직으로 잡는다.

　㉤ 겨드랑이중앙 : 복장뼈 칼돌기 위치에서 중간 겨드랑이선과 교차하여 수직으로 잡는다. 대안법은 중간 겨드랑이선에서 칼돌기(검상돌기)/흉골면 위치를 수평으로 잡는다.

　㉥ 어깨뼈아래 : 어깨뼈 아래 각에서 1~2cm 아래를 대각선으로 잡는다.

　㉦ 엉덩뼈능선위 : 엉덩뼈능성 바로 위 지점인 겨드랑이선과 교차하여 엉덩뼈능선과 자연스럽게 대각선으로 잡는다.

　㉧ 넙다리 : 넙다리 안쪽 중앙선에서 무릎뼈 몸쪽 가장자리와 샅굴부위 주름 사이의 중앙 부위를 수직으로 잡는다.

Answer　20.④

3 운동처방론

1 운동부하검사를 위한 동의서에 포함되는 내용이 아닌 것은?

① 사고에 대한 보상과 처벌

② 기대되는 이점과 질문

③ 검사의 목적과 설명

④ 참여자의 의무

> **TIP** 운동부하검사 동의서의 내용
> ㉠ 검사의 목적과 설명
> ㉡ 위험과 불편감
> ㉢ 참여자의 의무
> ㉣ 기대되는 이점과 질문
> ㉤ 의학적 기록의 이용, 동의의 자유

2 〈보기〉의 괄호 안에 들어갈 최신 ACSM이 권장하는 비만자의 운동량이 바르게 나열된 것은?

─────── 〈보기〉 ───────

체중감량프로그램의 (㉠)에서는 중강도에서 고강도 운동을 (㉡)min · week^{-1}로, 2,000kcal · week^{-1} 이상으로 진행하여 주당 (㉢)일 정도가 권장된다.

	㉠	㉡	㉢
①	향상단계	200	5~7
②	향상단계	500	2~3
③	유지단계	250	5~7
④	유지단계	400	2~3

> **TIP** 체중감량과 유지를 위한 유산소 운동은 중강도에서 운동 시 주당 5회 이상을 권고한다. 이는 주당 200~300분 또는 2,000kcal 이상 에너지 소비를 하는 운동이다. 고강도에서 유산소 운동 시에는 주당 150분 이상을 실시한다.
> 체중감량프로그램의 유지단계에서는 중강도에서 고강도 운동을 주당 250분 이상, 주당 2,000kcal 이상으로 진행하여 주당 5~7일 정도가 권장된다.

Answer 1.① 2.③

3 〈보기〉의 괄호 안에 들어갈 용어가 바르게 나열된 것은?

〈보기〉

ACSM에서는 고혈압환자의 (㉠)운동 참여 시 발살바 메뉴버(Valsalva Maneuver)에 의한 손상을 줄이기 위해 단축성 수축기에 (㉡)를 하고 신장성 수축기에 (㉢)를 하여 체내 압력과 혈압이 높아지지 않게 권장한다.

	㉠	㉡	㉢
①	저항성	호기(날숨)	흡기(들숨)
②	유산소	흡기(들숨)	호기(날숨)
③	유산소	호기(날숨)	흡기(들숨)
④	저항성	흡기(들숨)	호기(날숨)

> **TIP** ACSM 저항성 운동에 대한 권장사항
> ㉠ 근지구력 향상을 위해 성인에게 1RM 50% 미만의 저항성 운동을 권고한다.
> ㉡ 같은 대근육군은 최소 48시간의 간격을 두고 주 2~3일 운동을 권장한다.
> ㉢ 근력 향상을 위해 초보자는 1RM의 60~70% 강도로 운동해야 한다.
> ㉣ 대근육군을 이용하는 규칙적이고 의도적인 운동으로 지속적이고 율동적인 운동을 권장한다.
> ㉤ 골다공증 환자에게 고강도 운동은 도움이 된다.
> ㉥ 단축성 수축기에는 호기, 신장성 수축기에는 흡기를 진행하고 발살바 메뉴버를 피한다.

4 최신 ACSM이 제시한 말기신부전(ESRD)환자의 유산소운동 방법과 고려사항에 대한 지침으로 적절하지 않은 것은?

① 운동 초기에는 운동시간과 휴식시간의 비율을 1 대 1(예 : 5분 운동, 5분 휴식)로 한다.
② 목표운동강도는 운동자각도로 9~11(저강도)에서 12~13(중강도) 사이로 한다.
③ 지속적으로 30분 이상 운동이 가능하면 운동강도를 증가시킬 수 있다.
④ 투석 직전 운동은 저혈압 반응의 위험을 높인다.

> **TIP** ④ 투석 직전 운동은 저혈압 반응의 위험을 낮춘다.
> ※ 유산소운동은 혈액투석을 받고 있는 만성신부전 환자에서도 혈압 강하, 고밀도지단백(HDL) 콜레스테롤 증가, 중성지방 감소와 지질 상태개선 등의 효과를 보인다.

Answer 3.① 4.④

5 〈보기〉의 괄호 안에 들어갈 값이 바르게 나열된 것은?

〈보기〉

최신 ACSM에서는 관절당 총 60초간의 유연성 운동이 권장되며, 한 번의 유연성 운동은 (㉠)초 동안 스트레칭을 유지하는 것이 좋다. 고유수용성신경근촉진(PNF)은 최대 수의적 근수축의 약 (㉡)% 강도로 3~6초간 근수축을 유지하다가 보조자의 도움으로 (㉢)초간 스트레칭할 것을 권장한다.

	㉠	㉡	㉢
①	10~30	20~75	10~30
②	10~30	60~85	30~60
③	30~60	20~75	10~30
④	30~60	60~85	30~60

TIP 유연성 운동의 양에 대한 권고사항 … 관절당 총 60초의 유연성 운동이 권장된다. 한 번의 유연성 운동은 10~30초간 당기는 듯한 느낌 또는 약간 불편한감이 들도록 하는 것이 효과적이다. 노인들은 30~60초 동안 스트레칭을 유지하는 것이 좋다. 고유수용성신경근촉진(PNF)은 최대 수의적 근수축의 20~75% 정도의 강도로 3~6초간 근수축을 유지하다가 보조자의 도움으로 10~30초간 스트레칭할 것을 권장한다. 매일 유연성 운동을 하는 것이 가장 효과가 좋지만, 주당 2~3회의 유연성 운동이 권고된다.

6 〈보기〉에서 최신 ACSM이 제시한 골다공증 운동처방 및 고려사항으로 적절한 것을 모두 고른 것은?

〈보기〉

㉠ 높은 골밀도 수준을 가진 노인에게 골다공증성 골절이 발생할 수 있다.
㉡ 청소년기의 체중부하 운동은 골량의 증가와 함께 최고 골밀도 수준에 도달하게 한다.
㉢ 골다공증환자는 주당 4~5일, 일일 최대 30분, 중강도의 수영이나 자전거 운동이 권장된다.
㉣ 저항성운동은 시작단계에서 비연속적으로 주당 1~2일, 1세트 8~12회, 가능한 고강도로 수행하는 것이 권장된다.

---

① ㉠, ㉡   ② ㉡, ㉢

③ ㉢, ㉣   ④ ㉠, ㉣

TIP ㉡ 청소년기의 체중부하 운동은 골량의 증가와 함께 최고 골밀도 수준을 증가시킬 수 있다.
㉢ 골다공증환자에게 유산소 운동은 주당 4~5일 중강도 정도로 20분에서 차츰 증가시켜 최소 30분 최대 60분 진행하며 걷기와 자전거 등을 진행한다. 트레드밀 걷기와 자전거 등 다양하고 적절한 운동을 병행한다.

Answer   5.① 6.④

7 〈보기〉에서 최신 ACSM의 건강한 성인을 위한 유산소운동 시 근거기반 권고 사항에 대한 설명으로 적절한 것을 모두 고른 것은?

─────────────────── 〈보기〉 ───────────────────

ⓐ 빈도(F) : 중강도 주당 5일 이상 또는 고강도 주당 3일 이상
ⓑ 강도(I) : 중강도 또는 고강도 운동
ⓒ 시간(T) : 중강도 하루 30~60분 또는 고강도 하루 20~60분
ⓓ 형태(T) : 주요 근육군을 포함하는 규칙적이고 의도적인 운동
ⓔ 양(V) : 주당 300MET−min · wk^{-1} 이하의 운동량

① ㉠, ㉡, ㉢   ② ㉡, ㉢, ㉣

③ ㉠, ㉡, ㉢, ㉣   ④ ㉡, ㉢, ㉣, ㉤

> **TIP** 유산소 운동 권고사항
> ㉠ 빈도 : 중강도 운동은 주당 5일 이상 또는 고강도 운동은 주당 3일 이상 또는 중강도와 고강도의 운동을 병행하면서 주당 3~5일 이상 권고
> ㉡ 강도 : 중강도 또는 고강도 운동은 대부분의 성인에게 권고
> ㉢ 시간 : 목적을 갖는 중강도 운동을 하루 30~60분 또는 고강도 운동을 하루 20~60분 또는 하루 중강도와 고강도 운동을 병행하는 것을 대부분의 성인에게 권고
> ㉣ 형태 : 대근육군들을 동원하는 규칙적이고 목적을 갖는 운동으로 지속적이면서 율동적인 활동을 권고
> ㉤ 양 : 주당 500~1,000MET−min의 목표 운동량을 권고

8 암 환자의 운동처방에 대한 설명 중 적절하지 않은 것으로만 연결된 것은?

─────────────────── 〈보기〉 ───────────────────

㉠ 말초신경병증의 유방암 환자는 체중부하운동보다 고정식 자전거를 권장한다.
㉡ 중심정맥관(indwelling central line)을 삽입한 환자는 수영 운동이 권장된다.
㉢ 유방암환자는 유산소운동 시 골절의 위험성을 인지해야 한다.
㉣ 림프종 환자에게 저항운동은 권장하지 않는다.

① ㉠−㉡   ② ㉡−㉣

③ ㉢−㉣   ④ ㉠−㉢

> **TIP** ㉠ 말초신경병증이 있는 암경험자라면 체중부하운동보다는 고정식 자전거와 같은 운동이 더 적합할 수 있다.
> ㉡ 중심정맥관을 삽입한 환자는 수영 운동과 감염에 노출될 수 있는 운동은 피하고 삽관되어 있는 부위의 근육을 사용하는 저항운동은 피해야 한다.
> ㉢ 유방암이나 두경부암의 일부 환자에서도 수술 시행한 쪽의 상지를 과도하게 사용하는 운동들은 팔을 붓게 만들거나 염증의 가능성을 증가시킬 수 있다. 몸의 유연성을 높이는 스트레칭운동과 유산소운동이 권장되며 골절 위험에 주의해야 한다.
> ㉣ 림프종 환자에게는 일주일에 3번, 하루 30분 정도의 유산소운동과 저항운동을 할 것을 권장한다.

Answer 7.③ 8.②

9 〈보기〉의 대상자에 대한 여유심박수(HRR)와 여유산소섭취량(VO₂R)으로 옳은 것은?

┌─────────────────────── 〈보기〉 ───────────────────────┐

　• 나이 : 35세

　• 성별 : 여성

　• 신장 : 165cm

　• 체중 : 60kg

　• 안정 시 심박수 : 75bpm

　• 최대심박수 : 175bpm

　• 최대운동강도 : 13METs

　• 목표 운동강도 : 50~60%의 여유심박수와 여유산소섭취량으로 설정

└──┘

　　　　HRR　　　　　　　VO₂R

① 130~145bpm　24.5~30.8ml $\cdot$ kg^{-1} $\cdot$ min^{-1}

② 125~135bpm　24.5~28.7ml $\cdot$ kg^{-1} $\cdot$ min^{-1}

③ 130~145bpm　26.3~28.7ml $\cdot$ kg^{-1} $\cdot$ min^{-1}

④ 125~135bpm　26.3~30.8ml $\cdot$ kg^{-1} $\cdot$ min^{-1}

TIP • 여유심박수

　　=[운동강도×(최대심박수−안정시 심박수)]+안정시 심박수

　　$= [0.5 \times (175 - 75)] + 75 = 125 \text{bpm}$

　　$= [0.6 \times (175 - 75)] + 75 = 135 \text{bpm}$

　　$\therefore 125 \sim 135 \text{ bpm}$

• 여유산소섭취량

　　=[(최대산소섭취량−3.5)×운동강도]+3.5

　　$= [(13 \times 3.5) - 3.5 \times 0.5] + 3.5 = 24.5$

　　　ml $\cdot$ kg^{-1}min^{-1}

　　$= [(13 \times 3.5) - 3.5 \times 0.6] + 3.5 = 28.7$

　　　ml $\cdot$ kg^{-1}min^{-1}

　　$\therefore 24.5 \sim 28.7$ ml $\cdot$ kg^{-1}min^{-1}

Answer 9.②

10 〈보기〉에서 최신 ACSM이 제시한 섬유근육통 환자의 운동처방 권고사항 중 옳은 것을 모두 고른 것은?

〈보기〉
㉠ 유산소운동은 주당 5~7회 실시한다.
㉡ 유산소운동은 저강도의 달리기 또는 줄넘기를 실시한다.
㉢ 저항성운동은 최소 48시간의 간격으로 주당 2~3일 실시한다.
㉣ 유산소운동은 < 30% VO₂R 혹은 HRR로 시작해서 중강도로 점진적으로 증가시킨다.
㉤ 저항성운동은 1RM의 40~80%로 시작해서 1RM의 60~80%로 점진적으로 증가시킨다.

① ㉠, ㉡, ㉢
② ㉡, ㉢, ㉣
③ ㉢, ㉣, ㉤
④ ㉠, ㉣, ㉤

TIP 섬유근육통 환자 운동처방 권고사항
㉠ 유산소운동은 주 3~5일, 저항성운동은 주 2~3일 유연성 및 관절가동성운동에 역점을 두고 수행하도록 한다.
㉡ 유산소운동은 일반적인 권고사항이 적용되나 강도 수준이나 통증에 의해 제한적으로 시행하고, 저항성운동은 상대적으로 낮은 양의 부하, 최대능력의 약 10%로 시작하여 통증을 참을 수 있는 범위에서 1주일에 최대 10%씩 증가시키고, 저강도에서 중강도로 운동당 10~15회 반복한다.
㉢ 유산소운동은 3~5일 5~10분씩 짧게 시작해서 참을 수 있는 만큼 하루에 20~30분으로 증가시키고, 중강도의 신체활동을 주당 총 150분까지 증가시키는 것을 목표로 한다.
㉣ 저항성운동은 주 2~3일 운동당 10~15회 반복을 한 세트 또는 그 이상의 세트로 반복해서 수행한다.
㉤ 유산소운동은 걷기, 사이클 또는 수영 같은 관절 스트레스가 적은 활동에 참여한다.
㉥ 저항성운동은 심각한 관절 통증이 있거나 근육이 약화된 사람은 아픈 관절 주변에 최대 수의적 수축을 시작해서 동적인 트레이닝으로 진척시킨다.

Answer 10.③

11 〈보기〉에서 제시된 내용을 기반으로 대상자의 질환, 운동형태 및 운동 중 고려사항이 모두 옳은 것은?

〈보기〉

- 성별 : 여성
- 나이 : 59세
- BMI : 24.2
- 허리둘레 :90cm
- 혈압 :120/90mmHg
- 골밀도 : (T-Score) : -1.5
- 당화혈색소 : 6.2%
- 중성지방 : 145mg · dL^{-1}
- 콜레스테롤 : 125mg · dL^{-1}

	질환	운동형태	고려사항
①	당뇨병-골감소증	체중부하	운동 후 저혈당 주의
②	고혈압-당뇨병	비체중부하	스타틴 복용자의 근육통 주의
③	고혈압-골감소증	체중부하	운동 후 혈압 저하 주의
④	대사증후군-골감소증	비체중부하	높은 충격의 부하운동 주의

TIP 〈보기〉를 검토해 보면
- BMI지수는 18.5~23이 정상이며, 23~25는 과체중을 나타낸다.
- 허리둘레는 여성의 경우 85cm 이상이면 복무 비만을 나타낸다.
- 혈압은 120/90mmHg를 보이는데 정상인 이완기 혈압은 80mmHg이므로 1단계 고혈압에 해당한다.
- 골밀도는 -1.0이 정상이며 -1~-2.5 사이이면 골감소증에 해당한다.
- 당화혈색소는 6.5 이상일 경우 당뇨병을 의심한다.
- 중성지방은 150mg · dL-1 미만이면 정상이다.
- 콜레스테롤은 200mg · dL-1 미만이면 정상이다.

그러므로 위 여성은 고혈압-골감소증의 질환이 있음을 알 수 있으며, 과체중 및 복부비만이 염려되므로 체중부하의 운동형태가 요구된다. 또한 운동 후 혈압 저하에 주의하도록 하여야 한다.

Answer 11.③

12 심장질환자의 재활운동 처방 시 고려 사항이 모두 옳은 것은?

	금기증 (contraindication)	적응증 (indication)	운동 중단 반응 (discontinuation)
①	안정협심증	당뇨병 고위험군	이완기혈압≥ 110mmHg
②	비보상심부전 (uncompensated heart failure)	불안전협심증	2도 또는 3도 방실차단
③	활동성심막염	심장동맥우회술(CABG)	협심증
④	심장판막술	안정협심증	저칼륨혈증

> **TIP** 심장질환자 재활운동 처방
> ㉠ 운동 중단 반응
>   • 통증이 가슴 전체를 누르고, 조이듯 하며, 턱이나 목, 어깨까지 퍼져나가며 통증이 증가될 때
>   • 약간의 정신혼란이나 어지러움이 있을 때
>   • 심하게 숨이 많이 찰 때
>   • 심하게 힘이 빠지거나 피곤해질 때
>   • 심장이 불규칙하게 뛰고 가슴이 두근두근거릴 때
> ㉡ 운동요법 적응증 : 규칙적인 운동으로 인하여 효과를 볼 수 있는 질환으로 허혈성 심질환, 심부전증, 고혈압, 경피적 경혈관 심장동맥확장술, 심장동맥우회술, 심장이식, 심장판막 질환, 인공심박동기삽입
> ㉢ 운동요법 금기증 : 불안한 협심증, 급성심근경색, 고혈압(> 220/110), 증상을 동반한 기립성 저혈압, 심한부정맥, 조절되지 않는 빈맥(120회/분 이상), 안정되지 않는 심부전, 관상동맥우회술 후 흉골의 불안정, 활동성심막염 및 심근염, 심한 대동맥판막협착증, 폐쇄성비후성심근증, 해리성 대동맥, 전신적 또는 폐동맥색전증, 발열(38℃ 이상), 심부정맥혈전, 조절되지 않는 당뇨, 급성 정신적 질환, 운동을 제한하는 정형외과적 문제

Answer 12.③

13 〈보기〉에서 최신 ACSM이 권장하고 있는 임산부의 운동 시 고려사항으로 적절한 것을 모두 고른 것은?

―――――――――― 〈보기〉 ――――――――――

㉠ 운동처방은 임신 동안의 증상과 운동능력에 따라 수정한다.

㉡ 운동 참여 전에 신체활동준비설문지(PAR-Q+)를 완료해야 한다.

㉢ 임산부에게는 대근육을 이용한 저항운동을 권장하지 않는다.

㉣ 산후 기간의 운동은 임신 전 체질량지수(BMI)로 돌아가는 것이 목표이다.

㉤ 일반적으로 정상 분만 후 4~6주 이후부터 운동을 시작할 수 있다.

① ㉠, ㉡, ㉢   ② ㉡, ㉢, ㉣

③ ㉢, ㉣, ㉤   ④ ㉠, ㉣, ㉤

TIP 임산부의 운동 권장사항

㉠ 운동참여 전에는 신체활동준비설문지를 완료해야 한다.

㉡ 체중변화가 발생할 때, 신체의 균형 및 조정에 영향을 미칠 수 있다. 운동프로그램은 휴식 및 편안한 느낌과는 대조적으로, 복부의 부상 및 피로의 상당한 위험이 존재하는 경우에는 수정해야 한다.

㉢ 체온조절은 수분 및 환경조건에 크게 좌우된다. 임산부는 운동 전, 중, 후 동안 적절한 수분섭취를 확보하고, 느슨한 옷을 착용해야 하며, 임신 초기에는 열 스트레스로부터 보호하기 위해 높은 열과 습도는 피해야 한다.

㉣ 임산부는 운동량을 확인하고 적절한 체중증가를 위해, 식이섭취량을 조절해야 한다. 임신이 정상적으로 진행되지 않거나, 질 출혈, 막 파열, 지속적인 통증 또는 만성적인 피로가 있을 시에는 의학적인 진단이 완료될 때까지 운동을 중단해야 한다.

㉤ 운동 후 30분 이상 규칙적인 진통이 발생하면 의학적인 진단을 받아야 한다.

㉥ 체중부하 및 비체중부하 운동은 임신 기간 동안 안전한 것으로 간주되고 있다. 무거운 역도, 긴장을 요구하는 활동은 피하는 편이 좋다. 임신 중기 및 후기에는 자전거를 타는 것을 피해야 한다.

㉦ 임신 기간 동안 규칙적인 운동요법을 계속하는 여성의 경우 운동 강도 전의 수치를 초과하지 않아야 한다. 운동 강도는 여성이 얼마나 열심히 수행하느냐에 따라 조절되어야 한다.

㉧ 임신 후 운동은 정상 분만 후 4~6주 이후부터 운동을 다시 시작할 수 있다.

Answer 13.④

14 〈보기〉와 같이 운동처방을 하였을 경우 일주일 동안의 에너지소비량은?

―――――― 〈보기〉 ――――――

- 성별 : 여성
- 체중 : 60kg
- 운동강도 : 6METs
- 운동시간 : 1시간
- 운동빈도 : 3일/주
- 운동형태 : 유산소운동

※ 산소소비량 1L당 5kcal의 소비를 기준으로 계산

① 945kcal   ② 1,134kcal

③ 965kcal   ④ 1,154kcal

> **TIP** 1MET= 3.5mL/kg/min의 산소섭취량과 동일하다.
> 1MET=3.5mL이므로
> $3.5 \times 6 \times 60 \times 60 \times 3 = 226,800$mL
> 이를 L로 변환하면 226.8L
> 1L=5kcal이므로 이를 계산하면
> $226.8 \times 5 = 1,134$kcal

15 노인의 운동처방 시 고려사항으로 옳지 않은 것은?

① 스트레칭은 근육의 긴장감과 약간의 불편감이 느껴질 정도까지 실시한다.
② 만성질환의 개선을 위해 최소 권장운동량을 초과하는 신체활동을 고려해야 한다.
③ 근감소증 노인은 근력증가 전에 유산소 트레이닝이 먼저 필요하다.
④ 인지능력이 감퇴 된 노인들은 중강도의 신체활동이 권장된다.

> **TIP** ③ 체력 수준이 낮거나 근감소증을 갖고 있는 노인의 경우 생리학적으로 유산소 트레이닝을 실시하기 전에 근력 증가가
> 필요하다.

Answer 14.② 15.③

16 〈보기〉에서 최신 ACSM이 제시한 당뇨병 환자의 운동 시 고려사항으로 적절한 것을 모두 고른 것은?

─────────────── 〈보기〉 ───────────────

ⓐ 제1형 당뇨병 환자는 운동 시작 시 혈당 수준이 250mg · dL⁻¹ 이상일 때 케톤뇨를 확인한다.

ⓑ 초기 혈당 수준이 100mg · dL⁻¹ 이하의 경우 운동 전 탄수화물을 섭취할 필요가 있다.

ⓒ 망막증이 동반되는 경우 운동 중 초자체출혈 위험이 있다.

ⓓ 고혈당과 케톤증이 동반될 때 운동 강도를 낮추어 실시한다.

ⓔ 고강도 운동 시 운동 전 · 후 혈압 검사는 필요 없다.

① ㉠, ㉡
② ㉠, ㉡, ㉢
③ ㉠, ㉡, ㉢, ㉣
④ ㉠, ㉡, ㉢, ㉣, ㉤

TIP 당뇨병 환자 운동시 고려사항

㉠ 과민한 당뇨병 환자의 경우 저혈당과 고혈압 예방을 위해 운동프로그램 전 혈당조절을 실시해야 한다.

㉡ 저혈당으로 인한 쇼크와 같은 사고를 예방하기 위하여 반드시 관리자의 감독 또는 파트너와 함께 운동을 하여야 안전하다.

㉢ 공복시 혈당이 250mg/dL 이상이고 케톤증이 나타나면 신체활동을 피해야 하며 혈당이 300mg/dL 이상이고 케톤증이 없으면 주의를 요한다. 또한 운동 전 혈당이 100mg/dL 이하이면 부가적인 탄수화물 20~30g을 섭취하여야 한다.

㉣ 운동하는 팔다리에 인슐인 투여를 피해야 하며, 복부부위에 투여를 택하는 것이 권장된다.

㉤ 환자가 저혈당 자각 증상이나 협심증을 느끼는 것이 더디다면 증상과 징후를 모니터링하여야 한다.

㉥ 비증식성 당뇨성 망막병증이 있는 당뇨환자의 경우 수축기 혈압을 상승시키는 운동을 지양하여야 하며, 말초 신경병증 환자의 경우 발의 궤양을 예방하는 보호대가 필요하며, 심각한 말초신경장애 환자들에게는 체중지지 운동을 권장하지 않는다.

17 최신 ACSM에서 제시한 대상자별 운동처방 시 고려사항으로 적절하지 않은 것은?

① 고혈압 환자는 저항성운동을 실시하지 않아야 한다.

② 천식 악화를 겪는 환자는 증상과 기도기능이 개선될 때까지 운동을 중단한다.

③ 노인운동프로그램은 신체활동의 강도와 시간을 낮은 수준으로 구성한다.

④ 어린이와 청소년은 유산소운동, 저항성운동, 뼈에 자극을 줄 수 있는 부하운동이 적합하다.

TIP ① 고혈압 환자는 걷기, 조깅, 자전거, 수영, 웨이트 기구나 프리웨이드 8~10가지 저항성운동을 실시하는 것이 좋다.

Answer 16.② 17.①

18 최신 ACSM에서 제시한 생애주기별 운동처방 시 대상에 따른 강도와 형태가 적절하지 않은 것은?

	대상	강도	형태
①	건강한 성인	중-고강도 가능	모든 형태의 운동 가능
②	소아청소년	고강도 가능	즐겁고 발달에 좋은 모든 운동 가능
③	임산부	높은 체력 수준일 때 고강도 가능	하이킹 및 수영 가능
④	노인	고강도 금지	체중부하운동 불가능

TIP 노인의 경우 과도한 정형외과적 스트레스를 유발시키지 않는 운동, 예를 들면, 걷는 가장 일반적인 운동형태이다. 수중운동이나 고정식 자전거 타기는 체중부하 활동에 제한이 있는 사람들에게 적합하다.

19 최신 ACSM에서 제시한 건강한 성인 대상 운동프로그램 구성에 대한 설명으로 적절하지 않은 것은?

① 스트레칭 : 준비운동과 정리운동 시 관절가동범위(ROM) 이상의 동적 스트레칭, 최소 10분

② 준비운동 : 저강도에서 중강도의 심폐 및 근지구성 운동, 최소 5~10분

③ 본 운동 : 유산소운동, 저항성운동, 신경근운동 등의 신체활동, 최소 20~60분

④ 정리운동 : 중강도 이하의 심폐 및 근지구성 운동, 최소 5~10분

TIP 스트레칭 … 준비운동 후에 달궈진 신체의 근육, 인대 등을 늘려줘 관절의 가동범위 증가, 유연성 유지 및 향상, 상해 예방 등 긴장 완화와 회복속도 촉진에 도움을 주는 것을 말한다. 정적 스트레칭은 한 가지 자세로 오래 유지, 근육을 풀어주고 유연성 강화에 도움을 주며, 동적 스트레칭은 관절을 크게 늘려 가동범위를 늘려주는 효과를 기대할 수 있다.
스트레칭은 준비운동 또는 정리운동 단계 이후에 최소 10분간 실시한다.

20 한국인의 비만 평가로 적절하지 않은 것은?

① 소아청소년의 성장곡선그래프에서 체질량지수 90백분위수는 비만이다.

② 노인 근감소증 비만의 평가는 체질량지수와 함께 사지골격근량지수(ASMI)를 사용한다.

③ 비만의 평가는 체질량지수, 체질량지수 백분위수 등을 사용한다.

④ 성인의 허리둘레가 남자≥90cm, 여자≥85cm이면 복부비만이다(대한비만학회 기준).

TIP 성장하는 아이들은 키와 체중이 계속 변화하므로 성인과 같이 일괄적인 체질량지수 기준치를 적용하지 않고 성별, 연령별 체질량지수 백분위곡선을 이용하여 진단한다. 성별-연령별 체질량지수 백분위수가 85백분위수 이상은 과체중, 95백분위수 이상을 비만으로 진단한다.

Answer 18.④ 19.① 20.①

4 운동부하검사

1 운동부하검사에 대한 설명으로 적절하지 않은 것은?

① 질병이나 비정상적인 생리적 반응을 진단한다.
② 일정한 운동량 증가에 대한 생리적 반응을 평가한다.
③ 심장질환자와 폐질환자의 예후는 진단 및 평가하지 않는다.
④ 심장발작 후 직장으로의 복귀시점과 운동처방 권고에 사용된다.

> **TIP** 운동부하검사란 질환을 발견할 목적으로 안정시의 심전도에서는 명확한 변화를 알 수 없는 경우에 시행하는 검사이다. 심장에 일정한 부담을 주어 안정 시에는 나타나지 않는 관상동맥 질환의 유무, 진단과 치료 효과를 판정하고 급성 심근경색증 회복기에 심실성 부정맥이 나타나는지를 확인하여 심근경색의 재활에 따른 명확한 변화와 치료 효과를 파악한 뒤 안정 운동 범위를 결정하기 위한 중요한 진단 정보를 얻을 수 있다. 운동중의 심전도 이상이나 호흡 혈압의 변화가 계속 관찰되며 그 결과의 평가를 통해서 흉통의 원인과 운동 수준 등을 확인하여 정확하고 적절한 치료와 중재가 이루어지게 된다.
> 운동부하검사의 목적은 운동처방과 관련하여 진단, 예후, 치료적 목적을 위하여 실시한다. 허혈성 심장질환은 진단 및 평가하여야 하며, 심장이식환자, 만성폐쇄성폐질환자 등의 운동검사 항목이 포함되어 있다. 심장질환자와 폐환자의 예후는 진단 및 평가하여야 한다.

2 운동부하검사의 운동 프로토콜에 대한 설명으로 적절하지 않은 것은?

① 프로토콜 선정은 환자의 의료기록과 신체활동 습관 등을 고려하여 선택한다.
② 운동부하검사 전, 중, 후에 나타나는 증상과 징후는 지속해서 관찰하고 기록한다.
③ 자전거 에르고미터 검사는 트레드밀 검사에 비해 최고운동능력이 약 5~20% 높게 나타난다.
④ 증상 및 징후가 제한된 사람의 최대운동검사 시간은 6~12분 정도인 프로토콜 선택이 권고된다.

> **TIP** 자전거 에르고미터 검사는 트레드밀 검사에 비해 소음이 적고, 공간을 적게 차지하고 저렴하며 정형외과적 제한이 있는 사람들에게 대안이 될 수 있다. 그러나 트레드밀 검사에 비해 최대산소섭취량이 5~25% 낮게 나오는 경우도 있다.

Answer 1.③ 2.③

3 혈압 측정 시 오차를 유발하는 요인으로 옳지 않은 것은?

① 피검자의 체온
② 측정기구의 결함
③ 주변의 소음
④ 청진 위치와 압력

> **TIP** 혈압 측정 시 오차
> ㉠ 부적당한 커프 크기
> ㉡ 측정자의 예민한 청각
> ㉢ 커프 압력의 팽창과 수축비율
> ㉣ 측정기구의 결함
> ㉤ 부정확한 청진 위치
> ㉥ 커프를 심장 높이에 맞추지 않음
> ㉦ 생리적 이상
> ㉧ 주변 소음

4 〈보기〉의 심근산소요구량(RPP)에 대한 설명 중 옳은 것을 모두 고른 것은?

─────── 〈보기〉 ───────

㉠ 심근산소요구량은 심박수와 수축기 혈압 수치를 곱하여 계산한다.
㉡ 관상동맥 혈류 공급이 충분치 않으면 심근허혈 증상과 징후가 나타난다.
㉢ 최대 심근산소요구량의 정상범위는 25,000 ~40,000mmHg · beats · min^{-1}이다.
㉣ 관상동맥의 혈류 증가는 심박수 증가와 심근 수축에 따른 산소요구량 증가 때문이다.

① ㉠, ㉡   ② ㉠, ㉢, ㉣
③ ㉡, ㉢, ㉣   ④ ㉠, ㉡, ㉢, ㉣

> **TIP** 운동 중 심장에 부과되는 대사적 요구는 심근산소요구량으로 예측할 수 있으며 심근산소요구량은 심박수와 수축기혈압의 곱으로 구한다.
> 운동으로 활동력이 증가되고 운동에 따른 심근산소요구량이 감소되어 심근 허혈과 협심증의 발작을 감소시키는데 도움이 된다. 유산소 운동으로 체중 감량, 혈압강하, 혈중 중성지방 강하 및 HDL 콜레스테롤의 상승을 유도할 수 있고 식이요법을 아울러 실시하면 LDL 콜레스테롤도 강하시킬 수 있다. 심근경색 후 안정된 상태에서 시행한 운동부하검사 결과를 근거로 운동량을 처방하여 횟수, 강도와 기간을 정하여 규칙적으로 유산소운동을 해야 한다. 심근산소요구량은 일반적으로 25,000~40,000mmHg · beats · min^{-1}이다.

5 〈표〉에서 미국심장협회(AHA)가 제시한 최대운동검사의 상대적 금기사항과 절대적 종료기준이 옳은 것을 모두 고른 것은?

구분	최대운동검사의 상대적 금기사항	최대운동검사의 절대적 종료기준
㉠	최근 뇌졸증	피검자의 중단요구
㉡	심부정맥혈전증	심실빈맥과는 분별하기 어려운 각차단의 발생
㉢	조절되지 않는 빈맥	가슴통증 증가
㉣	심각하거나 완전 심장차단	중등도의 심한 협심증
㉤	증상이 불명확한 중증 이상의 심각한 대동맥 협착	운동강도의 증가에도 허혈성 증상과 수축기 혈압 10mmHg 이상 저하

① ㉠, ㉡

② ㉡, ㉢

③ ㉠, ㉣, ㉤

④ ㉢, ㉣, ㉤

> **TIP** 최대운동검사의 상대적 금기사항과 절대적 종료기준
> ㉠ 상대적 금기사항
> • 증상이 불명확한 중등도·심각한 대동맥협착
> • 조절되지 않는 빈맥
> • 심각하거나 완전 심장차단
> • 최근 뇌졸중
> • 정신장애
> • 조절되지 않은 심각한 빈혈
> • 조절되지 않은 갑상선 기능 저하증
> • 좌 주간부 관상동맥협착
> • 안정시 수축기혈압 200mmHg 혹은 이완기 110mmHg를 초과하는 경우
> • 조절되지 않은 전해질 불균형
> ㉡ 절대적 종료기준
> • 피검자가 운동 중지를 요구할 때
> • 검사기구가 고장났을 때
> • 점진적으로 협심증 증상이 진행되고 있을 때
> • ST분절이 편평해지거나 2mm 이상의 상승 또는 하강이 일어났을 때
> • 지속적인 상심실성 빈맥이 발생했을 때
> • 심실 빈맥이 발생되었을 때
> • 운동으로 인한 좌, 우 섬유가지가 차단되었을 때
> • 운동 중 수축기 혈압이 현저하게 떨어지거나 초기 운동 적응 기간 이후 운동 강도의 증가에 따라 혈압이 상승하지 않는 경우
> • 운동부하검사로 인한 현기증, 착란, 실조, 창백, 실신, 구토 및 말초순환 부전과 같은 증상이 나타났을 때
> • 비정상적인 서맥인 경우
> • 운동으로 인한 2도 또는 3도 심장 차단이 있는 경우
> • 심실 조기 수축이 다발적으로 나타나는 경우
> • 심전도상에 심실전위 현상이 나타나는 경우

Answer 5.③

6 운동부하검사 모니터링에 대한 설명 중 적절하지 않은 것은?

① 운동 후 회복기에는 최소 6분 동안 심박수, 혈압, 심전도를 측정한다.

② 운동강도 증가에도 불구하고 혈압이 변하지 않을 때 수축기혈압은 재측정하지 않는다.

③ 운동 중 비정상적인 심전도 변화가 나타나면 심박수와 혈압을 추가적으로 측정한다.

④ 운동 중 각 단계 또는 2~3분마다 심박수, 혈압, 심전도를 규칙적으로 기록한다.

> **TIP** 운동 중 정상적인 혈압 반응은 운동강도가 증가됨에 따라 수축기 혈압은 증가하고, 이완기 혈압은 유지되거나 약간 감소하여야 한다. 운동 중 비정상적인 혈압 반응은 남자의 경우 수축기 혈압 210mmHg, 여성이 190mmHg이며, 이완기 혈압의 경우 90mmHg이거나, 안정 시 혈압에서 10mmHg 증가하였을 경우를 비정상적인 반응이라고 한다.
> 운동강도 증가에도 불구하고 혈압이 변하지 않으면 수축기혈압을 재측정하여야 한다.

7 심전도 기록지의 이동속도가 25mm · sec^{-1}이고, 4개의 심장박동 사이의 간격이(R–R interval) 60mm로 나타났을 때 분당 심박수로 옳은 것은?

① 60beats · min^{-1}

② 80beats · min^{-1}

③ 100beats · min^{-1}

④ 120beats · min^{-1}

> **TIP** 분당 심박수 $= \dfrac{300}{n}$, 여기서 n은 큰 눈금을 의미
>
> 심전도 기록지를 보면 큰 눈금은 5mm이다.
>
> 문제에서 보면 4개의 심장박동 사이의 간격이 60mm라고 했으므로 $\dfrac{60}{4} = 15\text{mm}$
>
> 큰 눈금 한 칸이 5mm이므로 15mm는 3눈금이 된다.
> 분당 심박수를 공식에 적용하면,
> $\dfrac{300}{3} = 100\text{beats} \cdot \text{min}^{-1}$

8 심전도 파형에 관한 설명으로 적절하지 않은 것은?

① P파는 심방의 탈분극을 의미하며 방실결절(atrioventricular node)에서 시작된다.
② PR간격은 심방탈분극에서 심실탈분극까지의 시간을 의미한다.
③ QRS 복합체는 심실탈분극과 수축동안 발생하는 전류에 의해 발생한다.
④ T파는 심실재분극을 의미한다.

> **TIP** P파는 SA node에서 전달된 자극이 심방을 탈분극 시키면서 나타나는 파형이다. 심방의 탈분극은 동방결절 부근에서 시작되며, 심방을 가로질러 오른쪽에서 왼쪽으로 진행된다. P파의 첫부분은 우심방의 탈분극을 나타내며, P파의 뒷부분은 좌심방의 탈분극을 나타낸다. P파는 심실 이완기 동안에 일어난다.

9 〈보기〉의 괄호 안에 들어갈 용어가 바르게 나열된 것은?

── 〈보기〉 ──

최대하 운동부하검사의 이론적 가정은 모든 검사자의 기계적 효율이 동일하다는 것이다. 그러나 실제로 자전거 에르고미터 검사 시 역학적 효율성이 낮은 검사자의 경우에는 주어진 운동부하에서 최대하 심박수가 (㉠), 최대산소섭취량은 (㉡) 평가된다. 따라서 최대하 검사로 예측된 최대산소섭취량은 평소 규칙적 운동 습관을 지닌 사람들에게는 (㉢) 평가되는 반면, 좌식생활 습관을 하는 사람들에게는 (㉣) 평가되는 경향을 보인다.

	㉠	㉡	㉢	㉣
①	높고	낮게	과대	과소
②	낮고	높게	과소	과대
③	높고	낮게	과소	과대
④	낮고	높게	과대	과소

> **TIP** 최대하 운동부하검사의 이론적 가정은 모든 검사자의 기계적 효율(주어진 운동량에 대한 산소섭취량)이 동일하다는 것이다. 그러나 실제로 자전거 에르고미터 검사 시 역학적 효율성이 낮은 검사자의 경우에는 주어진 운동부하에서 최대하 심박수가 높고, 최대산소섭취량은 낮게 평가된다. 심박수와 운동량은 선형적인 상관관계를 갖는다. 따라서 최대하 검사로 예측된 최대산소섭취량은 평소 규칙적인 운동습관을 지닌 사람들에게는 과대 평가되는 반면, 좌식생활 습관을 하는 사람들에게는 과소 평가되는 경향을 보인다.

Answer 8.① 9.①

10 노인의 운동부하 검사에 대한 설명으로 적절하지 않은 것은?

① 트레드밀 검사 시 속도보다는 경사도를 증가시킨다.

② 심전도 판독 시 민감도는 낮고 특이도는 높다.

③ 여러 임상적 문제로 인하여 조기종료 가능성이 높다.

④ 운동부하 중 심전도의 좌심실 비대 파형이 빈번하게 관찰된다.

> **TIP** ② 노인들은 젊은 사람들에 비해 높은 민감도와 낮은 특이도를 보인다.
> ※ 민감도와 특이도
> ㉠ 민감도 : 관상동맥질환 환자가 양성 검사 결과를 얻을 백분율
> ㉡ 특이도 : 관상동맥질환 증상이 없는 환자가 음성 검사 결과를 얻을 백분율

11 벤치 스텝 운동검사에 대한 설명 중 옳지 않은 것은? (※ 운동량 = 일량)

① 목표 운동량 도달을 위한 스텝 빈도($step \cdot min^{-1}$)는 목표 운동량을 체중(kg)과 스텝의 곱으로 나눈 값이다.

② 체중 55kg의 여성이 30cm 높이 벤치에서 분당 24회의 스텝빈도로 운동했다면, 총운동량은 $687.5kgm \cdot min^{-1}$이다.

③ 위 여성이 총 $300kgm \cdot min^{-1}$의 운동량을 분당 $20step \cdot min^{-1}$으로 실시하려면 스텝 높이는 약 27cm이어야 한다.

④ 스텝운동 동안에는 양성(단계상승), 음성(단계감소) 동작이 모두 수행되며 양성 동작에 비해 음성 동작의 에너지 소비가 낮다.

> **TIP** 벤치 스텝 운동검사 시 운동량의 계산은 몸무게×거리/스텝×스텝/분으로 구한다.
> $55 \times 0.3 \times 24 = 396kgm \cdot min^{-1}$

Answer 10.② 11.②

12 심장재활환자를 위한 운동검사 설명 중 적절하지 않은 것은?

① 운동강도 증가에도 불구하고 수축기 혈압≥10mmHg 감소하면 검사를 중단한다.

② 박출률 감소심부전(HFrEF) 환자는 운동 시 건강한 사람에 비해 최대 심박출량은 낮고 최대 심박수는 높다.

③ 심장재활을 받는 관상동맥성형술 환자는 주기적으로 운동검사를 시행한다.

④ 베타차단제 복용은 심박수 반응에 영향을 줄 수 있다.

> **TIP** 심장재활환자의 운동검사
> ㉠ 이완기 혈압 > 110mmHg, 운동량 증가에도 수축기 혈압이 > 10mmHg 감소하면 검사를 중단한다.
> ㉡ 운동강도는 허혈역치보다 낮게 처방되어야 한다.
> ㉢ 베타차단제를 복용하는 환자는 운동 중 심박수의 반응이 약하게 나타날 수 있으므로 최대운동능력이 높거나 낮게 측정될 수 있다.
> ㉣ 관상동맥성형술을 받은 환자는 재검사가 필요할 수 있으며 주기적으로 운동검사를 시행하여야 한다.

13 운동부하검사 결과 해석에 관한 설명 중 적절하지 않은 것은?

① 회복시 심박수가 감소하지 않으면 부교감신경계의 문제로 고려할 수 있다.

② 조기전도장애(Wolf-Parkins-White)는 허혈성심장질환으로 진단한다.

③ 운동검사 중 이완기혈압이 운동 전보다 10mmHg 높아지면 비정상 반응이다.

④ 베타차단제, 질산염, 칼슘통로차단제는 허혈성심장질환 진단의 민감도를 낮춘다.

> **TIP** 조기전도장애는 심전도에서 조기흥분을 보이며 빈맥 증상이 있는 경우를 말한다. 이는 선천적인 질환으로 심방과 심실 사이에 정상적으로 심장 전기가 전달되는 길 이외에 다른 곳에 우회로가 만들어져서 발작적으로 빈맥을 유발한다. 조기전도장애는 부정맥질환으로 진단한다.

Answer 12.② 13.②

14 〈보기〉의 괄호 안에 들어갈 대상자가 바르게 나열된 것은?

〈보기〉

- (㉠)의 운동검사 시 최적의 심폐 능력 평가를 위해 검사 전 흡입성 기관지 확장제를 투여할 수도 있다.
- (㉡)의 전동 트레드밀 검사는 통증 없이 수행 가능한 최대 보행시간 측정을 위해 느린 속도로 시작하여 점진적으로 경사를 높여야 한다.
- (㉢)의 경우 최대운동검사 시 연령으로 예측된 최대심박수(HRmax)로 검사 종료 기준을 설정하더라도 검사 동안 이를 초과할 수 있으므로 주의한다.

	㉠	㉡	㉢
①	운동유발성 기관지 수축환자 (exercise-induced bronchoconstriction)	말초동맥질환자 (peripheral artery disease)	노인
②	폐기종질환자(emphysema)	뇌혈관질환자	임산부
③	운동유발성 기관지 수축환자	뇌혈관질환자	노인
④	폐기종질환자	말초동맥질환자	임산부

TIP
- 운동유발성 기관지 수축환자의 운동검사 시 최적의 심폐능력평가 결과를 도출하기 위하여 검사 전 흡입성 기관지 확장제(배타2 작용제)를 투여할 수도 있다.
- 말초동맥질환에 대한 비침습적인 검사로 ABI를 측정하거나 이중초음파검사(duplex sonography)를 할 수 있으며, 트레드밀 전 후 ABI를 측정하거나 통증 없이 걸을 수 있는 거리 등도 측정하여 평가에 이용할 수 있다. 하지의 말초혈관질환이나 파행이 있는 환자의 운동부하검사는 관상동맥질환이 있는 사람에서 이용되는 프로토콜보다 강도가 약한 트레드밀(treadmill) 프로그램을 이용한다. 운동부하검사에서 증상의 시작 시간, 관여된 근육, 동반된 관상동맥 허혈증상, 총 운동 시간 등을 측정한다. 말초동맥질환자의 경우 환자의 운동능력이 향상됨에 따라 트레드밀의 강도와 속도를 조절하며 운동 부하를 증가시켜야 한다.
- 노인의 경우 연령을 이용한 공식으로 최대심박수 예측이 가능하나 최대하검사에 이용 시 오류의 가능성이 높다. 그러므로 최대운동검사 시 연령으로 예측된 최대심박수로 검사 종료 기준을 설정하더라도 검사 동안 이를 초과할 수 있으므로 주의하여야 한다.

Answer 14.①

15 아래 표의 괄호 안에 들어갈 값이 바르게 나열된 것은?

METs	자전거 에르고미터	트레드밀 프로토콜					METs
		수정된 브루스 매 3분마다		브루스 매 3분마다		노튼 매 (ⓒ)분 마다	
		속도 (MPH)	경사도 (%)	속도 (MPH)	경사도 (%)		
		6.0	22	6.0	22		
		5.5	20	5.5	20		
	1 WATT=6.1 Kpm/min	5.0	18	5.0	18		
	FOR 70KG WEIGHT Kpm/min						
16							16
15							15
14							14
13	1500	4.2	16	4.2	16		13
12	1350						12
11	1200	3.4	14	3.4	14		11
10	1050					속도 (MPH) / 경사도 (%)	10
9	900					2 / 17.5	9
8	750					2 / 14.0	8
7	600	2.5	12	2.5	12		7
6	600					2 / 10.5	6
5	450	1.7	10	1.7	10	2 / 7.0	5
4	300	1.7	ⓒ			2 / 3.5	4
3	150					2 / 0	3
2		⑤	0			② / 0	2
1							1

	⑤	ⓒ	ⓒ	②
①	1.2	5	2	1
②	1.2	8	3	2
③	1.7	5	2	1
④	1.7	8	3	2

TIP • 수정된 브루스 프로토콜은 증가폭이 적은 것이 특징으로 ⑤은 1.7이다.
• 수정된 브루스 프로토콜의 경사도는 3분마다 증가하므로 ⓒ은 5이다.
• 노튼 프로토콜은 최초 부하 1.0, 경사도 0%에서 시작하여 4분 째부터 경사도 3.5%, 속도 2로 고정하여 2분마다 경사도만 3.5%씩 올린다. ⓒ은 2, ②은 1이다.

Answer 15.③

16 건강한 체중 56kg 여성이 하체 에르고미터를 이용하여 840kgm · min⁻¹의 운동량으로 운동하였다. ACSM 방정식을 사용하여 추정된 산소섭취량으로 옳은 것은?

① $15.0\text{mL} \cdot \text{kg}^{-1} \cdot \text{min}^{-1}$

② $27.0\text{mL} \cdot \text{kg}^{-1} \cdot \text{min}^{-1}$

③ $30.5\text{mL} \cdot \text{kg}^{-1} \cdot \text{min}^{-1}$

④ $34.0\text{mL} \cdot \text{kg}^{-1} \cdot \text{min}^{-1}$

> **TIP** 대사량 공식
>
> | 활동 | 안정시 요소 | 수평요소 | 수직요소/저항요소 |
> |---|---|---|---|
> | | | 아래 요소들의 합 | |
> | 걷기 | 3.5 | 0.1×속도 | 1.8×속도×경사도 |
> | 달리기 | 3.5 | 0.2×속도 | 0.9×속도×경사도 |
> | 스텝운동 | 3.5 | 0.2×분당 스텝 수 | 1.33×(1.8×스텝높이×분당 스텝수) |
> | 사이클링(다리) | 3.5 | 3.5 | (1.8×운동부하)/체중 |
> | 사이클링(팔) | 3.5 | | (3×운동부하)/체중 |
>
> 산소섭취량
>
> $$= 3.5 + 3.5 + \frac{1.8 \times 840}{56} = 34\text{mL} \cdot \text{kg}^{-1} \cdot \text{min}^{-1}$$

17 〈보기〉에서 대상별 운동부하검사에 대한 설명 중 적절한 것을 모두 고른 것은?

─────── 〈보기〉 ───────

㉠ 심부전환자 : 운동 시작 강도와 증가폭이 낮은 강도의 프로토콜을 사용한다.

㉡ 뇌졸중환자 : 동일한 강도에서 일반인보다 최대하 산소 섭취량이 높다.

㉢ 만성신장질환자 : 의학적 허가 없이 실시 가능하다.

㉣ 만성폐쇄성폐질환자 : 동맥산소헤모글로빈 불포화($SaO_2 \leq 80\%$)시 검사종료가 가능하다.

① ㉠, ㉡, ㉢

② ㉡, ㉢, ㉣

③ ㉠, ㉡, ㉣

④ ㉠, ㉢, ㉣

> **TIP** ㉢ 운동부하검사는 지난 수십 년간 만성심장질환자의 진단과 기능적 평가에 널리 시행되어 온 잘 정립된 검사로써 비교적 안전하다. 그러나 드물게는 검사 도중 급성 심근경색증이나 사망사고가 발생할 수 있다. 따라서, 의사는 운동부하검사의 적응증과 금기증 및 합병증을 잘 알고 있어야 한다. 운동에 따른 정상, 비정상 반응들에 익숙한 의료기사와 의사만이 예상치 못한 사고를 빨리 인지하고 대응할 수 있기 때문에, 운동부하검사는 반드시 잘 훈련된 의료진에 의해서 실시되어야 한다.

Answer 16.④ 17.③

18 〈보기〉에서 운동부하검사 시 심전도 변화에 대한 설명 중 옳은 것을 모두 고른 것은?

───── 〈보기〉 ─────

ⓐ ST분절의 해석은 안정시 심전도와 디지털리스 복용에 영향을 받는다.
ⓑ 낮은 운동량 또는 낮은 심근산소요구량(RPP)에서 ST분절 하강은 나쁜 징후나 다혈관질환의 위험성 증가를 의미한다.
ⓒ 지속되는 심실성 빈맥이 나타나면 대상자의 반응을 관찰하면서 검사 종료를 결정한다.
ⓓ 동일 리드(lead)에서 최소 3개 이상 ST분절의 변화는 임상적 의미가 있다.

① ㉠, ㉡, ㉢   ② ㉠, ㉢, ㉣
③ ㉠, ㉡, ㉣   ④ ㉡, ㉢, ㉣

TIP ㉢ 지속되는 심실성 빈맥이 나타나는 것은 운동부하검사의 절대적 중단 기준이다.

19 〈보기〉의 괄호 안에 들어갈 공식으로 옳은 것은?

───── 〈보기〉 ─────

허혈성 심장 질환을 정확하게 판단하는(진양성) 양성 예측치는 [㉠ / (㉡ + ㉢)]×100으로 계산한다.

	㉠	㉡	㉢
①	진양성(true positive)	진양성	가양성(false positive)
②	진양성	진양성	가음성(false negative)
③	진음성(true negative)	진음성	가양성
④	진음성	진음성	가음성

TIP • 민감도=[진양성/(진양성+가음성)]×100
• 특이도=[진음성/(가양성+진음성)]×100
• 양성 예측치=[진양성/(진양성+가양성)]×100
• 음성 예측치=[진음성/(진음성+가음성)]×100

Answer 18.③ 19.①

20 〈보기〉에서 운동부하검사의 특징으로 적절한 것을 모두 고른 것은?

―――――――――――― 〈보기〉 ――――――――――――

ㄱ 12분 달리기, 1마일 달리기와 같은 필드검사의 경우 심폐체력 수준이 낮은 사람에게는 거의 최대 또는
최대 검사가 될 수 있다.

ㄴ 트레드밀 검사로 산소섭취량을 정확하게 측정하기 위해서는 손잡이를 잡아서는 안 된다.

ㄷ 스텝검사 중 혈압은 모니터링하지 않는다.

ㄹ 단일 단계 스텝검사는 7~9METs 이상의 에너지 소비가 요구되어 검사 대상자의 최대운동능력을 초과할
수 있다.

① ㄱ, ㄴ

② ㄴ, ㄷ, ㄹ

③ ㄱ, ㄷ, ㄹ

④ ㄱ, ㄴ, ㄷ, ㄹ

TIP 보기 모두 운동부하검사의 특징에 해당한다.

※ 운동부하검사의 종류

ㄱ 트레드밀
- 일반적인 형태로 고정식 자전거보다 최고심박수와 약간 높은 산소섭취량을 얻는다.
- 손잡이를 잡으면 심전도 기록의 질과 운동능력 평가의 정확성이 감소된다.
- 보행 및 밸런스 능력이 떨어지는 대상자는 피해야 한다.

ㄴ 필드검사 : 12분 달리기, 1마일 달리기와 같은 검사의 경우 체력이 약한 사람의 경우 달리기를 끝까지 완주하지 못하
는 상황이 발생하기도 하고 측정과정 중 안전사고의 발생 위험이 높다.

ㄷ 스텝검사
- 유산소성 운동능력을 추정하는 가장 간편한 측정방법으로 개인별, 성별 등에 따라 속도 및 스텝높이를 조절하여 실
시한다.
- 건강 관련 체력이나 심폐기능을 측정하는 간접수단으로 활용되며 1분 동안의 심박수를 이용하여 대상자의 VO_{2max}를
추정한다.

Answer 20.④

5 운동상해

1 〈보기〉는 쇼크(shock)에 대한 설명이다. 괄호 안에 알맞은 용어를 바르게 나열한 것은?

─────── 〈보기〉 ───────
- (㉠)는 혈액의 상실이 있는 외상에 의해 발생하고, 혈액이 공급되지 않으면 혈압이 떨어진다.
- (㉡)는 폐가 순환 혈액에 충분한 산소를 공급할 수 없을 때 발생한다.
- (㉢)는 심한 박테리아 감염에 의해 발생하며, 박테리아로부터 생겨나는 독소는 신체의 작은 혈관을 확장한다.

	㉠	㉡	㉢
①	저혈량성 쇼크 (hypovolemic shock)	패혈성 쇼크 (septic shock)	호흡성 쇼크 (respiratory shock)
②	저혈량성 쇼크	호흡성 쇼크	패혈성 쇼크
③	패혈성 쇼크	호흡성 쇼크	저혈량성 쇼크
④	패혈성 쇼크	저혈량성 쇼크	호흡성 쇼크

> **TIP** ㉠ 저혈량성 쇼크 : 출혈, 구토, 설사, 누출관배액 요붕증, 고혈당 및 이뇨작용 등 혈액이나 체액의 손실, 혈관에서 간질 공간으로 체액이동, 복수, 화상 등의 모세혈관 투과도 증가 등으로 발생
> ㉡ 호흡성 쇼크 : 산소량 부족, 당뇨성 케토산의 증가, 정신적 충격 등으로 발생
> ㉢ 패혈성 쇼크 : 녹농균, 대장균, 폐렴구균, 포도상구균, 연쇄상구균 등의 혈액 내 미생물의 침입 또는 부적절한 면역체계로 인한 감염 등으로 발생

2 반달연골(반월상연골, meniscus) 손상에 대한 설명으로 옳지 않은 것은?

① 무릎의 폄 또는 굽힘 시 회전력이 동반된 체중 부하가 발생할 때 손상된다.
② 손상을 예측하기 위해 니어 검사(Neer test)를 적용한다.
③ 무릎이 무너지는 느낌을 호소하고, 완전한 스쿼트 동작 시 불안함을 느낀다.
④ 안쪽 반달연골이 가쪽 반달연골보다 더 높은 손상 발생률을 보인다.

> **TIP** 반월상연골 손상 검사
> • 임상적 검사 : 무릎 관절면의 국소적 압통, McMurray 검사, Apley 검사
> • 방사선 검사 : 자기공명 영상 검사(MRI)
> • 관절경 검사(arthroscopy)

Answer 1.② 2.②

3 〈보기〉 중 어깨 관련 손상평가 방법을 모두 고른 것은?

〈보기〉

 ⊙ 라크만 검사(Lachman test)

 ⓒ 호킨스-케네디 검사(Hawkins-Kennedy test)

 ⓒ 엠프티 캔 검사(empty can test)

 ⓔ 피벗 시프트 검사(pivot-shift test)

① ⊙, ⓒ   ② ⓒ, ⓒ

③ ⓒ, ⓔ   ④ ⊙, ⓔ

> **TIP** ⓒ 호킨스-케네디 검사: 가시위근 충돌증후군, 돌림띠근 손상, 오목위팔관절 뼈관절염 검사에 이용
> ⓒ 엠프티 캔 검사: 가시위근힘줄염, 가시위근 손상, 돌림근띠 찢짐, 충돌증후군, 윤활낭염 검사에 이용

4 염증반응 시 발생하는 히스타민(histamine)에 대한 설명으로 옳은 것은?

① 혈관 외피 세포에 부종을 억제한다.

② 혈관의 세포 투과성을 낮춘다.

③ 혈관 확장을 유도한다.

④ 염증부위로 대식세포를 유도한다.

> **TIP** 히스타민의 효능
> ⊙ 혈관내피세포에 작용하여 모세혈관 평활근 및 세동맥의 근육을 이완시켜 혈관을 확장시킨다.
> ⓒ 혈액과 혈관벽 사이에 내피세포 단일층이 있고, 혈액성분과 조직액 균형, 유기체의 생존에 필요한 필수 영양소 공급, 삼투압 유지에 중요한 역할을 한다.
> ⓒ 점막의 상피세포를 자극하여 점액 분비를 증가시키고 위산을 분비시킨다.
> ⓔ 히스타민 수용체에 따라 기관지 수축이 일어나거나 평활근을 이완시킨다.

Answer 3.② 4.③

5 〈보기〉는 운동 중 갑자기 쓰러져 맥박이 없는 사람에 대한 1차 응급처치 방법이다. 적용 순서를 바르게 나열한 것은?

───────── 〈보기〉 ─────────

- 기도확보(airway)
- 인공호흡(breathing)
- 가슴압박(compression)

① 가슴압박 – 기도확보 – 인공호흡

② 가슴압박 – 인공호흡 – 기도확보

③ 기도확보 – 가슴압박 – 인공호흡

④ 기도확보 – 인공호흡 – 가슴압박

> **TIP** 응급처치 방법
> ㉠ 반응 및 호흡의식을 확인
> ㉡ 최초 가슴압박을 실시
> ㉢ 가슴압박 후 환자의 머리를 뒤로 젖히고 턱을 들어주어 기도를 확보함과 동시에 기도 내 이물질 유무 확인
> ㉣ 기도확보 후 인공호흡을 실시

6 〈보기〉는 팔꿈치 후방 탈구에 대한 설명이다. 괄호에 들어갈 용어가 바르게 연결된 것은?

───────── 〈보기〉 ─────────

팔꿈치 후방 탈구는 팔꿈치가 (㉠) 상태에서 땅에 떨어질 경우 일반적으로 발생하고, (㉡) 보다는 (㉢) 탈구가 흔하다.

	㉠	㉡	㉢
①	굽힘(flexion)	후방	전방
②	굽힘(flexion)	전방	후방
③	폄(extension)	후방	전방
④	폄(extension)	전방	후방

> **TIP** 팔꿈치 관절 탈구는 90% 이상의 절대 다수가 후방 탈구로 척골의 coronoid process가 상완골의 trochlea로부터 벗어나는 것을 말한다. 넘어지면서 팔꿈치를 신전한 상태에서 손을 뻗은 채 땅을 짚었을 때도 종종 발생한다.
> 탈구가 발생하게 되면 보통 짧아진 전완부를 보이는데, 척골의 olecranon이 뒤쪽으로 저명하게 튀어나오면서 팔꿈치가 약간 굴곡된 상태로 고정되기 때문이다.

Answer 5.① 6.④

7 엎드린 자세에서 목말뼈밑(거골하, subtalar) 중립을 평가하는 방법으로 옳지 않은 것은?

① 평가를 받는 사람 다리 길이의 1/3 정도가 테이블 밖으로 나오게 한 상태에서 평가한다.

② 아킬레스건(Achilles tendon)의 시작점으로부터 발꿈치(종골, calcaneus)의 원위부(distal)까지 선을 그어 이등분한다.

③ 목말뼈(거골, talus)가 목말뼈밑 관절 내에서 안쪽과 바깥쪽이 똑같이 만져지는 위치이다.

④ 목말뼈밑 관절이 중립 위치가 되었을 때 발허리뼈 머리(중족골두, metatarsal head)가 보일 수 있도록 발바닥쪽굽힘(plantar flexion)을 한다.

> **TIP** 목말밑관절의 중립 위치(subtalar joint neutral position, STJN)는 AAOS(American Academy of Orthopaedic Surgeons)에 따르면 종아리와 발뒤꿈치의 세로축 중앙선과 평행한 선이라 정의되었고 Root 등에 따르면 엎침되거나 뒤침되지 않은 위치이며 발꿈치뼈의 뒤침을 동반한 안쪽 번짐이 엎침을 동반한 가쪽 번짐의 두 배인 위치로 정의되었다. 목말밑관절의 가동 범위는 STJN을 기준으로 안쪽번짐과 가쪽번짐을 측정한다.

8 〈보기〉에서 설명하는 고유수용기 신경근 자극(proprioceptive neuromuscular facilitation, PNF) 기법은?

───────────── 〈보기〉 ─────────────

- 주동근의 등장성 수축 후 길항근의 등척성 수축을 시행한다.
- 주동근이 수축하는 동안 길항근이 이완된다.
- 길항근의 유연성이 제한 요소일 때 사용된다.

① 정지 – 이완법(hold-relax)

② 수축 – 이완법(contract-relax)

③ 정지 – 정지 – 수축 – 이완법(hold-hold-contract-relax)

④ 느린 역자세 – 정지 – 이완법(slow reversal-hold-relax)

> **TIP** 느린 역자세-정지-이완법
> ㉠ 길항근의 등장성 수축 먼저 한 후에 주동근의 등장성 수축을 하는 것으로 주동근의 힘이 증가
> ㉡ 등장성 수축으로 시작, 등척성 수축을 한 다음 길항근 패턴들의 이완, 주동근 패턴의 능동적 움직임
> ㉢ 환자가 능동적으로 주동근을 움직일 수 있을 때 선호하는 기법
> ㉣ 주관절 신전 증가

Answer 7.④ 8.④

9 〈표〉에서 제시한 허리뼈(요추, lumbar)의 추간판 탈출증(herniated disc)과 관련된 설명 중 옳은 것은?

증상과 징후 \ 발생위치	L3 – L4	L4 – L5	L5 – S1
통증	허리뼈, 엉덩이 부위	허리뼈, 엉덩이, SI부위	허리뼈, 엉덩이, SI부위
근육분절 약화	㉠ 발등쪽 굽힘 (dorsi flexion)	㉢ 엄지 발가락 굽힘 (hallux flexion)	발바닥쪽 굽힘 (plantar flexion)
하지거상 검사 시 (straight leg raise test) 관절가동범위	㉡ 정상	㉣ 증가	감소

※ SI, sacroiliac 엉치엉덩(천장)

① ㉠, ㉡   ② ㉡, ㉢

③ ㉢, ㉣   ④ ㉠, ㉣

> **TIP** 추간판 탈출증
> ㉠ L5 신경근(L4~L5) : 종아리 바깥과 발등, 엄지와 집게발가락 사이의 감각 이상, 엄지발가락 신전근의 약화, 족근보행을 못함
> ㉡ L4 신경근(L3~L4) : 종아리 내측의 감각 이상, 전경골근 약화, 비대칭적인 슬개건 반사
> ㉢ S1 신경근(L5~S1) : 발의 외측에 감각이상, 장딴지 통증, 비골근 및 족관절굴곡 저하, 족지보행을 못함, 비대칭적인 아킬레스건 반사
> ㉣ 하지직거상검사는 L5~S1에서 양성소견을 보임, 15~30도에서 양성이면 추간판 탈출증을 강력히 의심
> ※ 근분절
> ㉠ L3 : 무릎관절 폄
> ㉡ L4 : 발목관절 발등굽힘
> ㉢ L5 : 엄지발가락 폄
> ㉣ S1 : 발목관절 발바닥쪽 굽힘, 발의 가쪽 번짐, 엉덩관절 폄

Answer   9.①

10 말초신경 손상 후 재생(regeneration)에 관한 설명으로 옳지 않은 것은?

① 말초신경의 세포체에 손상부위가 가까울수록 재생이 어렵다.

② 절단된 말초신경은 수술로 연결하면 축삭(axon) 재생이 가능하다.

③ 별아교세포(astrocyte)는 손상된 축삭 재생을 돕기 위한 신경성장인자를 분비한다.

④ 손상부위로부터 원위부(distal region) 쪽의 수초(myelin) 재형성은 말초신경 재생의 후반기 과정이다.

> **TIP** 별아교세포
> ㉠ 아교세포 중 가장 그 수가 많다.
> ㉡ 중추신경계에서 항상성을 유지한다.
> ㉢ 중추신경계 모세혈관의 폐쇄띠 형성을 유도한다.
> ㉣ 교통반이 있어 구조적 합포체를 형성한다.
> ㉤ 칼륨을 흡수하여 적정한 이온 환경을 준비한다.
> ㉥ 글루탐산염 같은 신경전달물질을 불활성화 시킨다.

11 〈보기〉에서 스포츠 뇌진탕(진탕, concussion)에 관한 설명으로 옳은 것은?

───────── 〈보기〉 ─────────

㉠ 펜싱 반응(Fencing response)이 나타날 수 있다.

㉡ 마우스 가드(mouth guard)의 착용은 뇌손상을 예방한다.

㉢ 5번 뇌신경(V. Trigeminal)의 손상으로 후각 기능 이상이 나타날 수 있다.

㉣ 충격(impact)을 받은 반대쪽 부위의 뇌손상을 칸추리쿠(contrecoup) 기전이라고 한다.

① ㉠, ㉡   ② ㉡, ㉢

③ ㉢, ㉣   ④ ㉠, ㉣

> **TIP** ㉡ 마우스 가드는 입안에 장착, 안면을 가격당하는 과격한 스포츠는 물론, 넘어져 턱뼈의 부상을 입을 수 있는 경우에 선수를 보호한다. 이는 경기를 하면서 의기소침해질 수 있는 선수에게 자신감을 심어주는 등 경기력 향상뿐 아니라 혹시 일어날지 모를 사고를 미연에 방지하는 역할을 한다.
> ㉢ 1번 뇌신경이 후각에 관여하며, 5번 뇌신경은 얼굴, 코, 입의 점막에 관여한다.

Answer 10.③ 11.④

12 글골격계 부상에 대한 〈보기〉의 아이스(ice) 적용에 대한 설명으로 옳은 것을 모두 고른 것은?

〈보기〉

ㄱ 형성된 부종 제거에 효과적이다.
ㄴ 반대−자극 효과(counter-irritant effect)는 적용에 의한 통증감소를 설명할 수 있다.
ㄷ 관절부상에 의해 억제된 근기능(arthrogenous muscle inhibition)의 활성화를 위해 사용된다.

① ㄱ, ㄴ
② ㄴ, ㄷ
③ ㄱ, ㄷ
④ ㄱ, ㄴ, ㄷ

TIP 냉찜질(ice)의 효과
ㄱ 반대−자극 효과에 의한 통증 완화 작용
ㄴ 결합조직 신장성을 억제
ㄷ 혈액 공급을 감소시켜 염증과 근육경련을 감소

13 양쪽 목발(crutches) 사용에 관한 설명으로 적절하지 않은 것은?

① 길이 맞춤(fitting) : 겨드랑이와 목발 사이에 손가락이 두세 개 정도 들어가게 목발을 끼고 선다.
② 두 발 걷기(two-point gait) : 부분적 체중 지지가 가능할 때 실시한다.
③ 세 발 걷기(three-point gait) : 계단을 내려갈 때 건강한 발을 먼저 딛고 내려간 다음 목발을 딛는다.
④ 네 발 걷기(four-point gait) : 양쪽 다리 부상일 때 사용하는 방법이다.

TIP 목발 세 발 걷기
ㄱ 걷는 순서 : 양쪽 목발과 함께 환측다리를 먼저 딛고 정상측 다리를 딛는다.
ㄴ 부분적인 체중부하를 줄일 때 사용한다.
ㄷ 계단 내려갈 때 걷는 순서 : 환측다리와 목발을 먼저 딛고 정상측 다리를 딛는다.

Answer 12.② 13.③

14 〈그림〉과 같이 하지는 이완된 상태로 스트레치 운동(passive stretch exercise)을 할 때, 〈보기〉의 설명을 참 혹은 거짓으로 바르게 판단한 것은?

〈보기〉

㉠ 자발성(autogenic) 보다 상호적(reciprocal) 억제(inhibition)에 의해 스트레치 된다.

㉡ 무릎관절의 관절낭(joint capsule)은 힘줄(tendon)보다 많은 장력(tension)을 받는다.

㉢ 스트레치 후 약 6초가 지나면 골지건기관(Golgi tendon organ)이 IB 구심성신호(IB afferent)를 보내기 시작한다.

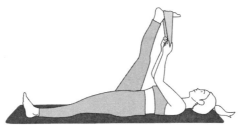

	㉠	㉡	㉢
①	참	참	참
②	거짓	참	거짓
③	참	거짓	거짓
④	거짓	거짓	참

TIP ㉠ 유지-이완 기법은 짧아진 근육의 가동범위 끝에서 등척성 수축을 실시하여 골지건기관을 흥분시켜 자가 억제를 통하여 짧아진 근육을 이완시킨 후 신장하는 방법으로써 근육이 수축하면 근육과 직렬로 연결되어 있는 골지건기관이 흥분되어 작용근을 억제하고 대항근을 촉진하는 신경생리학적 이론에 기초하고 있다.

㉢ 정적 스트레칭은 일반적인 반동이나 충격을 가하지 않고 근육이나 건을 천천히 늘리는 것으로 골지건기관은 근긴장도가 적어도 6초 이상 지속적으로 증가될 경우 반응하여 근방추의 반사적 근수축을 압도하여 길항근의 반사적 이완을 유도한다.

골지건기관은 근육과 건 사이에 위치하고, 근육섬유의 다발과 직렬로 연결되어 있다. 골지건기관은 골격근의 건과 직렬로 연결되어 있기 때문에 근육이 수축하게 될 경우 건방추가 늘어나면서 근육의 변화를 감지하게 된다. 골지건기관에 분포하는 감각신경은 흥분해 Ib 구심성신호를 척수와 CNS로 골격근의 상태를 전달한다. 이 정보를 바탕으로 CNS와 척수에서는 수축하고 근육이 지나치게 수축하지 않도록 척수전각세포에 있는 알파 운동뉴런을 통해 골격근의 수축을 억제시킨다.

Answer 14.②

15 〈보기〉는 고강도 훈련과 회복의 불균형이 반복됨으로써 나타나는 운동상해의 단계이다. 단계별 진행순서와 회복시간이 짧은 것부터 나열한 것은?

〈보기〉

㉠ 오버트레이닝(overtraining)

㉡ 기능부적 오버리칭(nonfunctional overreaching)

㉢ 기능적 오버리칭(functional overreaching)

<u>진행순서</u>　　　<u>회복시간</u>

① ㉠→㉡→㉢　　㉠→㉡→㉢

② ㉠→㉡→㉢　　㉢→㉡→㉠

③ ㉢→㉡→㉠　　㉠→㉡→㉢

④ ㉢→㉡→㉠　　㉢→㉡→㉠

TIP 오버리칭은 운동 직후 근육통이나 피로 등으로 수행능력이 일시적으로 떨어지는 단계를 말한다. 근성장을 위해 필연적으로 거쳐야 할 성장통 정도로 보면 된다.
오버트레이닝은 적절한 회복 없이 자신의 한계를 초과하는 무게와 횟수가 누적된 결과로, 트레이닝 스트레스로부터 신체가 회복하고 거기에 적응하는 능력이 고갈되는 경우를 말한다.
단계별 진행순서와 회복시간은 동일하게 기능적 오버리칭 → 기능부적 오버리칭 → 오버트레이닝순으로 길어진다.

16 반복된 마찰(friction)이 주요 원인인 손상은?

① 물집(blister)

② 골절(fracture)

③ 동상(frostbite)

④ 탈구(dislocation)

TIP 물집이 생기는 원인 … 피부는 한 층으로만 몸을 감싸고 있는 것이 아니라 여러 층으로 나뉘어져 있다. 가장 바깥쪽의 피부인 표피와 그 아래의 피부층인 진피 사이에 림프액이 고이는 현상이 바로 물집이다. 물집은 한 부위에 반복된 마찰이 지속되어 표피와 진피가 나뉘어지게 된 것을 말한다.

Answer　15.④　16.①

17 〈보기〉는 염증반응(inflammatory response) 이후 일어나는 세포의 회복에 대한 설명이다. ㉠, ㉡에 들어갈 용어로 적절한 것은?

———————————— 〈보기〉 ————————————

형성된 세포는 부하(load)에 의해 (㉠)되고, 고정하게 되면 세포 간 교차결합(collagen cross-link)은 (㉡)한다.

	㉠	㉡
①	재배열	증가
②	재생	증가
③	재배열	감소
④	재생	감소

> **TIP** 염증반응은 해로운 물질을 파괴하고 희석시켜 손상된 조직을 치유하기 위한 초기단계를 말한다.
> 조직이 손상되면 히스타민, 루코트리엔, 사이토카인 등이 방출되고 부종, 발적, 통증, 발열, 기능손실 등이 나타난다. 섬유아세포 회복단계를 거치면 염증반응단계에서의 증상이 사라지며, 육아조직이 생성되고 형성된 세포는 부하에 의해 재배열되고 고정하게 되면 세포 간 교차결합이 증가하게 된다.

18 〈보기〉는 손상 후 염증기간 동안 형성되는 부종에 대한 설명이다. 괄호 안에 들어갈 적절한 용어는?

———————————— 〈보기〉 ————————————

( )에 형성된 세포 잔해(tissue debris)와 유리 단백질(free protein)로 인해 세포 삼투압(tissue oncotic pressure)이 증가한다.

① 림프(lymph)
② 혈관(blood vessel)
③ 세포 내 공간(intracellular space)
④ 세포 사이 공간(intercellular space)

> **TIP** 부종
> ㉠ 체액의 균형은 혈관외와 혈관내의 체액의 이동에 의해서 조절되고 있지만, 체액의 이동은 모세혈관에서의 정수압, 혈장 단백에 의한 삼투압, 혈관외 조직압, 혈관외 교질 삼투압(교질압) 등에 의해 지배되고 있다.
> ㉡ 정상적인 체액의 균형은 서로 상반된 두 큰 힘 즉, 삼투압과 정수압에 의해서 유지된다. 즉 순환계 밖으로 체액을 밀어내는 힘은 간질 조직의 삼투압(osmotic pressure)과 혈관 내 정수압(hydrostatic pressure)에 의하며, 체액을 순환계 안으로 밀어 넣는 힘은 혈장 단백의 삼투압과 간질조직의 정수압에 의한다.
> ㉢ 간질 내, 조직 내 또는 체강(즉, 심낭강, 흉강, 복강 내)에 체액이 다량으로 증가한 상태를 부종(edema)이라고 한다.
> ㉣ 부종의 직접적인 원인은 어떤 질환에서 결과적으로 나타날 수 있는 혈관 내 정수압의 상승, 교질농도의 하락, 림프관의 폐쇄, 나트륨의 혈중증가 등이 중요한 요인이 된다.
> ㉤ 세포 간질에 형성된 세포 잔해와 유리 단백질로 인해 세포 삼투압이 증가한다.

Answer 17.① 18.④

19 〈보기〉는 척추손상으로 인해 경력이 끝날지도 모르는 선수의 심리상태를 Kubler-Ross(1969)가 제시한 "애도의 단계(stages of grief)"로 표현한 것이다. 그 순서를 바르게 나열한 것은?

---〈보기〉---

ⓐ 분노(anger) : "왜 하필 나한테 이런 일이!"

ⓑ 수용(acceptance) : "괜찮을거야. 이겨낼 수 있어."

ⓒ 부정(denial) : "MRI 사진 판독이 잘못된 것 같은데."

ⓓ 타협(bargaining) : "시간을 돌릴 수 있다면 뭐라도 할텐데."

ⓔ 우울(depression) : "운동을 못 하는데 이게 무슨 소용인가…"

① ㉠→㉢→㉣→㉡→㉤

② ㉠→㉢→㉤→㉣→㉡

③ ㉢→㉠→㉡→㉣→㉤

④ ㉢→㉠→㉣→㉤→㉡

TIP 애도의 단계
　㉠ 1단계 부정 : "사실이 아닐거야. 아니야, 그럴 리가 없어" 하는 전적인 혹은 부분적인 부정
　㉡ 2단계 분노 : 언제 누구에게든지 분명한 이유 없이 분출될 수도 있음
　㉢ 3단계 타협 : 주로 신앙에 타협하는 형태로 나타나기도 하며 때로는 타협안 대로 사별의 순간이 연기되기도 함
　㉣ 4단계 우울 : 감당할 수 없는 슬픔과 절망감으로 인해 삶이 무의미하게 느껴짐
　㉤ 5단계 수용 : 사랑하는 이의 죽음을 인정하고 자신의 삶의 미래를 내다보기 시작

Answer 19.④

20 내번발목염좌(inversion ankle sprain)를 예방하기 위한 발목테이핑 과정을 설명한 것으로 옳지 않은 것은?

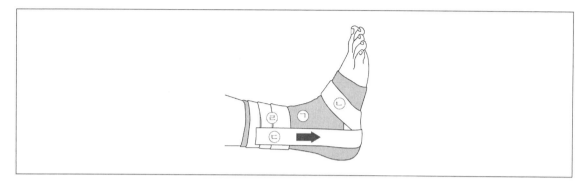

① ㉠은 피부보호를 위한 것이다.
② ㉡보다 원위부(distal)에는 테이프를 더 감지 않는다.
③ ㉢ 테이핑 시 가쪽에서 안쪽으로(화살표 방향) 감아준다.
④ ㉣ 테이프는 이전 테이프의 1/2 정도를 겹치게 감는다.

> **TIP** 내번발목염좌 예방을 위한 발목 테이핑 과정
> ㉠ 장비골근과 전경골근 모두 보강을 해주어야 한다.
> ㉡ 테이프의 길이를 측정하고 발목은 한 바퀴 감아 준다.
> ㉢ 바깥복숭아뼈에서 일직선으로 무릎쪽까지 부쳐준다는 생각으로 테이핑을 한다.
> ㉣ 발목 중앙에서 바깥 복숭아뼈로 감아서 지지해준다는 생각으로 테이핑 한다.
> ㉤ 테이핑 시 늘리지 말아야 한다.

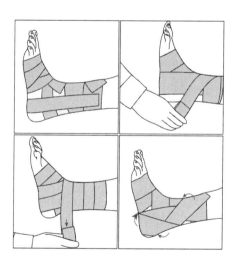

6 기능해부학(운동역학 포함)

1 〈보기〉의 힘의 종류와 효과에 대한 설명 중 적절한 것으로만 나열된 것은?

――――――――――――― 〈보기〉 ―――――――――――――

㉠ 양력은 물체의 운동 방향에 대해 반대로 작용하는 힘으로 물체가 공기 중에서 뜨게하는 역할을 한다.
㉡ 중력은 두 물체가 접촉 시에 발생하는 힘으로 물체를 당기는 힘이다.
㉢ 원운동하고 있는 물체의 원심력은 질량이 크고, 속도가 **빠를**수록 크다.
㉣ 부력은 중력의 반대 방향(수직 상방)으로 작용하는 힘이다.

① ㉠, ㉡　　　　　　　　　　　　　　② ㉠, ㉣

③ ㉡, ㉢　　　　　　　　　　　　　　④ ㉢, ㉣

> **TIP** ㉠ 양력은 물체의 주위에 유체가 흐를 때 물체의 표면에서 유체의 흐름방향에 수직방향으로 작용하는 힘을 말한다. 양력은 기압이 높은 곳에서 낮은 곳으로 생긴다.
> ㉡ 두 물체 사이에 서로를 끌어당기는 힘은 만유인력이라 한다. 중력은 지구가 물체를 잡아당기는 힘을 말하며 중력은 항상 끌어당기는 힘이며 밀어내는 힘은 작용하지 않는다.

2 〈보기〉에서 턱걸이 동직 수행 시 철봉대 위로 턱이 올라갔다가 천천히 시작자세로 내려가는 단계에서 위팔의 「작용근(agonist)-근수축 형태」가 바르게 연결된 것은?

――――――――――――― 〈보기〉 ―――――――――――――

㉠ 위팔두갈래근(상완이두근, biceps brachii)
㉡ 위팔세갈래근(상완삼두근, triceps brachii)
ⓐ 단축성(concentric)
ⓑ 신장성(eccentric)

① ㉠-ⓐ　　　　　　　　　　　　　　② ㉠-ⓑ

③ ㉡-ⓐ　　　　　　　　　　　　　　④ ㉡-ⓑ

> **TIP** 턱걸이를 할 때 일반적으로 알통이라고 부르는 부위의 근육(상완이두근)은 수축하면서 몸 전체를 철봉 위로 끌어 올리게 된다. 이 때 상완이두근은 길이가 짧아지는 단축성 수축을 하는 것이다. 즉, 단축성 근수축 운동이란 전체 근육의 길이가 짧아지면서 힘을 발휘하는 형태의 운동을 말한다. 이와 반대로 철봉에서 몸이 내려올 때에는 상완이두근이 어느 정도의 힘을 발휘한 채로 전체 길이가 늘어나게 되는데, 이를 신장성 수축이라고 한다. 이 신장성 수축은 전체 근육의 길이가 늘어나면서도 그 근육을 이루는 근육섬유 중 일부는 교대로 수축하여서 어느 수준의 힘을 유지하는 것이다.

Answer 1.④ 2.②

3 〈보기〉의 물속에 잠겨 있는 물체에 대한 설명 중 적절한 것으로만 나열된 것은?

〈보기〉

⊙ 물체는 중력의 반대 방향으로 힘을 받으며, 그 힘의 크기는 물에 잠김 물체의 부피만큼의 물의 무게와 같다.
ⓛ 물체의 부력중심과 무게중심이 동일 수직선상에 위치할 때 신체의 회전이 멈추게 된다.
ⓒ 물체가 물에서 뜨거나 가라앉는 현상은 물체의 비중에 의해 결정된다.
ⓔ 수영 시 머리가 물 밖에 있을 때보다 물속에 잠길 경우 부력은 작아진다.

① ⊙, ⓛ, ⓒ   ② ⊙, ⓛ, ⓔ

③ ⊙, ⓒ, ⓔ   ④ ⓛ, ⓒ, ⓔ

> **TIP** 부력은 액체나 기체나 물체를 들어 올리는 힘을 말하며, 중력과 반대 방향으로 작용한다.
> 부력은 잠긴 물체의 무게에 반대로 작용하는 유체에 의해 상향으로 가해지는 힘이다.
> 물속에서 엎드리거나 누운 경우 인체의 각 부분의 밀도가 다르기 때문에 각 부위별로 미치는 부력의 크기가 각각 다르다.
> 부력의 평균점은 부력중심이 되며, 부력중심과 무게중심은 자세와 허파의 공기량에 따라 계속 달라지게 된다.
> 같은 질량의 물체가 물에 잠겼을 경우 물체의 부피가 클수록 부력이 크다.
> 수영 시 머리가 물 밖에 있을 때 보다 물속에 잠길 경우 부력은 커진다.

4 5번 허리뼈(L5)와 1번 엉치뼈(S1) 사이의 엉치수평각(sacrohorizontal angle)에 대한 설명으로 적절하지 않은 것은?

① 골반의 앞기울임(전방경사, anterior tilt)에 의해 엉치수평각은 증가한다.

② 엉치수평각에 의해 체중의 약 64%에 해당하는 앞쪽 전단력(shear force)이 발생한다.

③ 앞쪽 전단력에 저항하는 요인들로는 앞세로인대(전종인대, anterior longitudinal ligament)와 엉덩허리인대(장요인대, iliolumbar ligament) 등이 있다.

④ 척주세움근육들(erector spinae muscle group)의 발현 힘이 강할수록 앞쪽 전단력이 감소한다.

> **TIP** S1의 바닥은 앞쪽과 아래쪽으로 경사져 있으며, 수평면과 S1 윗면 사이 각도를 엉치수평각이라 한다. 중립상태에는 약 40도 각도를 이룬다.
> 40도의 엉치수평각을 가질 때 체중이 64%에 해당되는 앞쪽전단력을 L5~S1 이음부에서 만들어낸다. 수평각이 커질수록 허리에 앞굽음은 증가되고 이음부에 앞쪽전단력 또한 커지게 된다.
> L5~S1의 척주세움근은 수축력이 강해질수록 앞쪽 전단력에 힘을 더하게 된다.

Answer   3.①   4.④

5 〈표〉에서 척추뼈의 특징에 대한 설명으로 옳지 않은 것을 모두 고른 것은?

종류	목뼈 (cervical vertebrae)	등뼈 (thoracic vertebrae)	허리뼈 (lumbar vertebrae)
가시돌기 (spinous process)	⊙ 돌기 끝부분이 갈라져 있는 뼈 존재		
가로돌기 (transverse process)		ⓒ 갈비뼈와 관절하는 관절면이 T1~T12까지 모두 존재	
운동범위	ⓒ 등뼈, 허리뼈보다 큰 가쪽굽힘(이마면 운동)이 일어남	ⓔ 목뼈, 허리뼈보다 큰 축돌림 (수평면 운동)이 일어남	ⓜ등뼈보다 폄(시상면 운동)이 더 크게 일어남

① ⊙, ⓒ, ⓔ

② ⊙, ⓒ, ⓜ

③ ⓒ, ⓔ, ⓜ

④ ⓒ, ⓔ, ⓜ

TIP ⓒ 등뼈는 다른 부위에 있는 척추뼈와 가장 큰 차이점이 있다면 바로 12쌍의 갈비뼈(늑골, rib)와 관절하는 부분이 있다는 것이다. 등뼈는 몸통의 갈비오목(늑골와, costal facet), 가로돌기의 가로돌기갈비오목(횡돌기늑골와, transverse costal facet)을 통해 갈비뼈와 만난다. 즉 하나의 갈비뼈는 등뼈와 두 군데에서 관절을 이룬다.
ⓔ 등뼈는 약 30~35도의 수평면 돌림이 양 방향으로 일어난다. 상부에서 더 큰 움직임이 일어나고, 하부로 내려갈수록 적은 움직임이 나타난다. 목뼈, 허리뼈보다 작은 축돌림이 일어난다. 등뼈에서는 약 30~40도의 굽힘과 20~25도의 폄이 일어난다.
ⓜ 허리뼈는 40~50도의 굽힘과 15~20도의 폄이 일어난다. 등뼈보다 폄이 더 작게 일어난다.

6 위팔뼈(상완골, humerus) 돌림(internal/external rotation) 근육에 대한 설명으로 적절하지 않은 것은?

① 안쪽 돌림(internal rotation)근육들은 가쪽 돌림(external rotation) 근육보다 더 큰 토크(torque)를 생산한다.

② 오버헤드 투구 시, 코킹(cocking)동작 마지막 단계의 바로 직전에서 안쪽 돌림 근육의 활성이 크게 나타난다.

③ 가쪽 돌림 근육으로 넓은등근(광배근, latissimus dorsi), 가시 아래근(극하근, infraspinatus) 및 작은원근(소원근, teres minor) 등이 있다.

④ 안쪽 돌림 근육으로 어깨밑근(견갑하근, subscapularis), 큰가슴근(대흉근, pectoralis major) 및 큰원근(대원근, teres major) 등이 있다.

TIP ③ 가쪽돌림근육으로는 가시아래근, 작은원근, 후면어깨세모근이 있으며, 안쪽 돌림 근육으로 어깨밑근, 큰가슴근, 넓은등근, 전면 어깨세모근, 큰원근이 있다.

Answer 5.③ 6.③

7 손목 굽힘·폄 근육에 대한 설명 중 적절하지 않은 것은?

① 손목 폄 근육들은 주로 노신경(radial nerve)의 지배를 받으며, 노신경의 감각분포는 넷째 손가락의 안쪽 면과 다섯째 손가락 전체를 포함한다.

② 일차적인 노쪽(radialis) 손목폄근육들은 손목 폄과 더불어 아래팔의 뒤침(supination) 역할도 수행한다.

③ 손목 굽힘근육들은 손목 폄 근육들보다 더 큰 등척성 토크를 생산한다.

④ 손목 굽힘근으로는 노쪽 손목 굽힘근(flexor carpi radialis longus), 자쪽 손목 굽힘근(flexor carpi ulnaris) 및 긴손바닥근(palmaris longus) 등이 있다.

> **TIP** 노신경은 팔의 등쪽 근육(상완이두근, 주근)의 운동에 관여하며 손목과 손의 내재 신전근에도 운동을 지배한다. 또한, 손등의 피부 감각(새끼손가락과 넷째 손가락의 절반 제외)을 지배한다. 손상 시 손목처짐 변형 및 손등, 아래팔 뒤쪽의 감각 소실이 나타나게 된다. 노신경은 위팔세갈래근(상완삼두근)의 가쪽 갈래(lateral head)와 안쪽 갈래(medial head)로 분포되어 있다.

8 〈보기〉의 노뼈(요골, radius)와 자뼈(척골, ulna) 사이에 위치한 뼈사이막(interosseous membrane)의 중심띠(centralband)와 관련된 설명 중 옳은 것을 모두 고른 것은?

― 〈보기〉 ―

ⓐ 노뼈에 전달된 압박력이 몸쪽으로 이동되면서 자뼈쪽으로 전이되어 부하를 분산시키는 역할을 한다.

ⓑ 엎침(pronation)일 때 위팔자관절(완척관절, humeroulnar joint)에 더 큰 부하가 전달되어 관절의 퇴행 발생 가능성을 높인다.

ⓒ 무릎힘줄(patellar tendon)과 유사한 장력을 갖는다.

ⓓ 노뼈에서 자뼈의 근위(proximal)쪽을 향해 약 30도 기울어져 뻗어있다.

① ㉠, ㉢   ② ㉠, ㉣
③ ㉡, ㉢   ④ ㉡, ㉣

> **TIP** 뼈사이막의 중심띠
> ㉠ 노뼈에서 20도 각도로 먼쪽-안쪽 가로질러 자뼈 몸통에 부착
> ㉡ 뼈사이막의 다른 섬유보다 2배 두꺼움
> ㉢ 무릎의 무릎힘줄과 유사한 장력
> ※ 뼈사이막의 기능
>   ㉠ 노뼈를 자뼈에 견고하게 결합시킴
>   ㉡ 손의 외재성 근육들의 부착 부위
>   ㉢ 손을 짚을 때 발생하는 압박력의 80%는 노뼈로 전달되고, 중심띠의 섬유 방향을 통해 자뼈로 균등하게 분배됨
>   ㉣ 팔꿈치 굽힘근/뒤침근/엎침근의 수축은 노뼈를 위팔뼈머리 쪽으로 당겨 위팔노관절의 압박력을 증가시키고 중심띠의 경우 섬유 방향에 의해 압박력이 자뼈로 분배됨
>   ㉤ 팔꿈치 폄 상태로 작용하는 견인력은 노뼈로 전달되고, 중심띠를 느슨하게 만들어 다른 조직에 더 많은 부하가 가해짐

Answer   7.① 8.①

9 걷는 동안 에너지 절약과 효율의 극대화를 위한 전략으로 적절하지 않은 것은?

① 수평면(가로면, horizontal plane)으로 골반회전운동(pelvic rotation)을 수행함으로써 신체중심의 아래쪽 이동을 감소시킨다.

② 디딤기(stance phase)에서 무릎을 최대한 폄으로써 신체중심의 아래쪽 이동을 감소시킨다.

③ 이마면(전두면, frontal plane)으로 골반의 가쪽기울임(lateral pelvic tilt)운동을 수행함으로써 신체중심의 위쪽이동을 감소시킨다.

④ 지면으로부터 발꿈치를 들어 올릴 때 발바닥굽힘(plantar flexion)과 더불어 무릎관절에서의 굽힘 동작을 수행함으로써 신체중심의 위쪽이동을 감소시킨다.

> **TIP** 디딤기 … 사람이 걸어갈 때 발이 바닥에 닿아있는 기간, 즉 뒤꿈치가 바닥에 닿을 때부터 앞꿈치가 바닥에서 떨어질 때까지를 stance phase라고 하며, 이와 반대로 발이 바닥에서 떨어져 있으며 반대쪽 발이 땅에 닿아 체중을 받치고 있는 기간을 swing phase라고 한다. 디딤기는 다리가 땅에 닿아 체중을 지지하는 것으로 정상적인 보행에서 무릎관절은 보행 시 다리로 전달되는 충격을 흡수하기 위해 0°의 완전 폄 상태가 아닌 5° 정도의 굽힘을 유지하며 디딤기 동안에 0° 이상 5° 내외의 굽힘이 나타난다.

10 골프공 개발업체에서 탄성계수가 0.9인 골프공을 개발하였다. 3m 높이에서 아래 그림과 같은 기구를 통해 자유낙하 운동을 실시하였을 때 바운드되는 골프공의 높이는 얼마인가? (단, 지면은 완전충돌 조건이며, 공기저항은 무시함)

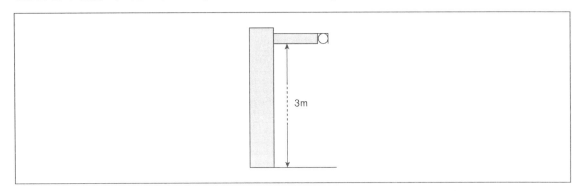

3m

① 2.12m

② 2.43m

③ 2.51m

④ 2.70m

> **TIP** $e = \dfrac{|v'|}{|v|} = \dfrac{v'}{v} = \sqrt{\dfrac{h'}{h}}$ 이므로
>
> $0.9 = \sqrt{\dfrac{h'}{3}}$
>
> $h' = 2.43m$

Answer 9.② 10.②

11 가로발목뼈관절(횡족근관절, transverse tarsal joint)을 구성하는 뼈가 아닌 것은?

① 입방뼈(입방골, cuboid)

② 발배뼈(주상골, navicular)

③ 발꿈치뼈(종골, calcaneus)

④ 안쪽쐐기뼈(내측설상골, medial cuneiform)

> **TIP** 가로발목뼈관절의 구성

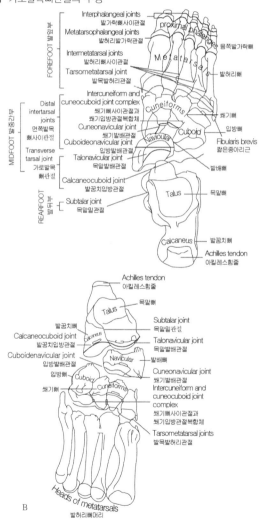

12 근분절(myotomes)에 대한 설명 중 척수신경근 손상(spinal nerve root lesion)으로 인한 제한된 움직임을 바르게 짝지은 것은?

	척수신경 손상 부위	제한된 움직임
①	목뼈2번(경추2, C2)	목 굽힘(굴곡, flexion)
②	목뼈4번(경추4, C4)	어깨 벌림(외전, abduction)
③	허리뼈3번(요추3, L3)	무릎 굽힘(굴곡, flexion)
④	허리뼈4번(요추4, L4)	발바닥굽힘(저측굴곡, plantarflexion)

> **TIP** 2번 목뼈는 치상돌기(이빨 모양의 튀어나온 뼈)라고 하는 독특한 돌기를 가지고 있어 축추(軸椎)라고 한다. 이 치상돌기가 부러지는 것을 제2경추 치상돌기골절이라고 하며 목이 앞이나 뒤로 심하게 꺾이는 충격이나 힘을 받게 되면 생길 수 있다. 목 굽힘에 제한을 받게 된다.

13 척추(spine)의 인대(ligament) 중 황색인대(황인대, ligamentum flavum)에 관한 설명으로 옳은 것은?

① 척추 전체에 걸쳐 위쪽과 아래쪽 분절을 연결하고 있으며 척수(spinal cord)의 바로 뒤쪽에 있다.

② 가시돌기(극돌기, spinous process)들의 촉진(palpation)을 어렵게 하는 원인이다.

③ 척추에 부착된 인대 중 길이가 가장 길다.

④ 중쇠뼈(축추골, axis)와 엉치뼈(천골, sacrum) 사이에서 척추뼈몸통(척추체, vertebral body) 뒷면 전체에 걸쳐 부착되어 있다.

> **TIP** 황색인대는 인접한 척추 후궁 사이를 연결하는 분절형 부착을 한다. 즉 인접한 위쪽 후궁의 하부의 반과 아래쪽 척추 후궁의 상부 반을 연결하며 부착하고, 척수 뒤쪽에 위치해있다. 측부로 황색인대는 척추 후관절의 전면까지 연장되어 있다. 척추의 굴곡을 제한하는 기능을 하지만 인체 내에서 pre-tension이 가장 많이 수용되는 연부조직임에도 불구하고 특히 경추에서 과도한 굴곡으로 척추관 내에서 주름을 형성하면서 척추관의 협착이나 척수의 타박 및 척수의 중심관 주위의 출혈을 유발하여 central cord syndrome을 유발할 수도 있다.

Answer 12.① 13.①

14 〈보기〉는 해부학적 자세에서 어깨관절 복합체(shoulder complex)의 180도 벌림(외전, abduction) 시 운동형상학적관계인 '어깨위팔리듬(scapulohumeral rhythm)'을 나타내고 있다. 〈보기〉에서 '어깨위팔리듬' 시 움직임(각도, degree[angle])이 큰 순서대로 옳게 나열한 것은?

〈보기〉

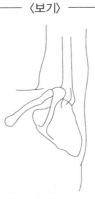

ㄱ 복장빗장관절(흉쇄관절, sternoclavicular)의 뒤당김(retraction)

ㄴ 어깨가슴관절(견흉관절, scapulothoracic) 위쪽 돌림(upward rotation)

ㄷ 오목위팔관절(관절와상완관절, glenohumeral) 벌림(abduction)

ㄹ 오목위팔관절 가쪽 돌림(external rotation)

---

① ㄴ > ㄷ > ㄱ > ㄹ

② ㄷ > ㄹ > ㄴ > ㄱ

③ ㄷ > ㄴ > ㄹ > ㄱ

④ ㄷ > ㄴ > ㄱ > ㄹ

TIP 어깨위팔리듬시 움직임

ㄱ 어깨의 180도 벌림은 오목위팔관절에서 120도 벌림의 움직임이 나타남

ㄴ 어깨가슴관절의 위쪽돌림은 복장빗장관절의 빗장뼈 올림과 봉우리빗장관절의 어깨뼈 위쪽돌림이 결합된 움직임으로 어깨 완전 벌림 시 어깨가슴관절은 60도 위쪽돌림이 일어남

ㄷ 70~80도 정도의 어깨 벌림 전에 20~50도의 오목위팔관절 가쪽돌림이 발생함

ㄹ 어깨 완전 벌림 시 복장빗장관절에서 빗장뼈가 15~20도 뒤당김이 일어남

15 〈보기〉의 무릎관절 '나사-집 돌림(screw-home rotation)' 현상에 관한 설명으로 옳은 것을 모두 고른 것은?

───────── 〈보기〉 ─────────

○ 앞십자인대(전방십자인대, anterior cruciate ligament)의 장력에 영향을 받는다.
○ 넙다리네갈래근(대퇴사두근, quadriceps)의 안쪽(medial) 당김(pull)에 의해 추진된다.
○ 돌림성 잠김작용(rotary locking action)은 무릎 폄(무릎신전, knee extension)의 마지막 10도에서 시작된다.
○ 정강뼈(경골, tibia) 바깥 돌림(외회전, external rotation)과 무릎 폄의 결합은 성인 무릎의 접촉면을 최대화시킨다.

① ㉠, ㉡   ② ㉠, ㉣
③ ㉡, ㉢   ④ ㉢, ㉣

> **TIP** ㉡ 무릎관절의 돌림을 설명하기 위해 넙다리뼈가 고정된 것으로 가정한다. 무릎관절의 가쪽 돌림은 정강뼈거친면(경골조면)이 가쪽으로 움직이는 것을 말한다.
> ㉢ 무릎관절의 screw-home(나사잠김) 운동은 무릎관절 폄의 마지막 30도 동안에 자동적으로 일어나는 무릎관절의 비틀림 운동이다. 비틀림은 폄시 정강뼈가 가쪽으로 굽힘시 안쪽으로 일어난다.
> ※ Screw-home 돌림운동의 역학은 적어도 다음의 3가지 인자에 의해 추진된다.
> • 안쪽넙다리관절 융기 형태
> • 앞십자인대에서의 수동 장력
> • 넙다리네갈래근의 가쪽 당김

16 발목관절(talocrural joint)을 구성하는 뼈로 옳지 않은 것은?

① 정강이뼈(경골, tibia)

② 종아리뼈(비골, fibula)

③ 목말뼈(거골, talus)

④ 발꿈치뼈(종골, calcaneus)

> **TIP** 발목관절의 위로 종아리뼈, 정강이뼈, 아래로 발목뼈가 위치하여 3개의 뼈가 모여 관절을 형성한다. 관절의 안쪽에 강한 인대와 바깥쪽에 비교적 약한 인대가 있어 발목관절을 유지한다. 발목을 접질리는 것은 발목에 순간적으로 체중이 실리면서 발목인대에 손상이 발생하는 것으로 발목염좌를 말한다. 발목에 발생하는 골절은 주로 목말뼈(거골)가 기울어 바깥쪽 복사뼈를 누르면서 일어난다.

Answer 15.② 16.④

17 다음 중 길이가 가장 긴 근육은?

① 반힘줄모양근(반건양근, semitendinosus) ② 넙다리빗근(봉공근, sartorius)

③ 넙다리곧은근(대퇴직근, rectus femoris) ④ 넙다리두갈래근(대퇴이두근, biceps femoris)

> **TIP** 인체의 근육
> ㉠ 가장 큰 근육 : 대둔근
> ㉡ 가장 적은 근육 : 등골근
> ㉢ 가장 긴 근육 : 봉공근
> ㉣ 가장 짧은 근육 : 입모근

18 〈보기〉는 하지의 열린사슬(open kinetic chain)에서 발목관절(talocrural joint)의 발등굽힘(배측굴곡, dorsiflexion) 동작 시 관절면의 움직임(arthrokinematics)에 대한 설명이다. 〈보기〉의 ㉠과 ㉡에 들어갈 용어로 옳은 것은?

〈보기〉

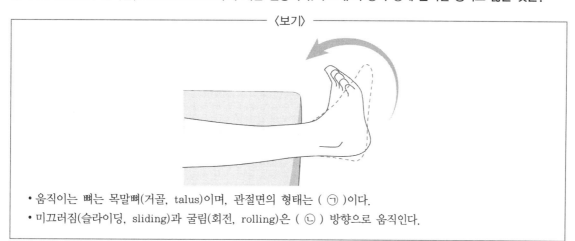

• 움직이는 뼈는 목말뼈(거골, talus)이며, 관절면의 형태는 (㉠)이다.
• 미끄러짐(슬라이딩, sliding)과 굴림(회전, rolling)은 (㉡) 방향으로 움직인다.

	㉠	㉡
①	볼록(convex)	반대
②	볼록(convex)	같다
③	오목(concave)	반대
④	오목(concave)	같다

> **TIP** 발목관절의 발등굽힘 시 목말뼈는 볼록면, 즉 아래 방향으로 활주하므로 발등굽힘을 증가시키기 위해서는 목말뼈를 아래로 밀어주어야 한다.
> 뼈의 회선운동과 관계있는 관절의 굴림과 미끄럼에서 미끄럼 요소의 방향은 오목이나 볼록관절면 중에서 어느 관절면이 움직이느냐에 따라 좌우된다. 오목면이 움직일 경우 관절 미끄럼과 뼈 운동은 같은 방향으로 일어난다. 반대로 볼록관절면이 움직일 경우 관절 미끄럼과 뼈 운동은 반대방향으로 일어난다.

Answer 17.② 18.①

19 Q-각(Q-angle)과 관련된 설명으로 옳은 것을 〈보기〉에서 모두 고른 것은?

───────────── 〈보기〉 ─────────────

ⓐ Q-각이 클수록, 무릎뼈(슬개골, patellar)에 대한 근육의 가쪽(외측, lateral) 당김도 커진다.
ⓑ Q-각의 증가는 무릎넙다리관절(슬개대퇴관절, patellofemoral joint)에서의 접촉면 증가로 무릎 스트레스 감소에 중요한 역할을 한다.
ⓒ 남성이 여성보다 일반적으로 Q-각이 크다
ⓓ Q-각은 무릎뼈에 대한 넙다리네갈래근(대퇴사두근, quadriceps femoris)의 상대적 가쪽 당김을 일반적으로 측정할 수 있는 지표이다.

① ⓐ, ⓑ   ② ⓐ, ⓓ

③ ⓑ, ⓒ   ④ ⓒ, ⓓ

> **TIP** ⓑ Q각의 증가는 무릎넙다리관절에서의 접촉면의 감소로 무릎 스트레스가 증가함을 예상할 수 있다.
> ⓒ Q각은 건강한 성인을 대상으로 평균적으로 약 13~15도이며, 남자는 11.2도, 여자는 15.8도 정도이다.

20 넙다리네갈래근(대퇴사두근, quadriceps femoris)을 구성하는 근육 중 엉덩관절(hip)의 동작(action)에 영향을 미치는 근육은?

① 안쪽넓은근(내측광근, vastus medialis)

② 가쪽넓은근(외측광근, vastus lateralis)

③ 넙다리곧은근(대퇴직근, rectus femoris)

④ 중간넓은근(중간광근, vastus intermedius)

> **TIP** 넙다리곧은근
> ⓐ 걷는 동안 발꿈치가 땅을 찰 때 무릎관절의 굽힘을 방지
> ⓑ 무릎관절의 폄, 엉덩관절의 굽힘, 넓적다리에 대한 몸통의 굽힘을 일으키는 엉덩허리근을 보조
> ⓒ 넙다리네갈래근(Quadriceps femoris)의 한 부분으로 넙다리네갈래근을 이루는 4개의 근육 앞쪽부분에 위치
> ⓓ 넙다리네갈래근 중에서 유일하게 2개의 관절을 경유, 그 관절은 무릎관절(knee joint, 슬관절)과 엉덩관절(hip joint, 고관절)로 무릎관절의 폄(extension)과 엉덩관절의 굽힘(flexion)에 영향

Answer 19.② 20.③

1 〈보기〉의 괄호 안에 들어갈 적절한 용어는?

───── 〈보기〉 ─────

염증이 발생하면 혈관 평활근에 (㉠)이 분비되어 발열, 발적의 증상이 나타나고, 조직으로 (㉡)이/가 유입되어 혈관 투과성이 항진된다. 섬유아세포는 (㉢)을/를 생성하여 반흔조직을 만든다.

	㉠	㉡	㉢
①	세로토닌 (serotonin)	류코트리엔 (leukotriene)	림프절 (lymph node)
②	히스타민 (histamine)	안지오텐신 (angiotensin)	대식세포 (macrophage)
③	세로토닌 (serotonin)	단핵구 (monocyte)	리소좀 (lysosome)
④	히스타민 (histamine)	백혈구 (leukocyte)	콜라겐 (collagen)

TIP 염증은 미생물에 의한 감염 또는 상처, 수술, 화상, 동상, 전기 자극, 화학물질 등 다양한 원인에 의하여 발생한다. 염증이 발생하면 조직이 빨갛게 부어오르고, 열이 나며, 본래의 기능을 잃어버리고 통증을 유발한다. 염증에 관여하는 화학물질은 히스타민과 키닌스, 프로스타글란딘이다. 히스타민은 손상된 부위에 혈액과 림프액이 더 많이 오도록 작용을 하며 키닌스는 근육의 수축을 완화하며 모세혈관을 확장시켜 혈액운반을 원활하게 하고 통증이 느껴지도록 한다. 백혈구가 세포 내로 유입되면 프로스타글란딘이 합성되어 통증과 발열을 일으킨다. 염증의 회복을 위해 혈류량이 증가하여 손상 부위에 전달되는 산소의 양, 치유에 필요한 영양소가 증가하게 되고 육아조직인 섬유아세포에서는 콜라겐을 생성하여 반흔조직을 만든다.

Answer 1.④

2 악성종양의 특징으로 옳은 것은?

─────────────── 〈보기〉 ───────────────
ⓐ 미분화된 세포로 구성되어 있다.
ⓑ 세포 증식 속도가 느리다.
ⓒ 세포자살(apoptosis)을 회피하는 능력이 있다.
ⓓ 모양이 일정하고 주변 조직간 경계가 명확하다.
ⓔ 혈관신생(angiogenesis)이 특징적이다.
──────────────────────────────────────

① ⓐ, ⓑ, ⓓ   ② ⓐ, ⓒ, ⓔ

③ ⓑ, ⓒ, ⓓ   ④ ⓑ, ⓒ, ⓔ

> **TIP** 악성종양
> ⓐ 세포 증식 속도가 빠르다.
> ⓑ 주위 조직으로 침윤하면서 성장한다.
> ⓒ 미분화된 세포로 구성되어 있다.
> ⓓ 모양이 일정하지 않고 정상세포보다 크다.
> ⓔ 세포사멸을 회피한다.
> ⓕ 지속적인 혈관신생이 특징이다.

3 척추옆굽음증(척추측만증, scoliosis) 환자에 대한 설명으로 옳지 않은 것은?

① 대부분이 특발성(idiopathic) 환자이다.

② 남성보다 여성에서 흔하며 사춘기 직전 급성장하는 시기에도 발생한다.

③ 서 있으면 솟은 어깨쪽의 반대측 골반이 상대적으로 낮다.

④ 척추의 가쪽 편위(lateral deviation)와 함께 솟은 어깨뼈와 갈비뼈 변형이 나타난다.

> **TIP** 척추측만증은 허리가 S자형으로 휘어지는 척추의 변형으로 어깨의 높이가 달라 몸통이 한쪽으로 치우쳐 보이는 것이 특징
> 이다.
> 정면에서 봤을 때 머리와 골반은 정면을 보는 반면 양쪽 어깨의 높이가 다르고, 양쪽 유방의 크기가 다르게 보이며, 숙이
> 면 등 뒤에서 보기에 좌우 높낮이에 차이가 생겨, 척추가 휘어진 소견과 견갑골이 튀어나와서 척추는 비스듬히 옆을 보는
> 모양이 된다.
> 서 있으면 솟은 어깨쪽의 반대측 골반이 상대적으로 높다.

Answer 2.② 3.③

4 〈보기〉의 대사 증후군(metabolic syndrome) 진단항목에 대한 설명으로 옳은 것은? (대한비만학회 진단기준 사용)

〈보기〉

- 좌업생활자
- 50세 남성
- 복부둘레 : 103cm
- 중성지방 : 180mg/dL
- 혈압 : 수축기 128mmHg, 이완기 83mmHg
  (※ 현재 칼슘채널차단제, ACE 억제제 복용 중)
- 공복혈당 : 96mg/dL (※ 현재 당뇨약-메트포민 복용 중)
- HDL(고밀도지단백질) 콜레스테롤 : 45mg/dL

① 진단기준 4가지가 포함되어 운동학적 접근으로 관리가 필요함
② 진단기준에는 부합되지 않으나 약을 복용하기 때문에 관리가 필요함
③ 진단기준 2가지가 포함되어 심혈관질환 위험요인 감소를 위한 생활습관 교정이 필요함
④ 진단기준 3가지를 포함하되, 대사증후군에는 해당되지 않으며 복부관리를 위한 운동처방이 필요함

> **TIP** 대사증후군 진단 기준 … 복부비만, 혈압상승, 혈당상승, 중성지방 상승, HDL 콜레스테롤(이른바 몸에 이로운 콜레스테롤) 저하의 5가지 중에 3가지 이상이 기준치 이상일 경우 대사증후군으로 진단

구성 요소	기준
허리둘레	남자 90cm 이상, 여자 85cm 이상
혈압	130/85mmHg 이상, 또는 고혈압약 복용하는 경우
중성지방	150mg/dL 이상
HDL 콜레스테롤	남자 40mg/dL 이하, 여자 50mg/dL 이하, 또는 고지질혈증약을 복용하는 경우
공복혈당	공복혈당 100mg/dL 이상, 또는 당뇨병약이나 인슐린 주사 치료를 받는 경우

〈보기〉에서 보면
- 복부둘레 103cm → 해당
- 중성지방 180mg/dL → 해당
- 혈압약 투약 중 → 해당
- 당뇨약 투약 중 → 해당
4가지가 포함되어 운동학적 접근으로 관리가 필요하다.

Answer 4.①

5 〈보기〉에서 급성 심근경색 발병 시 손상 근육에서 유리된 혈중 지표로 옳은 것을 모두 고른 것은?

―――――――――――――――――― 〈보기〉 ――――――――――――――――――

ㄱ 크레아틴 인산화효소 MB분절(CK-MB isoenzyme M & B)
ㄴ C-반응형 단백질(C-reactive protein, CRP)
ㄷ 젖산탈수소효소(lactate dehydrogenase, LDH)
ㄹ 카탈라제(catalase)
ㅁ 심장 트로포닌(cTnT & cTnI)

① ㄱ, ㄴ, ㄹ   ② ㄱ, ㄷ, ㅁ
③ ㄱ, ㄷ, ㄹ   ④ ㄴ, ㄷ, ㄹ, ㅁ

> **TIP** 급성 심근경색 발병 시 손상 근육에서 유리된 혈중 지표로는 크레아틴키나아제, 젖산탈수소효소, 크레아틴 인산화효소 MB 분절, 트로포닌 T, 트로포닌 I가 해당된다.

6 〈보기〉의 당뇨병성 케톤산증(diabetic ketoacidosis, DKA)에 대한 설명으로 옳은 것을 모두 고른 것은?

―――――――――――――――――― 〈보기〉 ――――――――――――――――――

ㄱ 인슐린 사용을 중단할 경우 발생
ㄴ 2형 당뇨병에서 주로 발생
ㄷ 산-염기 불균형 발생
ㄹ 포도당 대사 증가
ㅁ 지방 대사 증가

① ㄱ, ㄴ, ㄹ   ② ㄱ, ㄷ, ㅁ
③ ㄴ, ㄷ, ㄹ   ④ ㄴ, ㄹ, ㅁ

> **TIP** 당뇨병성 케톤산증의 원인
> ㄱ 인슐린 용량 부족
> ㄴ 인슐린 사용 중단
> ㄷ 인슐린 요구량 증가
> ㄹ 불완전한 지방 대사 증가
> ㅁ 유산산증
> ㅂ 산-염기 불균형

Answer 5.② 6.②

7 일과성 허혈발작(transient ischemic attacks, TIA)의 설명으로 옳은 것은?

① 발병 직후 48~72시간 내 대뇌부종과 경색부위가 나타나며 신경학적 결손이 생긴다.

② 수막종 및 악성림프종 환자에게 발생하며 1/3은 결국 3년 내 심각한 치매로 진행된다.

③ 뇌 일부에 혈액공급이 일시적으로 감소되어 신경세포의 비가역적 변화가 일어날 수 있다.

④ 즉각적인 의료적 처치는 필요하지 않으나, 경미한 뇌졸중이므로 세심한 주의가 필요하다.

> **TIP** 일과성 허혈발작이란 뇌로 가는 혈액이 일시적으로 부족해서 생기는 뇌졸중 증상이 발생한 지 24시간 이내에 완전히 회복되는 것을 말한다. 대부분의 발작은 세포치사(경색)의 중심 영역에서 정점을 이루고, 혈류는 급격히 감소되어 세포가 일반적으로 재생될 수 없다. 뇌세포는 칼슘 활성화된 프로테아제(세포 단백질을 분해하는 효소), 리파아제(세포 막을 분해하는 효소) 및 허혈성 캐스케이드의 결과로서 형성된 유리 라디칼의 작용 결과로서 치사된다. 신경보호제 없이, 신경 세포는 수분 내에 비가역적으로 손상될 수 있다. 뇌로 흐르는 혈류의 어떠한 차단도 엄청난 자유 라디칼 손상을 일으켜, 이는 발작에 일반적인 뇌 세포에 대한 상당한 재관류 손상을 유발한다. 혈류가 차단되고, 이어서 복구(재관류)되는 경우, 조직은 철을 방출시키며, 이러한 철은 종종 영구석으로 뇌 세포를 손싱시키는 자유 리디칼의 형성을 위한 촉매로서 작용한다. 그러므로, 혈류 차단에 의한 손상으로부터 뇌 세포를 보호하는 것은 매우 중요하다. 허혈성 발작이 일어나면, 멜라토닌과 같은 항산화제, 비타민 및 징코 빌로바(Ginkgo biloba)와 같은 약초를 다량 사용하는 것이 어느 정도 효과가 있는 것으로 제안되어 왔다. 경구 투여로의 1,500mg의 마그네슘은 혈전성 발작에 있어서 통상적인 문제가 되는 동맥 경련을 경감시키는 안정한 영양소이다.

8 심방세동(atrial fibrillation, AF)에 대한 설명으로 옳지 않은 것은?

① 노인 남성에서 발병빈도가 높다.

② 심전도 검사에서 QRS 복합체를 확인할 수 없다.

③ 심방세동에 의한 뇌졸중을 예방하기 위해 항응고제 치료가 필요하다.

④ 심방의 각 부분이 300회/분 이상의 높은 빈도로 무질서하게 흥분된 상태이다.

> **TIP** 심방세동(atrial fibrillation)은 가장 흔한 지속적 부정맥이다. 매우 빠르고 불규칙적인 P파와 역시 불규칙적인 QRS군을 특징으로 한다. 심방세동은 여러 심혈관계 질환과 동반되었을 때 많은 문제를 유발하고 예후를 불량하게 하므로 반드시 발견되어 적절한 치료가 필요하다.

Answer 7.③ 8.②

9 고혈압(hypertension)에 대한 설명으로 옳지 않은 것은?

① 콩팥으로 가는 혈류가 감소하면 사구체 인접세포에서 알도스테론이 분비된다.

② 합병증으로 만성콩팥기능상실이 나타날 수 있다.

③ 쿠싱증후군에 의해 이차성 고혈압이 발생 될 수 있다.

④ 죽종(atheroma) 형성을 가속시켜 동맥벽의 퇴행성 변화를 일으킬 수 있다.

> **TIP** 콩팥은 '섭취와 배설 그리고 호르몬 분비'를 통해 혈압을 조절한다. 핵심은 혈액량 조절이다. 특히 콩팥에서 분비하는 호르몬인 '레닌(renin)'과 연관된 '레닌-안지오텐신-알도스테론계(renin-angiotensin-aldos-terone system ; RAAS)'는 '혈압과 체액의 균형을 조절'하는 중요한 기전이다.
> 혈압이 떨어져서 콩팥으로 들어오는 혈류량이 감소하면 콩팥은 '레닌'을 분비한다. '레닌'은 혈장에 있는 '안지오텐시노겐(angiotesinogen)을 안지오텐신 I(angiotesin I)'으로 바꾼다. 안지오텐신 I은 '안지오텐신 전환효소(angiotensin-converting enzyme; ACE)'에 의해 안지오텐신 II(angiotesin II)가 된다. '안지오텐신 II'는 말초혈관을 수축시켜 혈압을 올린다. 또한, 부신겉질의 알도스테론(aldosteron) 분비도 자극한다. 알도스테론은 콩팥 세관에서 '물과 나트륨이온(Na^+) 재흡수를 촉진'하여 소변량이 감소하고 혈액량이 증가하는 효과를 나타낸다. 결국, 늘어난 혈액량에 의해 혈압은 상승한다.

10 관절질환에 대한 설명으로 옳지 않은 것은?

① 변형성 엉덩관절염(coxarthrosis)은 패트릭(Patrick) 검사로 통증을 확인할 수 있다.

② 뼈 관절염(osteoarthritis)은 퇴행성 관절염(degenerative arthritis)이라고도 한다.

③ 변형성 엉덩관절염은 구축(contracture)으로 파행(claudication)이 발생하기도 한다.

④ 뼈 관절염은 주로 남성의 무릎과 여성의 엉덩관절(hip joint)에 발생하기 쉽다.

> **TIP** 골관절염은 남성보다는 여성에서 더 많으며 주로 체중 부하가 큰 관절에서 많이 발생한다. 예를 들어 무릎관절, 엉덩이 관절이나 평소 많이 사용하는 손 관절 등이 여기에 해당된다.
> 일반적으로 골관절염은 관절이 점차적인 퇴행성 변화를 겪는 것이므로 완전히 정상적인 수준까지는 돌이킬 수 없다. 따라서 골관절염의 치료는 개인의 증상에 맞는 치료방법을 사용해 관절 통증은 조절하고 치료 부작용은 최소화하도록 한다. 관절의 기능과 삶의 질을 개선하는데 치료의 목표를 두고 있는 것이다. 특히 골관절염은 단순히 신체적인 고통 뿐 아니라 통증으로 인한 수면장애, 우울감 등 심리적인 부분에까지 영향을 미친다.

Answer 9.① 10.④

11 〈보기〉에서 만성기관지염의 병태생리적 특성으로 옳은 것을 모두 고른 것은?

─────────── 〈보기〉 ───────────

ⓐ 점액의 과도한 분비
ⓑ 흡연 및 대기오염이 원인
ⓒ 허파꽈리(폐포, alveolus)벽과 허파꽈리중격의 파괴
ⓓ 비가역적 기관지 변화
ⓔ 기관지벽의 섬유화

① ㉠, ㉡, ㉣   ② ㉡, ㉢, ㉤
③ ㉢, ㉣, ㉤   ④ ㉠, ㉡, ㉣, ㉤

> **TIP** 만성기관지염(chronic bronchitis)은 흡연자 및 스모그에 싸인 도시의 거주자에서 흔하게 볼 수 있다. 만성기관지염에 대한
> 정의는 임상적으로 기침과 가래가 최소 2년 동안 연속되며 매년 3개월 이상 지속되는 경우이다. 남여 모두에서 생길 수 있
> 지만 중년 남자에서 가장 빈번하다. 흡연이 가장 중요한 영향을 미친다. 나이, 성별, 직업, 거주 지역에 관계없이 흡연을 많
> 이 하는 사람에서는 4~10배나 발생율이 높다. 초기에는 과도한 점액 분비를 하며, 기관 및 기관지의 점막하선의 비대를
> 가진다. 만성기관지염이 지속되면 소기관지 및 소기관지에 배상세포의 현저한 증가가 있으며, 점액 분비로 소기도의 폐쇄
> 를 일으킨다. 조직학적 소견으로 기관 및 기관지에 있는 점액선이 커지고, 기관지 상피세포는 때때로 편평상피화생 또는
> 이형성증을 보인다. 환자는 다량의 가래를 동반하는 지속적인 기침을 하며, 시간이 지남에 따라 만성 폐쇄성 폐질환이 나
> 타난다.

12 류머티스관절염(rheumatoid arthritis)에 대한 설명으로 옳지 않은 것은?

① 퓨린(purine)대사 장애로 인한 급성질환이다.
② 손과 발의 작은 관절에서 발생한다.
③ 연골 파괴 및 두꺼운 활액막으로 인해 관절변형이 발생한다.
④ 남성보다는 여성에게 주로 발생한다.

> **TIP** 단백질 중 퓨린 대사의 장애로 인해 그 분해산물인 요산이 결정체를 형성하여 염증 반응을 일으키는 질환은 통풍으로, 관
> 절에 요산결정체가 침착되면 통풍성 관절염이 나타난다.

Answer 11.④ 12.①

13 뼈괴사(무혈관괴사, osteonecrosis)에 대한 설명으로 옳은 것은?

① 뼈의 물리적인 혈관 손상 후에는 출현하지 않는다.

② 10세 전후의 여자 어린이에게 주로 발생하는 특발성 질환이다.

③ 과도한 코르티코스테로이드(corticosteroids) 치료에 의한 발병과는 무관하다.

④ 상지보다 하지에서 발생빈도가 높으며 주로 넙다리뼈머리(대퇴골두, femoral head)에서 나타난다.

> **TIP** 무혈관성 괴사란 혈액 순환 장애로 인해 혈액 공급이 원활하지 못하여 뼈가 썩는 병이다. 대퇴골두, 수부 주상골, 대퇴골 과상 돌기(무릎뼈), 상완골두(어깨뼈) 등에서 발생한다. 이 중에서 가장 흔한 대퇴골두 무혈관성 괴사는 허벅지 뼈, 즉 대퇴골의 머리 부분에 피가 통하지 않아 이 부분이 괴사하는(죽는) 병이다. 대부분 30~50대에게 발생하고, 여성보다는 남성에게 더 많이 발생한다. 약 60%에게 양측성으로 발생한다.

14 〈보기〉에서 자가면역질환(autoimmune disease)을 모두 고른 것은?

〈보기〉

ㄱ 근위축성 측삭경화증(amyotrophic lateral sclerosis)
ㄴ 다발성경화증(multiple sclerosis)
ㄷ 척수소뇌운동실조증(spinocerebellar ataxias)
ㄹ 중증근무력증(myasthenia gravis)

① ㄱ, ㄴ

② ㄱ, ㄷ

③ ㄴ, ㄹ

④ ㄷ, ㄹ

> **TIP** ㄴ 다발성 경화증(Multiple sclerosis, MS)은 중추신경계(Central nervous system, CNS)에 발생하는 자가면역염증질환으로 파킨슨병, 알츠하이머 치매, 뇌졸중 등 흔하게 발생하는 신경계 염증 질환과 구분되는 큰 차이는 self-tolerance를 상실하면서부터 자가면역성 염증반응이 시작된다는 것이다.
> ㄹ 중증 근무력증(Myasthenia gravis, MG)은 신경근연접부(Neuromuscular juction, NMJ)에 기능 이상이 발생하는 자가면역질환이다. 질병 발생 초기에는 안구 증상이 주로 나타나며, 안검하수 복시현상이 가장 흔하며, 전신으로 진행하는 경우에는 연하곤란, 발음 이상, 사지 근육의 무력감, 피로감 등이 발생할 수 있다.

Answer 13.④ 14.③

15 〈보기〉에서 천식의 병태생리적 특징으로 옳은 것을 모두 고른 것은?

〈보기〉

ⓐ 면역글로불린 E(IgE)-매개성 면역반응
ⓑ 세기관지 평활근 수축
ⓒ 종말 세기관지 말단 공간 확장
ⓓ 속효성 $\beta2$-아드레날린성 효능제인 알부테롤(albuterol) 사용
ⓔ 기도 내 점액성 분비물 증가

---

① ㉠, ㉡, ㉢   ② ㉠, ㉢, ㉣, ㉤

③ ㉠, ㉡, ㉣, ㉤   ④ ㉡, ㉢, ㉣

TIP 천식의 병태생리적 특징

ⓐ 기도 폐쇄 : 천식의 기도협착은 여러 가지 인자들에 의하는데 가장 주된 원인은 염증세포로부터 분비된 매개인자에 의해 유발된 기관지 평활근의 수축이다. 이러한 매개인자로는 비만 세포에서 분비된 히스타민, tryptase, prostaglandin D2, leukotriene C4 ; 국소 구심성 신경에서 분비된 neuropeptide ; 신경절후(postganglionic) 원심성 신경에서 분비된 acetylcholine 등이다. 급성 부종, 세포 침윤, 기도 개형에 의해 기도협착이 더욱 심해지게 되며, 높은 점성도의 분비물, 기관지 미세혈관에서 유출된 혈장 단백질, 세포 파편 등이 이를 더 심화시킨다.

ⓑ 기도 과민성 : 기도 과민성의 기전은 확실히 밝혀져 있지 않으나, 기도 평활근의 변화에 따른 이차적인 수축력과 표현형(phenotype)의 변화와 관련된 것으로 생각되며, 기도의 염증성 변화가 평활근 수축동안 기도 협착을 더욱 강하게 증가시킬 수 있다.

ⓒ 기도 평활근 : 천식환자의 기도 평활근은 수축력이 증가되어 있는데 이는 수축기(contractile apparatus), 평활근 조직의 탄력성, 세포외 기질의 변화에 의한다. 비만세포에서 분비된 염증성 매개체들인 tryptase, eosinophil cationic protein은 평활근의 수축 반응을 증가시킨다.

ⓓ 점액 과다 분비 : 천식환자의 기도 분비물은 양적 증가 뿐 아니라, 점액의 점도와 유동학적 특성에서도 차이가 있는데, 이는 기도벽의 염증세포 침윤과 분비세포 및 혈관의 병리학적 변화에 기인한다.

ⓔ 비가역적 기류 제한 : 기도 개형이 비가역적인 기도 협착을 유발하는데, 그 기전은 아직 명확히 밝혀지지 않았다.

ⓕ 혈액 가스의 이상 : 심각한 천식발작이 있을 경우에만 가스 교환 장애가 일어나는데, 동맥 저산소증의 정도는 기도 폐쇄의 심각성을 대략적으로 반영한다. 기도 폐쇄는 전 폐에서 동일하게 나타나지 않고, 이에 의한 환기/관류의 불일치로 폐포-동맥 산소 분압차가 증가한다. 경증과 중등도의 발작에서 나타나는 저탄산증은 호흡 노력의 증가를 반영하고, 고탄산증은 호흡 근육이 호흡 노력에 의해 환기를 유지할 수 없을 정도로 기도 폐쇄가 일어났음을 의미한다.

ⓖ IgE는 제1형 과민증에 중요한 역할을 한다. 제1형 과민증이란 알레르기성 천식, 대부분의 부비강염, 알레르기 비염, 아토피 피부염 등 여러 알레르기성 질환을 의미한다.

ⓗ 천식에는 알부테롤, 벤톨린, 살부타몰과 같은 베타작용제를 사용하는데 이는 단기적으로 즉각적인 기관지확장 효과를 가져 온다. 베타작용제는 폐조직의 베타2 아드레날린 수용체(베타2AR)와 결합하는데, 베타2AR의 장기적 활성화는 폐의 평활근에서 포스포리파제(인지질효소) C-베타(PLC-베타)란 효소의 수치를 증가시킨다.

Answer 15.③

16 〈보기〉의 신경손상 및 마비에 대한 설명으로 옳은 것을 모두 고른 것은?

———————————— 〈보기〉 ————————————

㉠ S3-4 신경손상 : 무릎반사(knee jerk reflex) 소실과 관련한다.
㉡ 급성특발다발신경염(Guillain-Barre Syndrome) : 대식세포의 말초침투와 말이집(미엘린, myelin)탈락과 관련있다.
㉢ 말초신경병증(peripheral nerve disease) : 원인으로 당뇨병, 알콜 중독, 신부전이 관련한다.
㉣ 종아리신경(fibular n.) 마비 : 안쪽 종아리 감각상실과 발의 안쪽번짐(inversion) 능력이 떨어진다.
㉤ 척수타박상(spinal contusion) : 뇌척수액 압력상승 및 척수의 회백질 이상과 관련한다.

① ㉠, ㉢, ㉤   ② ㉠, ㉡, ㉣
③ ㉡, ㉣, ㉤   ④ ㉡, ㉢, ㉤

TIP ㉠ S3-4 신경손상 : 복부, 아래등 및 골반 부위의 신경 및 허리척추의 손상을 말한다.
㉣ 종아리신경마비
• 원인 : 석고고정에 의한 압박, 종아리뼈머리 부위의 골절, 종아리뼈 위끝의 골절 등
• 증상
－기능상실 : 발가락 폄, 발목관절 발등굽힘, 가쪽번짐
－감각상실 : 발등, 엄지발가락의 갈퀴
－계단상 보행, 발처짐

17 울혈성 심부전(congestive heart failure)에 대한 설명으로 옳은 것은?

① 증상 완화를 위해 디곡신(digoxin)과 이뇨제, 예후 개선을 위해 ACE억제제와 베타차단제를 각각 사용한다.
② 박출률감소 심부전(heart failure with reduced ejection fraction, HFrEF)은 박출률(EF)이 40% 미만이고 이완기말 용적이 감소한다.
③ 박출률보존 심부전(heart failure with preserved ejection fraction, HFpEF)은 박출률(EF)이 40% 이상이고 이완기말 용적이 증가한다.
④ 수축기와 이완기 기능장애와 상관없이 동맥의 총 말초저항이 감소한다.

TIP 울혈성 심부전은 통상 좌측 우측 심장기능상실이 같이 오는데 폐울혈하고 말초부종이 발생한다. 원인은 고혈압 판막질환 심근질환 및 관상동맥질환에서 발생한다. 통상적으로 경증 부전증치료에는 ACE억제제를 사용한다. ACE억제제는 심장의 부하를 감소시킨다. 이로 인해 증상을 경감시키고 질환의 진행을 늦추는 기능을 한다. 중증의 심장기능상실을 치료할 경우에는 보통 이뇨제를 추가하며 나트륨과 물의 배성을 증가시켜 순환 혈액량을 감소시켜야 한다. 수축촉진 약물인 디곡신은 실제로 전부가 각 활동전위와 더불어 일어나는 세포질 칼슘의 상승을 증가시킴으로서 심근 수축력을 올리는 것이다. 디곡신은 막 Na^+/K^+-ATPase를 억제함으로써 간접적으로 세포 내 칼슘을 증가시킨다. 수축촉진 약물은 모두 부정맥을 일으키는 경향이 있다. 경증, 중증도 및 중증 심부전 환자에게는 베타차단제를 추가하면 ACE억제제와 이뇨제를 투여받고 있는 환자의 사망률을 감소시킨다.

Answer 16.④ 17.①

18 알츠하이머성 치매(Alzheimer's dementia)에 대한 설명으로 옳은 것은?

① 뇌실이 확장되고 대뇌 고랑(sulci)폭이 넓어 보인다.

② 아세틸콜린의 양을 감소시키는 약제가 효과적이다.

③ 타우(tau)단백질의 인산화 감소와 관련하는 질환이다.

④ 해마의 위축은 관찰되지 않으나 소뇌에서의 혈류저하가 나타난다.

> **TIP** 알츠하이머 치매는 신경세포 상실, 베타 아밀로이드라 불리는 비정상적 단백질의 축적, 신경원섬유 매듭의 형성 등 뇌 조직의 변성을 특징으로 하는 정신 기능의 점진적 상실 장애에 속한다. 전두엽과 측두엽, 두정-후두엽의 위축이 발생하며, 뇌실이 확장되어 정상 뇌의 크기보다 작고 무게 또한 감소한다.

19 파킨슨 병(Parkinson's disease)의 병태 특성으로 옳은 것은?

① 움직임과 관련된 소뇌의 신경에서 병변이 시작된다.

② 상위신경세포 장애와 근육의 강직(rigidity)이 보인다.

③ 살충제와 제초제의 노출이 발병의 위험성을 증가시킬 수 있다.

④ 루게릭병이라고도 하며, 원인으로는 제3 뇌신경의 손상이 포함된다.

> **TIP** 파킨슨병은 행동장애가 특징적으로 나타나는 퇴행성 신경 질환 중의 하나로서 연령이 증가함에 따라 발생률이 증가하는 양상을 보인다. 그러나 파킨슨병의 원인에 대해서는 충분히 밝혀져 있지 않은 실정이며 위험요인으로서 여러 유전 및 환경적 요인들이 관여하고 있는 것으로 보고되고 있다.
> 특히 유기염소, 유기인, 크로르페녹시산/에스테르(chlorophenoxy acids/esters), 보테니컬스(botanicals) 등의 살충제나 제초제 등이 파킨슨병 유발 위험이 매우 크다.

Answer 18.① 19.③

20 세포간질액(interstitial fluids)이 과잉축적되는 부종(edema)의 병태생리학적 기전과 증상에 대한 설명으로 옳지 않은 것은?

① 악성림프관 폐색의 순환장애에 의해서도 발생된다.

② 심부전증, 신장질환, 임신, 환경성 열 스트레스로 모세혈관압이 증가된다.

③ 부종으로 인한 체액 저류로 혈중 헤마토크리트가 감소한다.

④ 순환장애로 인해 혈청 나트륨이 증가하고 소변량이 줄어든다.

> **TIP** 부종은 세포 간질에 체액이 과잉 축적된 것으로 조직이 붓거나 비대해지는 원인이 된다. 한 부분에 국한되어 나타나거나 신체 전반에 걸쳐 나타나기도 한다.
> ㉠ 원인 : 모세혈관 정수압의 증가, 혈장단백질의 소실(특히 알부민 소실로 인한 혈장 삼투압 감소), 림프순환의 장애, 증가된 모세혈관 투과성 등
> ㉡ 영향
> • 국소부종 : 발, 손, 안와 주위, 복수
> • 함요부종 : 간질액이 과도한 경우 발생
> • 전신부종 : 심각한 체중증가 동반
> • 기능장애
>   −관절의 부종은 관절 움직임 제한
>   −장 벽의 부종은 소화와 흡수를 방해
>   −심장이나 폐의 부종은 장기의 운동과 기능에 장애를 초래
>   −뇌부종에서 부종이 국소적으로 신경을 압박하는 경우 통증 유발
>   −부종이 오래 지속될 경우 동맥순환 장애 초래
>   −하지정맥류

Answer 20.④

8 스포츠심리학

1 〈보기〉에서 설명하는 지각은?

─────────────── 〈보기〉 ───────────────

- 영아의 지각 운동발달의 특성
- 시각 절벽(visual cliff) 실험을 통해서 검증
- 이동 거리를 판단하는데 중요한 요소로 작용

① 색채 지각(color perception)
② 깊이 지각(depth perccption)
③ 청각 지각(auditory perception)
④ 균형 지각(balance perception)

TIP 깊이 지각
ⓐ 망막상은 2차원임에도 불구하고 3차원으로 지각하는 능력으로 거리를 판단할 수 있게 해준다.
ⓑ 시각절벽 : 유아와 어린 동물의 깊이 지각을 검사하는 실험도구이다.
ⓒ 중요성 : 숙련된 운동수행에 필수

2 스포츠 심리검사에 관한 설명으로 옳은 것은?

① 임상병리 진단 도구를 운동선수에게 사용
② 주변의 연구하기 편리한 팀을 대상으로 검사
③ 검사자는 심리검사에 대한 자신의 한계를 고려해야 함
④ 검사에서 얻은 상관관계를 인과관계로 확대하여 해석

TIP 스포츠 심리검사 시 고려사항
ⓐ 선수, 회원, 고객에게 도움이 되어야 하고, 결과에 대해서는 비밀을 유지한다.
ⓑ 사용할 심리검사의 개발 배경, 검사의 원리를 잘 알고 있어야 한다.
ⓒ 심리검사 검사자는 자신의 지식의 한계에 대해 알고 있어야 한다.
ⓓ 심리검사 결과만으로 선수를 선발해서는 안 된다.
ⓔ 선수, 회원, 고객에게 심리검사의 목적을 미리 설명하고 피드백을 제공하여야 한다.
ⓕ 다른 사람과의 비교가 아니라 개인적인 정보로 활용한다.

Answer 1.② 2.③

3 불연속적 기술(discrete skill)로 적절하지 않은 것은?

① 축구 킥

② 공 던지기

③ 다트 던지기

④ 자동차 운전하기

> **TIP** 불연속적 기술
> ㉠ 시작과 끝이 분명하게 다른 기술, 빠르고 짧게 끝남
> ㉡ 던지기, 받기, 차기 등의 야구의 타격, 볼링의 투구, 축구의 킥 등이 해당
> ※ 연속적 기술 … 움직임의 연속성에 따른 기준으로 특정한 움직임이 계속 반복되는 기술로 운전, 달리기, 수영, 사이클 등이 해당

4 스포츠심리학 연구에서 '다양한 방법으로 이론을 검증하여 가장 효과적인 현장 실천 방법을 선택하는 과정'은?

① 증거 기반 실천(evidence-based practice)

② 학습 기반 실천(learning-based practice)

③ 오류 기반 실천(error-based practice)

④ 행동 기반 실천(behavior-based practice)

> **TIP** 증거 기반 실천 … 입수 가능한 모든 과학적 조사연구를 평가하고 응용하여 다양한 방법으로 이론을 검증하여 가장 효과적인 현장 실천 방법을 선택하여 적용하는 것을 말한다. 실천과 관련된 의사결정의 근거로서 경험적인 조사연구를 검토 적용해 나가는데 있어 특정한 기준과 절차를 가지고 체계적인 접근을 할 수 있도록 원칙과 방식을 구조화해 놓은 것이다.

Answer 3.④ 4.①

5 〈보기〉에서 설명하는 운동의 심리적 효과에 대한 가설로 옳은 것은?

─────────〈보기〉─────────

㉠ 규칙적인 운동은 스트레스를 규칙적으로 가하는 것과 유사해서 대처능력이 좋아지고 정서적으로 안정되기 때문에 불안이 줄어든다.

㉡ 규칙적인 운동은 세로토닌(serotonin), 노르에피네프린(norepinephrine), 도파민(dopamine)과 같은 신경전달물질의 분비로 우울증을 개선한다.

	㉠	㉡
①	주의효과 가설	엔돌핀 가설
②	사회심리적 가설	모노아민 가설
③	기분전환 가설	엔돌핀 가설
④	생리적 강인함 가설	모노아민 가설

TIP 생리적 강인함 가설과 모노아민 가설

㉠ 생리적 강인함 가설: 운동을 규칙적으로 하는 것은 스트레스를 규칙적으로 가하는 것과 유사하다. 생리적 강인함 가설은 스트레스에 자주 노출되면 대처능력이 좋아지고 정서적으로 안정되기 때문에 불안이 줄어든다는 가설이다. 운동으로 신체가 건강해지면 스트레스에 대한 반응 과정도 효율성이 좋아진다. 즉, 스트레스에 빠르게 반응하고 스트레스가 사라지면 신속하게 정상으로 회복할 수 있도록 교감신경계와 부교감신경계가 적응을 한다. 운동을 하지 않아 체력이 약하면 스트레스가 사라져 스트레스에 대한 반응이 지속되는 것과 대조적이다.

㉡ 모노아민 가설: 운동이 우울증에 도움이 되는 이유를 설명하는 가설로 운동이 세로토닌, 노르에피네프린, 도파민 등 신경전달물질의 분비로 인해 감정과 정서가 개선된다는 것이다. 운동을 하면 이와 같은 신경전달물질이 많아지며, 이로 인해 신경의 의사소통이 증가하기 때문에 심리적, 정서적, 인지적으로 좋은 현상이 나타난다는 가설이다.

Answer 5.④

6 〈보기〉의 ㉠, ㉡에 알맞은 용어는?

───────────── 〈보기〉 ─────────────

수영장에서 자유형을 배우기 시작한 정현이는 양팔 스트로크 동작 수행 시 관절과 근육 간의 상호작용이 잘 이루어지지 않아 (㉠)의 어려움을 보였다. 그렇지만, 많은 연습을 통해서 신체 제어체계를 구성하는 근육과 관절의 (㉡)을/를 잘 활용할 수 있게 되었다.

	㉠	㉡
①	전이(transfer)	파지(retention)
②	학습(learning)	전형적 반응(typical response)
③	어포던스(affordance)	어트랙터(attractor)
④	협응(coordination)	자유도(degree of freedom)

TIP ㉠ 협응 : 수행 목표를 달성하기 위하여 신경, 근육 관절 분절 등의 다양한 신체 요소가 효과적으로 공동작용을 하는 것을 말한다. 환경의 조건에 영향을 받으며, 가장 효율적인 움직임 형태로 나타난다.
㉡ 자유도 : 시스템이 움직일 수 있는 가능성의 수를 말하며, 인간 움직임의 원리인 동작을 수행하는 데 필요한 수많은 근육과 관절을 어떻게 통제할 수 있는 지를 규명하는 것이다. 자유도의 수는 학습단계에 따라 초기에는 제한적이지만, 후기에는 자유롭게 변한다.

7 피츠(Fitts)의 법칙에 관한 설명으로 적절하지 않은 것은?

① 과제 난이도 지수(index of difficulty)의 영향을 받음
② 움직임 거리와 목표 폭에 따라 움직임 시간의 변화가 나타남
③ 자극의 수(자극–반응의 대안 수)가 증가할수록 반응시간이 증가함
④ 움직임의 속도가 증가하면 정확성이 감소하는 속도–정확성 상쇄 현상(speed–accuracy trade-off)이 나타남

TIP ③ Hick의 법칙에 대한 설명이다.
※ 피츠의 법칙 … 속도와 정확성 상쇄의 법칙 –정확성(시간, 거리, 목표물의 크기)이 요구되면 동작시간은 증가한다.

Answer 6.④ 7.③

8 〈보기〉에서 설명하는 정보처리과정 3단계가 바르게 연결된 것은?

〈보기〉

㉠ 배구경기에서 리시버는 상대 선수 서브를 오버 핸드로 받기로 결정함
㉡ 배구경기에서 리시버는 상대 선수 서브의 궤적, 방향, 속도 등을 탐색함
㉢ 배구경기에서 리시버는 상대 선수 서브의 특성을 파악하고 어떻게 받을지 생각함

	자극확인 단계	반응선택 단계	운동(반응) 프로그래밍 단계
①	㉠	㉡	㉢
②	㉠	㉢	㉡
③	㉡	㉢	㉠
④	㉢	㉡	㉠

TIP ㉠ 운동 프로그래밍 단계
　　㉡ 자극확인 단계
　　㉢ 반응선택 단계
　　※ 정보처리과정 3단계
　　　㉠ 자극확인 단계 : 정보자극을 받아들여 그 정보의 내용을 분석하여 의미를 부여하는 과정
　　　㉡ 반응선택 단계 : 자극에 대한 확인이 완료된 후 자극에 대하여 어떻게 반응해야 할지를 결정하는 단계
　　　㉢ 운동 프로그래밍 단계 : 실제로 움직임을 생성하기 위하여 운동 체계를 조작하는 단계

Answer 8.③

9 〈보기〉에서 나이데퍼(Nideffer)의 주의모형 영역과 설명이 바르게 연결된 것은?

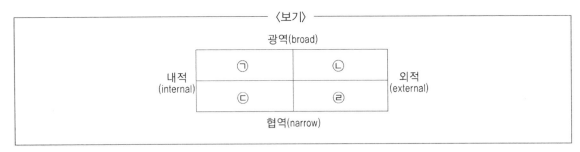

① ㉠ – 경기 전략 계획 및 정보를 분석
② ㉡ – 사격, 양궁과 같이 특정한 목표에 집중
③ ㉢ – 외부 환경 평가를 통해 패스할 동료 선수 파악
④ ㉣ – 심리적 연습(심상)을 할 때 내면의 생각에 초점

TIP 주의집중 모형

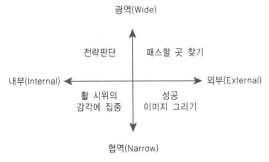

Answer 9.①

10 〈보기〉의 ㉠, ㉡에 해당하는 스키마 이론(schema theory)의 개념은?

〈보기〉

테니스 포핸드 스트로크 상황에서 승현이는 (㉠)을 통해 과거의 운동 결과를 근거로 움직임을 계획 및 생성하려고 한다. 포핸드 스트로크 후 (㉡)을 통해 볼이 라켓에 정확히 맞지 못하고 라인을 벗어난 것을 알게 되었다.

	㉠	㉡
①	회상 도식	재인 도식
②	장기기억	작동/작업기억
③	서술적 지식	절차적 지식
④	이미지 부호화 시스템	언어 부호화 시스템

> **TIP** ㉠ 회상 도식은 최초조건, 반응명세, 반응결과와의 관계에서 형성되는 것으로 폐환이론에서 주장하는 기억 흔적과 유사하며, 현재의 반응 동작과 유사한 과거의 운동 경험에서 얻어진 반응 명세를 현재의 동작과 비교하여 최초의 조건에 맞도록 운동 프로그램을 세운다는 측면에서 운동 생성(production movement)을 지배한다고 할 수 있다. 회상 도식은 송환 정보가 작용할 수 없는 빠른 운동(일반적으로 200msec 이내에 완료되는 운동)을 제어하는데 절대적인 역할을 한다고 하였다.
> ㉡ 재인 도식은 예상 감각 귀결(expected sensory consequences)과 실제 감각 귀결(actual sensory consequences)하는 것으로 최초조건, 감각귀결, 반응결과에서 나타난 정보에 의해서 형성되며, 송환정보가 도달되면 오차를 평가하고 오차가 있으면 200msec 이상의 시간이 소요되는 운동에 관여한다.

Answer 10.①

11 〈보기〉에서 칙센미하이(Csikszentmihalyi, 1990)가 제시한 몰입(flow)의 하위차원에 대한 설명으로 바르게 묶인 것은?

〈보기〉

㉠ 생각과 동작이 하나로 되면서 자의식이 생겨남

㉡ 시간이 빠르거나 느리게 느껴지는 감각의 변화

㉢ 의도적인 통제하에 동작이 제어되는 경험을 함

㉣ 명확한 목표가 있어 무엇을 해야 하는지를 분명하게 알고 있음

㉤ 도전해야 할 상황과 자신의 기술이 모두 높은 상태이며 균형을 이룸

① ㉠, ㉡, ㉢

② ㉠, ㉣, ㉤

③ ㉡, ㉢, ㉤

④ ㉡, ㉣, ㉤

TIP 칙센미하이의 몰입의 하위차원

㉠ 명확한 목표 : 분명한 목표를 설정하여 단계별로 무엇을 해야 하는지 정확하게 아는 것

㉡ 빠른 피드백 : 목표에 맞게 수행되고 있는지 판단하고 조정하는 것

㉢ 도전과 기술과의 조화 : 적정 수준의 학습과제를 해결할 수 있는 능력을 갖추고 있음을 지각하는 것

㉣ 과제에 대한 집중 : 학습과제가 무엇인지 알고 있으며 주의가 분산되지 않는 것

㉤ 행동과 각성의 통합 : 수행이 거의 자동적으로 진행되는 것

㉥ 자의식의 상실 : 자기 자신의 존재를 인식하지 못할 만큼 활동과 자신이 하나가 되는 것

㉦ 시간 감각의 왜곡 : 시간에 대한 지각이 평상시와 달라지는 것

㉧ 통제감 : 자신이 원하는 대로 학습과제를 진행할 수 있다고 느끼는 것

㉨ 자기목적적 경험 : 학습과제 수행을 하는 그 자체에 대해서 즐거움을 느끼는 것

Answer 11.④

12 〈보기〉는 심상 훈련(image training)에 대한 설명이다. 참·거짓을 바르게 나열한 것은?

〈보기〉

㉠ 연습·시합 직후에 실시하는 심상 훈련은 효과적이지 않다.

㉡ 시합을 준비하는 과정에서 수행 전 루틴을 떠올려 자신감을 높인다.

㉢ 심상 훈련은 동기 강화에는 효과가 없지만, 집중력 향상에는 도움이 된다.

㉣ 심상 훈련 시 뇌와 근육에는 실제로 동작을 할 때와 유사한 전기 자극이 발생한다.

	㉠	㉡	㉢	㉣
①	거짓	거짓	참	참
②	참	참	거짓	참
③	거짓	참	거짓	참
④	참	참	참	거짓

TIP 심상

㉠ 모든 감각을 동원하여 마음속으로 어떤 감정을 떠올리거나 새로 만드는 것

㉡ 심상은 의식이 있는 상태에서 어떤 목표를 갖고 이루어지므로 잠잘 때 나타나는 꿈과는 구분

㉢ 심상은 새로운 수행을 하기 전에 더욱 수행 향상을 위한 마음의 준비를 위하여 그 밖에 이완이나 명상, 정서의 통제 등 심리적 전략을 마련하기 위하여 사용

㉣ 심상을 통해 선수들은 동작과 전략, 기술 등을 반복연습해서 학습시간을 단축하거나 효율성을 높이고 자신의 생각과 느낌 그리고 행동의 변화를 일으키게 됨

㉤ 심상 훈련이란 심상을 통제하면서 체계적으로 이용하는 방법을 배우는 과정

㉥ 실제로 수행하지 않고도 시각, 청각, 감각적인 느낌을 떠올리면서 이미지를 상상하면 수행의 효과를 기대할 수 있고 전략을 연습하고 자신감과 집중력 등의 심리기술을 향상

㉦ 심상의 목적
 • 스포츠기술을 연습
 • 게임전략이나 팀 전략의 연습
 • 자신감 향상
 • 집중력 향상
 • 감정조절
 • 부상회복 촉진
 • 스트레스 해소

◎ 심상의 이론
 • 심리 신경근 이론 : 심상을 하는 동안 실제 동작을 할 때와 매우 유사한 전기 자극이 뇌와 근육에 발생
 • 상징 학습 이론 : 심상을 통해 특정 동작을 뇌에 부호로 만들어 그 동작을 이해하거나 자동화시키는 역할을 담당
 • 생체정보 이론 : 심상을 통해 특정 자극 상황으로 인한 반응의 특징을 반복 측정하고, 이러한 반응을 수정하여 기술의 수행에 따라 운동수행 향상이 가능

Answer 12.③

13 〈보기〉에서 변화단계이론(stage of change theory ; 범이론모형, transtheoretical model)의 단계 변화 요인을 모두 고른 것은?

─────〈보기〉─────
ⓐ 운동했을 때 기대되는 혜택과 손실에 대한 평가
ⓑ 운동에 대한 태도, 생각, 느낌 등을 바꾸는 과정
ⓒ 사회적 환경, 물리적 환경, 정책 변인 등과의 상호작용
ⓓ 자신에게 영향을 미치는 중요한 타자(significant others)로부터의 피드백

① ㉠, ㉡
② ㉠, ㉡, ㉣
③ ㉢, ㉣
④ ㉢, ㉡, ㉢, ㉣

TIP 변화단계이론의 행동 변화의 단계
㉠ 가장 낮은 단계인 무관심 단계에 속한 사람은 운동 실천의 가치를 인식하지 못한다.(변화의 필요성에 대한 인식 높이기)
㉡ 관심 단계는 운동에 따른 혜택과 손실을 반반 정도로 예상하는 단계이다.(동기부여)
㉢ 준비 단계는 자전거 사기, 신발 구입 등의 행동을 취하는 단계로 1개월 이내에 가이드라인을 충족하는 수준으로 운동을 실천할 의지가 있는 것으로 정의한다.(구체적인 행동계획 개발하고 수행하는 것 돕기)
㉣ 실천 단계는 가이드라인을 충족하는 수준의 운동을 하고 있지만 아직 6개월이 안 된 것으로 정의한다.(피드백, 문제해결책, 사회적 지지, 재강화 제공)
㉤ 유지 단계는 중간 강도의 운동을 거의 매일 30분 이상씩 6개월 이상 해 오는 것으로 정의한다.(대처돕기, 추후관리 제공)
※ 단계 변화 과정
㉠ 체험적 과정 : 운동에 대한 개인의 태도, 생각, 느낌을 바꾸는 것을 말한다. 운동을 예로 들면 운동을 시작하기 위해 필요한 정보를 얻는 과정이다. 운동에 관한 자료를 제공하거나 운동을 시작한 사람의 예를 설명해 주는 등의 활동은 체험적 과정에 해당한다.
㉡ 행동적 과정 : 행동 수준에서 환경 변화를 유도하는 것을 말한다. 운동복을 눈에 잘 띄는 곳에 걸어 두거나 TV 시청 충동을 막을 목적으로 리모컨의 배터리를 빼는 등의 행동을 생각해 볼 수 있다.

Answer 13.②

14 〈보기〉에서 일반화된 운동프로그램(generalized motor program) 이론의 설명으로 바르게 묶인 것은?

〈보기〉

- ㉠ 움직임의 속도, 크기, 힘, 궤적 등은 가변성의 특성을 지님
- ㉡ 운동프로그램의 준비, 계획, 실행은 매개변수(parameters)의 영향을 받음
- ㉢ 움직임은 자기조직화(self-organization)와 비선형적(nonlinear) 특성을 지님
- ㉣ 움직임의 시간적 구조(동작시간의 비율)를 의미하는 상대적 타이밍은 불변성의 특성을 지님

① ㉠, ㉡, ㉢

② ㉠, ㉡, ㉣

③ ㉠, ㉢, ㉣

④ ㉡, ㉢, ㉣

TIP ㉢ 자기 조직화와 비선형적 특성에 의해 인간의 운동이 생성되고 변화한다는 것은 다이내믹 시스템 이론에 해당한다.

※ 일반화된 운동프로그램 이론

  ㉠ 매개변수 : 특정한 환경적인 요구에 적응하기 위하여 움직임의 형태를 조절하는데 관여하는 것

  ㉡ 불변 매개변수는 프로그램 내에 변하지 않는 상태로 존재하며, 가변 매개변수의 조합에 의해 동작의 다른 유형을 생성할 수 있다. 가변 매개변수의 값을 최적화하면 효율적인 운동 기술 동작이 나타날 수 있다.

  • 불변 매개변수 : 동작이나 반응의 순서, 근수축의 시간적 구조, 전체 힘의 양을 각 근육에 적절한 비율로 분배하는 과정

  • 가변 매개변수 : 전체 시간, 전체 힘, 근육 선택

  ㉢ 운동 프로그램이 결정하는 것 : 필요 근육, 힘의 크기, 순서, 상대적 타이밍, 지속시간 등

Answer 14.②

15 〈보기〉는 스미스(Smith, 1980)의 인지적-감정적 스트레스모형(cognitive-affective stress model)이다. ㉠과 ㉡에 해당하는 중재기법으로 옳은 것은?

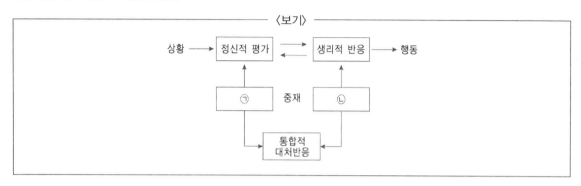

	㉠	㉡
①	주의연합 (attentional association)	주의분리 (attentional dissociation)
②	인지재구성 (cognitive restructuring)	심호흡 (deep breathing)
③	문제중심대처 (problem-focused coping)	정서중심대처 (emotion-focused coping)
④	체계적둔감화 (systematic desensitization)	자생훈련 (autogenic training)

TIP Smith의 스트레스 중재모형

㉠ 인지평가 강조, 변화하는 과정 포함, 스트레스 관리 기술의 이론 제공

㉡ 중재모형

　• 정신적 평가 : 인지재구성, 자기주도적 훈련

　• 생리적 반응 : 이완기술 훈련, 심호흡

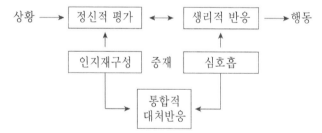

16 주의와 관련된 설명으로 옳지 않은 것은?

① 스트룹(Stroop) 효과를 통해 주의와 간섭의 연관성 제시

② 칵테일 파티(cocktail party) 효과를 통해 선택적 주의의 특징 제시

③ 지각협소화(perceptual narrowing)를 통해 주의와 각성 수준의 연관성 제시

④ 맥락간섭(contextual-interference) 효과를 통해 주의와 심상 수준의 연관성 제시

> **TIP** ① 스트룹 효과는 선택적 주의, 인지적 유연성, 처리속도, 실행기능을 측정하는데 사용된다.
> ② 칵테일 파티 효과는 청각체계의 선택적 주의집중을 말한다. 우리가 동시에 들리는 소리나 말 속에서 자신이 듣고자 하는 바를 가려서 듣는 힘이 있기 때문에 어수선한 장소에서도 원하는 사람과 대화를 나눌 수 있다. 이러한 현상을 칵테일 파티 효과라 한다.
> ③ 지각협소화는 각성 수준이 증가함에 따라 주의의 폭이 좁아진다는 것으로 지각협소화로 각성이 높아짐에 따라 순간순간 너무 많은 단서들로 주의를 전환시키는 주의의 혼란이 나타난다.
> ④ 맥락간섭 효과는 운동기술을 연습힘에 따라 학습된 기술 동작 간에는 간섭 현상이 발생한다는 것으로 맥락간섭은 운동 효과에 부정적 영향을 주기 때문에 맥락간섭이 낮은 상황에서 운동수행의 효과가 높게 나타난다.

17 운동 행동에서 자기효능감(self-efficacy)을 향상하기 위한 전략으로 옳지 않은 것은?

① 연습을 통한 직접적인 성취

② 긴장 상태에 대한 긍정적 해석

③ 최소화 전략(minimizing strategy)을 통한 훈련

④ 영상 편집을 통한 자신 모델링(self-modeling)

> **TIP** 자기효능감
> ㉠ 성공적 수행에 필요한 행동적, 인지적, 정서적 자원을 선택적으로 동원하여 어떤 종류의 수행을 실행하고 조직화하는 자신의 능력에 대한 판단으로 정의된다.
> ㉡ 자기 자신이 가지고 있는 지식, 능력 및 기술 등을 적절히 운용하고 조직화하여 동원하는 능력에 대한 자신의 신념을 말한다.
> ㉢ 자기효능감 증진 방법
> • 수행성취 : 실제로 기술을 성공하는 경험이 많아질수록 자기효능감이 향상된다.
> • 간접체험 : 모델링을 통해 자기효능감을 높이는 방법이다. 자기 자신이 잘한 영상을 편집해서 관찰하는 방법을 셀프 모델링이라고 한다. 이는 자기효능감과 수행을 모두 향상시키는데 효과적이다.
> • 언어적 설득 : 칭찬, 격려와 같은 사회적 지지를 통해 자기효능감을 높이는 방법이 있다.
> • 생리적·정서적 상태 : 긴장상태나 기분에 따라 자기효능감이 달라지는 것이다. 긴장감이 있고 없고가 중요한 것이 아니라 똑같은 긴장감을 어떻게 해석하느냐가 중요하다. 긴장감을 즐기는 것이 자기효능감을 향상시키는데 도움이 된다.

Answer 16.④ 17.③

18 〈보기〉에서 설명하는 것은?

─〈보기〉─

- 내적 피드백과 구별되어 사용
- 움직임에 대한 역학적 정보 제공
- 움직임 생성과 패턴(특성)에 관한 정보

① 절대오차　　　　　　　　　　　　　② 수행지식

③ 운동프로그램　　　　　　　　　　　④ 심리적불응기

TIP 수행지식 … 수행지식은 운동학적 또는 운동역학적 피드백으로 운동 형태에 대한 정보를 제공한다는 점에서 결과지식과 다르다. 언어와 시각으로 제공되며, 움직임 종료 후 제공된다.

※ 결과지식과 수행지식의 차이

결과지식	수행지식
환경적 목적 관점에서의 결과에 대한 정보	움직임 생성과 움직임 패턴에 관한 정보
내재적 피드백과 중복되어 사용	내재적 피드백과 구별하여 사용
실험실 상황에서 유용하게 사용	실제 경기 과제에서 유용하게 사용

19 〈보기〉에서 하닌(Hanin, 1989)의 적정기능역모형(zone of optimal functioning model)에 대한 설명으로 바르게 묶인 것은?

─〈보기〉─

ⓐ 불안 수준은 한 점이 아닌 범위로 나타난다.
ⓑ 최고의 수행을 발휘할 때 자신만의 고유한 불안 수준이 존재한다.
ⓒ 각성과 정서 사이의 관계는 각성에 대한 개인의 인지적 해석에 달려 있다.
ⓓ 인지 불안이 낮을 때와 높을 때 신체적 각성의 증가에 따라 수행이 다르게 나타난다.

① ㉠, ㉡　　　　　　　　　　　　　　② ㉠, ㉣

③ ㉡, ㉢　　　　　　　　　　　　　　④ ㉢, ㉣

TIP 적정기능역모형(ZOF 모형)
㉠ 개념 : 최고 수행을 위한 개인만의 특수한 불안 수준이 존재한다. 개인마다 고유한 적정기능역을 가지고 있으며, 회상 분석과 관찰을 통해 규명이 가능하다.
㉡ ZOF 이론과 적정수준 이론 차이
　• 적정불안 수준은 연속선상에서 항상 한 중앙이 아닐 수 있고, 개인에 따라 다르다.
　• 최적의 상태불안 수준은 한 점이라기보다는 범위로 표시된다.
㉢ ZOF 이론과 적정수준 이론의 2가지 문제점
　• 운동수행과 불안 수준 간의 관계를 단지 일차원적으로 설명하고 있다.
　• 운동수행과 불안 수준이 항상 선형적인 관계에 있는 것이 아니라는 점을 고려하지 못했다.
㉣ ZOF 이론의 장점 : 경쟁 전에 자신의 각성 수준이 최적수행 범위 안에 있는지 여부를 확인하여 수행을 예상할 수 있다.

Answer 18.② 19.①

20 〈보기〉는 스포츠심리기술훈련의 심리기법에 대한 설명이다. 옳은 것을 모두 고른 것은?

〈보기〉

ㄱ 긍정적인 생각을 유지하고 적절한 단서에 집중
ㄴ 불안상태를 적절한 수준으로 이완시키는 방법 습득
ㄷ 시합 전 루틴을 통해 자신이 원하는 동작을 떠올림
ㄹ 연습·경기목표를 설정하여 목표달성을 위한 지원책 마련

① ㄱ, ㄴ
② ㄱ, ㄷ, ㄹ
③ ㄴ, ㄷ, ㄹ
④ ㄱ, ㄴ, ㄷ, ㄹ

TIP 스포츠심리기술훈련 … 최상의 경기력을 발휘할 수 있도록 선수들에게 자기 조절적인 기술을 습득하도록 도움을 주는 훈련 과정을 말한다.
ㄱ 신체적 기술과 대비되는 개념으로 생각과 감정의 조절을 통해 스포츠 상황에서 겪는 스트레스를 극복하고 경기력을 극대화하는데 필요한 모든 정신적인 전략과 기법
ㄴ 다양한 심리적 요인들을 자율적으로 조절하여 최대의 경기력을 발휘할 수 있는 능력
ㄷ 긍정적인 자기-지각, 스트레스 대처, 불안 감소, 각성 조절, 자신감 증진 등과 같은 변화를 의미
ㄹ 최상의 경기력을 발휘할 수 있도록 선수들에게 자기 조절적인 기술을 습득하도록 도움을 주는 훈련 과정
ㅁ 경기력과 스포츠 참가의 즐거움을 높여주는데 효과적인 것으로 밝혀진 심리기술을 익히고 연습할 수 있도록 고안된 체계적이고 교육적인 프로그램
ㅂ 수행을 향상시키고 긍정적인 태도로 시험에 임하는데 도움이 되는 정신기술을 가르쳐주거나 향상시켜 주기 위해 개발된 기법이나 전략
ㅅ 심리적으로 정상인 선수들을 대상으로 고도의 심리기술이 요구되는 극도의 경쟁적인 시합상황에서 최고의 수행을 발휘하도록 도와주는 역할
ㅇ 심리기술훈련에 포함시켜야 할 기본적인 5가지 심리기법
 • 심상 기술
 • 심리 에너지 관리
 • 스트레스 관리
 • 주의집중 기술
 • 목표설정 기술

Answer 20.④

1 운동생리학

1 운동생리학 주요 용어의 개념이 옳지 않은 것은?

① 젖산역치 : 일정한 강도 운동 시 젖산 생성이 서서히 증가하는 시점
② 운동단위 : 하나의 운동뉴런과 그 뉴런의 지배를 받는 모든 근섬유
③ 상대적 최대산소섭취량 : 단위 체중당 최대산소섭취량
④ 근육감소증 : 근위축 또는 근섬유 수 감소에 의한 근육량 감소

> **TIP** 젖산역치(lactate threshold : LT)는 점증부하 운동 시 운동강도가 증가함에 따라 안정 시보다 혈중 젖산의 농도가 서서히 증가하는 시점이 아닌 급격하게 증가하는 운동강도의 시점이다. 젖산역치를 표현하는 용어로 무산소성 역치(anaerobic threshold:AT)가 사용되기도 하지만, 젖산역치와 무산소성 역치가 항상 같은 것은 아니다.

2 유산소성 ATP 생성을 위한 크렙스회로(Krebs cycle)의 속도조절효소인 이소시트르산 탈수소효소(isocitrate dehydrogenase)의 활성을 높이는 요인에 해당하지 않는 것은?

① P_i 증가
② ADP 증가
③ Ca^{2+} 증가
④ NADH 증가

> **TIP** 크렙스회로의 주요 기능은 수소를 운반하는 NAD와 FAD를 사용하여 탄수화물, 지방, 단백질의 수소 이온을 제거하여 산화시키고 에너지를 활용하는데 있다. 유산소적 ATP 생산은 NADH와 FADH와 같은 수소이온 전달체가 잠재적 에너지를 제공하기 때문에 ADP를 인산화하여 ATP를 생성한다. 율속효소인 이소구연산(시트르산) 탈수소효소는 ATP가 만들어짐에 의해 증가하는 것이 아닌 감소한다. ATP생산은 NADH와 관련이 있으므로 NADH가 증가하면 이소시트르산 탈수소효소는 억제된다.

Answer 1.① 2.④

3 운동과 에너지 대사에 관한 설명 중 옳지 않은 것은?

① 무산소 해당과정(glycolysis) 부산물인 피루브산(pyruvic acid)은 산소와 결합하여 젖산으로 전환된다.

② 한 분자의 글루코스를 이용할 때 유산소 시스템은 무산소 해당과정 보다 더 많은 양의 에너지를 생성한다.

③ 지방 대사 시 중성지방은 유리지방산과 글리세롤로 분해되며 유리지방산이 주에너지원으로 이용된다.

④ 탄수화물 대사 과정에는 해당과정, 크렙스회로(Krebs cycle), 전자전달계(electron transport chain)가 포함된다.

> **TIP** 젖산은 피루브산이 산소와 결합을 못 했을 때 생성된다.

4 운동 중 탄수화물 대사 조절과 관련된 호르몬 작용으로 옳지 않은 것은?

① 성장호르몬(growth hormone)에 의한 세포 내 글루코스 흡수 감소

② 카테콜아민(catecholamines)에 의한 유리 지방산 동원 증가

③ 글루카곤(glucagon) 증가를 통한 글리코겐(glycogen) 분해 촉진

④ 코티졸(cortisol)의 유리지방산 동원 억제를 통한 탄수화물 대사 증가

> **TIP** 코티졸(글루코코르티코이드) 탄수화물, 지방, 단백질 대사조절을 담당하며, 아미노산을 형성하기 위해 단백질 합성을 억제함으로써 조직의 단백질 분해를 촉진하고 간에 의해 새로운 포도당을 생성(글루코스 신생 합성)한다. 지방조직의 유리지방산 동원을 촉진시키고 포도당 합성을 유도하는 대사 경로에 관련된 간 효소를 자극한다. 포도당이 조직으로 들어가는 것을 방해하여 조직이 더 많은 지방산을 대사연료로 이용하도록 유도한다.

Answer 3.① 4.④

5 〈보기〉에서 장기간 지구성 트레이닝 후 최대하 운동 시 혈당 이용률을 낮추는 원인에 관한 설명으로 옳은 것을 모두 고른 것은?

〈보기〉

㉠ 미토콘드리아의 수 증가
㉡ 미토콘드리아로 유리지방산 운반을 증가시키는 효소 증가
㉢ 베타 산화(β oxidation) 효소 증가를 통한 아세틸조효소 A(acetyl Co-A) 생성 증가
㉣ 포스포프록토키나아제(phosphofructokinase, PFK) 활성 증가

① ㉠, ㉡, ㉢   ② ㉠, ㉢, ㉣
③ ㉡, ㉢, ㉣   ④ ㉠, ㉡, ㉢, ㉣

TIP 운동시해당작용(glycolysis)의 속도제한효소(rate-limiting enzyme)인 포스포프록토키나아제(phosphofructokinase, PFK) 무산소 해당과정에서 가장 중요한 효소 중 하나다.

6 다음 〈그림〉은 안정 시 막전위(resting membrane potential) 형성에 관한 기전이다. ㉠~㉣에 해당하는 이온을 바르게 나열한 것은?

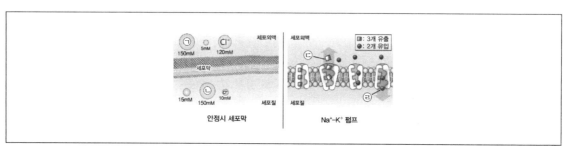

	㉠	㉡	㉢	㉣
①	Na^+	K^+	Na^+	K^+
②	K^+	Na^+	Na^+	K^+
③	K^+	Na^+	K^+	Na^+
④	Na^+	K^+	K^+	Na^+

TIP 탈분극(depolarization)은 역치 수준 이상의 전기적 자극에 의해 Na^+ 채널이 열림, Na^+의 세포 내 유입되고 재분극(repolarization)은 K^+ 채널의 늦은 반응 속도에 의해 나타남, K+의 세포 외 배출된다. 안정시 막전위시 세포외액에는 Na^+, 세포질에는 K^+이 위치하고 나트륨 칼륨 펌프에 의해 Na^+이 3개, K^+이 2개가 나가고 들어온다.

Answer 5.① 6.①

7 다음 〈표〉의 ⊙~@에 해당하는 내용을 가장 바르게 나열한 것은?

뇌 영역	운동기능 조절
(⊙)	1차 운동 계획을 담당
(ⓒ)	동작 설계의 재구성, 느리고 신중한 운동 관장
(ⓒ)	동작 설계의 재구성, 빠른 운동 동작에 관여
(@)	운동계획의 최종 출력 담당

① ⊙ 일차운동겉질(primary motor cortex)
　　ⓒ 작은골(소뇌, cerebellum)
　　ⓒ 바닥핵(기저핵, basal ganglia)
　　@ 운동앞영역(premotor area)

② ⊙ 운동앞영역
　　ⓒ 바닥핵
　　ⓒ 작은골
　　@ 뇌줄기(뇌간, brain stem)

③ ⊙ 일차운동겉질
　　ⓒ 작은골
　　ⓒ 바닥핵
　　@ 뇌줄기

④ ⊙ 운동앞영역
　　ⓒ 바닥핵
　　ⓒ 작은골
　　@ 일차운동겉질

TIP 소뇌에는 효과기로부터의 구심성 흥분과 대뇌피질로부터의 원심성 흥분을 실제 진행 상황에 대하여 비교·분석하게 된다. 이 결과는 다시 운동 중추와 전운동 영역에 보내지게 되는 중계자의 역할을 담당하게 된다. 소뇌는 신체 평형과 자세의 조정, 운동의 조절에 이바지하는 기관이다. 소뇌에는 스피드 지각 효과가 있는데 운동 중 물체에 접근하거나 물체가 자신에게 접근해 오는 속도를 알 수 있도록 해준다. 따라서 자신에게 다가오는 물체를 피할 수 있고, 또한 운동 상황에서 빠르게 날아오는 물체를 타격할 수 있다. 반면 느리고 집중력을 요하는 신중한 운동은 기저핵에서 담당을 한다. 1차 운동 계획을 담당하는 운동앞영역, 최종 출력을 담당하는 일차운동겉질이 뇌 영역에서 운동기능 조절을 담당하고 있다.

Answer　7.④

8   〈보기〉의 ⊙~ⓒ에 해당하는 내용을 바르게 나열한 것은?

───────────── 〈보기〉 ─────────────

• 근방추(muscle spindle) : 근육의 (⊙   ) 변화 감지
• 골지힘줄기관(golgi tendon organ, GTO) : 힘줄의 (ⓒ   ) 변화 감지, (ⓒ   ) 반사 유발

	⊙	ⓒ	ⓒ		⊙	ⓒ	ⓒ
①	길이	장력	흥분	②	장력	길이	흥분
③	길이	장력	억제	④	장력	길이	억제

TIP 근방추는 근육의 신전에 관한 정보를 전달한다. 근이 신전되어 감각신경이 자극을 받으면 감각신경을 통해 중추신경계로 전달되며 중추신경계는 추외근 섬유의 알파 운동 신경을 자극해 근을 수축시킨다. 골지건은 근의 수축에 관한 정보를 전달하며 힘줄의 장력을 감지한다. 운동 중추는 알파 운동 신경에 억제성 자극을 가하거나 길항근을 흥분시킴으로써 지나친 수축에 의한 부상을 예방할 수 있다.

9   160W에 해당하는 자전거운동을 〈보기〉의 조건으로 수행할 때, 순효율은?

───────────── 〈보기〉 ─────────────

• 체중 50kg, 안정 시 산소섭취량 0.2L/min, 운동 시 산소섭취량 44ml/kg/min으로 가정 (단, 1kpm/min=0.16W, 1kcal/min=400 kpm/min, 1L O2/min=5kcal/min으로 정의하고, 계산값은 소수점 첫째자리로 반올림)
• 순효율(%)=(운동량 ÷ 안정 시를 제외한 에너지 소비량) × 100

① 12.5%

② 22.7%

③ 25.0%

④ 62.5%

TIP 계산 문제는 뒤에 단위를 잘 파악하고 환산만 잘해주면 보기를 통해 정답에 대한 단서들을 모두 제공하고 있다.

• 160W에 해당하는 자전거 운동
• 체중 50 kg, 안정 시 산소섭취량 0.2L/min, 운동 시 산소섭취량 44ml/kg/min으로 가정 (단, 1kpm/min=0.16W, 1kcal/min=400 kpm/min, 1L O2/min=5kcal/min으로 정의하고, 계산값은 소수점 첫째자리로 반올림)
• 순효율(%)=(운동량 ÷ 안정 시를 제외한 에너지 소비량) × 100

순효율(%)=(운동량 ÷ 안정 시를 제외한 에너지 소비량) × 100 공식에 맞게 운동량과 안정 시를 제외한 에너지 소비량을 구해야 한다.
운동량은 160W를 산소소비로 바꾸면 1kpm/min=0.16W이라고 했으니 160W=1000 kpm/min이 되고 1kcal/min=400kpm/min에 근거하여 1000kpm/min은 2.5kcal이다.
즉 운동량은 2.5kcal/min이다.
에너지 소비량=운동시 산소 섭취량 − 안정시 산소 섭취량으로 운동 시 산소섭취량 44ml/kg/min에 체중 50kg을 곱하면 2,200ml/min이 되고 안정시 산소섭취량 0.2L/min는 200ml/min이다. 즉 2,200ml/min − 200ml/min=2,000ml/min이다. 1L O2/min=5 kcal/min에 근거하면 2L는 10kcal/min이 된다.
순효율(%)=(2.5 kcal/min ÷ 10 kcal/min) × 100=0.25 × 100=25%가 된다.

Answer   8.③ 9.③

10 〈보기〉는 근섬유 길이에 따른 장력의 변화를 나타내는 그래프와 설명이다. ㉠~㉢의 설명 중 옳은 것을 모두 고른 것은?

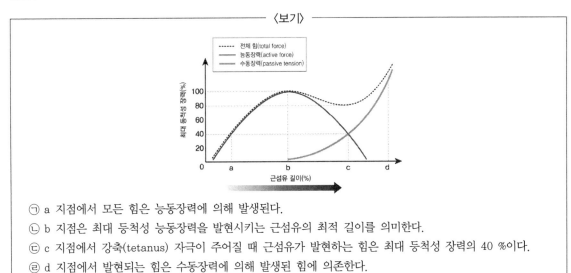

〈보기〉

㉠ a 지점에서 모든 힘은 능동장력에 의해 발생된다.
㉡ b 지점은 최대 등척성 능동장력을 발현시키는 근섬유의 최적 길이를 의미한다.
㉢ c 지점에서 강축(tetanus) 자극이 주어질 때 근섬유가 발현하는 힘은 최대 등척성 장력의 40 %이다.
㉣ d 지점에서 발현되는 힘은 수동장력에 의해 발생된 힘에 의존한다.

① ㉡, ㉢
② ㉠, ㉡, ㉣
③ ㉠, ㉢, ㉣
④ ㉠, ㉡, ㉢, ㉣

> **TIP** 계속적인 자극에 의해 장력이 발생하는 것으로 수축 빈도가 한 번일 때 단축이라 하고, 여러 번일 경우 파장 가중, 그리고 계속적인 자극이 주어지면 강축이라 한다. 즉 c 지점에서 강축은 능동장력 40%와 수동장력 40%가 합쳐진 자극이다. 최대 득척성 장력은 전체 힘 그래프를 보듯이 80%이다.

11 운동 시 체온조절에 관한 설명으로 옳은 것은?

① 운동 중 상승된 심부체온은 해당 운동 시 소비한 에너지의 양과 일치한다.
② 운동 중 심부체온 상승은 운동강도 보다 주변 온도변화에 의해 더 큰 영향을 받는다.
③ 저온저습 환경에서 최대하 운동 시 체온조절은 땀의 증발보다는 주로 대류와 복사에 의해 일어난다.
④ 동일 강도의 최대하 운동 중 실내 온도가 상승할 때, 심부체온은 땀 증발량의 증가 및 대류와 복사 열 감소에 의해 변화량이 크지 않다.

> **TIP** 보기 ①번은 운동 중 상승된 심부체온이 소비한 에너지의 양보다 크다. 보기 ②번은 운동강도가 주변 온도변화 보다 더 크게 영향을 받는다. 보기 ③번은 저온저습 환경에서 최대하 운동 시 체온조절은 땀의 증발에 의해 발생한다.

Answer 10.② 11.④

12 〈보기〉에서 운동과 심혈관계 반응에 관한 설명으로 적절한 것을 모두 고른 것은?

〈보기〉

ⓞ 운동 초기의 심박수 증가(대략 분당 100회 까지)는 교감신경의 활성 보다 부교감신경계의 억제에 의해 더 큰 영향을 받는다.

ⓛ 운동 중 운동강도가 증가할수록 심박출량과 수축기 혈압, 평균 동맥혈압은 증가하지만, 이완기혈압은 변화량이 크지 않다.

ⓒ 장기간 지구성 트레이닝의 결과, 안정 시 심박출량은 트레이닝 전보다 증가한다.

ⓔ 동일 강도의 장시간 운동 중 시간에 따른 심박출량 변화는 크지 않으나, 1회 박출량은 감소한다.

---

① ㉠, ㉡, ㉢
② ㉠, ㉡, ㉣
③ ㉠, ㉢, ㉣
④ ㉡, ㉢, ㉣

TIP 안정시 순환계의 적응은 심장크기의 변화(심실강 크기의 증가, 심근층 두께의 증가), 1회 박출량의 증가, 심박수 감소, 혈압의 감소, 모세혈관 밀도 증가, 미토콘드리아 수 증가이다. 심박출량은 심박수 × 1회 박출량 이므로 감소된 심박수와 증가된 1회 박출량 때문에 트레이닝 전후와 비교하여 차이가 크게 없다.

13 〈보기〉는 지연성근통증(delayed-onset muscle soreness, DOMS)의 발생 과정에 관한 일반적인 가설이다. ㉠~㉢에 해당하는 내용을 바르게 나열한 것은?

〈보기〉

격렬한 운동 ➔ (㉠) ➔ (㉡) ➔ (㉢) ➔ 염증반응 ➔ 부종과 통증

---

① ㉠ 세포막 손상
  ㉡ 단백질분해효소에 의한 단백질 분해
  ㉢ 근소포체로부터의 칼슘 누출
② ㉠ 세포막 손상
  ㉡ 근소포체로부터의 칼슘 누출
  ㉢ 단백질분해효소에 의한 단백질 분해
③ ㉠ 단백질분해효소에 의한 단백질 분해
  ㉡ 근소포체로부터의 칼슘 누출
  ㉢ 세포막 손상
④ ㉠ 근소포체로부터의 칼슘 누출
  ㉡ 단백질분해효소에 의한 단백질 분해
  ㉢ 세포막 손상

Answer 12.② 13.②

14 근육의 힘, 속도, 파워의 관계에 관한 설명으로 옳은 것은?

① 파워는 움직임 속도에 비례하여 지속적으로 증가한다.

② 지근섬유와 속근섬유의 수축 속도 차이의 주원인은 액틴과 마이오신의 십자교(cross-bridge) 연결 수의 차이이다.

③ 단축성 수축(concentric contraction) 시 움직임 속도가 증가할수록 근육의 힘 생성은 증가한다.

④ 움직임속도가같을때단축성수축보다신장성수축(eccentriccontraction) 시 더 큰 힘이 발생한다.

TIP 보기 ①번의 파워는 속도가 없을 때 더욱 큰 힘을 낸다. 속도가 증가할수록 파워는 내려간다. 보기 2번은 속근섬유가 지근섬유에 비해 수축 속도가 빠른 이유는 신경세포의 세포체가 크고 신경세포의 신경 섬유의 직경이 크다. 또한 신경세포의 축삭이 더 발달해 있고 신경세포가 지배하는 근섬유 수가 지근보다 많다. 마지막으로 근섬유의 근형질세망이 지근에 비해 발달해 있으며 ATPase가 지근에 비해 빠른 기전을 가지고 있다. 보기 ③번은 반대로 설명되어 있다. 움직임 속도가 증가하면 힘의 생성은 줄어든다. 빠른 속도는 액틴과 마이오신의 결합의 수가 줄어든다.

15 〈보기〉에서 운동 시 혈류의 분배에 관한 설명으로 적절한 것을 모두 고른 것은?

─── 〈보기〉 ───
ㄱ 근육의 산소요구량 증가는 혈류의 내인성 조절(intrinsic control)을 발생시킨다.
ㄴ 산화질소(nitric oxide, NO) 증가는 세동맥 혈관 확장을 유도한다.
ㄷ 특정 예외를 제외한 대부분의 혈관은 부교감신경 활성에 의한 외인성 조절(extrinsic control)을 통해 확장된다.
ㄹ 이산화탄소, 칼륨 이온, 수소 이온 등은 혈류량 증가를 자극할 수 있는 부산물이다.

① ㄱ, ㄴ, ㄷ

② ㄱ, ㄴ, ㄹ

③ ㄱ, ㄷ, ㄹ

④ ㄴ, ㄷ, ㄹ

TIP 운동을 하게 되면 교감신경계에 의해 활동근 쪽 혈관은 확장되고 비활동근 쪽 혈관은 수축하게 된다. 근섬유의 대사율이 운동 중 증가한다. 그 결과 대사부산물이 축적되기 시작하고 조직의 산성화가 증가되며, 이산화탄소 배설량이 증가되면 근섬유의 온도가 높아진다. 이러한 국소적 변화는 혈관 확장을 일으키며 혈류량을 증가시킨다.

Answer 14.④ 15.②

16 혈장량 조절에 관한 설명으로 옳지 않은 것은?

① 알도스테론(aldosterone)은 수분 재흡수와 혈장량 유지에 기여한다.

② 안지오텐신 전환효소(angiotensin-convertingenzyme, ACE)는 안지오텐신 I 을 안지오텐신 II 로 전환시킨다.

③ 안지오텐신 II 는 강한 혈관 확장 인자로 알도스테론 분비를 자극하여, Na+ 재흡수를 억제한다.

④ 열부하(heatload)가 없는 가벼운 운동 중에는 레닌 활성화와 알도스테론의 분비 변화가 크지 않다.

TIP 보기 ③번의 안지오텐신 II 는 혈관 수축인자로 세뇨기관 Na^+ 재흡수를 증가시킨다.

17 〈보기〉에서 혈액 내 이산화탄소 운반 방법으로 옳은 것을 모두 고른 것은?

─────────────── 〈보기〉 ───────────────

㉠ 혈장 내 용해
㉡ 카바미노헤모글로빈(carbaminohemoglobin) 형성
㉢ 중탄산염 이온($HCO3-$) 형성
㉣ 알부민(albumin)과 결합

① ㉠, ㉡, ㉢

② ㉠, ㉡, ㉣

③ ㉠, ㉢, ㉣

④ ㉡, ㉢, ㉣

TIP 알부민은 인체를 구성하는 혈장단백질 중 50~60% 정도가 알부민이며, 삼투조절을 통해서 혈액과 체내의 수분 량을 조절하는 등 중요한 역할을 한다. 그밖에 알부민은 조직에 영양분을 제공하며, 호르몬, 비타민, 약물, 칼슘 같은 이온과 결합하여 신체의 각 부분으로 전달하는 역할도 한다. 알부민은 간에서 만들어지며 간에서 합성되는 단백질의 25%를 차지하는 만큼, 간 손상에 극히 예민하다. 이런 알부민은 이산화탄소 운반과는 관련이 적다.

Answer 16.③ 17.①

18 〈보기〉의 ㉠, ㉡에 해당하는 내용을 바르게 나열한 것은?

┌─────────────── 〈보기〉 ───────────────┐
│ • 심박출량(Q) × 동—정맥 산소차(a—-v O2 diff.) = (㉠) │
│ • 심박수(HR) × 수축기 혈압(SBP) = (㉡) │
└──────────────────────────────────────┘

	㉠	㉡
①	산소섭취량	평균동맥압
②	평균동맥압	심근산소요구량
③	산소섭취량	심근산소요구량
④	산소환기당량	산소섭취량

> **TIP** 운동 중 심박출량이 증가하는 것은 운동 강도에 따라 산소요구량이 증가하고 이를 충족시키기 위해 산소 운반을 증가시켜야 하기 때문이다. 일반인에 비해 운동선수의 경우가 운동 중 심박출량이 크다.(동일한 운동 강도에서는 상대적으로 작다.) 심박출량이 높을수록 최대유산소능력도 높으며, 최대유산소능력이 높을수록 심박출량도 높다고 할 수 있다.(최대산소섭취량 = 최대 심박출량 × 최대 동정맥 산소차) 심근산소요구량은 심근의 산소이용률인데 심박수에 수축기 혈압을 곱하여 구하는 지표이다.

19 장기간 지구성 트레이닝으로 기대할 수 있는 안정 시 심혈관계 기능의 변화로 옳지 않은 것은?

① 수축기 혈압 감소 ② 이완기 혈압 증가
③ 1회 박출량 증가 ④ 좌심실 이완기말 용적 증가

> **TIP** 지구성 트레이닝 후 안정 시 이완기 혈압이 증가 되지는 않는다. 오히려 혈류의 속도가 빨라지는 운동(지구성 운동)을 지속적으로 실시할 경우 혈관에 쌓인 찌꺼기가 정화되어 혈압이 낮아진다.

20 고온 환경에서의 열순응(heat acclimation) 후 열순응 전에 비해 동일 강도의 운동 시 나타나는 변화로 옳은 것은?

① 직장온도 증가 ② 시간당 땀분비율 감소
③ 심박수 감소 ④ 운동 지속 가능 시간 감소

> **TIP** 열순응의 결과로 일어나는 생리학적 주요 반응은 혈장량의 증가, 발한 시점의 조기화, 발한률 증가, 땀에 의한 염분 손실의 감소, 피부의 혈류량 감소, 세포에서 열상해 단백질 증가가 있으며 운동의 지속 시간 증가와 심박수 증가도 생리적 주요 반응이다.

Answer 18.③ 19.② 20.③

2 건강 · 체력평가

1 저항운동이 건강에 미치는 이점으로 옳지 않은 것은?

① 골관절염 환자의 통증 저하

② 골격근의 모세혈관 밀도 증가

③ 근비대로 인한 안정 시 대사율 감소

④ 당뇨병 환자의 인슐린 민감도 향상

> **TIP** 저항운동을 하면 근비대로 인한 안정 시 대사율은 증가 한다.

2 운동 관련 위험요인에 관한 설명으로 옳은 것은?

① 체력 수준과 근골격 손상은 관계가 없다.

② 운동 중 근골격 손상의 가장 큰 위험요인은 운동빈도이다.

③ 관상동맥질환자는 심혈관 관련 사고(events)의 위험성이 높다.

④ 젊은 엘리트 선수는 운동 관련 급성심장사가 나타나지 않는다.

> **TIP** 보기 ①번은 체력 수준과 근골격 손상은 관계가 있다. 보기 ②번은 근골격 손상과 가장 큰
> 위험요인은 운동빈도 보다는 강도이다. 보기 ④번은 아무리 젊은 엘리트 선수라도 강도나 선수 상태에 따라 급성심정지가
> 나타날 수 있다.

3 심박수의 일반적인 특성에 관한 설명으로 옳지 않은 것은?

① 서있는 자세에서는 누운 자세보다 심박수가 높다.

② 성인의 안정 시 심박수는 소아의 안정 시 심박수보다 높다.

③ 목동맥 촉진 시 세게 누르면 심박수가 낮게 나타난다.

④ 동일한 운동강도 시 엘리트 선수는 일반인보다 심박수가 낮다.

> **TIP** 통상적인 성인의 안정시 심박수는 60회~100회이며, 소아는 만 15세까지의 아동을 뜻한다. 소아는 90~140회 정도로 성인보
> 다는 심박수가 높다.

Answer 1.③ 2.③ 3.②

4 건강체력검사 시 고려해야 할 신체적 특성으로 옳지 않은 것은?

① 골밀도가 감소한 피검사자에게는 추가적인 안전 예방 조치를 하는 것이 좋다.

② 림프부종의 위험이 있어 압박복을 착용하는 피검사자는 검사 시 탈의시켜야 한다.

③ 고리중쇠관절 불안정(atlantoaxial instability)이 있을 수 있는 다운증후군은 운동참여 전 의료적 승인이 권고된다.

④ C1에서 T5 사이의 척수 손상으로 사지마비를 가진 피검사자의 경우 자율신경계의 반응 이상이 있으므로 의료적 승인이 권고된다.

> **TIP** 림프부종 예방에 있어 압박복을 착용하는데 검사 시 탈의시키면 안된다.

5 〈보기〉에서 체력검사의 목적으로 옳은 것을 모두 고른 것은?

┌─────────────────────────── 〈보기〉 ───────────────────────────┐
│ ㉠ 현재 체력 상태 진단   ㉡ 성취수준 또는 향상도 평가   │
│ ㉢ 운동 프로그램에 대한 평가   ㉣ 운동에 대한 동기유발   │
└──┘

① ㉠, ㉡

② ㉠, ㉡, ㉣

③ ㉡, ㉢, ㉣

④ ㉠, ㉡, ㉢, ㉣

> **TIP** 모두 옳은 보기이며 추가적으로 체력검사의 목적은 참가자에게 건강 체력 표준치와 성별 및 연령별 기준치를 비교하여 현재 자신의 건강체력 상태에 대해 교육시키기 위해서이며 전반적인 체력 구성요소에 중점을 두고 개별화된 운동처방을 개발하는 데 도움이 되는 자료를 제공하기 위함이다. 또한 운동 프로그램 참가자의 향상 정도를 평가할 기본 자료와 추적검사 자료를 수집하기 위한 목적도 있다.

Answer 4.② 5.④

6 〈보기〉의 (   ) 안에 들어갈 용어로 옳은 것은?

> ─────── 〈보기〉 ───────
>
> (   )은 심장이 심하게 두근거리는 것을 불쾌하게 인지하는 것을 의미하며, 빈맥이나 이소성 박동 등 심장 리듬의 다양한 장애로 유발될 수 있다.

① 심계항진(palpitations)

② 심근경색(myocardial infarction)

③ 심근허혈(myocardial ischemia)

④ 간헐성 파행(intermittent claudication)

> **TIP** 심계항진은 맥박이 불규칙하게 뛰고 빠르게 뛴다. 심계항진은 또한 불안한 상태나 빈혈, 발열, 갑상선 중독발작증, 동맥정류, 특발성 과운동성 심증후군으로 인한 높은 심박출 상태에서도 유발된다.

7 일상생활 중의 신체활동량 측정에 관한 설명으로 옳은 것은?

① 질문지법으로는 총 에너지소비량을 추정할 수 없다.

② 질문지법에서 규칙적 운동에 대한 측정은 제외된다.

③ 가속도계(acclerometer)를 이용한 측정으로는 격렬한 신체활동에 대한 에너지소비량을 추정할 수 없다.

④ 보행계수계(pedometer), 가속도계 등은 신체활동 시 나타나는 진동을 측정하는 방식으로 정적 근력 운동에 대한 과소추정이 나타난다.

> **TIP** 보기 ④번을 제외한 나머지는 모두 반대로 이야기하고 있다.

Answer 6.① 7.④

8 다음 〈그림〉은 A, B 집단의 심폐지구력 검사 결과를 나타내는 산점도(scatter plot)이다. 이에 관한 해석으로 옳지 않은 것은?

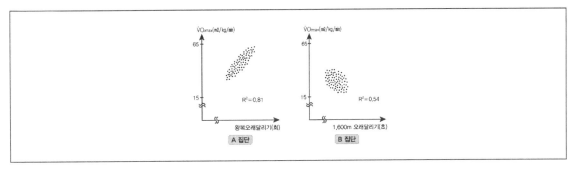

① A 집단이 B 집단에 비해 심폐지구력이 우수하다.

② VO_2max와 1,600m 오래달리기는 부적 상관을 나타내고 있다.

③ 왕복오래달리기가 1,600m 오래달리기보다 심폐지구력 검사로서 더 타당하다.

④ VO_2max 기록의 경우 A 집단의 구성원이 B 집단의 구성원에 비해 더 동질적이다.

> **TIP** 그래프의 편차를 보면 A집단이 편차가 있으며 B집단이 A보다는 동질적이다.

9 다음 〈표〉는 ㉠~㉣ 참여자를 대상으로 실시한 운동참여 전 검사 결과이다. ACSM(제10판)의 운동참여 전 검사 알고리즘에 따른 의료적 승인이 필요한 참여자를 모두 고른 것은?

구분	㉠	㉡	㉢	㉣
규칙적인 운동참여	아니오	아니오	예	예
알려진 심혈관, 대사 또는 신장 질환	없음	있음	없음	있음
질병의 징후 및 증상	있음	없음	있음	없음
원하는 운동참여 강도	3METs	3METs	5METs	5METs

① ㉠, ㉢

② ㉡, ㉣

③ ㉠, ㉡, ㉢

④ ㉡, ㉢, ㉣

> **TIP** ASCM 참여 전 검진 알고리즘을 참고하면 ㉠, ㉡, ㉢ 의료적 승인이 필요하며 중강도에 해당되는 5 METs는 의료적 승인이 필요 없지만 6METs 이상이면 고강도로 의료적 승인이 필요하다.

Answer 8.④ 9.③

10 〈보기〉의 ⊙~©에 해당하는 값이 바르게 연결된 것은?

〈보기〉

• Queens 대학 스텝검사는 남성의 경우, 스텝박스 오르내리기를 (⊙)분 동안 분당 (©)스텝으로 수행한다.
• 종료 시점부터 (©)초를 기다린 후 15초 동안 심박수를 측정하고 4를 곱한 심박수 수치를 회귀방정식에 대입하여 최대산소섭취량을 추정한다.

	⊙	©	©
①	3	22	5
②	5	22	10
③	3	24	5
④	5	24	10

> **TIP** Queens 대학 스텝검사는 남성의 경우, 스텝박스 오르내리기를 3분 동안 분당24스텝으로 수행하며 종료 시점부터 5초를 기다린 후 15초 동안 심박수를 측정하고 4를 곱한 심박수 수치를 회귀방정식에 대입하여 최대산소섭취량을 추정한다.

11 다음 〈표〉는 30대 남성을 대상으로 12주간 운동 처치 전후 체력요인을 측정한 결과값이다. 동연령대와 비교하여 가장 큰 증진 효과가 나타난 체력요인은?

체력요인	처치 전	처치 후	차이 (처치 후−처치 전)	30대의 차이 평균	30대의 차이 표준편차
근력(kg)	41	44	3	2.5	.5
근지구력(회/분)	25	45	20	25.5	5.0
심폐지구력 (ml/kg/min)	35	50	15	12.0	3.0
체지방률(%)	30	20	−10	−6.0	2.0

① 근력
② 근지구력
③ 심폐지구력
④ 체지방률

> **TIP** Z점수를 구하면 된다. 근력은 1, 근지구력은 −1, 심폐지구력은 1, 체지방률은 −2이다.
> 30대 남성의 평균보다 체지방률은 높았기에 마이너스 값이 증진의 효과가 가장 크다고 볼 수 있다.

Answer 10.③ 11.④

12 체력검사 시 실험실검사 대신 현장검사를 선택하는 이유로 옳지 않은 것은?

① 검사비용이 더 저렴하다.

② 실험실검사보다 기준타당도와 재검신뢰도가 높다.

③ 일반적으로 같은 시간에 더 많은 인원에 대한 측정이 가능하다.

④ 체력증진을 위해 실시하는 실제 운동과 유사한 동작으로 검사할 수 있다.

> **TIP** 보기 ②번은 반대로 설명되어 있다. 실험실검사다 타당도와 재검신뢰도가 높다.

13 다음 〈그림〉은 A, B 집단 각 200명씩을 대상으로 윗몸일으키기를 측정한 기록 분포도이다. 이에 관한 해석과 결론으로 적절한 것은?

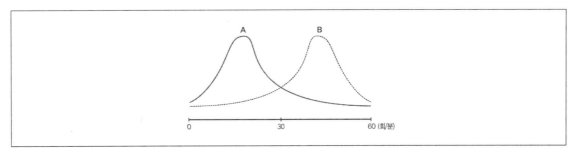

① 검사의 변별력이 A 집단에서 더 낮게 나타났으므로 윗몸일으키기는 A 집단의 근지구력 검사로 적절하지 않다.

② 중강도의 운동프로그램을 적용할 경우 평균으로의 회귀현상 때문에 두 집단의 평균이 30에 가까워지는 변화가 나타난다.

③ 두 집단을 하나의 집단으로 합하면 정규분포가 형성되므로 두 집단을 대상으로 동일한 강도의 근지구력 운동처방을 해야 한다.

④ A 집단과 B 집단에 대한 근지구력 운동프로그램은 다르게 구성하는 것이 효과적이다.

> **TIP** A와 B집단의 최대치가 서로 다르다. A 집단은 B 집단보다 강도를 낮춰서 프로그램을 구성하는 것이 효과적이다.

Answer 12.② 13.④

14 〈보기〉에 제시된 남성의 심혈관질환 위험요인 중 옳은 것으로만 묶인 것은?

─────── 〈보기〉 ───────

㉠ 부친이 53세에 심근경색 발현, 현재 생존
㉡ 안정 시 혈압 : 120/84 mmHg
㉢ 저밀도지단백콜레스테롤 : 128 mg/dL
㉣ 고밀도지단백콜레스테롤 : 34 mg/dL
㉤ 당화혈색소 : 7.5 %

① ㉠, ㉡, ㉤
② ㉠, ㉣, ㉤
③ ㉡, ㉢, ㉣
④ ㉡, ㉣, ㉤

TIP 보기 ㉡의 경우 수축기 140, 이완기 90을 초과하지 않아서 위험요인에 해당되지 않으며, ㉢의 경우 130을 초과하지 않아서 해당 안된다.

위험요인	기준의 정의
나이	남자 ≥ 45세, 여자 ≥ 55세
가족력	부계나 다른 남자 직계 가족 중 55세 이전 혹은 모계나 다른 여성 직계 가족 중 65세 이전에 심근경색, 관상동맥혈관재형성술, 급사한 가족력이 있는 경우
흡연	현재 흡연 혹은 금연한지 6개월 이내 또는 간접흡연에 노출된 경우
신체활동 부족	최소 3개월 동안 주당 3일, 1일 운동 시 30분 이상 증강도(40~60%VO2R)의 신체 활동에 참여하지 않은 경우
비만	체질량지수(BMI) ≥30kg · m-2 또는 허리둘레가 남자 >102cm(40인치), 여자> 88cm(35인치)인 경우
고혈압	적어도 두 번 이상 측정 확인한 혈압이 수축기혈압 ≥140mmHg, 그리고/또는 이완기혈압 ≥90mmHg 혹은 항고혈압제를 복용하는 경우(둘 다 기준 이상이거나 하나가 이상인 경우)
이상지질혈증	저밀도지단백콜레스테롤 수치가 130mg · dL-1(3.37mmol · L-1) 이상이거나 고밀도지단백콜레스테롤 수치가 40mg · dL-1(1.04mmol · L-1) 미만일 때 또는 콜레스테롤 강하제를 섭취하고 있는 경우, 총 혈청 콜레스테롤 수치가 200mg · dL-1 (5.18mmol · L-1) 이상일 때
당뇨병	공복시혈당 ≥126mg · dL-1 (7.0mmol · L-1), 경구혈당강하제 투여 2시간 후 ≥200mg · dL-1 (11.1mmol · L-1), 당화혈색소 ≥6.5%
음성 위험요인	기준의 정의
고밀도지단백콜레스테롤	≥ 60mg · dL-1(1.55mmol · L-1)

※ 고밀도지단백콜레스테롤(HDL-c)은 음성 위험요인으로 평가된다. HDL-c가 60mg · dL⁻¹(1.55mmol · L⁻¹) 이상인 사람의 경우, 양성 위험요인들의 합계에서 하나를 빼 준다.

Answer 14.②

15 〈보기〉의 ⊙, ⓒ에 해당하는 내용으로 옳은 것은?

〈보기〉

- 폐쇄성 폐질환은 (⊙)/FVC(강제폐활량)의 비율이 예상치의 50% 이하로 감소된 경우이다.
- 제한성 폐질환은 (⊙)/FVC이 정상수치를 나타내고, TLC(총 폐용량)가 예상치의 (ⓒ)% 아래로 감소된 경우이다.

	⊙	ⓒ
①	PEF(최대호기유량)	50
②	PEF(최대호기유량)	70
③	FEV1.0(초당 강제호기량)	50
④	FEV1.0(초당 강제호기량)	70

> **TIP** 폐쇄성 폐질환은 FEV1.0(초당 강제호기량) /FVC(강제폐활량)의 비율이 예상치의 50% 이하로 감소된 경우이다. 제한성 폐질환은 FEV1.0(초당 강제호기량)/FVC이 정상수치를 나타내고, TLC(총 폐용량)가 예상치의 50% 아래로 감소된 경우이다.

16 〈보기〉에 제시된 피검사자 다리의 상대근력 값은?

〈보기〉

- 신장 : 172cm
- 체중 : 80kg
- 체지방률 : 32%
- BMI : $27kg/m^2$
- 레그프레스 1RM : 140kg

① 1.75 ② 2.05

③ 4.37 ④ 5.18

> **TIP** 상대근력은 체중대비 표현되는 근력이다. 최대근력에서 체중을 나누면 된다. 1RM이 140kg이니 140/80 = 1.75가 된다.

17 체력검사에 관한 설명으로 옳지 않은 것은?

① 검사 절차의 표준화를 통해 서로 다른 검사자 간에도 일관성 있는 결과를 얻을 수 있다.

② 건강체력검사를 구성하는 세부 검사항목 간 상관관계가 높을수록 검사 전체의 효율성이 높다.

③ 여러 개의 검사항목 간 측정 간격이 짧으면 검사 순서에 따라 체계적인 오차가 발생할 수 있다.

④ 동일한 체력요인을 측정하는 두 검사의 타당도가 동일하다면 검사 시간이 짧고 비용이 저렴한 검사를 선택하는 것이 효율적이다.

> **TIP** 건강체력검사 시 상관관계가 높은 검사를 중복 실행하면 효율성이 떨어진다. 예를 들어 심폐지구력을 측정하는데 20m 왕복 오래달리기와 트레드밀 검사를 중복으로 실시하는 것은 효율성이 떨어진다.

18 다음 〈표〉는 피부두겹법과 수중체중법으로 100명의 비만도를 평가한 결과이다. 이에 대한 해석으로 옳지 않은 것은?

구분		수중체중법		합
		비만	정상	
피부두겹법	비만	26명(26%)	7명(7%)	33명
	정상	4명(4%)	63명(63%)	67명
합		30명	70명	100명

① 피부두겹법으로는 4%가 정상으로 판정되었다.

② 피부두겹법으로는 33명이 비만으로 판정되었다.

③ 수중체중법으로는 30%가 비만으로 판정되었다.

④ 두 측정방법의 비만과 정상 판정 일치도는 89%이다.

> **TIP** 피부두겹법으로 67%가 정상으로 판정되었다.

Answer 17.② 18.①

19 심폐지구력 측정을 위한 스텝검사에 관한 설명으로 옳지 않은 것은?

① 심박수가 높을수록 최대산소섭취량의 추정은 더 정확해진다.

② 하버드 스텝검사와 Queens 대학 스텝검사의 스텝박스 높이는 다르다.

③ 하버드 스텝검사는 주어진 시간 동안의 수행을 마친 후 일정 시간 후의 심박수를 측정한다.

④ 스텝검사는 같은 강도의 운동을 실행했을 때 심박수 반응이 체력 수준에 따라 차이가 나타나기 때문에 타당하다.

> **TIP** 심박수는 개인차가 있다. 안정시 심박수도 편차가 큰데 단순히 심박수가 높다고 최대산소섭취량의 추정이 정확해지는 것은 아니다.

20 체력검사에 관한 설명 중 옳지 않은 것은?

① BMI는 근육량이 많은 사람의 비만 정도를 과대추정하는 경향이 있다.

② 근지구력의 현장검사는 무게에 대한 저항운동을 반복하는 횟수로 측정하는 것이 일반적이다.

③ 왕복오래달리기검사(PACER)는 신호음이 울렸을 때 반대쪽 라인에 도달하지 못한 최초의 시점에 측정이 종료된다.

④ 동일한 심폐지구력 검사를 노인과 청소년에게 적용하였을 경우 서로 다른 체력요인을 측정하게 되는 결과가 나타날 수 있다.

> **TIP** 왕복달리기 검사시 최초에는 경고 1회가 주어지며 경고 2회일 때 측정이 종료된다.

Answer 19.① 20.③

3 운동처방론

1 ACSM(10판)에서 권고하는 일반적인 운동처방의 FITT-VP 원리에 포함되지 않은 것은?

① 운동 습관
② 운동 시간
③ 운동 유형
④ 운동 강도

> **TIP** ACSM(10판)의 운동처방 원칙은 운동빈도, 운동강도, 운동시간, 운동형태(FITT)에 운동량(Volime)과 (Progress)에 대해 설명하고 있다.

2 〈보기〉의 ㉠~㉢에 해당하는 값을 바르게 나열한 것은?

─────────────── 〈보기〉 ───────────────

당뇨병 진단기준(대한당뇨병학회, 미국당뇨병협회, 세계보건기구)
• 당화혈색소(HbA1C) : (㉠)% 이상
• 공복혈당(FBG) : (㉡)mg/dL 이상
• 경구혈당부하검사(OGTT) : (㉢)mg/dL 이상

	㉠	㉡	㉢
①	6.5	126	200
②	5.7	126	200
③	5.7	100	240
④	6.5	126	240

> **TIP** 본 기준은 각 협회 기준에 근거한 일반적 기준이므로 설명의 의미는 없다고 판단된다.
> 다만, 이러한 기준점이 조정되므로 매년 기준에 대한 점검은 필요하다.

3 ACSM(10판)에서 권고하는 건강한 성인을 위한 심폐지구력 운동의 중강도수준에 해당하지 않는 것은?

① 3.0~5.9METs
② 40~59%HRR
③ 40~59%VO₂R
④ 40~59%HRmax

> **TIP** ACSM(10판)의 기준에 근거해 심폐지구력 중강도 수준은 ①, ②, ③가 포함되며, 운동자각도(RPE) 12~13으로 제시하고 있다.

Answer 1.① 2.① 3.④

4 〈보기〉의 특성을 나타내는 대상자에게 ACSM(10판)이 권고하는 유산소 운동 강도(%HRR)로 적절한 것은?

〈보기〉

- 나이 : 49세
- 성별 : 남성
- 신장 : 175cm
- 체중 : 65kg
- 안정 시 심박수 : 80회/분
- 최대심박수 : 180회/분
- 질환 : 뇌혈관질환 진단

① 90~120회/분 ② 100~130회/분
③ 120~150회/분 ④ 130~160회/분

> **TIP** 보기의 대상자의 뇌혈관질환의 진단을 받은 대상자로써 최대 강도의 운동을 지양해야 하므로 운동강도를 40~70% 수준으로 정의하여 공식에 대입한다.
>
> 여유심박수 = (최대심박수 – 안정 시 심박수) × 운동강도 + 안정 시 심박수

5 ACSM(10판)에서 권고하는 1RM 근력 검사에 관한 설명으로 옳지 않은 것은?

① 매 3~5분 간격으로 4회 이내로 실시한다.
② 상체운동은 5~10%, 하체운동은 10~20%씩 무게를 증가시킨다.
③ 측정 전에 연습세션에 참여하지 않도록 주의해야 한다.
④ 최초 검사 시에는 피험자가 예측하고 있는 무게의 50~70%부터 시작한다.

> **TIP** ACSM(10판)에서는 1RM 측정 시 부상의 위험이 높기 때문에 충분한 연습에 참여하도록 권장하고 있다.

Answer 4.③ 5.③

6 〈보기〉에서 ACSM(10판)이 권고하는 노인의 운동프로그램 구성 시 고려사항으로 옳은 것을 모두 고른 것은?

---〈보기〉---

⊙ 인지능력이 감퇴된 노인들은 중강도의 신체활동이 권장된다.
ⓒ 근감소증 노인은 유산소 트레이닝을 실시하기 전에 근력증가가 필요하다.
ⓒ 만성질환 개선을 위해 최소 권장운동량을 초과하는 신체활동을 실시해야 한다.
ⓔ 유산소성 체력의 향상과 관계없이 신체활동 수준을 높이면 건강이 개선된다.
ⓜ 유연성 운동은 느린 정적 스트레칭 보다는 빠른 동적 움직임이 더 적절하다.

① ㉠, ㉡
② ㉢, ㉣, ㉤
③ ㉠, ㉡, ㉢, ㉣
④ ㉠, ㉡, ㉢, ㉣, ㉤

> **TIP** ACSM(10판)에서는 노인의 운동프로그램 구성에 있어 유연성은 빠른 동적 움직임보다 정적인 스트레칭을 적절하다고 권고하고 있다.

7 운동검사 전 안정 시 혈압측정에 관한 설명 중 옳지 않은 것은?

① 혈압측정은 선택적 평가 요소이다.
② 눕거나 선 자세에서 측정할 수 있다.
③ 커프(cuff)를 할 경우 위팔의 최소 80% 정도를 감싸야 한다.
④ 수축기 혈압은 처음 코로트코프(korotkoff)음이 들리는 시점이고, 이완기 혈압은 코로트코프음이 끝나는 시점이다.

> **TIP** 혈압측정은 운동 검사 전 필수요소이며 매우 중요한 요인으로 안정 시 혈압이 적절하지 않으면 운동검사가 이루어질 수 없다.
> 코로트코프(Korotkoff) 음은 청진기를 통한 측정 시 발생되는 특징적 소리이다.

Answer 6.③ 7.① 8.②

8 〈보기〉에서 ACSM(10판)이 권고하는 저항성 운동에 관한 설명으로 옳은 것을 모두 고른 것은?

─────────── 〈보기〉 ───────────

㉠ 단일세트 저항운동은 근력 개선의 효과가 없다.
㉡ 일반적으로 단일관절운동이 다관절운동보다 효과적이다.
㉢ 1RM의 50%(15~25회 반복)의 운동은 근지구력을 개선시킨다.
㉣ 발살바조작(Valsalva maneuver)이 일어나지 않는 정확한 자세와 방법을 사용해야 한다.
㉤ 관절의 가동범위를 충분히 활용하고 주동근과 길항근 모두를 단련하는 운동을 포함한다.

① ㉠, ㉡   ② ㉢, ㉣, ㉤
③ ㉠, ㉡, ㉢, ㉣   ④ ㉠, ㉡, ㉢, ㉣, ㉤

> **TIP** ㉠의 단일세트 저항운동의 대상자 특성(근력이 약한 침어자)에 따라 근력 개선의 효과가 나타난다.
> ㉡의 단일관절운동은 일반적 사항이 아니라 특수성에 입각한 대상자를 의미하며, 일반적으로는 다관절 운동이 효과적 방법이다.

9 〈보기〉에서 대상자가 일주일 동안 운동으로 소비한 총에너지가 1,470kcal라고 할 때 운동강도는?

─────────── 〈보기〉 ───────────

• 성별 : 남성   • 체중 : 70kg
• 운동시간 : 1시간   • 운동빈도 : 4일/주
• 운동형태 : 유산소운동
※ 산소소비량 1L당 5kcal의 소비를 기준으로 계산

① 3METs   ② 5METs
③ 7METs   ④ 9METs

> **TIP**
> 총 에너지 소비 = METs × 3.5ml/kg/min × 총 운동시간(min) × 체중(kg)
>
> ※ 계산이 필요한 문항에서는 단위를 통일 시키는 것을 우선하며, 보기에서는 이를 위한 기준점을 제시하고 있음.
> 단위통일 : 1470kcal ÷ 5kcal = 294L(= 294,000ml)
> 294,000 = 운동강도(METs) × {3.5ml/kg/min
>   × 60min × 70kg} × 4일
>   = 운동강도(METs) × {14,700} × 4일
>   = 운동강도(METs) × 58,800
> ─────────────────────────────
> 운동강도 = 294,000 ÷ 58,800 = 5
> ∴ 5 METs

Answer 8.② 9.②

10 〈보기〉에서 ACSM(10판)이 권고하는 유연성 운동에 관한 설명으로 옳은 것을 모두 고른 것은?

─────── 〈보기〉 ───────

ㄱ 고유수용성신경근촉진(PNF)은 최대 수의적 근수축의 20~70% 강도로 유지하다가 보조자의 도움으로 10~30초간 스트레칭할 것을 권장한다.

ㄴ 고유수용성신경근촉진은 일반적으로 등척성 수축을 수행한 후에 동일근육군을 정적으로 스트레칭하는 방법이다.

ㄷ 각 동작은 10~30초 동안 약간의 불편한 감이 들도록 유지하는 것이 효과적이다.

ㄹ 관절주변의 가동범위(ROM)는 유연성 운동을 수행한 후 즉각적으로 개선된다.

ㅁ 정적 스트레칭운동은 근파워와 근력을 일시적으로 향상시킨다.

① ㄱ, ㄴ

② ㄷ, ㄹ, ㅁ

③ ㄱ, ㄴ, ㄷ, ㄹ

④ ㄱ, ㄴ, ㄷ, ㄹ, ㅁ

> **TIP** ㅁ의 정적 스트레칭은 일시적으로 근파워와 근력을 감소시킨다. 관절의 불안정성이 커지는 것이 원인으로 유연성 운동 방법의 시점에 대한 연구가

11 〈보기〉에서 ACSM(10판)이 권고하는 척수손상 환자 운동처방 시 고려사항으로 옳은 것을 모두 고른 것은?

─────── 〈보기〉 ───────

ㄱ 불완전 마비된 근육을 포함해서 저항운동을 실시한다.

ㄴ 팔에서 과사용증후군이 없으면 근력 향상 목적으로 5~10RM의 강도로 증가시킬 수 있다.

ㄷ 운동 시 자율신경 반사부전증(autonomic dysreflexia)으로 인해 카테콜라민 분비가 증가된다.

ㄹ 휠체어를 이용하는 환자는 당기는 동작보다 미는 동작(예, 벤치 프레스)으로 구성된 상체 저항운동이 추천된다.

ㅁ 제5~제6가슴신경(T5~T6) 분절 아래쪽의 완전 손상 하지마비 환자는 제6가슴신경(T6) 분절 위쪽의 완전 손상 사지마비 환자보다 더 낮은 강도에서 최대심박수와 최대산소섭취량에 도달한다.

① ㄱ, ㄴ

② ㄷ, ㄹ, ㅁ

③ ㄱ, ㄴ, ㄷ, ㄹ

④ ㄱ, ㄴ, ㄷ, ㄹ, ㅁ

> **TIP** ㅁ에서 제시한 T6의 기준을 상대적으로 바꾸어야 한다. 제 6가슴신경 분절 위쪽의 완전 손상 사지마비환자가 아래쪽의 완전 손상 하지마비 환자보다 더 낮은 강도에서 최대심박수와 최대산소섭취량에 도달한다. (사지마비와 하지마비의 경우를 고민하면 쉽게 풀이된다)

Answer 10.③ 11.③

12 〈보기〉의 특성을 나타내는 대상자에게 ACSM(10판)이 권고하는 유산소 운동강도와 산소섭취량을 적절하게 나열한 것은?

───────────────── 〈보기〉 ─────────────────

- 나이 : 48세
- 성별 : 남성
- 신장 : 162cm
- 체중 : 74kg
- 체지방율 : 28%
- 안정 시 혈압 : 142/96mmHg
- 경구혈당부하검사(OGTT) : 136mg/dL
- 최대산소섭취량 : 32ml/kg/min

산소섭취량	운동강도
① 40~59%VO_2R	1.10~1.50L/min
② 40~59%VO_2R	1.31~1.71L/min
③ 60~79%VO_2R	1.10~1.50L/min
④ 60~79%VO_2R	1.31~1.71L/min

 TIP

목표여유산소섭취량 = {(최대산소섭취량 − 안정 시 산소섭취) × 운동강도} + 안정 시 산소 섭취량

보기의 대상자는 안정 시 혈압 기준에 근거하면 혈압이 높으며 이에 따라 유산소 운동강도는 40~59%VO2R로 기준 한다.
40%의 여유산소섭취량 = {(32−3.5) × 0.4} + 3.5 = 14.9ml/kg/min
※ 계산이 필요한 문항에서는 단위를 통일 시키는 것이 중요하며, 보기에서 L/min의 단위로 나타남.
** 40%의 여유산소섭취량
= 14.9 × 74kg = 1,102.6ml/min
= 1,102.6 ÷ 1,000 = 1.1026L/min
정답에서 소서점 둘째자리까지 제시되어 있으므로 40% 강도에서는 1.10
** 동일한 방법으로 59% 계산하면 1.5022 L/min로 나타난다.

Answer 12.①

13 ACSM(10판)에서 권고하는 고혈압 환자 운동처방 시 고려사항으로 옳은 것은?

① 알파차단제와 칼슘통로차단제를 복용하는 환자는 운동실시 후 혈압이 과도하게 상승할 수 있으므로 주의해야 한다.

② 2기 고혈압 환자는 의학적인 평가와 적절한 혈압관리를 받기 전에는 운동검사를 포함한 어떠한 형태의 운동도 참여해서는 안된다.

③ 운동 시 수축기 혈압은 220mmHg 이하 또는 이완기 혈압은 110mmHg 이하를 유지해야 한다.

④ 베타차단제는 운동검사 시 환자의 최대산소섭취량을 증가시키므로 주의해야 한다.

> **TIP** 알파수용체 활성화는 혈압이 상승하게 되지만 본 문항에서는 차단시키고 운동을 실시하였으므로 잘못된 정보이며, 베타수용체의 종류가 다양하지만 이를 모두 차단시키는 약물 복용 중이므로 운동 검사 중 최대산소섭취량이 감소하게 된다.

14 〈보기〉에서 ACSM(10판)이 권고하는 뼈엉성증(골다공증) 환자 운동처방 시 고려사항으로 적절한 것을 모두 고른 것은?

〈보기〉

㉠ 정적 스트레칭이 추천된다.
㉡ 높은 충격의 고강도 저항성 운동은 피해야 한다.
㉢ 통증을 유발하거나 악화시키지 않는 중강도의 체중지지 운동이 권고된다.
㉣ 낙상 경험이 있는 환자의 경우 평형성 개선을 위한 운동이 포함되어야 한다.
㉤ 척추 뼈엉성증 환자에게는 심폐지구력 검사를 위해 트레드밀 대신 고정식 자전거 사용이 추천된다.

① ㉠, ㉡

② ㉢, ㉣, ㉤

③ ㉠, ㉡, ㉢, ㉣

④ ㉠, ㉡, ㉢, ㉣, ㉤

> **TIP** 보기 문항이 모두 옳은 내용을 제시하고 있어 해설 생략

Answer 13.② 14.④

15 〈보기〉의 특성을 나타내는 대상자에게 ACSM(10판)이 권고하는 저강도 운동강도로 적절한 것은?

〈보기〉

- 나이 : 68세
- 성별 : 남성
- 체중 : 60kg
- 운동경력 : 없음
- 벤치프레스를 30kg으로 최대 10회 반복 수행함
- ※ 1RM 추정 공식
  = W0(들어올린 중량)+W1,
  W1=W0×0.025×R(반복횟수)

① 11~14kg
② 15~18kg
③ 19~22kg
④ 23~26kg

> **TIP** 대상자 특성 중 병력이 없으며, 연령으로 보아 노인기로 확인된다.
> 보기의 공식에 근거하여
> * 1RM = 30 + W1
> ** W1 = 30 × 0.025 × 10 = 7.5
> * 1RM = 30 + 7.5 = 37.5kg
> 노인의 경우 저강도의 운동강도는 40~50%이므로 37.5kg × 40% = 15kg.

16 〈보기〉에서 ACSM(10판)이 권고하는 당뇨병 환자 운동처방 시 고려사항으로 적절한 것을 모두 고른 것은?

〈보기〉

- ㉠ 운동 전 혈당 수준이 100mg/dL 이하인 경우 탄수화물 섭취가 필요하다.
- ㉡ 제1형 당뇨병 환자에게 운동 시작 전 고혈당과 케톤증이 나타나면 운동을 연기한다.
- ㉢ 일회성 운동 시작 전에 혈당 수준이 70mg/dL 미만일 경우 상대적 운동 금기사항에 해당한다.
- ㉣ 자율신경병증(autonomic neuropathy)을 동반한 경우 운동자각도를 이용하여 운동강도를 평가한다.
- ㉤ 심혈관질환의 증상이 없거나 낮더라도 중강도 수준의 운동을 하기 위해서는 운동검사가 필수적이다.

① ㉠, ㉡
② ㉢, ㉣, ㉤
③ ㉠, ㉡, ㉢, ㉣
④ ㉠, ㉡, ㉢, ㉣, ㉤

> **TIP** ㉤에서의 심혈관질환 증상이 없는 경우에 중강도 수준의 운동참여로써 운동검사는 필수적이지 않다.

Answer 15.② 16.③

17 ACSM(10판)에서 권고하는 어린이와 청소년 운동처방 시 고려사항으로 옳은 것은?

① 성인의 표준 운동검사를 적용할 수 없다.

② 운동 경험이 없더라도 중강도의 신체활동을 적용할 수 있다.

③ 다양한 저강도의 신체활동을 교차 수행하고 긴 휴식시간이 추천된다.

④ 트레드밀 보다는 자전거 에르고미터를 이용한 운동검사가 손상의 위험이 크다.

> **TIP** 어린이와 청소년의 경우 ACSM(10판)에서는 성인 표준 운동검사를 적용할 수 있다. 현재 우리나라에서 수행되어지는 대표적 사업(국민체력100)의 기준과 다르다. 문항에서는 명확히 ACSM(10판)을 제시하고 있다.

18 〈보기〉의 ㉠~㉢에 해당하는 내용이 바르게 나열된 것은?

〈보기〉

ACSM(10판)에서는 과체중과 비만 환자를 위한 유산소 운동의 초기 강도는 (㉠), 운동빈도는 주당 (㉡) 이상, 운동시간은 30분 이상, 또는 (㉢)간의 간헐적 운동으로 나누어 수행하는 것을 권장한다.

	㉠	㉡	㉢
①	50~69%HRR	3회	10분
②	40~59%HRR	5회	5분
③	50~69%VO$_2$R	3회	5분
④	40~59%VO$_2$R	5회	10분

> **TIP** ACSM(10판)의 기준에 대한 정의로 설명을 생략

Answer 17.② 18.④

19 〈보기〉에서 성인과 비교할 때 운동 시 어린이의 생리적 반응에 관한 설명이 옳은 것으로만 묶인 것은?

〈보기〉

ⓐ 수축기 혈압과 이완기 혈압이 모두 낮음
ⓑ 1회 호흡량, 환기량, 호흡교환율 모두 낮음
ⓒ 절대 산소섭취량과 상대 산소섭취량 모두 높음
ⓓ 1회 박출량, 심박수, 심박출량 모두 낮음

① ㉠, ㉡   ② ㉠, ㉢
③ ㉡, ㉢   ④ ㉢, ㉣

TIP 성인과 비교하여 어린이는 모든 구조(심장, 폐)가 성인에 비해 작다. 이에 근거하면 상대적 산소섭취량과 심박수는 성인보다 어린이가 높다.

20 임산부에 대한 절대적 운동 금기사항에 해당하는 것은?

① 심각한 빈혈(severe anemia)
② 정형외과적 제한(orthopedic limitations)
③ 극단적인 체중미달(extreme underweight)
④ 임신성 고혈압(pregnancy-induced hypertension)

TIP 상대적/절대적 금기사항은 자주 출제되는 문항이다. 명확한 정의에 대한 정리가 필수적이다.
ACSM(10판)의 기준에 대한 정의로 설명을 생략

Answer   19.①   20.④

4 운동부하검사

1 운동부하검사의 안전에 관한 설명으로 옳지 않은 것은?

① 훈련된 전문가가 수행하는 것이 안전하다.

② 혈역학적 반응을 제한하는 약물을 복용하면 검사의 민감도가 증가할 수 있다.

③ 검사 동안과 회복기에 협심증이 발생한 시간대, 특성, 정도 등을 기록해야 한다.

④ 허혈성 심장질환자를 검사할 경우 의사가 베타차단제 복용을 중단하도록 할 수 있다.

> **TIP** 혈역학전 반응을 제한하는 약물을 복용하면 검사의 민감도는 감소 할 수 있다.

2 운동부하검사 참여 시 대상자의 유의사항에 관한 설명으로 옳은 것은?

① 최소 검사 3시간 전부터는 카페인 섭취나 흡연을 해서는 안 된다.

② 측정자에게 복용 약물의 약품명과 복용량을 알려줄 필요는 없다.

③ 진단의 목적이라면 평상시 일정대로 약물 복용을 한다.

④ 운동검사로 피로해질 수 있으므로 당일 입원 수속을 한다.

> **TIP** 측정자에게 약품명을 알려줄 의무가 있으며 진단의 목적은 의사가 결정한다. 운동검사를 한다고 당일 입원 수속을 해야 하는 것은 아니다.

3 운동부하검사의 측정 변인에 관한 설명으로 옳은 것은?

① 심박수는 매 단계별 시작 시 5~10초 동안 측정하고 기록한다.

② 수축기와 이완기 혈압 수치는 운동검사를 종료하는 기준으로 사용된다.

③ 운동자각도는 주관적인 피로 정도를 측정하기 때문에 신뢰하기 어렵다.

④ 혈압은 트레드밀이나 자전거 에르고미터 손잡이를 가볍게 잡은 상태에서 측정한다.

> **TIP** 심박수와 혈압은 운동부하검사에서 가장 기본적인 지표로 사용되며 운동검사 전, 중, 후에 측정한다. 운동자각도는 측정자의 안전과도 관련되어 있으므로 신뢰를 해야한다. 혈압측정시 손잡이를 잡으면 과소평가가 될 수 있다. 물론 측정자가 불안정한 상황에서는 손잡이를 잡아야한다.

Answer 1.② 2.① 3.②

4 ACSM(10판)에서 권장하는 최대운동부하검사 시 최대운동수행 종료시점을 판단하는 기준으로 옳지 않은 것은?

① 호흡교환율이 ≥1.00일 때
② 운동량 증가에도 최대산소섭취량이 더 이상 증가하지 않을 때
③ 정맥 젖산 농도가 >8.0mmol/L일 때
④ 운동자각도 0~10 척도에서 >7일 때

TIP 호흡교환율이 ≥1.10일 때 최대운동수행 종료시점 판단기준이다.

5 만성 질환자를 대상으로 운동부하검사를 실시할 때 옳지 않은 것은?

① 좌업생활을 해온 당뇨병 환자는 심전도 스트레스 검사를 받는 것이 바람직하다.
② 이상지질혈증 환자는 검사 중 심혈관질환이 잘 감지되지 않기 때문에 주의해야 한다.
③ 하지 정형외과적 문제가 있는 비만 환자는 상체자전거를 사용할 필요가 있다.
④ 천식 환자는 검사 중 동맥혈산소포화도(SpO2)가 80% 이하가 되면 대상자의 상태와 상관없이 검사를 중단한다.

TIP 동맥혈산소포화도(SpO2)가 80% 이하가 되면 대상자의 상태에 따라 검사를 중단하거나 계속 실행 할 수 있다.

6 대상별 운동부하검사에 관한 설명으로 옳지 않은 것은?

① 임산부는 의학적으로 필요한 경우를 제외하고 최대운동검사를 시행하면 안된다.
② 파킨슨병 환자는 증상을 치료하는 약물이 최고의 효과를 보일 때 검사를 수행한다.
③ 말초동맥질환자는 경사도를 고정하고 속도는 점진적으로 높여 가며 검사한다.
④ 운동유발성 기관지 수축 환자에게는 심폐능력의 최적 평가를 위하여 검사 전 흡입성 기관지 확장제를 투여한다.

TIP 말초동맥질환자는 점진적으로 경사도를 높여가며 검사를 한다.

Answer 4.① 5.④ 6.③

7 〈보기〉에서 운동부하검사 동의서에 관한 설명으로 옳은 것을 모두 고른 것은?

― 〈보기〉 ―

㉠ 충분한 정보가 포함된 서면 동의서로 이루어지며 반드시 구두로 설명한다.
㉡ 검사의 목적과 위험요인에 대하여 잘 알고 이해할 수 있도록 충분한 정보를 제공한다.
㉢ 검사 대상자가 동의서에 서명을 하면 검사 중 피로감이나 불편감을 느끼더라도 스스로 중단할 수 없다.
㉣ 검사 중에 검사 대상자의 느낌을 신속하게 보고해야 하는 의무가 포함되어 있다.

① ㉠, ㉡, ㉢　　　　　　　　　　　② ㉠, ㉡, ㉣
③ ㉢, ㉣　　　　　　　　　　　　　④ ㉠, ㉡, ㉢, ㉣

> **TIP** 검사 대상자는 스스로 중단할 수 있다. 일반적인 동의서에는 "나는 운동능력과 심혈관계 건강상태를 평가하는 운동검사에 자발적으로 참여하는 것에 동의합니다. 본 운동검사를 수행하는 것은 나의 자발적인 의지에 의한 것입니다. 나는 내가 원한다면, 검사 중 어느 시점에서라도 중단할 수 있다는 것을 이해합니다. 나는 동의서를 읽었으며, 내가 수행해야 할 검사절차와 수반되는 위험과 불편감을 이해하였습니다. 나는 본 검사에 참여할 것에 동의합니다."를 확인시키고 동의를 받는다.

8 〈보기〉에서 운동부하검사의 종료 기준으로 옳은 것을 모두 고른 것은?

― 〈보기〉 ―

㉠ 운동실조
㉡ 수축기 혈압 > 220mmHg 또는 이완기 혈압 > 115mmHg
㉢ 운동강도가 증가하더라도 수축기 혈압이 5mmHg 이상 감소
㉣ 경미한 두통
㉤ 불충분한 관류 징후로 인한 냉습한 피부

① ㉠, ㉡, ㉢　　　　　　　　　　　② ㉠, ㉣, ㉤
③ ㉠, ㉡, ㉢, ㉣　　　　　　　　　④ ㉡, ㉢, ㉣, ㉤

> **TIP** 운동검사 종료 지침은 절대적인 종료 지침과 상대적인 종료 지침이 있다. 이러한 두 가지 지침은 운동검사를 종료하는 것이 무조건적으로 필요할 경우(절대적인 종료)와 경우에 따라 운동검사를 진행하는 것이 종료하는 것보다 더 이득적일 때(상대적인 종료)로 나눈 것이다. 또한 운동부하검사 중에 비정상적인 반응이 나타난다면, 최대운동능력에 도달하기 전에 검사를 중단해야 하는 일이 생길 수 있다. 보기 ㉡은 250mmHg 이상의 수축기 혈압으로 표시되야 하고 보기 ㉢은 5mmHg가 아닌 10mmHg이다.

Answer 7.② 8.②

9 **운동부하검사에 관한 설명으로 옳은 것은?**

① 말초동맥질환자는 검사 후 누운 자세에서의 회복이 권장된다.

② 심장허혈 평가 이외의 목적이라면 안정 시 심전도 검사를 할 필요가 없다.

③ 허혈성 심장질환 진단에는 유용하지만 예후를 예견하는 데는 유용하지 않다.

④ 심장이식을 고려하는 고위험 만성 심부전증 환자에게는 호흡가스 측정을 포함한 최대운동검사가 적절하다.

> **TIP** 보기 ①번은 누운 자세보다는 앉은 자세가 권장되고 보기 2번은 안정시 심전도 검사가 필요하다. 보기 3번은 예후를 예견하는데 유용하다.

10 **ACSM(10판)에서 권고하는 질환별 운동검사에 관한 권장사항으로 옳은 것은?**

	질환	권장사항
①	다발성경화증	운동강도 설정 시 심박수와 혈압 반응을 활용하는 것이 적절하다.
②	관절염	급성 염증단계에서는 운동검사를 위해 수정된 브루스(modified Bruce) 프로토콜 사용을 권장한다.
③	만성 폐쇄성 폐질환	경증에서 중등도 질환자는 5~9분의 검사시간이 소요되는 프로토콜 사용을 권장한다.
④	심부전	정상인에 비해 운동능력이 30~40% 정도 낮기 때문에 노튼(Naughton) 프로토콜을 권장한다.

① ㉠, ㉡, ㉢   ② ㉠, ㉡, ㉣

③ ㉢, ㉣   ④ ㉠, ㉡, ㉢, ㉣

> **TIP** 보기 ①번 질환자는 운동자각도를 사용한다. 보기 ②번은 관절염이 있는 염증단계 환자는 수정된 브루스 프로토콜 같은 강도의 검사는 금지되며 보기 ③번은 중증 질환자가 5~9분이며 경증은 8~12분 정도 소요된다.

Answer   9.④ 10.④

11 미국심장협회(AHA)가 제시한 증상 제한 최대운동검사의 상대적 금기사항과 상대적 종료기준이 옳은 것으로만 묶인 것은?

	상대적 금기사항	상대적 종료기준
㉠	증상이 불명확한 중증 이상의 심각한 대동맥 협착	2mm 이상 수평이나 하향 형태의 ST 분절 하강
㉡	심내막염	가슴 통증의 증가
㉢	급성 대동맥 박리	산소포화도 80% 이하
㉣	완전 심장차단	심실빈맥과는 분별하기 어려운 각 차단 발생
㉤	조절되지 않는 빈맥	운동실조 등의 신경계 증상의 증가

① ㉠, ㉡, ㉢   ② ㉠, ㉡, ㉣

③ ㉢, ㉣   ④ ㉠, ㉡, ㉢, ㉣

TIP 상대적 금기 사항
① 왼쪽의 주요 관상동맥협착증
② 중증도의 협착성 판막심장질환
③ 전해질이상(저칼륨혈증, 또는 저마그네슘혈증)
④ 안정 시 심한 동맥고혈압(수축기 혈압>200mmHg 그리고/또는 이완기 혈압>110mmHg)
⑤ 빈맥성 부정맥 또는 서맥성 부정맥
⑥ 비대심장근육병과 다른 형태의 유출로 폐쇄
⑦ 운동으로 악화되는 신경근, 근골격 또는 류마티스 장애
⑧ 심한 방실차단
⑨ 심실류
⑩ 조절되지 않는 대사질환(당뇨병, 갑상샘기 항진증 및 점액부종)
⑪ 만성 감염질환(사람면역결핍바이러스)
⑫ 적절한 수준의 운동을 할 수 없는 정신적 또는 신체적 장애
※ 상대적 종료 지침
　㉠ 운동부하가 증가함에도 불구하고 안정 시 보다 수축기 혈압이 10mmhg 이상 낮아지며, 허혈성 심질환의 다른 징후가 동반되지 않을 때.
　㉡ 과도한 ST분절 하강(2mm 이상 수평 또는 하향 ST분절 하강) 혹은 현저한 축 이동 같은 ST분절이나 QRS파의 변화
　㉢ 다변성의 심실기외 수축, 삼중 심실기외 수축, 상심실성 빈맥, 심장차단, 서맥성 부정맥을 포함하는 지속적인 심실성 빈맥과는 다른 부정맥
　㉣ 피로, 호흡곤란, 천명, 하지 경련 혹은 파행
　㉤ 좌심실 빈맥으로부터 구분될 수 없는 좌각차단이나 심실 내 전도 지연의 발생
　㉥ 흉통의 증가
　㉦ 고혈압 반응(250mmHg 이상의 수축기 혈압/또는 115mmHg 이상의 이완기 혈압)

Answer 11.③

12 〈보기〉에서 최대하 운동부하검사에 관한 설명으로 옳은 것을 모두 고른 것은?

〈보기〉

㉠ Astrand-Ryhming 자전거 에르고미터 검사는 6분 동안 지속하는 단일단계법이다.

㉡ 다양한 검사방법으로 심박수, 혈압, 심전도, 운동능력 외에 주관적인 지표를 살펴볼 수 있다.

㉢ 자전거 에르고미터를 이용한 최대하 운동부하검사 후 회복기 단계에서는 심박수와 혈압이 운동 전 수준이 될 때까지 검사를 지속해야 한다.

㉣ 자전거 에르고미터 검사 시 최대산소섭취량은 트레드밀 검사보다 낮게 산출되므로 종료 기준을 트레드밀 검사보다 낮게 설정한다.

㉤ 심박수와 운동량의 선형관계를 통해 최대산소섭취량을 예측하면서 부가적인 반응 지표를 구하는 것이 중요하다.

① ㉠, ㉡, ㉢　　　　　　　　② ㉠, ㉡, ㉤

③ ㉡, ㉢, ㉤　　　　　　　　④ ㉠, ㉢, ㉣, ㉤

TIP 자전거 에르고미터는 검사 후 안정시 심박까지 지속하면 되며, 트레드밀본 최대산소섭취량이 낮게 산출되지만 종료 기준을 트레드밀 보다 낮게 설정할 필요는 없다. 검사자의 개인차에 따라 다르다.

13 심전도를 이용한 운동부하검사의 민감도가 68%, 특이도가 77%일 때, 총 검사자 1,000명 중 10%가 심장질환자라면 가양성(false positive) 결과는?

① 68명　　　　　　　　　　② 77명

③ 207명　　　　　　　　　　④ 693명

TIP 가양성은 질환은 없지만 검사에서 양성을 뜻하는데 심장질환자는 100명, 민감도는 양성환자를 뜻하므로 100명 68%인 68명이다. 특이도는 질환이 없는 대상자이므로 900명중 77%인 693명이 진음성이다. 그렇다면 나머지 23%가 가양성인데 900에 23%는 207명이 된다.

Answer 12.② 13.③

14 운동부하검사의 측정 변인에 관한 설명으로 옳은 것을 모두 고른 것은?

─── 〈보기〉 ───

㉠ 맥박산소포화도는 손가락에서 귓불이나 이마로 변경하여 측정하는 것도 유용하다.
㉡ 폐질환자의 동맥혈산소포화도(SpO_2)가 5% 이상 감소하는 것은 운동 유발성 저산소혈증으로 비정상적인 반응이다.
㉢ 심근산소요구량(RPP)은 운동량보다는 허혈역치를 가늠하는 지표이다.
㉣ 허혈 증상이 동반되면서 수축기 혈압이 10mmHg 이상 떨어지면 대상자의 상태에 따라 검사 중단을 결정한다.

① ㉠, ㉡, ㉢　　　　　　　　　② ㉠, ㉢, ㉣
③ ㉡, ㉣　　　　　　　　　　④ ㉢, ㉣

TIP 보기 ㉣은 허혈 증상이 동반되면서 수축기 혈압이 10mmHg 이상 떨어지면 바로 검사 중단을 한다.(절대적)

15 〈보기〉에서 운동부하검사 직후 회복기에 관한 설명으로 옳은 것을 모두 고른 것은?

─── 〈보기〉 ───

㉠ 운동종료 시점과 비교하여 정맥회귀량의 증가로 혈압이 상승한다.
㉡ 낮은 강도의 활동적 회복은 혈역학적 안정성과 정맥회귀를 돕는다.
㉢ 심박수가 운동 종료 1분 후 22회 이상 감소하지 않으면 허혈성 심장질환자의 사망 위험이 높아질 수 있다.
㉣ 허혈성 심장질환의 진단에 대한 민감도를 극대화하기 위해서는 운동 직후 앉거나 누운 자세를 취해야 한다.

① ㉠, ㉡, ㉢　　　　　　　　　② ㉡, ㉣
③ ㉡, ㉢　　　　　　　　　　④ ㉠, ㉡, ㉢, ㉣

TIP ㉠은 정맥회귀량의 증가로 저혈압이 초래될 수 있다. ㉢은 1분 후 12회 2분 후 22회 이상 감소하지 않으면 허혈성 심장질환자의 사망 위험이 높아질 수 있다.

Answer　14.①　15.③

16 다음 심전도의 분당 심박수는?

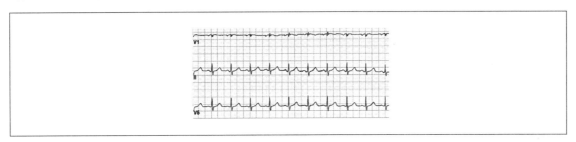

① 100회 　　　　　　　　　② 90회

③ 80회 　　　　　　　　　④ 70회

> **TIP** 분당 심박수= $\frac{300}{n}$, 여기서 n은 큰 눈금을 의미하는데, 큰 눈금은 5mm이다. RR간격을 보면 눈금이 3개씩이니 $\frac{300}{3}$ = 100회가 된다.

17 운동부하검사의 방법(mode)에 관한 설명으로 옳지 않은 것은?

① 전동식 트레드밀 장비에 익숙하지 않은 사람은 연습을 통해 장비에 적응할 필요가 있다.

② 필드검사에서는 정해진 시간 또는 거리를 걷거나 달리는 검사를 통해 최대산소섭취량을 산출할 수 있다.

③ 일부 스텝검사는 7~9METs 이상의 에너지가 요구되므로 검사 대상자들의 체력수준을 고려하여 적용한다.

④ 자전거 에르고미터 검사를 위한 최적의 안장 높이는 페달이 최저점일 때 무릎을 약 10° 굽힌 정도이다.

> **TIP** 자전거 에르고미터 검사를 위한 최적의 안장 높이는 페달이 최저점일 때 무릎을 약 25° 굽힌 정도이다.

Answer 16.① 17.④

18 운동부하검사로 측정된 만성질환자의 최고산소섭취량(VO2peak)에 관한 설명으로 옳지 않은 것은?

① 건강상태를 파악하기 위해 측정된다.

② 최대심박출량과 동·정맥 산소차에 영향을 받는다.

③ 실제로 생리적인 한계에 도달함을 의미한다.

④ 국소 근피로로 최대 수행력이 제한될 때 사용한다.

> **TIP** 최대한 할 수 있는 한도에서 이루어지는 것이며 생리적인 한계에 도달함을 의미하는 것은 아니다. 생리적인 한계는 주로 Vo2max 측정시 사용된다.

19 운동부하검사를 수행하는 과정에 관한 설명으로 옳은 것은?

① 검사 방법(mode) 선정 시 환자의 선호도는 고려하지 않는다.

② 검사 전에 위험한 상황에 대한 설명은 불안정한 심리상태를 유발시킬 수 있으므로 하지 않는 것이 바람직하다.

③ 폐질환을 위한 평가는 추가적으로 핵의학영상과 초음파영상과 같은 부가적인 영상검사가 필수적이다.

④ 운동유발성 심근허혈을 발견하기 위해서 안정 시에 심전도의 재분극 변화를 관찰한다.

> **TIP** 보기 ①, ②번은 반대로 설명되었으며 보기 3번은 의사의 판단에 따라 진행한다.

20 운동부하검사 중 혈압 반응에 관한 설명으로 옳지 않은 것은?

① 트레드밀 최대운동검사 시 남녀 간 수축기와 이완기의 혈압 차이는 없다.

② 운동량이 증가할수록 수축기 혈압은 1 MET 당 10mmHg 정도 올라간다.

③ 수축기 혈압은 운동 후 회복기 6분 이내에 운동 전 수준으로 낮아진다.

④ 이완기 혈압은 운동강도가 증가해도 크게 변화하지 않는다.

> **TIP** 남성은 210 이상, 여성은 190 이상 수축기 혈압을 극심한 반응으로 보기에 남녀 혈압차이는 있다.

Answer 18.③ 19.④ 20.①

5 운동상해

1 〈보기〉에서 손상조직의 치유과정 중 염증반응 단계(inflammatory response phase)의 내용으로 옳은 것을 모두 고른 것은?

〈보기〉

ㄱ 포식작용(phagocytosis)
ㄴ 육아조직(granulation tissue) 생성과 혈관 생성
ㄷ 혈관 수축과 혈관 확장
ㄹ 섬유아세포(fibroblast)와 상처 크기 감소
---

① ㄱ, ㄴ ② ㄱ, ㄷ
③ ㄴ, ㄹ ④ ㄷ, ㄹ

> **TIP** ㄴ, ㄹ은 염증반응이 단계 이후의 형성된 세포 재배열이 이루어지며 세포 간 교차결합이 증가하게 된다.

2 쇼크(shock) 발생 시 주요 증상과 대처 방법에 관한 설명으로 옳지 않은 것은?

① 혈액 상실이 있는 저혈량성 쇼크(hypovolemic shock)가 발생하면 즉시 병원으로 이송해야 한다.
② 갈증을 호소하는 경우 무기질 상실을 막기 위하여 즉시 물을 섭취 하도록 도와준다.
③ 창백한 피부는 불충분한 순환, 출혈 또는 인슐린 쇼크를 의미한다.
④ 쇼크 발생 시 중요한 생체신호로써 맥박, 호흡, 혈압을 체크한다.

> **TIP** 쇼크 발생 시 갈증을 호소하여도 기도 부종 등의 사유로 호흡이 원활하지 않을 수 있으며, 의식 저하가 생길 수 있으므로 즉시 물을 섭취하는 것은 위험하다.

Answer 1.② 2.②

3 머리 및 목뼈(cervical vertebra) 손상을 입은 환자에 관한 설명으로 옳지 않은 것은?

① 목뼈 골절(fracture)이 의심되는 환자는 지속적으로 머리와 목을 고정시킨다.

② 맥박저하, 혈압상승 또는 불규칙한 호흡은 머리안(cranial cavity)내 압력이 증가된 것을 의미한다.

③ 안면보호대가 있는 헬맷을 착용하고 있다면, 척추보드로 옮기기 전에 기도평가를 위해 안면보호대를 제거해야 한다.

④ 바빈스키 반사(Babinski's reflex)검사 시 발가락의 굴곡과 내전은 양성반응을 의미한다.

> **TIP** 바빈스키 반사 양성 반응은 엄지발가락이 발등쪽으로 굽어지는(dorsiflexion)현상이다.

4 〈보기〉에서 설명하고 있는 손상으로 옳은 것은?

─── 〈보기〉 ───

긴엄지벌림힘줄(abductor pollicis longus tendon)과 짧은엄지폄힘줄(extensor pollicis brevis tendon)이 마찰되어 손목지지띠와 손목힘줄에 문제가 나타난다.

① 드퀘베인 증후군(de Quervain's syndrome)

② 삼각 섬유연골 복합체 손상(triangular fibro-cartilage complex injury)

③ 박리성 뼈연골염(osteochondritis dissecans)

④ 손목 터널 증후군(carpal tunnel syndrome)

> **TIP** 손목통증의 대표적 질환으로 핀클스테인 검사(Finklestein's test)에서 양성반응이 나타난다.

5 〈보기〉에서 신장 운동(stretching exercise)의 금기사항으로 옳은 것을 모두 고른 것은?

─── 〈보기〉 ───

㉠ 연부조직의 혈종이 관찰될 경우   ㉡ 급성염증이나 감염이 있을 경우
㉢ 과가동성(hyper mobility)이 있을 경우   ㉣ 연부조직의 단축이 가동범위를 제한할 경우

① ㉠

② ㉠, ㉡

③ ㉠, ㉡, ㉢

④ ㉠, ㉡, ㉢, ㉣

> **TIP** 신장 운동은 연부조직의 단축이 가동범위를 제한하는 것을 방지하고자 시행하는 운동방법으로 가동범위 증가를 목적으로 한다.

Answer 3.④ 4.① 5.③

6 PNF(proprioceptive neuromuscular facilitation) 동작 중 엉덩관절 (hip joint)의 D2(diagonal 2)패턴 움직임에 해당하는 것은?

① 굽힘(flexion), 모음(adduction), 가쪽돌림(external rotation)

② 굽힘(flexion), 벌림(abduction), 안쪽돌림(internal rotation)

③ 폄(extension), 모음(adduction), 안쪽돌림(internal rotation)

④ 폄(extension), 벌림(abduction), 가쪽돌림(external rotation)

> **TIP** 엉덩관절 움직임 정의
> D1 = Flexion : 굽힘, 모음, 가쪽돌림 / Extenxion : 폄, 벌림, 안쪽돌림
> D2 = Flexion : 굽힘, 벌림, 안쪽돌림 / Extenxion : 폄, 모음, 가쪽돌림

7 〈보기〉에서 구획증후군(compartment syndrome)에 관한 설명으로 옳은 것으로만 묶인 것은?

― 〈보기〉 ―

ⓐ 구획증후군은 깊숙한 부위의 통증과 경직, 팽윤 등을 동반한다.
ⓑ 만성구획증후군은 직접적 외상없이 주로 운동 후 발생한다.
ⓒ 급성구획증후군은 탄력붕대를 이용한 압박이 부종을 조절하는데 효과적이다.
ⓓ 급성구획증후군은 황색포도상구균(staphy-lococcus aureus)의 감염에 의해 나타난다.

① ⓐ, ⓑ   ② ⓐ, ⓒ

③ ⓑ, ⓓ   ④ ⓒ, ⓓ

> **TIP** 구획증후군은 골근막 내부의 압력 증가로 인한 구획 내부의 신경혈관 압작이 가해지며 발생되는 증상으로 급성과 만성으로 구분된다.

Answer   6.② 7.①

8 〈보기〉에서 목 신경뿌리(cervical nerve root)의 손상 유무를 알아보는 검사방법으로 옳은 것을 모두 고른 것은?

───────────── 〈보기〉 ─────────────

　ㄱ 스펄링검사(spurling test)
　ㄴ 목뼈압박검사(cervical compression test)
　ㄷ 팔신경얼기검사(brachial plexus test)
　ㄹ 커니그검사(Kernig's test)

① ㄱ

② ㄱ, ㄴ

③ ㄱ, ㄴ, ㄷ

④ ㄱ, ㄴ, ㄷ, ㄹ

> **TIP** 커니그검사는 허리신경뿌리 손상 유무를 확인하는 방법으로 신경근의 손상 유무를 확인할 수 있다.

9 넙다리돌기윤활주머니염(trochanteric bursitis)에 관한 설명으로 옳지 않은 것은?

① Q각의 차이로 인해 여성보다 남성에게서 발병 빈도가 높다.

② 모음근(adductor)과 벌림근(abductor) 사이의 불균형이 원인이다.

③ 넙다리뼈(femur) 큰돌기(greater trochanter)에서 비교적 흔하게 발생하는 질환이다.

④ 볼기근(gluteal)이 닿는 곳(insertion) 주변 또는 엉덩정강띠(IT-band)가 지나가는 주변에 염증이 발생한다.

> **TIP** Q각은 넙다리곧은근(rectus femoris)과 무릎뼈 힘줄(patellar tendon) 사이의 각도를 나타내며, 무릎관절 인대나 연골 손상과 관련성이 크다.

10 고온 환경에서의 질병 및 손상에 관한 설명으로 옳지 않은 것은?

① 저나트륨혈증(hyponatremia)은 수분의 과다 공급에 의해 발생한다.

② 운동유발 근육경련(muscle cramp)은 운동 중 또는 후에 발생하는 불수의적 근수축이다.

③ 열실신(heat syncope)의 증상 및 징후에는 어지러움, 기절, 체온상승, 정신혼란 등이 있다.

④ 열사병(heat stroke)에서 초기 빈맥과 저혈압은 높은 말초 저항에 의해 발생한다.

> **TIP** 초기 빈맥과 저혈압은 체온조절 중추가 기능을 상실하게 되어 발생되는 지는 질환이다.

Answer 8.③ 9.① 10.④

11 뼈되기근육염(골화근염, myositis ossificans)에 관한 설명으로 옳은 것은?

① 뼈의 무기질량 감소와 약화를 초래하며 에스트로겐 감소로 인해 가속화된다.

② 성장판 주변의 힘줄 부착 부위의 견열골절로 발생한다.

③ 선천성 뼈 이상으로 두 뼈의 구조물 충돌로 발생한다.

④ 동일 부위의 반복적인 타박상으로 인해 근육에 칼슘 침전물이 생기면서 발생한다.

> **TIP** ①은 일차성 골다공증(Osteoporosis)이며, ②는 오스굿슐라터병(Osgood Schlatter Disease)이다. ③은 충돌증후군 (Impingement Syndrome)이다.

12 수중재활운동에 관한 설명으로 옳지 않은 것은?

① 비만인은 지방조직에 의해 부력(buoyancy)이 증가한다.

② 부력과 점성(viscosity)은 신체에 직접적인 영향을 준다.

③ 선 자세에서 위앞엉덩뼈가시(anterior superior iliac spine)까지 침수 시 체중의 약 30%가 지지된다.

④ 수압(hydrostatic pressure)은 정맥순환을 촉진하여 1회 박출량을 증가시킨다.

> **TIP** 위앞엉덩뼈가시는 위치가 골반 부근으로 허리까지 침수 되었을 때 체중의 30% 정도로 지지가 이루어진다.

13 무릎넙다리 통증증후군(patellofemoral pain syndrome)의 관절과 근육 기능에 관한 설명으로 옳은 것은?

① 증가된 Q각은 무릎관절이 굽힘되었을 때 안쪽 관절면의 압박력을 증가시킨다.

② 무릎뼈 고위(alta)는 무릎뼈 활주를 감소시키고 보상적으로 정강뼈의 안쪽돌림을 일으킨다.

③ 무릎뼈 저위(baja)는 지방패드를 옆으로 노출시켜 시상면에서 보았을 때 두 개의 봉(hump)을 형성한다.

④ 정강뼈의 가쪽돌림은 활차(condyle)안 무릎뼈의 가쪽 압박력을 증가 시켜 무릎뼈의 회전을 유발한다.

> **TIP** ① 굽힘 시 가쪽 관절면의 압박이 증가한다.
> ② 무릎뼈 고위는 정상비율보다 큰 경우로 외측방향으로 아탈구가 되는 경향으로 나타난다.
> ③ 무릎뼈 저위는 정상보다 아래쪽 상태로 가동범위의 제한이 발생된다.

Answer 11.④ 12.③ 13.④

14 〈보기〉에서 설명하는 손상은?

───────────── 〈보기〉 ─────────────

㉠ 아래오목위팔인대(inferior glenohumeral ligament)의 파열은 재발성 어깨불안정과 관련이 있다.
㉡ 스피드(speed) 검사와 예가슨(Yergason) 검사에서 양성이 나타날 수 있다.
㉢ 팔 벌림과 가쪽돌림 자세에서 머리 위로 팔을 올렸을 때 통증과 근력 약화가 주된 증상이다.
㉣ 치료는 파열 유형과 오목위팔관절(glenohumeral joint) 불안정성의 유무에 따라 결정된다.

① 유착성 관절막염(adhesive capsulitis)
② 오목테두리 파열(glenoid labrum tears)
③ 박리성 골연골염(osteochondritis dissecans)
④ 흉곽출구압박 증후군(thoracic outlet compression syndrome)

> **TIP** SLAP(Superior Labrum Anterior and Posterior) 병변에 대한 설명의 대표적 사례이다.

15 〈보기〉에서 봉우리빗장관절(acromioclavicular joint) 손상 평가에 관한 설명으로 옳은 것으로만 묶인 것은?

───────────── 〈보기〉 ─────────────

㉠ 식도와 기도의 압박으로 인한 연하곤란 및 호흡저하가 나타날 수 있다.
㉡ 뒤쪽 탈구 시 환측의 팔, 목과 머리에 정맥 울혈이 나타날 수 있다.
㉢ 저버리프트오프 검사(Gerber lift off test)는 감각이상을 평가하는 검사이다.
㉣ 피아노건반징후(piano key sign)로 봉우리빗장인대(acromioclavicular ligament) 손상을 의심할 수 있다.

① ㉠, ㉡, ㉢
② ㉠, ㉢, ㉣
③ ㉠, ㉡, ㉣
④ ㉡, ㉢, ㉣

> **TIP** ㉠의 식도와 기도 압박으로 인한 연하곤란 및 호흡저하가 나타나지 않으며, ㉡ 뒤쪽 탈구의 경우는 등급 분류에서 4, 5, 6 등급에 따라 구분되어 진다. ㉢의 검사 방법은 어깨밑근의 근력 및 건 파열을 확인할 수 있다.

Answer 14.② 15.①②③④

16 무릎손상의 검사법, 양성반응, 손상 의심부위가 바르게 연결되지 않은 것은?

① 검사법 : 넙다리근 능동검사(quadriceps active test)

양성반응 : 정강뼈의 앞쪽이동(anterior translation)

손상 의심부위 : 뒤 십자인대 손상

② 검사법 : 테살리 검사(Thessaly test)

양성반응 : 관절선 통증 및 잠김(locking)

손상 의심부위 : 안쪽 또는 가쪽 반달연골 손상

③ 검사법 : 슬로컴 검사(Slocum's test)

양성반응 : 정강뼈 평면(tibia plateau)의 가쪽돌림 증가

손상 의심부위 : 안쪽곁인대 손상

④ 검사법 : 다이얼 검사(dial test)

양성반응 : 정강뼈의 가쪽돌림 증가

손상 의심부위 : 뒤 가쪽 구조물 손상

> **TIP** ③의 슬로컴 검사방법의 양성반응으로는 정강뼈 평면의 안쪽돌림의 불안정성을 볼 수 있지만 원인으로는 가쪽돌림이 증가하여 발생하는 것으로 볼 수 있어 정답으로 판단된다.

17 발목의 통증 위치에 따른 손상으로 옳은 것은?

① 안쪽 – 뒤정강근(posterior tibialis) 힘줄염

② 가쪽 – 뒤꿈치뼈(calcaneus) 점액낭염

③ 앞면 – 짧은 종아리근(peroneus brevis) 힘줄염

④ 뒷면 – 폄지지띠(extensor retinaculum) 염좌

> **TIP** ②은 아킬레스건 앞쪽이나 점액낭 위쪽 발생되며, ③은 바깥쪽, ④는 앞면에서 발생된다.

Answer 16.①②③④ 17.①

18 〈보기〉에서 병적 보행(pathological gait)에 관한 설명으로 옳은 것을 모두 고른 것은?

─────────〈보기〉─────────

㉠ 중간볼기근(gluteus medius)이 약하면 한발 입각기(stance phase)에 골반이 틀어지며 균형을 잡기 어렵다.
㉡ 발목관절의 가동범위가 제한되면 발가락이 지면에 끌리지 않도록 엉덩관절 굽힘을 증가시킨다.
㉢ 넙다리네갈래근(quadriceps femoris)의 약화 또는 아킬레스건의 경직(stiffness)이 있으면 발뒤꿈치가 땅에서 일찍 떨어지게 된다.
㉣ 넙다리네갈래근의 과활성화는 부하단계(loading response)에서 무릎 굽힘의 억제를 야기한다.

① ㉠
② ㉠, ㉡
③ ㉠, ㉡, ㉢
④ ㉠, ㉡, ㉢, ㉣

TIP 보기에 내용은 근육뼈대계통의 장애요인의 대한 내용이다.

19 운동 손상 후 상처 관리에 관한 설명으로 옳지 않은 것은?

① 오염된 찰과상의 경우 상처의 오염균을 제거하지 않고 붕대로 감는다.
② 표면 타박상에는 주기적으로 얼음찜질 및 압박을 적용한다.
③ 관절탈구 발생 시 원위맥박, 감각, 그리고 움직임을 평가해야 한다.
④ 혈액 또는 체액이 튀고, 분출할 때 처치자는 안면보호대 및 관련 보호장비를 착용해야 한다.

TIP 상처의 오염균을 제거하지 않으면 이차감염의 우려가 있으므로 충분히 제거하고 붕대를 감는다.

Answer 18.④ 19.①

20 〈보기〉와 같은 방법으로 측정하는 관절의 움직임은?

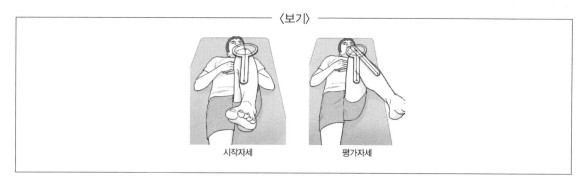

〈보기〉

시작자세　　　평가자세

① 무릎관절 안쪽돌림
② 무릎관절 가쪽돌림
③ 엉덩관절 안쪽돌림
④ 엉덩관절 가쪽돌림

　TIP　보기의 내용처럼 확인하게 되면 엉덩관절은 안쪽돌림 현상으로 나타난다.

6 기능해부학(운동역학 포함)

1 그림과 같이 힘이 작용할 때, 합력(resultant force) C의 크기는?

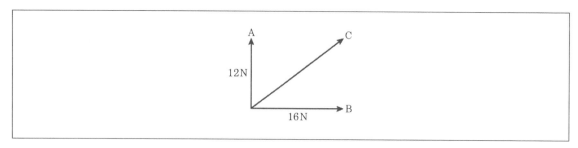

① 20N

② 24N

③ 28N

④ 32N

> **TIP**
> $$\sqrt{A^2 + B^2} = \sqrt{12^2 + 16^2} = \sqrt{400} = 20$$
>
> A, B 방향의 합력으로 12N 과 16N에 대한 삼각함수를 적용한다.

2 운동학(kinematics)의 변인(variable)에 해당하지 않는 것은?

① 보폭(step length)

② 관절각도(joint angle)

③ 지면반력(ground reaction force)

④ 관절각속도(joint angular velocity)

> **TIP** 지면반력은 운동학적 움직임임에 따른 힘을 측정하는 운동역학적 변인이다.

Answer 1.① 2.③

3 〈보기〉에서 관절의 닫힌 위치(close-packed position)에 관한 설명으로 옳은 것을 모두 고른 것은?

---〈보기〉---

ⓖ 관절을 이루는 두 뼈의 접촉면적은 최소가 된다.
ⓛ 무릎관절은 완전 폄(extension) 상태에서 닫힌 위치가 된다.
ⓒ 목말종아리관절(talocrural joint)은 완전 발등굽힘(dorsiflexion) 상태에서 닫힌 위치가 된다.

① ㉠, ㉡
② ㉠, ㉢
③ ㉡, ㉢
④ ㉠, ㉡, ㉢

TIP 관절의 닫힌 위치에서는 인대와 관절주머니가 당겨지면서 두 뼈의 접촉면적은 최대가 되어 안정성을 높여 준다.

4 〈보기〉는 일반적인 주행(running) 동작에 관한 그림과 설명이다. ㉠~㉢의 참과 거짓 여부를 바르게 나열한 것은?

---〈보기〉---

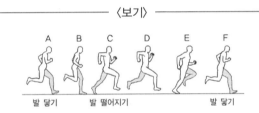

ⓖ A~C 구간 : 체중 이상의 지면반력(ground reaction force)이 발생한다.
ⓛ A~F 구간 : 보폭(step length)을 나타낸다.
ⓒ C~F 구간 : 전체(A~F 구간)의 60% 정도를 차지한다.

	㉠	㉡	㉢
①	참	거짓	참
②	거짓	참	거짓
③	참	거짓	거짓
④	거짓	참	참

TIP ㉡은 보수(Stride)를 의미하며, ㉢은 C~F 스윙구간(Swing Phase)이다.

Answer 3.③ 4.①

5 〈보기〉는 근육 모양(muscle shape)에 관한 설명이다. ㉠~㉢에 해당하는 용어를 바르게 나열한 것은?

〈보기〉

- 넙다리곧은근(rectus femoris)은 (㉠)이다.
- (㉡)의 해부학적 단면적(anatomical cross-sectional area)과 생리학적 단면적(physiological cross-sectional area)은 같다.
- 해부학적 단면적이 같다면 깃근육(penniform muscle)은 방추근육(fusiform muscle) 보다 (㉢) 힘을 낸다.

	㉠	㉡	㉢
①	깃근육	깃근육	작은
②	방추근육	방추근육	큰
③	깃근육	방추근육	큰
④	방추근육	깃근육	작은

TIP 넙다리곧은근은 비슷듬히 부착된 깃근육이며, 서로 평행한 방추근육은 근섬유수도 많이 가지고 있어 동일 면적의 깃근육 보다 큰 힘을 낼 수 있다.

6 먼쪽노자관절(distal radioulnar joint)의 직접적인 안정성(stability)을 지원하는 해부학적 구조에 해당하지 않는 것은?

① 네모엎침근(pronator quadratus)
② 폄근지지띠(extensor retinaculum)
③ 자쪽손목폄근힘줄(extensor carpi ulnaris tendon)
④ 삼각섬유연골복합체(triangular fibrocartilage complex)

TIP 폄근지지띠(extensor retinaculum)은 직접적 안정성보다는 폄근의 힘줄들을 고정하여 지지하는 역할이다.

Answer 5.③ 6.②

7 앞십자인대(anterior cruciate ligament)에 관한 설명으로 옳지 않은 것은?

① 뒤십자인대(posterior cruciate ligament)에 비해 길이가 짧다.

② 무릎관절의 고유수용감각(proprioception) 기능에 도움을 준다.

③ 무릎관절의 과신전(hyperextension)에 의해 부상을 입을 수 있다.

④ 무릎관절의 굽힘(flexion) 시 굴림(roll)과 미끄러짐(slide)에 관여한다.

> **TIP** 전, 후방 십자인대의 길이는 대부분 유사하다.

8 〈보기〉는 축구공을 차는 동작을 구분하여 나타낸 그림과 설명이다. ㉠과 ㉡에 해당하는 용어를 바르게 나열한 것은?

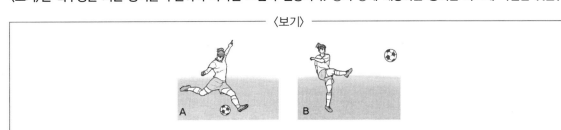

──────────── 〈보기〉 ────────────

• 〈그림 A〉에서 〈그림 B〉를 수행하는 동안 오른쪽 무릎관절의 굴림과 미끄러짐은 (㉠) 방향이다.

• 뉴튼의 제2법칙에 따르면, 〈그림 B〉에서 축구공의 가속도는 축구공에 가해진 힘의 크기와 (㉡)관계에 있다.

	㉠	㉡
①	반대	비례
②	같은	반비례
③	같은	비례
④	반대	반비례

> **TIP** ㉠의 수행 진행 동안으로 신전되면서 동일한 방향으로 움직이며, ㉡은 가속도는 질량에 반비례하면 힘에는 비례하다 ($F = m \cdot a$).

9 〈보기〉에서 겨드랑신경(axillary nerve)의 지배를 받는 근육으로만 묶인 것은?

─────〈보기〉─────

　　㉠ 어깨세모근(deltoid)
　　㉡ 작은원근(teres minor)
　　㉢ 가시아래근(infraspinatus)
　　㉣ 어깨올림근(levator scapula)

① ㉠, ㉡　　　　　　　　　　　　② ㉠, ㉣

③ ㉡, ㉢　　　　　　　　　　　　④ ㉢, ㉣

　　TIP 겨드랑신경의 대표적 근육인 어깨세모근과 작은원근이며, 어깨관절를 지배한다.

10 〈보기〉에서 오목위팔관절(glenohumeral joint)의 능동 벌림(abduction) 동안 돌림근띠 근육들(rotator cuff muscle group)의 기능에 관한 설명으로 옳은 것을 모두 고른 것은?

─────〈보기〉─────

　　㉠ 가시위근(supraspinatus) : 위팔뼈머리(humeral head)의 위쪽 굴림 (superior roll) 유발
　　㉡ 가시아래근(infraspinatus)과 어깨밑근(subscapularis) : 위팔뼈머리의 안쪽돌림(내회전, internal rotation) 유발
　　㉢ 작은원근(teres minor) : 위팔뼈머리의 가쪽돌림(external rotation) 유발
　　㉣ 가시아래근, 어깨밑근, 작은원근 : 위팔뼈머리의 위쪽 굴림을 제한하기 위한 내림 힘(downward force) 발휘

① ㉠, ㉡　　　　　　　　　　　　② ㉢, ㉣

③ ㉠, ㉡, ㉢　　　　　　　　　　④ ㉠, ㉢, ㉣

　　TIP ㉡의 가시아래근과 어깨밑근의의 위팔뼈머리의 아래쪽 당김이 발생된다.

Answer　9.①　10.④

11 〈보기〉는 지면반력기 위에서 실시한 반동점프(countermovement jump)와 착지의 구분동작과 수직지면반력(vertical ground reaction force, VGRF)을 나타낸 그래프이다. ㉠~㉢의 설명 중 옳은 것을 모두 고른 것은?

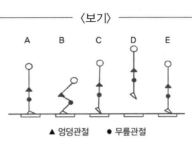

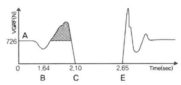

데이터 수집빈도(sampling rate) : 1,000Hz

㉠ 대상자의 질량은 약 74 kg이다.
㉡ C~E 구간의 데이터 개수는 55개이다.
㉢ 그래프의 사선 영역은 수직점프를 위한 충격량(impulse)을 의미 한다.

① ㉠, ㉡
② ㉡, ㉢
③ ㉠, ㉢
④ ㉠, ㉡, ㉢

TIP ㉠ VGRF = 726으로 정지된 상태의 체중이므로 질량과 중력가속도의 곱을 나타내므로
726 = m × 9.8, m = 74.081⋯ ∴ 74kg
㉡ 데이터수집빈도가 1,000Hz이므로 2.65 − 2.10 = 0.55로 나타나며 0.55 × 1,000 = 550
㉢ 수직점프를 위한 지면반력(=충격량)을 의미한다.

12 〈보기〉는 11번 문항의 반동점프 동작에서 시상면(sagittal plane)의 무릎관절(knee joint) 움직임에 대한 2차원 좌표와 설명이다. ⑦~ⓒ 중 옳은 것을 모두 고른 것은? (단, 조건은 11번 문항과 동일함)

─────── 〈보기〉 ───────

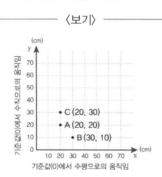

기준값(O)에서 수직으로의 움직임

(cm)

기준값(O)에서 수평으로의 움직임 (cm)

⑦ B~C 구간의 무릎관절 평균 수직 속도(average vertical velocity)는 약 0.21m/s이다.

ⓒ 중력 이외의 외부 요인이 없을 때, C에서 발이 떨어진 직후 수직 가속도(vertical acceleration)는 $-9.8m/s^2$이다.

ⓒ B에서 x값이 증가할 때 발목관절의 발등굽힘(dorsiflexion)이 커진다.

① ⑦, ⓒ

② ⑦, ⓒ

③ ⓒ, ⓒ

④ ⑦, ⓒ, ⓒ

> **TIP** ⑦ 속도 = $\dfrac{거리}{시간}$
>
> * 거리 = y축 30cm-10cm = 20cm (지문의 단위 통일을 위해 0.2m)
> ** 시간 = 2.10s - 1.64s = 0.46s
> ∴ 0.2 ÷ 0.46 = 0.434… = 약 0.43m/s
> ⓒ은 외부 요인이 없는 중력가속도를 의미하기 때문에 옳은 설명이다.
> ⓒ은 무릎관절의 굴곡이 커지는 것으로 발목관절의 굽힘이 커진다.

Answer 12.③

13 그림에서 ㉠~㉣ 중 내적 모멘트 암(internal moment arm)이 가장 긴 자세는? (단, 내적 토크(internal torque) = 뒤 넙다리근(hamstring muscle)의 내적 힘(internal force)×내적 모멘트 암)

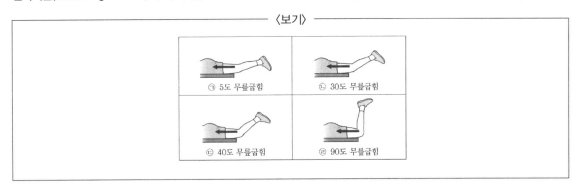

〈보기〉

㉠ 5도 무릎굽힘   ㉡ 30도 무릎굽힘   ㉢ 40도 무릎굽힘   ㉣ 90도 무릎굽힘

① ㉠   ② ㉡

③ ㉢

> **TIP** ㉣의 경우 다른경우에 비해 뒤넙다리근의 최대 단축성 수축으로 가장 큰 내적 힘을 발현 할 수 있으며 모멘트암의 길이는 동일하기 때문이다.
>
> T(토크) = F(힘) × d(모멘트암, 거리)

14 표의 ㉠~㉣ 중 관절의 움직임을 '불가능'으로 표기할 수 있는 것은?

머리목영역 (craniocervical region)	굽힘(flexion)과 폄(extension)	축돌림 (axial rotation)	가쪽굽힘 (lateral flexion)
고리뒤통수관절 (atlanto-occipital joint)	가능	㉠	㉡
고리중쇠 관절복합체 (atlanto-axial joint complex)	㉢	㉣	불가능

① ㉠   ② ㉡

③ ㉢   ④ ㉣

> **TIP** 고리뒤통수관절(환추후두관절)의 구조적 특성으로 볼 때 축돌림은 절대적으로 불가능하다.

15 그림은 근육길이의 변화 속도와 최대 힘의 관계를 나타낸 것이다. ㉠~㉢에 해당하는 근육 수축유형을 바르게 나열한 것은?

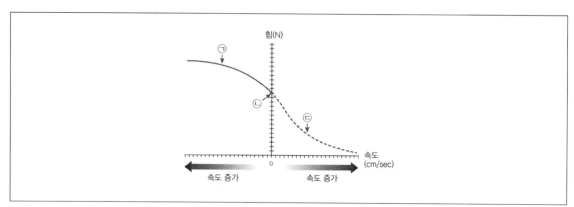

① ㉠ 등척성(isometric contraction)
　㉡ 단축성(concentric contraction)
　㉢ 신장성(eccentric contraction)
② ㉠ 단축성
　㉡ 신장성
　㉢ 등척성
③ ㉠ 신장성
　㉡ 등척성
　㉢ 단축성
④ ㉠ 등척성
　㉡ 신장성
　㉢ 단축성

> **TIP** 신장성 수축은 속도에 비례하며, 단축성 수축은 속도에 반비례한다. 등척성 수축은 길이 변화의 영향을 받지 않는다.

Answer 15.③

16 발목관절에서 엎침(pronation)에 관여하는 근육이 아닌 것은?

① 장딴지빗근(plantaris)

② 긴종아리근(fibularis longus)

③ 앞정강근(tibialis anterior)

④ 긴발가락폄근(extensor digitorum longus)

> **TIP** ① 장딴지빗근은 아킬레스와 연관성으로 뒤침(Supination)에 관여 된다.
> ③ 앞정강근은 목말밑관절에 영향을 주어 발 뒤침에 관여된다. 해부학적 구조 상 발 엎침의 축 부위에 관여 되어 발 엎침을 실행하면 무릎관절의 움직임이 안쪽으로 향하게 되어 함께 작용 되지만 관여되는 근육은 아니다.

17 목신경 5번(cervical nerve root 5)의 지배를 받지 않는 근육은?

① 가시위근(supraspinatus)

② 작은원근(teres minor)

③ 작은가슴근(pectoralis minor)

④ 위팔근(brachialis)

> **TIP** 작은가슴근은 목신경 8번의 지배를 받는 근육이다.

18 보행의 입각기 단계(stance phase)에서 발목관절(ankle joint)의 발바닥쪽굽힘(plantarflexion)이 가장 크게 나타나는 국면은?

① 초기접지기(initial contact phase)

② 부하반응기(loading response phase)

③ 중간입각기(midstance phase)

④ 전-유각기(pre-swing phase)

> **TIP** 전-유각기 국면의 발이 떼어지는 직후에 가장 크게 발바닥쪽 굽힘이 발생된다.

Answer 16.①③ 17.③ 18.④

19 넙다리두갈래근(biceps femoris)의 주된 작용과 닿는 곳(insertion)을 바르게 나열한 것은?

① 주된 작용 : 무릎관절 굽힘(knee flexion)

닿는 곳 : 종아리뼈머리(fibular head)

② 주된 작용 : 무릎관절 굽힘

닿는 곳 : 정강뼈결절(tibial tubercle)

③ 주된 작용 : 무릎관절 폄(knee extension)

닿는 곳 : 종아리뼈머리

④ 주된 작용 : 무릎관절 폄

닿는 곳 : 정강뼈결절

TIP 넙다리 두갈래근은 무릎관절의 굽힘과 폄을 모두 실시하며, 이는 곳은 궁둥뼈결절, 닿는 곳은 종아리뼈머리이다.

20 아래다리(lower leg)의 뒤쪽구획(posterior compartment)에 해당하는 근육이 아닌 것은?

① 장딴지근(gastrocnemius)

② 가자미근(soleus)

③ 긴발가락굽힘근(flexor digitorum longus)

④ 앞정강근(tibialis anterior)

TIP 앞정강근은 아래다리 앞쪽구획에 해당된다.

Answer 19.① 20.④

1 〈보기〉는 염증반응에 따른 화학적 매개물질을 제시한 것이다. ㉠, ㉡에 해당하는 용어가 옳은 것은?

───────────── 〈보기〉 ─────────────

• 모세혈관 투과성 증가 : (㉠   ) 및 세로토닌(serotonin)
• 백혈구 모집과 활성 : (㉡   ) 및 인터루킨-1(IL-1)

① ㉠ 히스타민(histamine)
　 ㉡ 류코트리엔 B4(leukotrienes B4)
② ㉠ 라이폭신(lipoxins)
　 ㉡ 류코트리엔 B4(leukotrienes B4)
③ ㉠ 류코트리엔 B4(leukotrienes B4)
　 ㉡ 라이폭신(lipoxins)
④ ㉠ 라이폭신(lipoxins)
　 ㉡ 히스타민(histamine)

> **TIP** 염증 발생 시 모세혈관 투과성 증가를 위한 매개적 역할은 히스타민, 류코트리엔, 사이토카인, 세로토닌 등이 분비되어 발열증상이 발생되며, 조직으로 백혈구가 유입되어 혈관 투과성이 높아진다. 류코트리엔 B4은 아라키돈산 대사물로 염증세포 대표적 결집 화학물질이다.

2 〈보기〉에서 바이러스(virus)에 관한 설명으로 옳은 것을 모두 고른 것은?

───────────── 〈보기〉 ─────────────

㉠ 바이러스는 단세포 생물이며, 생존을 위해 살아있는 조직이 필요하지 않다.
㉡ 코로나바이러스(coronavirus)는 사람의 호흡계 등에 감염을 일으키는 RNA 바이러스이다.
㉢ DNA 바이러스에 비해 RNA 바이러스에서 돌연변이가 일어날 확률이 높다.
㉣ RNA 바이러스에는 에볼라, 에이즈, 구제역, 인플루엔자 바이러스 등이 있으며 '코로나바이러스' 계열인 메르스, 사스도 여기에 속한다.)

① ㉠, ㉡   ② ㉡, ㉣
③ ㉠, ㉢, ㉣   ④ ㉡, ㉢, ㉣

> **TIP** 바이러스는 배세포성 생물로써 스스로 생존하지 못하고 숙주 생물체가 있어야 생존이 가능하다.

Answer 1.① 2.④

3 〈보기〉에서 악성 종양에 관한 설명으로 옳은 것을 모두 고른 것은?

─────── 〈보기〉 ───────

ⓐ 여러 종류의 악성 종양 환자에게서 체중감소와 악액질(cachexia)이 나타난다.
ⓑ 파종(seeding)은 체액이나 피막을 따라 전이되는 것을 의미한다.
ⓒ 침윤(invasion)은전신성전이(metastasis)로 정상세포파괴를 의미한다.
ⓓ 2cm 미만 종양이 주위조직 및 근접한 림프절로 확산된 경우 Stage IV(T4N3M+)에 해당한다.

① ㉠, ㉡   ② ㉡, ㉢
③ ㉠, ㉢, ㉣   ④ ㉡, ㉢, ㉣

TIP ㉢의 침윤이 악성종양의 확산성 전이는 가능하지만 전신성 전이가 바로 이루어지기보다는 종양에 특성(크기, 단계)에 따라 국소적 전이가 발생 될 수 있다.
㉣ 2cm 미만의 종양은 근접한 림프절로 확산되어 Stage II에 해당된다.

4 알츠하이머 질환(Alzheimer's disease)에 관한 설명으로 옳은 것은?

① 베타 아밀로이드(β-amyloid) 단백질과는 관련이 없다.
② 타우(tau) 단백질의 인산화가 저하되어 산화적 스트레스를 유발한다.
③ 노인성 플라크(senile plaque)가 신경세포 주변에 축적되어 퇴행을 야기한다.
④ 치매로 진행되며, 신경조직을 침범하는 변성 단백질인 프리온(prion) 감염과 관련이 있다.

TIP ①은 베타 아밀로이드 단백질과이 침착되어 생기는 질환이며, ② 타우 단백질의 인산화가 증가로 발생된다.
④변성 단백질 프리온 감염으로 인한 질환은 크리이츠펠트 야곱병이다.

5 부정맥(cardiac dysrhythmia)에 관한 설명으로 옳지 않은 것은?

① 비지속성심실빈맥(non-sustained ventricular tachycardia)은 조기심 실수축(premature ventricular contraction)이 30초 미만으로 연속 3개 이상 발현되는 경우를 의미한다.
② 지속성심실빈맥(sustained ventricular tachycardia)은 조기심실수축이 30초 이상 지속되는 경우를 의미한다.
③ 심방세동(atrial fibrillation)은 혈전을 생성하여 뇌졸중을 일으킬 수 있다.
④ 심방조기수축(atrial premature contraction)은 동결절(SA node) 외에 심방의 다양한 곳에서 동시 다발적으로 발현된다.

TIP 심방의 다양한 곳에서 동시 다발적으로 발현되어지는 특징은 심방세동에서 발현된디.

Answer 3.① 4.③ 5.④

6 협심증(angina pectoris)에 관한 설명 중 옳지 않은 것은?

① 안정형 협심증(stable angina)의 전형적인 증상은 운동 중 심근부담률 (rate pressure product)이 증가할 때 나타날 수 있다.

② 불안정형 협심증(unstable angina)은 관상동맥의 플라크(plaque) 파열로 인해 혈전이 생성되면서 나타난다.

③ 불안정형 협심증은 경색전 협심증(pre-infarction angina)으로 불린다.

④ 이형 협심증(variant angina)은 주로 관상동맥의 플라크에 의한 협착으로 발생한다.

> **TIP** 이형 협심증은 관상동맥의 경련(Spasm)에 의한 심장근육의 혈액공급 부족으로 생기는 질환이다.

7 급성관상동맥증후군(acute coronary syndrome)에 관한 설명으로 옳은 것은?

① 심근허혈의 유무에 대한 운동부하검사가 필요하다.

② 안정형 협심증, 불안정형 협심증, 이형 협심증이 포함된다.

③ 발병초기 약물요법 없이 경피적관상동맥중재술(percutaneous coronary intervention)을 실시해야 한다.

④ 심장트로포닌 I(cardiac troponin I, cTnI), 심장트로포닌 T(cTnT)는 크레아틴 포스포키나아제 MB(creatine phosphokinase-MB)보다 특이도와 민감도가 높아 심근경색을 진단하는 지표로 사용된다.

> **TIP** 급성관상동맥증후군은 관상동맥의 폐식으로 심근 부위의 혈액공급이 감소되거나 차단되어 급성심근경색증과 불안정형 협심증으로 구분된다.
> 심근허혈은 심진도를 통해 확인 되며, 발병초기에는 혈관 확장을 위해 약물요법을 실시한다.

Answer 6.④ 7.④

8 〈보기〉에서 본태성 고혈압(essential hypertension)의 진행에 따른 병리적 변화로 옳은 것으로만 묶인 것은?

─────────── 〈보기〉 ───────────

㉠ 레닌(renin), 안지오텐신(angiotensin), 알도스테론(aldosterone) 분비 감소
㉡ 소동맥의 직경 감소에 의한 말초저항의 증가
㉢ 혈관수축의 증가로 인한 신장으로의 혈류 감소
㉣ 전신 혈관용적의 증가와 이완기 혈압이나 후부하(afterload)의 감소

① ㉠, ㉡   ② ㉡, ㉢

③ ㉠, ㉢   ④ ㉢, ㉣

> **TIP** ㉠ 레닌, 안지오텐신, 알도스테론의 분비가 증가하여 혈압을 상승된다.
> ㉣ 전신 활관용적의 감소에 따라 이완기 혈압과 후부하가 높아진다.

9 울혈성 심부전(congestive heart failure)에 관한 설명으로 옳지 않은 것은?

① 심부전은 고혈압, 심근경색, 판막질환이 주된 원인이다.
② 좌심실울혈성 심장기능상실은 다리와 목 정맥의 확장을 일으킨다.
③ 우심실울혈성 심장기능상실은 폐모세혈관이 손상되고 폐저항이 증가하는 폐질환으로 인해 발생할 수 있다.
④ 레닌과 알도스테론 분비가 증가하여 혈관이 수축되면서 후부하가 증가하고 심장의 부담을 가중시킨다.

> **TIP** 좌심실울혈성은 좌심실 기능의 손상으로 심박출량 감소가 나타나며, 다리와 목 정맥의 확장은 우심실울혈성의 증상이다.

10 폐공기증(폐기종, emphysema)에 관한 설명으로 옳지 않은 것은?

① 알파1-안티트립신(α1-antitrypsin)이 증가하면 허파꽈리의 구조를 파괴한다.
② 들숨(inspiration)보다 날숨(expiration)에 어려움을 겪는다.
③ 과다환기, 호흡협력근의 사용, 술통형가슴이 특징적으로 나타난다.
④ 증상완화를 위해 기관지확장제, 항생제 및 산소요법 등이 적용된다.

> **TIP** 알파 1-안티트립신은 간에서 생성되어 허파꽈리를 보호하는 물질이다.

Answer   8.② 9.② 10.①

11 〈보기〉에서 천식(asthma)에 관한 설명으로 옳은 것을 모두 고른 것은?

〈보기〉

ㄱ 만성 천식은 진폐증(pneumoconiosis)과 유사한 제한성(restrictive) 폐질환이다.
ㄴ 코르티코스테로이드(corticosteroid) 항염증제는 천식 치료에 보편적으로 사용된다.
ㄷ 자극요인에 의해 활성화된 포식세포, 비만세포, 호산구, 호염기구 등에 의해 발생한다.
ㄹ 아토피성(atopic) 천식은 전형적으로 면역글로불린 A(IgA) 매개 과민반응이 나타난다.

① ㄱ, ㄴ

② ㄴ, ㄷ

③ ㄱ, ㄷ, ㄹ

④ ㄴ, ㄷ, ㄹ

> **TIP** ㄱ의 진폐증은 석탄가루등이 폐 조직에 쌓여 호흡곤란이 생기는 것으로 만성 폐쇄성 질환이다.
> ㄹ아토피성 천식은 면역글로불린 E(IgE) 매개 과민반응이다.

12 〈보기〉의 증상이 나타나는 질환으로 적절한 것은?

〈보기〉

• 주먹을 쥐었다 펴는 동작에 어려움이 있다.
• 보행 장애가 질환의 주요 증상이며 수술이 필요할 수 있다.
• 가장 흔한 초기 증상은 감각이상, 상지 및 하지 근력의 약화이다.
• 대소변장애가 동반될 수 있으며 증상이 저절로 회복되는 경우는 드물다.

① 강직성 척추염(ankylosing spondylitis)

② 허리뼈관 협착증(lumbar spinal stenosis)

③ 목뼈(경추) 척수증(cervical myelopathy)

④ 허리뼈 추간판 탈출증(lumbar herniated intervertebral disc)

> **TIP** ① 강직성 척추염은 축추 마디가 굳어져 뻣뻣함(강직)이 발생된다.
> ② 허리뼈관 협착증은 축추관과 추간공이 좁아져 요통이나 신경질환이 나타난다.
> ④ 허리뼈 추간판 탈출증은 내부 수핵이 탈출하여 주변 척추신경을 압박하여 질환이 나타난다.

Answer 11.② 12.③

13 이상지질혈증(dyslipidemia)에 관한 설명으로 옳은 것은?

① LDL(low-density lipoprotein)콜레스테롤이 10% 증가하면 관상동맥 질환의 위험도가 20 % 정도 증가한다.

② LDL콜레스테롤의 감소를 위해서는 스타틴(statins)계 약물보다 식이요법이 더 효과적이다.

③ 식이요법은 중성지방에 비해 LDL콜레스테롤 감소에 더 효과적이다.

④ 스타틴계 약물은 간에서 콜레스테롤 합성에 중요한 HMG-CoA(3-hydroxy-3-methylgutaryl coenzyme A) 환원효소를 증가시킨다.

> **TIP** ④의 스타틴계 약물로 HMG-CoA환원요소를 억제 시켜서 콜레스테롤 합성을 저해하며, 식이요법의 효과가 LDL코렐스테롤 감소에는 효과가 낮아 스타틴계 약물을 주로 처방한다.

14 뼈엉성증(골다공증, osteoporosis)에 관한 설명으로 옳은 것은?

① 뼈엉성증으로 인한 척추골절은 주로 후관절(facet joint) 압박골절로 나타난다.

② 치료제인 비스포스포네이트(bisphosphonates)계 약물은 주로 뼈파괴 세포(osteoclast)의 분화과정을 촉진하여 골밀도를 높인다.

③ 격렬한 신체활동을 하는 식이장애 여성선수의 경우 골밀도가 저하될 수 있다.

④ 골밀도를 높이기 위해 비타민 A와 오메가-3(omega-3)의 복용이 권장된다.

> **TIP** ① 축추골절은 주로 척추체 압박골절로 발생되며, ② 파골세포의 성숙을 지연시키거나 골흡수 억제를 통해 골밀도를 높인다. ④ 골밀도를 높이기 위해 칼슘흡수를 돕는 비타민 D와 오메가3 복용을 권장한다.

15 류마티스 관절염(rheumatoid arthritis)에 관한 설명으로 옳지 않은 것은?

① 관절이 붓고 열이 나며 가동범위가 제한된다.

② 염증과 조직의 손상이 국소적이며 관절변형이 비대칭적으로 나타난다.

③ 관절에 있는 윤활막에 염증이 증가되는 자가면역질환이다.

④ 염증성 사이토카인이 혈액 내로 분비되어 일부 환자는 피로, 미열, 심낭염이 나타날 수 있다.

> **TIP** 만성 염증성 전신질환이며 염증과 조직의 손상이 손, 발등의 작은 관절에 대칭적으로 발생된다.

Answer 13.① 14.③ 15.②

16 〈보기〉에서 당뇨병에 관한 설명으로 옳은 것을 모두 고른 것은?

─────── 〈보기〉 ───────

㉠ 당뇨병케톤산증(diabetic ketoacidosis)은 주로 제1형 당뇨병 환자에게 발생한다.
㉡ 제2형 당뇨병은 간, 골격근 등에서 인슐린 민감성이 감소되는 특징이 있다.
㉢ 당뇨병신경병증(diabetic neuropathy)은 말초 및 자율신경 기능 장애를 초래하고 축삭(axon) 손상 및 족 부궤양을 일으킨다.
㉣ 고삼투성고혈당비케톤혼수(hyperosmolar hyperglycemic nonketonic coma)는 주로 제1형 당뇨병 환자 에게 흔하게 나타나며, 단백질 과잉섭취 시 발생한다.

① ㉠, ㉡   ② ㉢, ㉣
③ ㉠, ㉡, ㉢   ④ ㉡, ㉢, ㉣

TIP ㉣ 고삼투성 고혈당 비케톤혼수는 주로 제 2형 당뇨병 환자에서 나타나며, 인슐린 부족으로 나타나는 특성이 있다.

17 〈보기〉에서 제시된 결과만을 토대로 판단할 수 있는 질환은?

─────── 〈보기〉 ───────

• 공복 혈당 : 125mg/dl
• 당화혈색소(HbA1c) : 6.4%
• 식후 혈당 : 199mg/dl
• 저밀도지단백 콜레스테롤(LDL-C) : 99mg/dl
• 중성지방 : 149mg/dl
• 혈압 : 138mmHg / 87mmHg

① 이상지질혈증(dyslipidemia)
② 대사증후군(metabolic syndrome)
③ 당뇨병 전단계(pre-diabetes)
④ 고혈압 1기(hypertension stage 1)

TIP ① 중성지방이 150mg/dl 이하, LDL-C 130mg/dl 이하로 해당되지 않음.
② 대사증후근의 5가지 요인(복부둘레, 중성지방, 혈압, HDL, 골복혈당) 중 3가지 이상일 때로 정의하는데 보기에서는 다음 의 5가지 요인이 다 제시되지 않음.(2가지만 해당 됨)
④ 고혈압 1기는 140/90mmHg 이다.

Answer 16.③ 17.③

18 허리뼈 추간판 탈출증(lumbar herniated intervertebral disc)에 관한 설명으로 옳은 것은?

① 일반적으로 수핵(nucleus pulposus)이 전방으로 탈출되어 신경뿌리 (nerve root) 압박증상을 유발한다.

② 허리를 뒤로 젖히면 증상이 더욱 심해지고, 허리를 앞으로 구부리면 증상이 완화된다.

③ 척추뼈구멍(vertebral foramen)통로가 확장되어 신경압박에 의한 근력저하 증상이 나타난다.

④ 주로 4번과 5번 허리뼈 사이(L4-L5) 또는 5번 허리뼈와 엉치뼈 사이 (L5-S1) 척추원반 수핵의 탈출이 나타난다.

> **TIP** ① 수핵이 후방으로 탈출되어 압박이 나타난다.
> ② 허리를 앞으로 구부리면 증상이 악화된다.
> ③ 축추뼈구멍 통로가 좁아져 신경압박 발생으로 근력저하가 나타난다.

19 뇌동맥류(cerebral aneurysm)에 관한 설명으로 옳지 않은 것은?

① 윌리스 동맥환(circle of Willis)의 갈림 부위에 흔히 발생한다.

② 뇌동맥류의 주된 원인은 색전증(embolism)이다.

③ 극심한 두통이나 시각장애가 나타날 경우 의심해 볼 수 있다.

④ 결찰이나 코일삽입으로 치료가 가능하다.

> **TIP** 뇌동맥류는 대체적으로 혈관벽 손상으로 인해 발생되는 것으로 추정하고 있다.

Answer 18.④ 19.②

20 〈보기〉에서 파킨슨 병(Parkinson's disease)에 관한 설명으로 옳은 것으로만 묶인 것은?

〈보기〉

㉠ 중추신경계의 말이집(myelin)이 선택적으로 손상되는 자가면역 질환의 일종이다.

㉡ 흑색질(substantia nigra)의 도파민 농도 증가로 안정 및 운동 시 떨림(tremor)이 보인다.

㉢ 대뇌피질의 상부운동뉴런(upper motor neuron) 소실과 경련성마비 (spastic paralysis)가 특징이다.

㉣ 레보도파(levodopa)가 대표적인 치료 약물이나, 부작용으로 운동 시 서맥(bradycardia)이 발생할 수 있다.

㉤ 추체외로계(extrapyramidal system)의 기능 이상으로 수의운동(voluntary movement)의 지연, 근육 경직, 떨림 등이 나타난다.

① ㉠, ㉡   ② ㉡, ㉤

③ ㉢, ㉣   ④ ㉣, ㉤

TIP ㉠ 다발성경화증을 나타낸다.
　　　 ㉡ 흑색질 세포가 서서히 소실되어 가는 질환이다.
　　　 ㉢ 근위축성측상경화증으로 루게릭병이다.

Answer 20.④

8 스포츠심리학

1 마슬라흐와 잭슨(C. Maslach & S. E. Jackson, 1986)의 탈진검사지 (burnout inventory)의 요인이 아닌 것은?

① 자신감(self-confidence)

② 비인격화(depersonalization)

③ 정서적 고갈(emotional exhaustion)

④ 개인적 성취감 저하(lower personal accomplishment)

> **TIP** 마슬라흐와 잭슨(C. Maslach & S. E. Jackson, 1986)의 탈진검사지의 3가지 요인은 비인격화, 정서적 고갈, 개인적 성취감 저하이다.

2 〈보기〉에서 설명하는 이론은?

────── 〈보기〉 ──────

중요한 득점 상황에서 '실수하면 어쩌지'라고 생각하며 인지적 불안이 높아져 어이없는 실수를 했다. 그 순간 '지면 안 되는데'라는 생각과 함께 시야가 좁아지고 근육이 긴장되는 신체적 불안이 높아지면서 운동 수행이 급격하게 저하되었다.

① 동인이론(drive theory)

② 격변이론(catastrophe theory)

③ 전환(반전)이론(reversal theory)

④ 적정기능지역이론(zone of optimal functioning theory)

> **TIP** 카타스트로피(대격변) 이론에 대한 설명이다. 인지불안이 높을 때 신체불안이 높아지면 운동수행이 점차 증가하다 한 점을 지나 급격히 추락하는 현상이 발생한다.

Answer 1.① 2.②

3 〈보기〉는 엘리엇과 맥그리거(A. J. Elliot & H. A. McGregor, 2001)가 제시한 성취목표 이원분류표와 성향별 특성을 기술한 것이다. ㉠~㉣ 중 A, B에 해당하는 행동으로 바르게 묶인 것은?

─────〈보기〉─────

	숙달(과제)성향	수행(자아)성향
유능감 접근	A	
무능감 회피		B

㉠ 경쟁 선수를 이겨서 우승하는 것을 목표로 훈련한다.
㉡ 메달 획득이 어려워지자 부상을 핑계로 시합을 포기한다.
㉢ 테니스 선수가 70%의 첫 서브 성공률을 달성하기 위해 훈련한다.
㉣ 보디빌딩 선수가 체지방 6%라는 목표를 달성하지 못할 것 같아 시합을 포기하였다.

	A	B			A	B
①	㉠	㉡		②	㉠	㉣
③	㉢	㉡		④	㉣	㉢

TIP ㉠은 수행접근 목표에 가깝고 ㉣은 숙달회피 목표에 가깝다. 과제목표 성향은 비교의 준거가 자신이 되는 것이다. 즉 기술이 향상되었다거나 노력을 많이 했으면 유능성 느낌이 들고 성공했다고 생각하는 것이다. 남과의 비교보다는 자신의 기술 향상에 더 많은 관심이 있다. 자기목표 성향은 비교의 준거가 타인이 되는 경우이다. 즉 능력감이나 성공감을 느끼기 위해서는 남보다 더 잘 해야 하며, 동일하게 잘 했을 경우 남보다 노력을 덜해야 한다는 의미이다. 남과 비교하고 남을 이기는 데 더 많은 관심이 있다.

4 〈보기〉에서 제시하는 심리기술훈련 방법은?

─────〈보기〉─────

• 보디빌딩 선수가 실제 경기장에서 시합 과정을 미리 경험한다.
• 축구 선수가 관중의 함성, 상대 팬의 야유, 카메라 플래시가 터지는 실제 환경에서 훈련한다.

① 심상 훈련(image training)
② 자생 훈련(autogenic training)
③ 바이오피드백 훈련(biofeedback training)
④ 모의경기경험 시연(rehearsal of simulated competition experiences)

TIP 실제 경기장에서 미리 경험하는 모의경기경험 시연에 대한 설명이다.

Answer 3.③ 4.④

5 〈보기〉에서 설명하는 팀 빌딩 중재 모형은?

─────── 〈보기〉 ───────

• 선수와 지도자가 다음 시즌의 팀 행동 지침이 되는 신념에 대해 토론한다.
• 신념의 우선순위를 정한다.
• 팀 헌신, 팀 자부심, 존중, 긍정적 태도, 책임감 등을 강조한다.

① 가치중재모형
② 전문상담사 직접모형
③ 건강운동관리사 간접모형
④ 자기공개-상호공유모형

TIP 신념을 우선순위로 정하고 팀에 대한 헌신, 존중, 태도와 책임감등 개인과 팀의 가치와 특성을 인식하고 상호 존중과 팀의 응집력을 향상시키는 가치중재모형에 대한 설명이다.

6 스포츠 팀 응집력(cohension)에 관한 설명으로 적절하지 않은 것은?

① 선수 간 친밀도로만 측정되는 단일차원의 특성을 지닌다.
② 팀 목표 달성을 위한 수단적 역할을 한다.
③ 역동적인 집단의 상호작용에 의해 변화한다.
④ 집단 구성원에 따라 달라질 수 있으며 감정적인 측면을 포함한다.

TIP 응집력은 다차원적인 개념이다. 다차원적이라 함은 팀의 성원을 한 데 묶어주는 요인이 다양하다는 뜻이다. 팀마다 구성원이 일치단결하는 이유는 서로 차이가 나게 된다.
또한 응집력은 역동적인 것이다. 응집력은 시간에 따라 어느 정도 변화한다. 팀의 발전 단계에 따라 응집력에 영향을 미치는 요인이 달라진다. 그리고 응집력은 수단적인 것이다. 어떤 집단이든지 목표를 갖고 있다. 스포츠 팀도 나름대로의 목표가 있으며, 사교적인 모임이라 할지라도 집단 형성의 배경에는 유대강화와 같은 수단적 목표가 있기 때문에, 응집력의 특징인 수단성은 집단이 형성되는 동기가 된다. 마지막으로 응집력에는 정서적 측면이 포함된다. 집단의 성원 사이에는 어느 정도의 사회적인 관계가 존재한다. 군대, 직장, 프로 스포츠 팀과 같이 지극히 과제 지향적인 집단에서도 성원들 사이의 상호작용과 의사소통의 결과로 대인관계 응집력이 나타나게 된다.

Answer 5.① 6.①

7 〈보기〉에서 설명하는 행동관리기법은?

〈보기〉

- 건강운동관리사가 손상환자에게 하기 싫은 재활 과제를 마치면 자율시간을 갖도록 이야기하였다.
- 상대적으로 낮은 확률로 일어나는 행동의 발생 빈도를 높이기 위해서 높은 확률로 일어나는 행동을 강화물로 활용한다.

---

① 소거(extinction)　　　　　　　　　② 프리맥 원리(Premack principle)
③ 용암법(fading)　　　　　　　　　　④ 일시적 중단(time-out)

> **TIP** 높은 확률로 일어나는 행동을 강화물로 사용하여 일어날 확률이 적은 행동을 하도록 촉진하는 기법을 의미한다. 프리맥 원리에서 중요한 것은 행위들 사이의 상대적인 가치로, 목표로 하는 행위가 강화되기 위해서는 그것보다 대상에게 상대적으로 더 중요하고 가치 있는 보상이 주어져야 한다. 이런 맥락에서 프리맥 원리는 상대적 가치 이론(Relative Value Theory)으로도 불린다.

8 하우젠블라스와 시몬스 다운스(H. A. Hausenblas & D. S. Simons Downs, 2002)가 제시한 운동의존성(exercise dependence) 진단기준으로 적절하지 않은 것은?

① 발목이나 팔꿈치가 아픈데도 운동을 계속함
② 운동을 위해 직무활동과 여가활동을 줄이거나 회피함
③ 운동을 중단하면 불안이나 피로 등 부정적인 증상이 나타남
④ 손상 위험을 인식하여 운동을 중단하고 치료를 받음

> **TIP** 손상 위험을 인식하여 운동을 중단하고 치료를 받는 행동은 본인 통제가 가능한 상황이므로 운동의존성이라고 보기 어렵다.

9 운동의 심리적 효과에 관한 가설과 설명이 옳지 않은 것은?

① 모노아민 가설 : 운동이 신경전달물질의 분비를 증가시켜 우울증 완화를 돕는다.
② 뇌변화 가설 : 운동이 대뇌피질의 혈관 밀도를 낮춘다.
③ 생리적 강인함 가설 : 규칙적 운동은 스트레스 대처능력을 높여 정서적 안정을 유도한다.
④ 열발생 가설 : 운동으로 인한 체온 상승은 뇌에서 근육으로 이완 명령을 유도하여 불안을 감소시킨다.

> **TIP** 뇌변화 가설은 운동이 대뇌피질의 혈관 밀도를 높인다는 가설이다.

Answer 7.② 8.④ 9.②

10 운동행동과 관련된 운동심리이론(모형)의 명칭과 설명이 옳은 것은?

① 합리적 행동 이론 : 성취경험과 간접 경험이 운동행동에 영향을 준다.

② 계획행동이론 : 운동 동기와 환경적 요인이 운동행동에 영향을 준다.

③ 건강신념모형 : 질병의 위험성에 대한 인식이 운동행동에 영향을 준다.

④ 변화단계이론 : 의사결정 균형, 변화과정, 공공 정책이 운동행동에 영향을 준다.

> **TIP** 합리적 행동 이론은 행동에 대한태도, 주관적 규범이 의도를 만들고 그에 따른 행동이 결정된다는 이론이다. 계획행동이론은 합리적 행동이론에서 행동통제 인식이 포함된 개념이다.
> 변화단계이론은 행동의 변화는 상당한 기간 동안 여러 단계를 거치면서 일어나는데, 행동 변화의 단계는 무관심, 관심, 준비, 실천, 유지 등 5개로 나누는 것이 일반적이다.

11 〈보기〉에서 윌스와 쉰너(T. A. Wills & O. Shinar, 2000)의 사회적 지지 유형과 설명이 옳은 것으로만 묶인 것은?

───── 〈보기〉 ─────

ㄱ 정서적 지지 : 노력에 대해 칭찬하고 어려움을 호소할 때 공감해 주기
ㄴ 정보적 지지 : 운동 방법에 대해 조언을 하고 진행 과정에서 피드백 주기
ㄷ 동반자 지지 : 운동할 때 보조 역할을 하고 운동 장소까지 태워다 주기
ㄹ 도구적 지지 : 타인과의 비교를 통해 자신의 생각과 감정이 정상이라는 것을 확인하기

① ㄱ, ㄴ   ② ㄱ, ㄷ

③ ㄴ, ㄷ   ④ ㄴ, ㄹ

> **TIP** 사회적 지지의 유형
> ㄱ 정서적지지 : 다른 사람을 격려하고 걱정하는 과정에서 생긴다. 노력에 대해 칭찬과 격려를 해주고, 어려움을 호소할 때 같이 걱정해 주는 것이 대표적 예이다.
> ㄴ 정보적지지 : 운동 방법에 대해 안내와 조언을 하고 진행 상황에 관한 피드백을 제시해주는 것을 말한다. 대개 운동지도자나 트레이너로부터 정보적 지지를 받지만 가족, 친구, 동료 등으로부터 받을 수도 있다.
> ㄷ 동반지지 : 운동할 때, 동반자 역할을 하는 사람이 있는가의 여부를 말한다. 피로와 지루함을 줄일 수 있고, 운동 재미가 더 커지기 때문에 지속실천에 도움이 된다.
> ㄹ 도구적지지 : 유형의 실질적인 지지를 제공하는 것을 말한다. 웨이트트레이닝을 할 때 보조 역할, 운동 장소까지 태워다 주기, 베이비시터 역할 하기 등이 도구적 지지의 예이다.
> ㅁ 비교확인지지 : 다른 사람과의 비교를 통해 자신의 생각, 감정, 문제, 체험 등이 정상적이라는 확인을 하는 것이다. 자신과 유사한 특성을 가진 사람과 같이 운동을 하거나 관찰을 통해 얻을 수 있는 지지의 유형이다. 비만인이나 재활 운동을 할 때 비슷한 사람과 함께 하면 비교확인 지지를 얻기가 쉽다.

Answer 10.③ 11.①

12 〈보기〉에서 한국스포츠심리학회가 제시한 스포츠심리상담사의 상담윤리에 관한 설명으로 옳은 것으로만 묶인 것은?

〈보기〉

- ㉠ 상담사는 자신의 전문성 영역과 한계 영역을 명확하게 인식한다.
- ㉡ 협회나 지도자가 선수들의 상담내용을 요구하면 상담사는 제공해야 한다.
- ㉢ 알고 지내는 사람과 전문적인 상담관계를 진행하지 않도록 한다.
- ㉣ 내담자의 사생활과 비밀 보호를 위해 상담기록을 남기지 않는다.

① ㉠, ㉡

② ㉠, ㉢

③ ㉡, ㉢

④ ㉡, ㉣

TIP 보기 ㉡의 경우 내담자에게 사전에 고지하고 동의하에 제공이 가능하다. 보기 ㉣의 경우 법접 의무, 서비스 수행, 책무성 확보를 위해 상담 결과를 기록으로 남겨야 한다.

13 광학적 흐름(optic flow)에 반응하여 자세를 조절하는 능력을 연구한 실험은?

① 시각 절벽(visual cliff) 실험

② 눈의 고정(quiet-eye) 실험

③ 움직이는 방(moving room) 실험

④ 무주의 맹시(inattention blindness) 실험

TIP 시각절벽 실험이란 6~14개월 아기를 시각절벽 위에 놓고 반대편에서 부모가 아기 이름을 부르며 절벽을 건너오라고 손짓한다. 이때 부모의 반응에 따라 아기가 시각절벽의 통과 유무를 알아보는 실험이다. 눈의 고정 실험은 말 그대로 눈의 초점을 이리저리 돌리지 말고 목표물에 집중하는 실험이다. 움직이는 방 실험은 바닥은 고정, 벽이 움직이는 곳에 아기가 운동수행 시 시각의 역할을 보는 실험이다. 무주의 맹시는 눈이 특정 위치를 향하고 있지만 주의가 다른 곳에 있어서 눈이 향하는 위치의 대상이 지각되지 못하는 현상이나 상태를 말한다.

Answer 12.② 13.③

14 〈보기〉에서 습득된 장기기억 체계는?

─────── 〈보기〉 ───────

레이업 숏 기술을 학습한 결과 레이업 숏을 바른 자세로 정확하게 성공시킬 수 있었지만, 말로 그 기술을
제대로 표현할 수는 없었다.

① 감각(sensory) 기억
② 작업(working) 기억
③ 절차적(procedural) 기억
④ 서술적(declarative) 기억

> **TIP** 장기기억상의 지식은 선언적 지식과 절차적 지식으로 구분하는데 선언적 지식은 사실, 개념, 정의, 규칙에 대한 지식, '~이
> 하를 안다'. 언어로 확인하고 절차적 지식은 과제를 수행하는 방법과 절차에 대한 지식 '~하는 법을 안다.' 수행으로 확인
> 한다. 보기는 절차적 장기기억 체계이다.

15 운동수행의 신경학적 과정을 이해하기 위한 뇌활동 측정 기법에 관한 설명으로 옳은 것은?

① 뇌전도(EEG) 측정을 위해서는 침습적인 전극 설치를 해야만 한다.
② 격렬한 움직임 중에는 뇌전도를 사용해서 뇌활성도를 측정하기 어렵다.
③ 기능적자기공명영상(fMRI) 측정을 위해서는 체내에 추적물질을 투입해야 한다.
④ 기능적자기공명영상 측정으로 뇌활성도와 움직임 사이의 인과관계를 확인할 수 있다.

> **TIP** 뇌전도는 비침습적이다. 혈류와 관련된 변화를 감지하여 뇌 활동을 측정하는 기술이다. fMRI는 뇌의 어떤 부위가 사용될
> 때 그 영역으로 가는 혈류의 양도 따라서 증가한다는 사실을 이용하여 어떤 부위의 신경이 활성화되었는지를 측정하는 기
> 술이다. 기능적자기공명영상은 뇌활성도와 움직임 사이의 인과관계는 제한이 있다.

16 일반화된 운동 프로그램(generalized motor program, GMP)의 관점에서 동작 수행 시 새로운 상황에 맞게 적용
해야 하는 가변매개변수(variant parameter)가 아닌 것은?

① 생성되는 힘의 총량(overall force)
② 선택된 근육군(selected muscles)
③ 총 동작지속시간(overall duration)
④ 동작구성요소의 상대적 타이밍(relative timing)

> **TIP** 동작구성요소의 상대적 타이밍(relative timing)은 불변매개변수로 이 요소가 높아야 운동의 수행성이 높다.

Answer 14.③ 15.② 16.④

17 〈보기〉의 구조들을 통해 시각 정보가 대뇌로 전달되는 과정을 순서대로 바르게 나열한 것은?

> ─────────〈보기〉─────────
>
> ㉠ 일차시각겉질(primary visual cortex)
> ㉡ 시각교차(optic chiasm)
> ㉢ 시각신경(optic nerve, cranial nerve II)
> ㉣ 시상의 가쪽무릎핵(lateral geniculate nucleus)

① ㉢→㉣→㉠→㉡
② ㉣→㉢→㉡→㉠
③ ㉢→㉡→㉣→㉠
④ ㉣→㉠→㉢→㉡

> **TIP** 대뇌로 전달되는 과정은 시각신경(눈에서 뇌로 정보를 전달) – 시각교차(두 눈의 정보가 합쳐짐) – 가쪽무릎핵(신경섬유들의 교차) – 일차시각겉질로(대뇌 피질 뒤쪽에 위치)으로 이루어 진다.

18 공간과 움직임에 관한 시지각(visual perception) 처리와 관련이 있는 뇌 영역은?

① 바닥핵(기저핵, basal ganglia)
② 보조운동겉질(supplementary motor cortex)
③ 뒤마루겉질(후두정피질, posterior parietal cortex)
④ 아래관자겉질(측두엽하부, inferior temporal cortex)

> **TIP** 바닥핵은 움직임 계획을 조성하는 영역이다. 보조운동겉질은 눈과 머리의 방향 좌우 사용되는 신체운동과 연속적 운동에 사용된다. 아래관자겉질은 시각자극의 최종단계를 처리하는 영역이다.

Answer 17.③ 18.③

19 뇌-컴퓨터 인터페이스(brain-computer interface)의 주요 원리는 인지 처리과정 중에 동작명령(motor command)에 관한 신경신호를 수집해서 컴퓨터로 전송하는 것이다. 이를 위해서 두뇌 한 영역에서만 동작명령을 수집해야 한다면, 어떤 영역이 가장 적절한가?

① 뇌들보(뇌량, corpus callosum)

② 일차운동겉질(primary motor cortex)

③ 시각연합겉질(visual association cortex)

④ 이마앞겉질(전전두피질, prefrontal cortex)

> **TIP** 뇌들보는 대뇌의 좌우를 연결하는 신경다발이고 시각연합겉질은 과거의 경험을 통해 보이는 것을 기억하는 영역이며 이마앞겉질은 의사결정 통제를 담당하며 노의 가장 앞부분에 위치한다.

20 최근 스포츠 현장에서 실제수행이 위험한 동작을 보다 안전한 환경에서 습득하도록 가상현실 기기를 활용한다. 이는 어떤 운동학습 원리를 적용한 사례인가?

① 보상 학습

② 분습법을 통한 학습

③ 맥락 간섭

④ 학습의 전이

> **TIP** 보기의 지문은 운동기술 요소의 유사성이나 처리과정의 유사성을 가상현실에서 활용하기에 학습의 전이 원리를 적용한 사례이다.

Answer 19.② 20.④

서원각,
당신과 함께 걷겠습니다.

열심히 뛰어가다 문득 모든 것을 잃어버린 듯, 깜깜한 어둠에 멈추는 순간이 옵니다.

멈춰진 순간 엄습하는 불안감은 한 걸음을 내딛는 것도 어렵게 하지만,

어두운 길에 비춰지는 한 줄기 빛은 세상을 다시 보는 용기를 줍니다.

가는 걸음을 밝혀주는 서원각이 되도록 하겠습니다.

> ### 서원각과 함께 하세요.

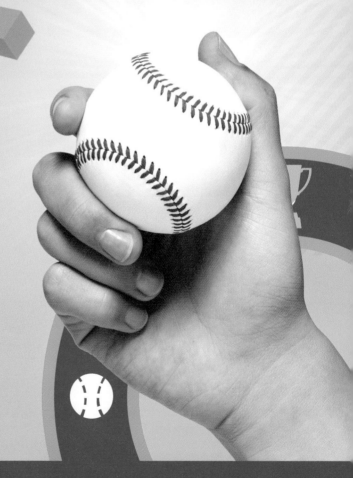

온라인 강의와 함께 공부하는
건강운동관리사

운동생리학 / 기능해부학 / 병태생리학 / 운동처방론 / 운동상해 /
운동부하검사 / 건강·체력평가 / 스포츠심리학

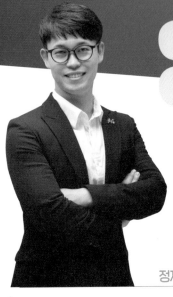

기본기부터 다듬을 수 있는
단단한 개념정리 강의!

이해가 쏙쏙 가는 해설 강의!

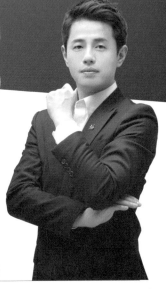

정재영 교수님

황태식 교수님

꼼꼼하게 정리해서 알려주는
족집게 강의!

건강운동관리사 현직 교수님이
합격 꿀팁 비법을 알려준다!

기본 이론을 시작으로 **심화**까지
알려주는 **알찬 강의!**

건강운동관리사 **현직 교수님**이
알려주는 건강운동관리사 강의

단과반

**올인원
패키지반**

나에게 필요한 과목만
선택해서 수강하자!

올인원 패키지로
신 강의 완전 정복!

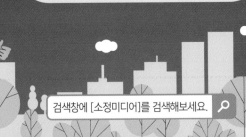

검색창에 [소정미디어]를 검색해보세요. 🔍

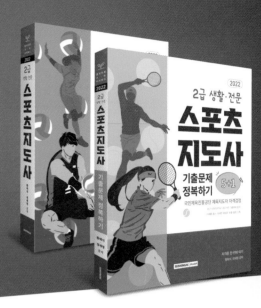
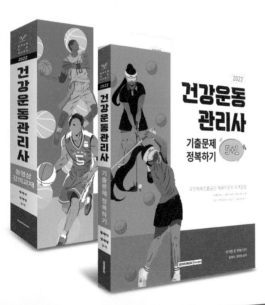
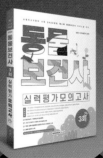
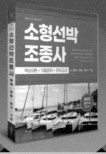
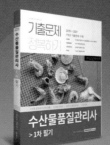
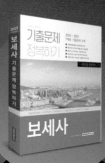

다양한 강의 보는 유튜브
소정미디어 유튜브 소정TV

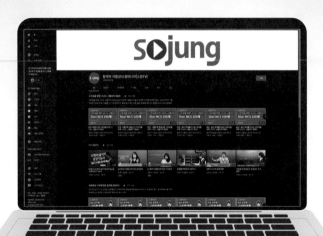

**NCS
직업기초능력평가**

한국사 · 근현대사

**각종
자격증**

소방공무원

**공무원
기출문제**

소정미디어의 다양한 무료강의 혜택을 확인해 보세요!!!

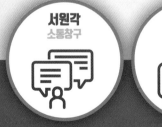

**서원각
소통창구**

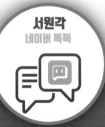

**서원각
네이버 톡톡**

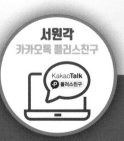

**서원각
카카오톡 플러스친구**

기업과 공사공단	공무공부	비컴널스
https://cafe.naver.com/airup040dan	https://cafe.naver.com/0moo1	https://cafe.naver.com/prototypegamer